实用食管胃肠手术学

主　编　林擎天　郑　起　汪　昱
主　审　施维锦　蔡　端

上海交通大学出版社

内容提要

本书是一部关于食管胃肠疾病外科手术方面的专著，全书吸收了多位经验丰富的外科专家多年的临床实践总结，涵盖了解剖基础、手术适应证、手术步骤与操作以及较常见并发症的预防与治疗等方面的知识，详细介绍了食管胃肠疾病的常规手术路径和较易产生问题的操作。全书理论结合实际，可操作性强，具有很好的实用参考价值，为中青年医师快速掌握手术操作和术后处理指明了方向。

本书可供从事普通外科及相关学科的医师使用，尤其适合从事本专业的中青年医师参考使用。

图书在版编目(CIP)数据

实用食管胃肠手术学/林擎天，郑起，汪昱主编. —上海：上海交通大学出版社，2011

ISBN 978-7-313-06738-8

Ⅰ. 实... Ⅱ. ①林... ②郑... ③汪... Ⅲ. ①食管疾病—外科手术 ②胃肠病—外科手术 Ⅳ. ①R655.4 ②R656

中国版本图书馆 CIP 数据核字(2010)第 156109 号

实用食管胃肠手术学

林擎天 郑 起 汪 昱 **主编**

上海交通大学出版社出版发行

(上海市番禺路 951 号 邮政编码 200030)

电话：64071208 出版人：韩建民

常熟市华通印刷有限公司 印刷 全国新华书店经销

开本：889×1194mm 1/16 印张：22.25 字数：568 千字

2011 年 1 月第 1 版 2011 年 1 月第 1 次印刷

印数：1～1500

ISBN 978-7-313-06738-8/R 定价：80.00 元

主编简介

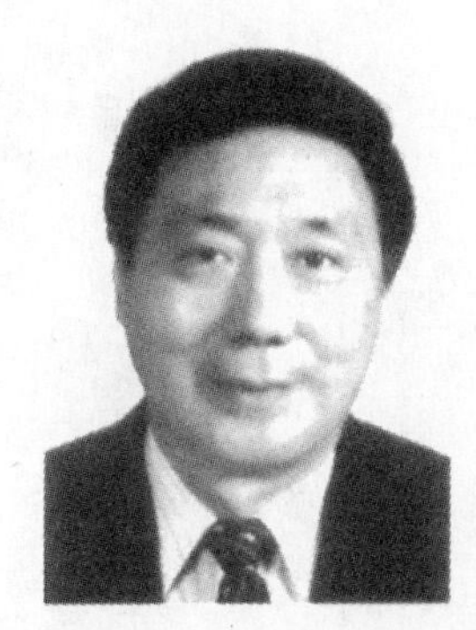

林擎天，主任医师、教授，享受国务院特殊津贴。1956年毕业于福建医学院医疗系本科，曾任上海市第六人民医院（现为上海交通大学附属第六人民医院）外科主任、断肢再植四人小组之一（陈中伟、钱允庆、林擎天、鲍约瑟），中华医学会上海分会、大外科委员会委员，美国新泽西医科大学Robert-Wood-Johnson医院工作—访问学者，上海胆道疾病会诊中心外科专家。任《胰腺外科学》、《实用肝胆胰脾手术学》主编、《外科程序诊断》副主编，参加《胆道手术学》、《心脏血管外科学》以及《中国医学百科全书》外科学部分和《胆胰十二指肠区域临床外科学》的编写，发表论文100余篇。担任《中国实用外科杂志》、《肝胆胰外科杂志》、《外科理论与实践》、《世界华人消化杂志》、《中国现代外科学杂志》编委。在长期从事普通外科临床、教学和科研工作中，积累了比较丰富的经验，尤其是对消化系统外科临床有深入的研究。

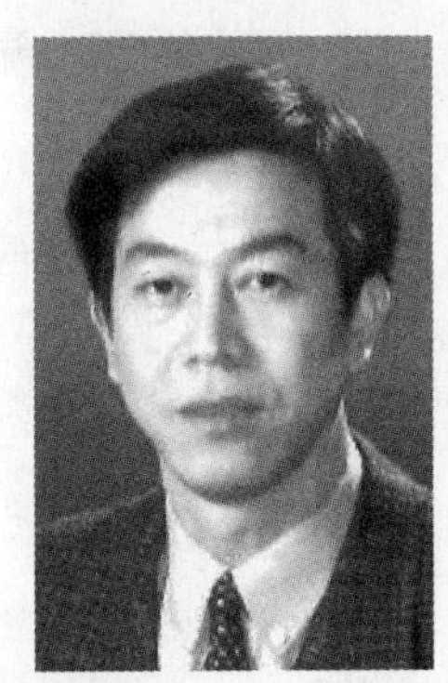

郑起，主任医师、教授、博士生导师。1982年毕业于徐州医学院医疗系本科，1982～1991年南京医科大学附属淮安市第一人民医院普外科医师，1991～1994年上海医科大学附属中山医院普外科临床硕士，1997年复旦大学附属中山医院肝癌研究所外科博士毕业，师从汤钊猷院士。现任上海交通大学附属第六人民医院普外科主任，中华医学会上海市分会普外科专业委员会委员，上海市卫生专业高级职称评定委员会委员，上海市胰腺肿瘤专业委员会委员，全国肝癌协会委员，国际肝胆胰协会中国分会委员。曾获中华医学科技二等奖和上海市科技进步一等奖等荣誉。任《实用肝胆胰脾手术学》主编，参加《胰腺外科学》编写，担任《肿瘤》、《外科理论与实践》杂志编委，在国内外发表论文50余篇。从事普外科工作近30年，熟练掌握普外科常见病与危重疑难疾病的诊断和治疗，擅长肝胆胰肿瘤外科手术，肝移植手术和综合治疗。

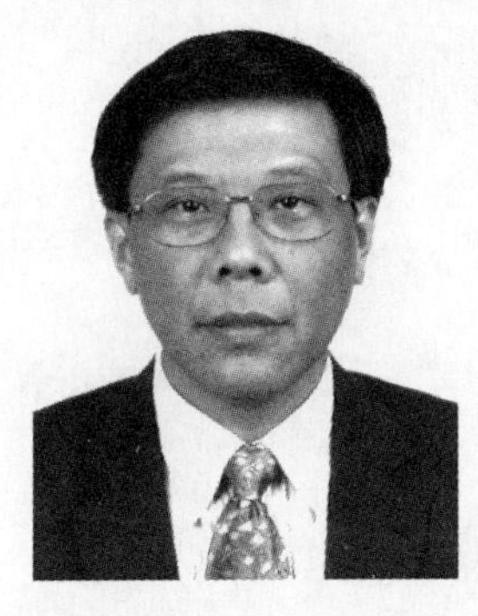

汪昱，主任医师、教授、硕士生导师。1983年毕业于上海第二医学院医疗系，现任上海交通大学附属第六人民医院普外科副主任，上海交通大学结直肠癌诊治中心副主任、上海市疾病预防控制中心（SCDC）大肠癌防治委员会专家组成员、上海市疾病预防控制中心肿瘤外科和跨学科治疗专业委员会委员、上海市第六人民医院胃肠肿瘤多学科联合诊治中心第一负责人、上海市抗癌协会胃肠专业委员会委员、上海市大肠癌协作组成员。在长期外科临床工作中，积累了比较丰富的经验。近30年致力于胃肠道肿瘤的临床诊治及研究，较早开展早期胃癌内镜下染色诊断、胃癌前哨淋巴结染色、腹腔镜下胃癌及大肠癌根治手术、双吻合器法切除低位直肠癌、进展期胃癌及大肠癌新辅助化疗，大肠癌的靶向治疗等前沿项目。主持并完成多项治疗大肠癌的药物临床试验。参加《胃肠肿瘤治疗学》、《胃肠肿瘤手术学》、《肠屏障功能基础与临床》等编写，任《实用肝胆胰脾手术学》副主编，发表论文30余篇，其中SCI收录2篇。

编 写 人 员

（按章节先后顺序排列）

林擎天　高宗礼　汪　昱　郑　起
陈　巍　高　琦　杨　喆　黄新余
梅家才　王　洪　王志刚　王　维
张　频　艾开兴　乐　淳　金志明
邹　扬　樊友本

题 词

掌握手术

服务病人

何梦乔

上海交通大学附属第六人民医院院长

何梦乔

2010 年 5 月

序　一

手术是外科医师治疗疾病的一种重要手段，手术学则是在临床上通过对外科疾病诊断和治疗过程中不断积累经验，不断提高理论和实践所形成的一门科学。随着医学科学的迅速发展，新器械、新技术的涌现以适应临床工作上的需要，现代外科各系统已分出许多专科，普通外科是外科的基础，但经近20余年来的实践发展又逐步分出胃肠道、肝胆胰、结直肠、肛肠、甲状腺、乳腺、胸外、血管外科等众多亚科，使各自的诊断水平和治疗质量得以不断提高，取得显著效果。其中消化道外科疾病基本上多为常见病、多发病，其发病人数众多，手术质量直接关系到广大患者的身体健康、劳动能力和家庭负担，所以正确掌握手术指征、规范执行手术操作、严密观察术后病况、及时处理各种病情变化，既是每一位外科医师职责之所在，又关系到社会的整体福祉。

上海交通大学附属第六人民医院林擎天教授，在几十年的普外科工作中，积累了丰富的临床经验，在完成《实用肝胆胰脾手术学》的基础上，再和郑起、汪昱等两位教授一起组织了具有丰富经验的相关专业医师，根据自己的经验体会，参考国内外的资料继而编写出《实用食管胃肠手术学》一书。该书按消化道解剖自食管、胃、十二指肠，小肠、结肠、阑尾、直肠、肛管等分为八个篇章书写，内容丰富、编排系统、叙述简明、图文并茂，是一本值得推荐的好书。就消化系统而言，此两书真可称为“两全其美”的“姊妹篇”。本书的出版对于消化道外科医师，无论其从事“胃肠道专业”或“肝胆胰脾专业”都具有参考和指导意义，对于普外科医师，尤其是从事消化道外科和广大中、青年外科医师也是应该备用的书籍。

林言箴

上海交通大学附属瑞金医院外科　终身教授

上海消化外科研究所　名誉所长

《外科理论与实践》杂志　主编

2010年5月

序　二

食管胃肠外科疾病是消化道外科的常见病、多发病，胃肠道手术是外科手术中历史最长，日常临床工作中施行最多的一类手术。特别是当前我国恶性肿瘤高发，食管癌、胃癌和结直肠癌均系我国最常见的前5位恶性肿瘤，而外科手术是恶性实体瘤首选的治疗方式。食管胃肠手术在外科手术中的重要性是显而易见的。一个多世纪以来，随着新手术、新器械、新设备、新操作的不断发展和广泛采用，食管胃肠手术飞速的发展并更趋成熟。因此，在日常临床工作中如何保证手术质量，乃是直接关系到患者生命和健康的重要问题。外科医师应以患者健康为本，以祛除疾病并重视兼顾其术后功能恢复和生活质量为目的，必须具备能正确掌握手术指征、熟悉外科手术基本理论、规范处理各种手术操作、认识和理解各种手术要点的能力，以保证每个手术的质量。

本书主编上海交通大学附属第六人民医院外科林擎天教授，在50余年的临床工作中，对消化道外科积累了丰富的经验，并和郑起、汪昱两位教授共同组织、邀请了一批具有丰富外科经验的相关专业医师，参考国内外有关资料，编写了这本《实用食管胃肠手术学》。本书着眼于临床、注重于实用、系统编排章节、阐述简洁易懂、内容丰富、图文并茂，是一本对普外科，特别是对从事消化道外科专业医师和广大中、青年外科医师具有参考和指导作用，并值得推荐的好书。

郁宝铭

上海交通大学医学院附属瑞金医院　外科教授

中华医学会外科学分会结直肠肛门外科学组　名誉组长

2010年5月

前　言

外科医师不但要有扎实的理论知识基础，还需要有熟练的手术技巧；是将大脑和双手能力高度结合一起的工作者。手术是临床外科医师治疗疾病的一种主要手段，随着医学科学的不断发展，对疾病的认识不断提高以及手术技术的不断进步，外科手术从简单的脓肿切开引流术、体表肿瘤的切除术、腹股沟疝的修补术等向体腔内发展，如阑尾切除术、胆囊切除术、胃大部切除术、脾切除术，甚至肝叶切除术和胰腺手术等，尤其是近数十年来，还开展了肝、胰、脾、肾等移植手术，手术从单纯到复杂并逐渐成熟起来。临床经验的积累和手术操作的规范是取得手术成功的关键。手术学则是通过临床实践总结出来的包括解剖基础、麻醉、手术适应证、手术步骤与操作以及可能发生的并发症预防和治疗等知识，是每一位外科医师应该熟练掌握的一门学科。

由于医学科学的迅速发展、诊断水平的大步提高、麻醉技术的快速进步、手术操作的日趋完善、手术并发症逐渐减少、重症监护病房的建立、手术安全性和治疗效果也有明显提高。在普通外科领域中，腹部外科是其重要组成部分；随着现代外科部门的分科越来越细的情况下，食管、胃肠外科专业也逐步形成，我们在完成《实用肝胆胰脾手术学》的基础上，再组织了临床上有丰富实践经验的相关专业医师、教授等，参考国内、外文献，以“常用、实用、易用”为标准，编写这本《实用食管胃肠手术学》，希望对外科医师，尤其是对该专业的中、青年外科医师有所参考和帮助。

本书共约50万字，插图410余幅，书中以手术操作步骤与并发症的防治并重，内容全面、简洁、易懂，图文并茂。我们对本书的编写者在繁忙的医、教、研工作中执笔和反复修改表示感谢；并且经林言箴教授和郁宝铭教授作序，施维锦教授和蔡端教授主审，在此我们对4位教授的大力支持致以深切的谢意。对编写参考文献和部分插图的作者表示感谢。对上海交通大学出版社的支持表示感谢。由于我们的认识、实践和书写水平有限，书中不足之处，敬希读者批评、指正。

林擎天　郑　起　汪　昱
上海交通大学附属第六人民医院外科
2010年5月

前言

目　录

第一篇　食管手术

第二篇　胃的手术

第三篇　十二指肠手术

第四篇　小肠手术

第五篇　结肠手术

第六篇　阑尾手术

第七篇　直肠手术

第八篇　肛管手术

第一篇

食管手术

第一章　食管的局部解剖

【食管的发生与发育】　食管和气管一起都是由发生于胚胎的原始前肠发育而来，胚胎的早期在原始前肠两侧向内凹陷各自形成一条纵沟，于纵沟内侧面的前肠腔内就出现了两条纵行的中胚层嵴(图 1-1)。随着胚胎的生长，在胚胎第 4～6 周，前肠两侧的纵沟逐渐加深，前肠腔内两侧的中胚层嵴亦随之逐渐向内靠近并融合使前肠形成两个管腔，即原始前肠分化为背侧的食管和腹侧的气管。如果原始前肠在融合和分隔过程中发生障碍或中胚层嵴在相互融合时出现异常，则会形成不同种类的气管或支气管-食管瘘、食管闭锁，两者可同时存在。若为单纯食管闭锁的胎儿在母体子宫腔内不能正常吞咽羊水，使羊水循环发生障碍。因此，无气管-食管瘘的单纯食管闭锁的胎儿母体，约有 85％发生羊水过多，合并有气管或支气管-食管瘘者则羊水过多的发生率仅 30％，临床上应注意这种羊水过多现象。

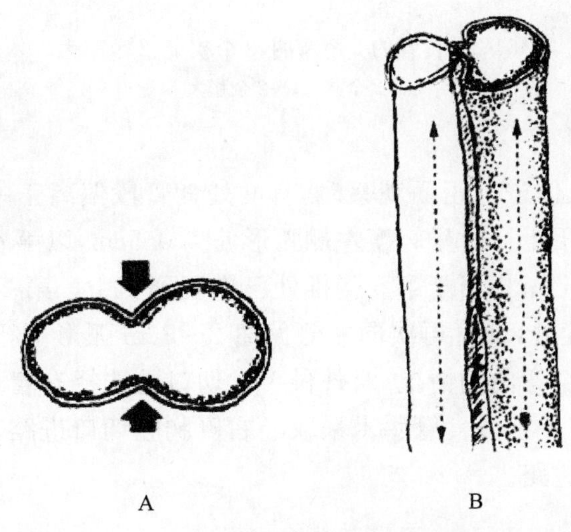

图 1-1　原始前肠的分隔
A-原始前肠两侧开始内陷；B-腔内中胚层嵴靠拢融合

【食管的位置、长度与形态】　食管上接咽部，自第 6 颈椎、环状软骨下缘水平面开始沿着脊柱前方下行，经过颈部、胸部到达第 10 胸椎水平穿过横膈的食管裂孔进入腹腔于第 11 胸椎水平处与胃相连接。我国成年人食管的长度为 25～30cm，但因受年龄、身高、性别、民族以及个人饮食习惯等的影响而有所差异，男性食管比女性稍长，成人男性为 21～30cm，平均 25cm，女性为 20～27cm，平均 23cm，体型瘦长胸廓纵径长者其长度亦相应增加。一般自门齿到食管起始处平均为 15cm 长，到左主支气管越过食管处为 24～26cm，至食管下端的食管-胃黏膜移行段的长度平均为 40cm。食管的管腔富有伸缩性，一般管径为 1.5～2.5cm，平均 2cm。自上而下逐步变粗，在非进食情况下，食管前后壁贴近，管腔呈闭合状态，内含少量稀薄黏液，进食时随着食团通过，管腔亦依次扩张。在正常情况下，可顺利吞下 5cm 食团而无梗塞感。食管在下行过程中，呈现出 2 个弯曲、3 个狭窄和 2 个膨大(图 1-2)，兹分述于下：

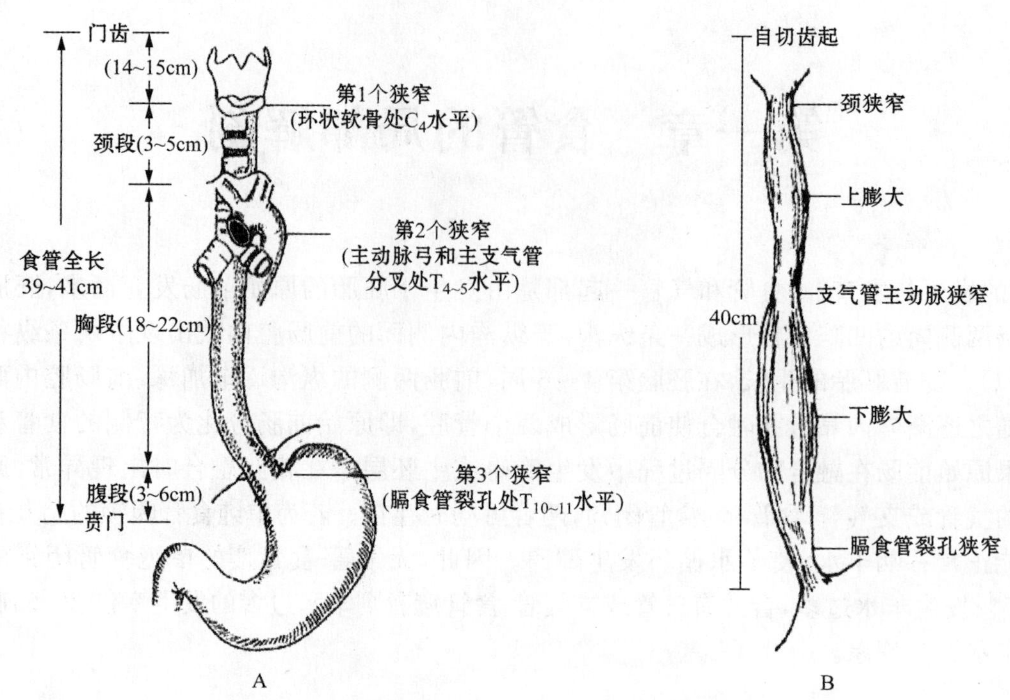

图 1-2　食管的 2 个弯曲、3 个狭窄、2 个膨大

A-3 个狭窄；B-2 个膨大

1. 2 个弯曲

食管并非直线下行，对人体进行正面观察时，有两处食管段偏离正中线而出现两个弯曲。第 1 个弯曲是食管自正中起始向下走行时呈轻度左侧弧形偏离 0. 5cm，以第 4～5 胸椎高度最明显，随后又逐渐向右到达颈根部胸腔上口相当于第 5 胸椎处已恢复到正中。第 2 个弯曲是自第 5 胸椎下缘继续下行到第 7～8 胸椎高度处，食管再次向左侧偏离 2～3cm 弧形下行到达位于正中的膈肌食管裂孔。根据食管下行呈现两个弯曲的情况，对外科手术切口的选择有着重要意义，如颈段食管手术时选用左侧颈部切口进路，对中上段食管手术采取经右侧胸腔切口进路，对下段和贲门手术时则应作经左胸或左胸腹联合切口进路。

2. 3 个狭窄

在环状软骨下缘，相当于第 6 颈椎水平，食管入口上括约肌处，由环咽肌收缩将环状软骨拉向颈椎所形成的狭窄是第 1 个狭窄，是 3 个狭窄中最窄的部位，口径约 1. 3cm，距门齿约 15cm。因其前有环状软骨，后有颈椎椎体，所以在作食管镜检查时是最难通过的一个部位。第 2 个狭窄在食管与左侧主支气管交叉处，相当于第 4 和第 5 胸椎之间水平，为主动脉弓绕过食管左后壁而左主支气管横越食管前壁造成压迫所致。此处距门齿约 25cm，管径约 1. 6cm。第 3 个狭窄是在第 10～11 胸椎水平。此处狭窄系食管穿过食管裂孔处，受膈肌和膈肌脚的收缩所致，距门齿约 39cm，其管径 1. 6～1. 9cm。这些狭窄在临床上具有重要作用。人体静息时食管上下两端狭窄处呈闭合状态，上可阻止空气吸入食管，下可防止胃内容物返流入食管。因食物或化学物质通过狭窄处停留时间稍长易受腐蚀损伤；也是异物滞留常见部位，可造成局部损伤、溃疡、穿孔和瘢痕收缩；也是食管憩室、肿瘤的好发部位。

3. 2 个膨大

在食管 3 个狭窄之间形成 2 个相对膨大的食管段；第 1 个和第 2 个狭窄之间的食管膨大段长约

10cm，最大管腔约 1.9cm；第 2 个和第 3 个狭窄之间的食管膨大段长约 16cm，最大管腔可达 2.2cm。

【食管的分段与毗邻】　一般在解剖学上，可将食管分为颈段食管、胸段食管和腹段食管等 3 段。

1. 颈段食管(cervical esophagus)

其上口连接咽部的环咽肌，距门齿大约 15cm，位于气管的后面和颈椎前面是颈部最深的器官，起始相当于第 6 颈椎水平的环状软骨的下缘，从表面解剖来看，颈段食管的起始部的重要标志是在第 6 颈椎横突前可触到的颈动脉结节(carotid tubercle)搏动处，到达相当于第 1～2 胸椎水平的胸骨柄平面，长 5～6cm。颈段食管在气管后面向下走行的过程，略偏向身体中线的左侧而未被气管全部遮盖，其左前壁从气管左侧向下延伸于甲状腺左叶的后面，颈段食管的右前壁则全部位于气管的后方；颈段食管的两侧上半段与甲状腺腺叶与甲状旁腺相邻，下半段与甲状腺下动脉和颈动脉鞘内的颈动脉、颈静脉、迷走神经等相邻。因此，在外科手术时，一般应做左侧胸锁乳突肌内缘斜切口，便于暴露颈段食管；在施行右侧甲状腺手术时，因喉返神经位于气管-食管沟深处而不易受损伤；但是左侧喉返神经位于比较浅的气管-食管沟上容易受损伤，所以应注意加以保护为要。

2. 胸段食管(thoracic esophagus)

是由颈段食管向下的延续，其起始处相当于第 1～2 胸椎水平和胸廓入口处，位于气管与脊柱之间稍偏左侧下行到达第 8 胸椎水平在降主动脉前面进入食管裂孔，长 16～20cm，门齿到食管裂孔的距离长 38～40cm。胸外科在临床上为叙述方便又将胸段食管分为胸上段、胸中段、胸下段(图 1-3)。胸上段胸骨柄上缘到主动脉弓上缘，相当于第 4 胸椎下缘，距门齿 20～24cm，长约 6cm；胸中段从主动脉弓上缘到肺下静脉水平，相当于第 7 胸椎平面，距门齿 24～32cm，长约 8cm；胸下段从下肺静脉开始到胃食管交界的贲门口，距门齿 32～40cm，长约 3cm。胸段食管均在后纵隔走行过程中与纵隔内许多重要结构相毗邻，胸上段食管的前壁为气管，后壁为脊柱，左面及左前外侧是左锁骨下动脉及其后面为纵隔胸膜和胸导管，右面有颈总动脉与上腔静脉。胸中段的上半段前面为气管及

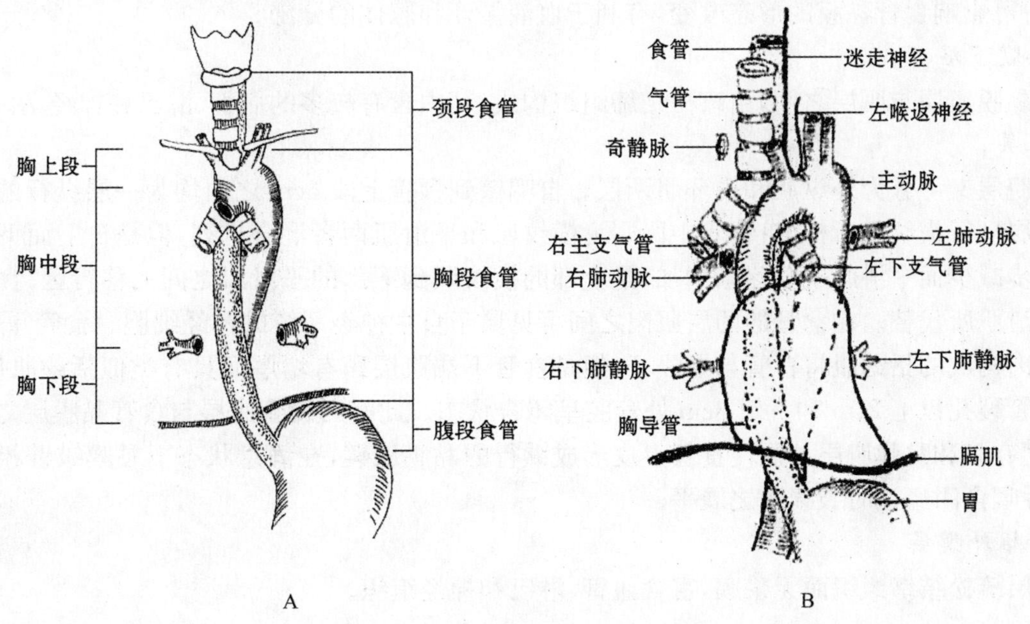

图 1-3　食管的临床分段与毗邻

A-食管分段；B-食管毗邻

其分叉和升主动脉，左侧为主动脉弓与降主动脉，右侧有腔静脉与奇静脉。胸中段的下半段，其前壁与相当于左心房部位的心包相邻，左右侧则有下肺静脉，降主动脉从左外侧逐步走向食管的后面。胸下段食管的后面全为降主动脉，前面为左心室部位的心包，左右则为两侧纵隔胸膜。

3. 腹段食管(abdominal esophagus)

是指从食管裂孔到贲门的一个短段，是在第 10 胸椎水平穿经食管裂孔进入腹腔后随即弯向左侧终止于贲门，长仅 2.5～3.0cm；腹段食管的右侧与胃小弯相连，左侧连向胃底并形成一个角，称为 His 角，此角随着个体差异为 70°～80°。腹段食管在非进食时也是呈闭合状态，以防止胃内容物返流。腹段食管的前面和右面的一部分与肝左外叶脏面的左上后面相接触，其后面是左、右膈肌脚和左膈下动脉，前面和左面完全被腹膜所覆盖，右面则完全包裹在小网膜内。腹膜在食管的后面呈扇形反折到横膈下面，形成胃膈韧带的一部分。

【食管壁的结构】

（一）解剖结构

食管壁由黏膜层、黏膜下层、肌层和纤维外膜层构成，是唯一无浆膜覆盖的消化器官。

1. 黏膜层

食管黏膜为色淡黄而平滑湿润，在食管腔内呈现 7～10 条纵行的黏膜皱襞，这样有利于食物的运输，帮助液体向下流动。食管的黏膜由 4 层构成：

(1) 上皮：为鳞状上皮在食管壁的最表层，质地坚实适于食物的运输，但是不能耐受胃酸和胆汁的侵蚀。

(2) 基底膜：为一层菲薄而透明的网状纤维膜，位于上皮下面与固有膜之间。

(3) 固有膜：为一种致密的结缔组织层，内含血管、神经、淋巴组织和腺体，固有膜连系着食管上皮和深层组织，具有弹性，对食管收缩时的牵引力有缓冲作用。

(4) 黏膜肌层：位于固有膜的深面，由一薄层平滑肌束组成。在食管各段其排列和分层并不一致，收缩时可影响食管黏膜的形态改变，有利于血液循环和腺体的分泌。

2. 黏膜下层

位于黏膜肌层与肌层之间，由疏松结缔组织构成，其内含有较多的血管、淋巴和神经丛。

3. 肌层

食管肌层又可分为外纵肌和内环肌两层。自咽壁到食管上段 6cm 之内均为一层纵行的横纹肌围绕着一层环行横纹肌所构成；食管中段则为横纹肌和平滑肌两者混合排列，但是自上而下横纹肌的成分逐步减少而平滑肌成分逐渐增加，是上部的横纹肌到下部的平滑肌之间的移行区；食管下段则全为平滑肌所代替。在食管的两层肌肉之间可见属于自主神经系统的神经细胞。食管-胃的连接部虽无肌肉构成的括约肌将食管与胃隔开，但是食管下端肌层稍有增厚而具有类似括约肌作用，静息时在食管裂孔以上 2cm 和贲门 3cm 处管腔呈闭合状态。此时乃食管肌层与食管黏膜层之间的黏膜下层、固有膜和黏膜肌层共同使食管上皮形成纵行的黏膜皱襞，在静息状态下黏膜皱襞相互嵌合而关闭，吞咽食团经过时皱襞随之展平。

4. 纤维外膜层

为一层疏松结缔组织而无浆膜，富含血管、淋巴和神经组织。

（二）生理结构

食管的主要生理功能是将所摄入的食物和饮料以及唾液从口咽部通过食管输送到胃肠道。食管的上端有环咽肌构成的食管上括约肌，由其收缩可以预防食物的误吸和呼吸时防止空气的误吸。食管下端是由平滑肌构成的食管下括约肌，由其收缩可以预防胃内容物的返流。食团进入食管腔后，由于食管肌肉的顺序收缩和舒张(蠕动)将食团沿管腔推送下行，并通过贲门进入胃腔。食管内壁黏膜平滑湿润，有赖于管壁上的腺体分泌，使食团顺利滑行。

1. 食管腺

为位于黏膜下层内的小型复泡管状腺体，小的导管被覆着单层立方上皮或柱状上皮，数个小管汇成一个较大的导管，斜行穿过固有膜，在乳头间穿出黏膜，开口于上皮表面；导管到达开口之前常有壶腹状膨大，较大的导管被覆着复层鳞状上皮，有时可见带有纤毛的细胞群。食管腺总共有200～300个腺体，其2/3腺体在食管上段的前壁，其余则在食管下段，内含黏液腺细胞分泌黏液。

2. 贲门腺

为位于位置较浅的固有膜内分支的管状腺。腺体的分布可分为上、下两组，上组在食管上端，位于环状软骨与相当于第5气管软骨水平之间的一段食管侧壁内，下组是在食管末段数厘米的范围内。导管较短和腺细胞均为单层柱状或立方上皮，分泌类似胃上皮细胞所分泌的黏液。

【食管的血供】

(一) 食管的动脉

食管的动脉供应非常丰富，呈多段性、多源性和多支性，而且分支很细小。颈、胸、腹段的动脉血液来源不同，在食管壁内和壁外互相吻合。

1. 颈段食管

此段的血液供应主要是来自左、右甲状腺下动脉，其次也可来自左、右锁骨下动脉，还可来自甲状颈干、颈总动脉、咽上动脉、甲状腺上动脉、肋间动脉、椎动脉等。所有动脉分支到达食管壁后均即向下走行。

2. 胸段食管

此段的血液供应主要是来自主动脉弓、胸主动脉和支气管动脉、肋间动脉。胸上段食管的动脉供应变异很大，左侧有3～5支血管，主要来源于发自主动脉弓的支气管动脉的食管支或直接来自降主动脉的分支；右侧则主要来源于第3肋间动脉的右支气管动脉，胸中段和胸下段食管主要由胸主动脉前壁发出的食管固有动脉支供应，有1～7支(常见为1～2支)呈不对称进入食管壁，在手术游离此中、下段食管时应注意避免损伤和牢靠结扎该血管。胸中、下段食管还可接受右侧第2～6肋间动脉食管支供应，少数亦可接受左侧肋间动脉食管支供应。胸段食管的动脉向上走行与甲状腺下动脉食管吻合，向下走行穿过膈肌的食管裂孔与腹段食管的动脉相吻合。

3. 腹段食管

此段的血液供应主要是来自腹腔动脉发出的胃左动脉的食管支，其次是左膈下动脉的分支，有1～3支沿着食管左前外侧和后侧上行进入食管。此外，还可有腹主动脉、肝动脉、肝副动脉、脾动脉和腹腔动脉发出的食管支参加供应。

(二) 食管的静脉

食管的静脉与动脉伴行。食管壁内的毛细血管血液首先注入黏膜下静脉丛，随后再注入食管周围静脉丛。颈段食管静脉回流入甲状腺下静脉；胸段食管静脉汇入支气管静脉以及属于上腔静脉系统的奇静脉和半奇静脉；胸下段和腹段食管静脉注入属于门静脉系统的胃左静脉。食管和胃的黏膜下静脉网相互交通。故在临床上见到肝硬化或肝门静脉阻塞导致门静脉高压的病例，其门静脉系统的静脉血液可通过食管黏膜下静脉丛和食管周围静脉丛经奇静脉汇入上腔静脉。在此处静脉回流过程可造成食管静脉曲张，容易引起静脉曲张破裂出血。

【食管的淋巴】

（一）淋巴结分布

食管的第1站淋巴结是食管壁上的淋巴输出管通过食管外膜引流到食管旁淋巴结，包括食管上淋巴结和贲门旁淋巴结；食管的第2站淋巴结是包括气管旁淋巴结、气管支气管旁淋巴结、后纵隔淋巴结、膈肌淋巴结、胃左动脉旁淋巴结、胃小弯淋巴结和腹腔动脉旁淋巴结等的食管周围淋巴结；食管的第2站的食管周围淋巴结和第1站的食管旁淋巴结伴行，同属于食管的区域淋巴结；食管的第3站淋巴结称为食管远处淋巴结，包括颈部淋巴结、肺门淋巴结、胃幽门上区淋巴结、肝总动脉淋巴结、腹主动脉旁淋巴结、胃大弯淋巴结和脾门淋巴结（图1-4）。

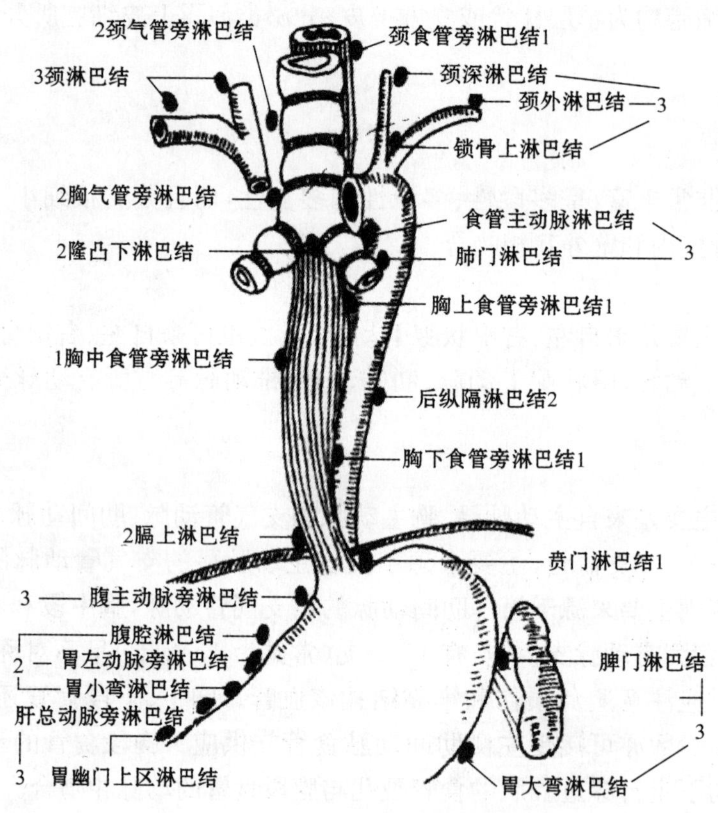

图1-4 食管的淋巴结分布

1-第1站；2-第2站；3-第3站

（二）淋巴液引流

食管各段淋巴引流方式与途径不同，分述如下：

1. 颈段食管

此段的淋巴液引流到颈内静脉淋巴结和锁骨上淋巴结，亦可向下引流到无名动脉上方上气管旁淋巴结。但是颈段食管的恶性肿瘤向上气管旁转移的概率很小。

2. 胸段食管

胸上段或气管后段的淋巴液引流到食管旁淋巴结和食管周围淋巴结、气管旁淋巴结和气管支气管上、下淋巴结以及向上引流到锁骨上淋巴结，亦可向下引流到膈下淋巴结。胸下段食管的淋巴液引流到食管旁淋巴结、食管周围淋巴结和隆突下淋巴结，但是更多的是引流到膈下和贲门区淋巴结，并从贲门区淋巴结引流到胃左动脉旁淋巴结、胃小弯淋巴结和腹腔淋巴结。更远还可引流到肝总动脉旁淋巴结和胃幽门上淋巴结，有时沿着胰腺上缘的脾动脉到达脾门淋巴结。

3. 腹段食管

此段的淋巴液主要引流到贲门区和腹腔区淋巴结，偶尔也可通过下肺韧带的淋巴道引流到隆突下淋巴结。

【食管的神经】 食管的神经包括由交感神经和副交感神经形成的食管神经丛。食管上段的横纹肌接受属于躯体运动神经的喉返神经的分支的支配；而食管平滑肌的活动和腺体的分泌则接受属于内脏运动神经的交感神经和副交感神经的双重支配，食管的感觉由内脏感觉神经支配。

（一）食管的内脏运动神经

1. 交感神经

通过颈部和胸部的交感神经链以及内脏大、小神经分布到食管。交感神经节前纤维发自脊髓胸节的侧角，经脊髓前根和交通支到交感干的颈上、中、下神经节及胸部的神经节换元，随后的节后纤维加入咽丛和食管丛，再随迷走神经经副交感纤维一起分布到颈段食管和胸段食管。左、右侧胸部交感神经干分别位于胸椎两侧和奇静脉、半奇静脉外侧，其上段位于肋骨小头与肋间血管的前面，而其下段则逐渐向内移位于胸椎椎体的侧面。从第 5～11 胸交感神经节发出的分支，组成内脏大、小神经，向下穿过膈肌参与组成腹腔神经丛。

2. 副交感神经

食管的副交感神经支配完全由迷走神经提供。副交感神经纤维随迷走神经分布到食管。迷走神经纤维发自迷走神经背核，其神经干自延髓出脑，经颅底颈静脉孔出颅，随后在颈部血管鞘内的后方伴随着颈内动脉、颈总动脉及颈内静脉走行。迷走神经下行于颈部气管和食管的两侧，其右侧迷走神经穿出血管鞘在进入胸腔之前发出一支右喉返神经，绕过右锁骨下动脉第 1 段的后面向上走行于右侧气管食管沟内，沿途发出食管支支配食管中、上段的横纹肌。右侧迷走神经主干则进入胸腔上口到后纵隔经气管的侧壁沿肺门的后面下行，并发出分支支配食管中段的平滑肌和腺体。随后迷走神经再向下分成数支到食管壁形成食管丛，其分支支配胸段食管下半段的平滑肌和腺体。左侧迷走神经穿出颈部血管鞘后进入胸腔上口到达后上纵隔，自前面绕过主动脉弓下缘发出一支左侧喉返神经，在主动脉弓后面沿着左侧气管食管沟向上走行，沿途发出分支支配食管中、上段的横纹肌。左侧迷走神经干继续下行于胸主动脉与左肺动脉之间到左侧气管后发出到肺丛的分支，再行至食管壁形成食管丛，其分支亦支配胸段食管下半段的平滑肌和腺体。左、右侧迷走神经在两侧肺门的后方下行并在食管周围形成食管丛。右侧迷走神经纤维组成食管后丛，左侧迷走神经纤维组成食管前丛，后者也可发出一支加入食管后丛。食管前、后神经丛均在膈上 3～5cm 处，穿过食管裂孔之前汇集成前、后两根迷走神经干，伴随着食管经食管裂孔进入腹腔。前干位于食管的左前面到贲门，在胃小弯处分成胃支和肝支；后干位于食管的右后面，分出胃支和腹腔支。

（二）食管的内脏感觉神经

食管的感觉是通过迷走神经内的内脏感觉神经传导的。感觉纤维的细胞体位于迷走神经干的结状神经节内，其周围神经突随着迷走神经干及其分支（喉上神经、喉返神经）分布到食管黏膜下层的感受器，而中枢神经突则随着迷走神经干进入延髓终止于孤束核。此神经主要传导食管的压力、膨胀和疼痛等刺激所引起的冲动。

（三）食管壁内的神经分布

食管的黏膜下层有黏膜下神经丛（Meissner 丛），在外纵肌和内环肌之间有肌间神经丛（Auerbach 丛），有迷走神经的节前纤维和混有交感神经的节后纤维构成的喉返神经食管支丛。食管丛的分支可穿过食管壁到肌间丛和黏膜下丛。迷走神经分布到食管的副交感纤维均为节前纤维，其部分纤维进入肌间神经丛内并在此换元，再发出节后纤维分布到食管平滑肌，肌间神经丛支配食管的肌肉活动；另有部分纤维进入在黏膜下神经丛内换元，再发出节后纤维分布到食管腺体，黏膜下神经丛支配食管腺体的分泌。

（林擎天）

第二章 食管憩室手术

【概述】 食管憩室是食管壁的一层或全层向管腔外突出而形成的一个局限性的囊袋。按发生的时间区分为先天性食管憩室和后天性食管憩室，先天性者多伴有其他先天性食管疾病，如食管狭窄、食管-气管瘘；按憩室壁的组织结构不同，可分为包含黏膜层、黏膜下层和肌层的真性憩室和由肌层薄弱点突出的只含有黏膜层的假性憩室；按发生的机制可分为牵引型憩室和膨出型憩室。按发生的部位可分为咽部食管憩室(Zenker 憩室)、食管中段憩室(位于气管分叉水平)、膈上食管憩室(膈上 4～10cm 处)或称食管下段憩室和膈下食管憩室(图 2-1)。据统计在食管憩室中咽部憩室的发生率最低，但以 50 岁以上男性较为多见，男女比例为 2∶1～3∶1；食管中段憩室则比较多见，其发生率占食管憩室的 16.5%～76.8%，男女发病率差不多；膈上食管憩室也好发于男性，男女之比 2∶1，其发病率为 5 倍于咽部憩室；咽部憩室是由于咽部下缩肌的斜行肌纤维与环咽肌的横纤维之间存在薄弱的 Killian 三角区，再加上咽部与食管上括约肌功能失调，使局部黏膜膨出到肌层外所形成的，属于假性憩室。因在反复吞咽时的压力作用和憩室内分泌液、食物的潴留，使憩室逐步增大，在位于食管与脊柱之间呈现下垂形囊袋，可压迫食管引起吞咽困难，压迫喉返神经可出现声音嘶哑，因常有潴留食物或液体的刺激可反复发生咽炎；膈上食管憩室(即食管下段憩室，多为膨出型假性憩室，常表现出底部宽、颈部窄的球形囊袋，若为颈宽底窄者则为牵拉型真性憩室；食管中段憩室则多为牵引性，由于周围组织炎症，如淋巴结炎、瘢痕组织牵拉所致的真性憩室，其开口较大，进出引流通畅，也有为膨出型的假性憩室；还有一种罕见的位于膈下的腹段食管憩室，多为膨出型，可合并有食管裂孔疝而进入胸腔，常表现为呃逆、反酸、剑突下不适和疼痛等胃食管返流症状；食管憩室症状的轻重，主要是取决于憩室开口大小、憩室部位和囊袋的大小以及憩室内潴留物的多少而定。少数病例还可引起溃疡、出血、穿孔，甚至发生癌变；一般经 X 线吞钡透视和拍片检查即可对食管憩室做出明确诊断，食管镜检查可协助诊断并区别有无癌变。对于轻症患者首先考虑内科治疗，包括体位引流、胃管冲洗、抗炎、解痉、制酸等治疗，对于治疗无效或有并发症时则应采取手术治疗。

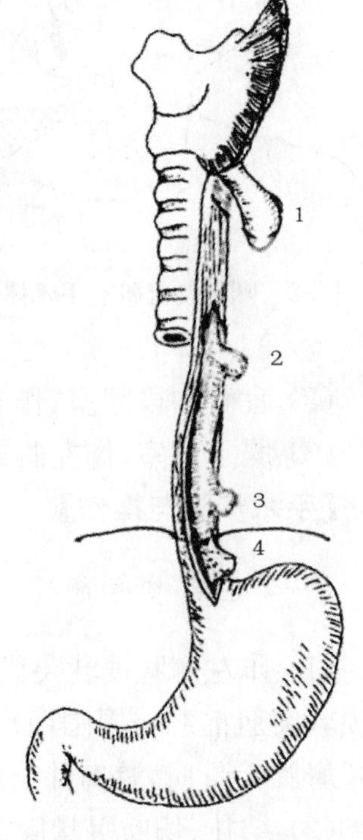

图 2-1 食管憩室的部位
1-咽部憩室；2-中段憩室；3-膈上憩室；4-膈下憩室

【适应证】

(1) 咽部憩室确诊后均应手术治疗。

(2) 有症状的食管憩室患者，经内科保守治疗无效者。

(3) 憩室体积大、囊颈开口小、排空不畅而有憩室炎的憩室；或已伴有溃疡和出血史者。

(4) 经 X 线钡透或食管镜检查，疑有恶变者。

(5) 食管中段憩室伴有食管-气管瘘者。

【术前准备】

(1) 术前 3d 开始流质饮食。

(2) 术前 1d 放置胃管,用生理盐水或甲硝唑溶液冲洗食管和憩室内潴留物。

(3) 对于全身营养状况欠佳者,应给予静脉补液增加营养,保持水、电解质平衡。

(4) 术前 1d 给予预防性抗生素。

【麻醉】

(1) 通常采用气管插管、静脉滴注全身复合麻醉。

(2) 对咽部憩室亦可采用颈部神经阻滞麻醉。

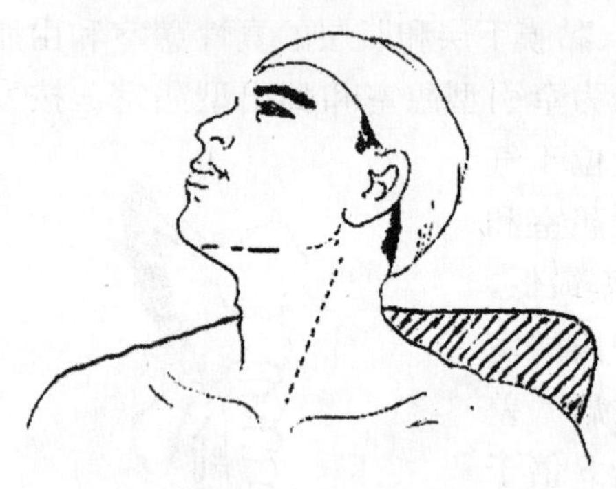

图 2-2 咽部食管憩室手术体位与切口

【体位】

(1) 对咽部食管憩室,采取平卧位,于术侧肩后垫高 30°,头转向对侧(图 2-2)。

(2) 对食管中段憩室,应采取向左侧 90°卧位,进右胸手术。

(3) 对膈上食管憩室,应采取向右侧 90°卧位,进左胸手术。

【切口】

(1) 咽部憩室作左侧颈部,自舌骨水平到锁骨的胸锁乳突肌前缘切口(图 2-2)。

(2) 食管中段憩室,作右胸后外侧第 5 肋间或肋床切口。

(3) 膈上憩室,作左胸第 7 或第 8 肋后外侧切口。

【手术步骤与操作】

(一) 咽部食管憩室

(1) 作左侧胸锁乳突肌前缘切口,切断颈阔肌,切开胸锁乳突肌前缘与周围肌肉后将其向外后侧牵;切断或牵开肩胛舌骨肌,游离并向后外侧牵开颈动脉鞘。

(2) 结扎、切断甲状腺上动脉和甲状腺中静脉,将甲状腺、胸骨舌骨肌、胸骨甲状肌向内侧拉开。

(3) 沿椎前筋膜解剖到食管,即可暴露出憩室壁并钳夹之,提起憩室仔细完整地分离憩室囊壁至咽食管连接部,可清楚显示出憩室的囊颈作横向切除(图 2-3),用可吸收细线行间断内翻缝合黏膜,或用闭合器关闭。

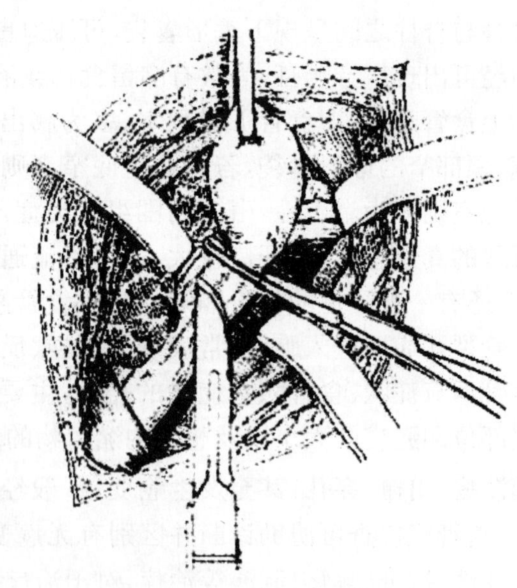

图 2-3 钳夹、切除憩室

(4) 有学者认为发生咽部食管憩室原因与食管上括约肌松弛不全有关,主张术中同时作肌层切开,可提高手术效果;在憩室囊颈下缘为环咽肌,纵行上、下切断之;再向上到达咽下缩肌上方 2cm,向下到达食管肌层下方 2cm,共约 6cm 长;向左右两侧游离肌层使黏膜膨出(图 2-4)。

(5) 对直径<1cm 的咽部食管憩室,亦可单纯施行环咽肌切开术;对直径 1~4cm 的憩室亦可单纯施行悬吊固定术,使囊口向下以畅引流(图 2-5)。

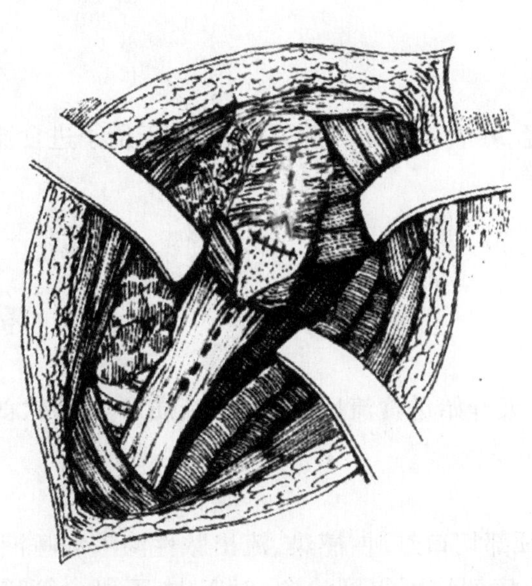

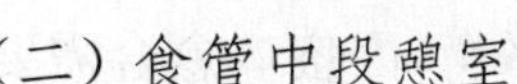

图 2-4　切开环咽肌、咽缩肌和食管肌层

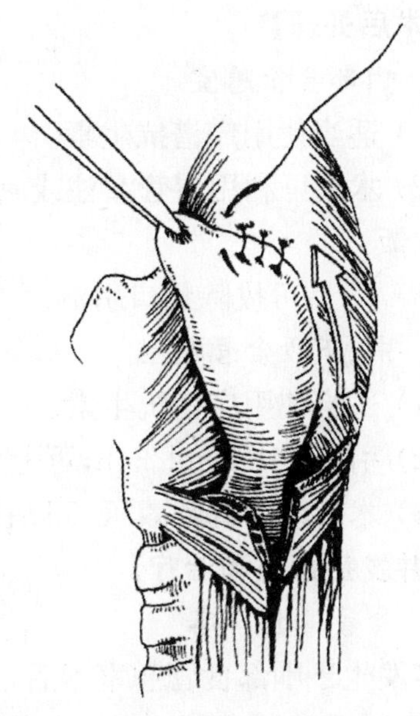

图 2-5　憩室顶上翻缝合于咽后壁

（二）食管中段憩室

(1) 进胸后在肺门后方切开纵隔胸膜，显露出食管；常在气管分叉水平处发现食管憩室。

(2) 钳夹并游离憩室，仔细辨认出憩室囊颈，横行切除后用可吸收细线作间断内翻缝合，再缝合肌层和胸膜；或用闭合器钉合切除憩室（图 2-6），用细丝线间断缝合肌层，再缝盖胸膜。

(3) 如见有憩室旁脓肿，则先应切开冲洗后处理憩室。

(4) 若有憩室-气管者，在切除憩室后，切断瘘管缝闭瘘口，再用附近肋间肌缝盖，以防再通。

(5) 术前诊断有功能性食管痉挛者，则应加作主动脉弓水平至贲门部的肌层切开术。

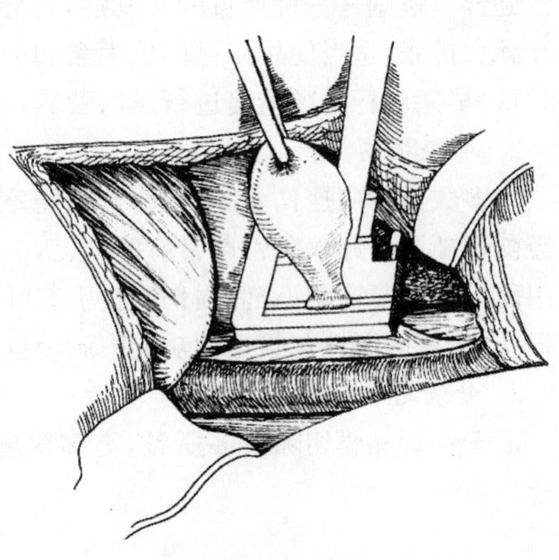

图 2-6　闭合器钉合、切除憩室

(6) 于腋中线第 8 肋间放置胸管作水封瓶闭式引流，按层关胸。

（三）膈上食管憩室

(1) 进胸后切断下肺韧带，切开纵隔胸膜并游离食管，钳夹并分离憩室到其颈部。

(2) 横向切除憩室后，先用可吸收细线作间断内翻缝合黏膜层，再用丝线间断缝合食管肌层；或用闭合器钉合颈部后切除憩室（图 2-6），再丝线间断缝合食管肌层，再缝盖胸膜。

(3) 放置胸管作水封瓶闭式引流，按层关胸。

【手术要点】

(1) 游离憩室到其颈部切除，避免过度牵拉伤及食管黏膜，术后造成食管狭窄。

(2) 游离食管寻找憩室时，应尽量避免损伤迷走神经。

(3) 若存在有食管痉挛因素，则需附加施行食管肌层切开术为妥。

【术后处理】

1. 咽部食管憩室

(1) 适当使用广谱抗生素。

(2) 术后可利用胃管灌注或滴注流质饮食，经 2d 后可考虑拔除胃管，第 3 天给予进食流质，1 周后进软饭。

(3) 5d 后可拔除切口引流。

2. 中、下段食管憩室

(1) 适当使用广谱抗生素。

(2) 引流量＜10ml/24h，可考虑拔管胸管。

(3) 术后持续胃肠减压，5d 后拔除胃管，第 6 天开始进食流质，8d 后半流质，10d 后软食。

【并发症预防和治疗】

1. 食管缝合口瘘

多发生于咽部食管憩室术后一周左右，发现颈部切口红肿、感染、流出脓性渗液和唾液；此时应禁食、及时撑开切口、通畅引流、勤换敷料，大多数病例均可得到治愈；对于中、下段食管憩室来说，食管缝合口瘘则是一种严重的并发症，可导致脓胸，危及生命；发生后应立即禁食，及时引流，保证肺叶满意扩张，适当使用广谱的抗生素和加强营养支持，保持水、电解质平衡，因瘘口愈合需要一定的时日，早期施行空肠造瘘进行肠内营养，显得很有必要。

2. 神经损伤

大多数为术中挫伤水肿，咽部食管憩室可发生喉返神经损伤，导致术后短暂性声音嘶哑，但若神经被切断则引起永久性声带麻痹；若为一侧性者，需经 6 个月或更长时间，由于对侧声带的代偿作用而逐步恢复声响；双侧损伤则会引起呼吸困难，极为少见；中、下段食管憩室手术可发生迷走神经损伤，造成医源性食管运动功能失调使食管痉挛，须多次使用扩张术，可得到满意效果。

3. 食管缝合口狭窄

由于食管黏膜切除过多所致，需多次施行扩张术，常能治愈；极少数扩张无效者，需再次手术治疗。

（高宗礼）

第三章　贲门失弛缓症手术

【概述】 贲门失弛缓症(achalasia of cardia)是指由于食管贲门神经肌肉功能失调的一种疾病。距今300多年前，Thomas Willis于1674年首先报道1例女性患者，食物咽下困难伴食管扩张，需用一根顶端绑有一块海绵的探条将食物团推入胃内以解决进食问题，维持生命15年之久。当时认为是贲门痉挛(cardiospasm)所致。但是随着时间推移，报道的病例增多，从20世纪初叶开始，对此病的认识也不断得到提高。尤其是近40多年来，通过食管腔内侧压研究，发现人体正常食管在吞咽时，食管下括约肌呈现松弛状态，当食管收缩波通过后即关闭。从食管测压的观点来看，患者的食管下括约肌并非痉挛而是弛缓不良。1927年，Rake首先通过尸检发现患者的食管肌肉内Auerbach神经节细胞变性，与先天性巨结肠类似。Roedder等从临床观察和动物实验发现迷走神经高位切断后，可引起食管排空缓慢，更进一步证实该病与神经变性有关。因此应称为贲门失弛缓症为妥，更符合其病理生理改变。此外，Petrovsky总结其病例发现贲门失弛缓症患者中58.4%患者有严重精神创伤史，并认为该病发作与神经精神因素有关。该病的发病率各家报道不一，一般占食管疾病的2%～20%，男、女发病基本相等，多见于30～50岁的青、中年，病程数月、数年、数十年不等。其主要症状是不同程度的咽下困难、呕吐、返流和胸骨后或剑突下疼痛。经吞钡X线透视、拍片和食管测压检查可明确诊断，可再加作食管镜检查，与食管下端、贲门癌鉴别。

在20世纪40年代之前常采用药物，如对于轻症患者可使用硝酸异山梨酯(消心痛)10～20mg tid，还有更好的药物，如硝苯地平(硝苯吡啶)在餐前15min，舌下含服10mg，经30min后可使症状得到缓解。其次是扩张术治疗贲门失弛缓症，但因使症状缓解时间短而需要多次反复扩张，并可导致出血、穿孔，或因伴有慢性炎症引起纤维组织增生、瘢痕狭窄致使扩张困难，影响治疗效果。自20世纪50年代以后，对该病的治疗逐渐被手术疗法所替代。手术的目的主要是切开、切断和松解食管下段肌层和贲门括约肌，以改善食管和贲门排空，并防止胃内容物返流。1913年，Heller首先提出的贲门肌层切开术，取得较好的效果；现今临床上通常还是采用改良的经胸或经腹的Heller手术方法。

【适应证】

(1) 经药物或扩张术治疗失败的贲门失弛缓症患者。

(2) 重症的贲门失弛缓症患者。

(3) 不能耐受或无法进行扩张术者。

(4) 伴有膈上憩室或裂孔疝者。

(5) 心肺功能正常者。

【术前准备】

(1) 静脉补液纠正水、电解质紊乱，加强营养、纠正负氮平衡，必要时输血。

(2) 术前3d开始进食流质。

(3) 术前1d放置胃管，间歇、反复地用生理盐水或5%碳酸氢钠溶液冲洗食管，并可注入抗生素。

【麻醉】

(1) 气管插管、静脉滴注全身麻醉。

(2) 连续硬脊膜外麻醉＋气管插管全身麻醉。

(3) 经腹手术者，亦可单用连续硬脊膜外麻醉。

【体位】

(1) 经腹手术者，采用平身仰卧位。

(2) 经胸手术者，采用左胸向上的右侧卧位。

【切口】

(1) 经腹手术采用上腹正中切口。

(2) 经胸手术采用左胸第7肋间或肋床的后外侧切口。

【手术步骤与操作】

(一) 经腹手术

1913年，Heller首创经腹的食管贲门前、后壁肌层切开术治疗贲门失弛缓症，后被称为经典的Heller手术。后来许多学者仅行食管左侧壁连向贲门的括约肌切开术。

(1) 进腹后，切断肝三角韧带，将肝左外叶牵向右下方，再沿膈肌连向胃食管结合部切开腹膜反折，术者用右手示指钝性分离食管周围并绕过一根纱带，将食管向下牵引，暴露出食管胃底交界处(图3-1)。

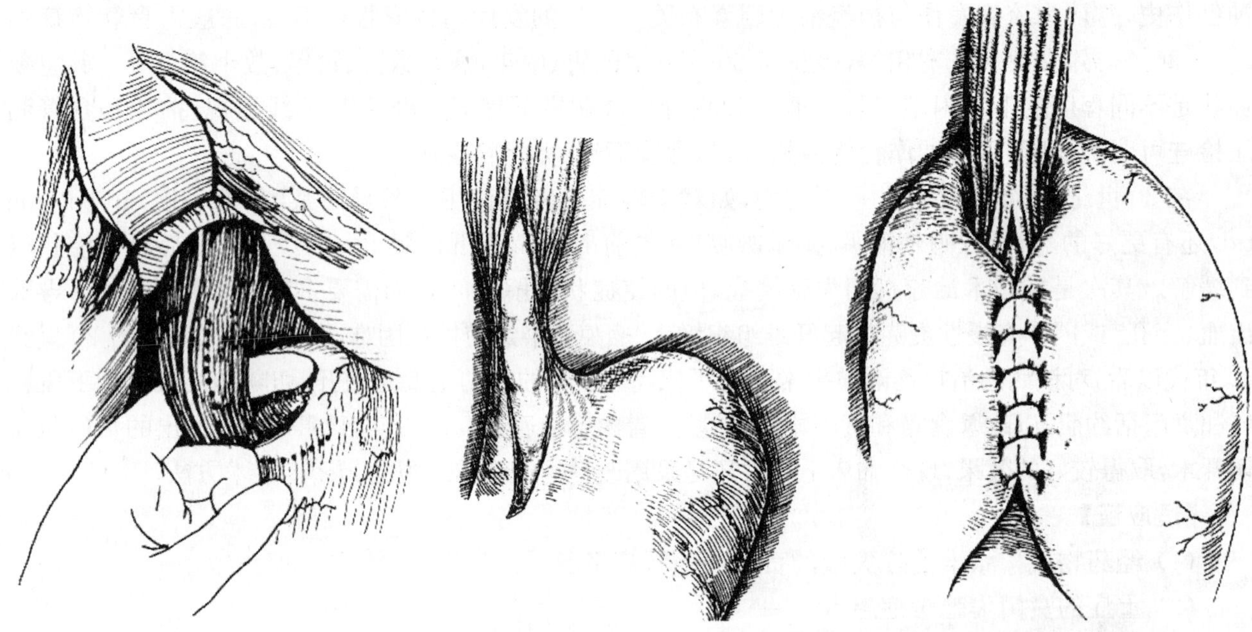

图3-1 游离出食管、贲门、胃底　　图3-2 Heller手术　　图3-3 Nissen手术

(2) 于食管胃底结合部的正中前壁，在左、右迷走神经之间，向上纵行切开食管肌层3～4cm，向下切开直至食管胃连接部下方3～4cm，全程应在6cm以上，均露出黏膜下层。

(3) 将切开的肌层向左右两侧分离到食管周径的1/2左右，使全程黏膜完全膨出。

(4) 标准的Heller手术，对于膨出的黏膜，不作组织覆盖(图3-2)；但是许多学者采用改良式的Heller手术，常施行胃底两侧的肌层和食管两侧切开的肌层做缝合，不仅保护了黏膜，并可减少返流。

(5) Nissen胃底折叠抗返流术(图3-3)。

(6) 按层关腹。

（二）经胸手术

1923年，Zaaijer改作经胸的食管贲门前壁肌层切开术治疗贲门失弛缓症，后被称为改良的Heller手术。

(1) 进胸后，切断并缝扎肺下韧带，将其游离至下肺静脉。

(2) 纵行切开纵隔胸膜，暴露出下段食管并绕过纱条将其提起。

(3) 游离并切开食管裂孔处膈肌，使食管胃连合部及胃底拖至胸腔。

(4) 在食管胃底左前侧壁，向上、下各纵行切开肌层3～4cm(图3-4)。

(5) 按经腹手术的第4、5步骤施行抗返流术。

(6) 于腋中线第8肋间，放置胸腔闭式引流管，按层关胸。

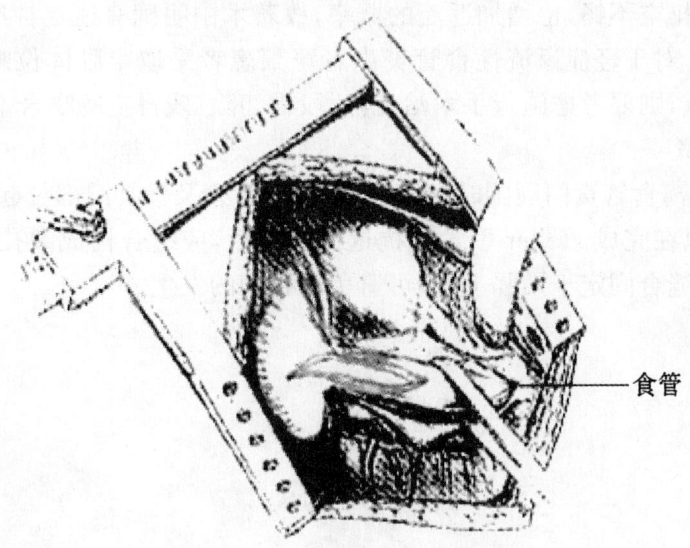

图3-4　经胸食管肌层切开术

【手术要点】

(1) 注意不要切断或损伤食管两侧的迷走神经，必要时可加做幽门切开成形术。

(2) 切开肌层时，尽量避免切破食管黏膜；必要时可将胃管拉到食管手术处，并自胃管注入空气或注入稀释的亚甲蓝(美蓝)溶液，观察有否黏膜破损。

(3) 食管胃底肌层切开要足够长度，但是不要超过10cm，食管下段贲门括约肌才能得到彻底松解。

(4) 术中应加作抗返流手术，增加治疗效果为妥，可使治愈率达到90%～95%以上。

(5) 切开食管裂孔周围膈肌者，应妥善予以缝闭，以免发生食管裂孔膈疝。

【术后处理】

(1) 回病房心电监护，观察心率、心律、血压、呼吸等生命体征1d。

(2) 继续胃肠减压3d，或肛门排气后拔除胃管。

(3) 术后2d，胸管引流量10ml/24h以下可拔除胸管。

(4) 禁食期间保证静脉补充足够营养和保持水、电解质平衡。

(5) 使用广谱抗生素，预防肺部和腹腔感染。

(6) 术后3d可开始进食流质、半流质，直至软食、普食。

【并发症预防和治疗】

1. 食管下端黏膜破损

是 Heller 手术常见的并发症，如在术中发现即应使用可吸收的细线予以修补；若术中未被发现或修补不佳，则可引起食管瘘，导致脓胸。术后高热不退、经 X 线胸片和 B 超检查定位后，早期施行穿刺抽脓或置管闭式引流；同时严格禁食、加强静脉营养支持，保持水、电解质平衡；一般经过 2～3 周的治疗后作口服造影，可望获得愈合，即可开始给予流质饮食；但若瘘管长期不愈，则应考虑再次手术，施行食管局部切除及食管-胃吻合术。

2. 胃食管返流

也是单纯 Heller 手术后常见的并发症，可引起返流性食管炎症状，多为食管下段肌层切开过长引起，超过 10cm 者发生率增高，术中应加作抗返流手术为妥。此外，术中损伤迷走神经，可引起幽门括约肌痉挛，导致胃排空不畅，也增加返流的概率，故若术中明确有迷走神经损伤者，最好加作幽门括约肌切开成形术。对于轻症返流性食管炎患者可嘱患者采取半卧体位睡觉，并给予口服多潘立酮治疗。若症状严重，则要考虑施行手术治疗，远段胃切除、残胃空肠吻合术。

3. 食管裂孔疝形成

因 Heller 手术，游离食管贲门周围时，破坏了对腹段食管及胃贲门部位起固定作用的腹膜后与椎旁筋膜的关系。所以在完成 Heller 手术和抗返流手术后，应缝合构成裂孔的膈肌脚和膈肌使食管裂孔缩小，并将胃底缝合固定于横膈上，即可避免裂孔疝的发生。

（高宗礼）

第四章　食管裂孔疝手术

【概述】　食管裂孔是由右侧膈肌脚向前分为左右两个肌束，斜行向下围绕着食管而形成。该裂孔宽 2cm，长 3～5cm。倘若部分胃通过此食管裂孔的间隙进入胸腔，称为食管裂孔疝(esophageal hiatal hernia)。本病在国外发病率比国内高，据 Postlethwait 报道为 5.7%，Vesbyd 的报道为 20%，我国上海华山医院报道的发病率仅 3.3%。女性多于男性，50 岁以后的发病率逐渐增加。食管裂孔疝主要可分为 4 种不同类型而且有不同的临床表现：①滑动性食管裂孔疝：又称Ⅰ型食管裂孔疝(图 4-1)，最为常见，占 80%～95%。主要是腹段食管移到膈上胸腔内，左侧食管-胃的夹角(His 角)被拉直变钝；但其病变可随着体位的变化而变化，卧位检查时发现病变，站立检查时病变复位，如此上下滑动故称为滑动性疝，其疝囊为疝入胸腔的腹膜返折和伸长的膈食管膜，食管裂孔从正常的仅能通过一示指尖，明显扩大到可通过 4 指。因食管裂孔的膈肌钳闭作用消失，使胃液可返流到食管，可引起返流性食管炎，导致黏膜充血、糜烂、溃疡、出血；②食管旁疝：又称Ⅱ型食管裂孔疝(图 4-2)，比较少见，仅占 5%～10%。其表现是腹段食管与胃连接部仍然在腹腔正常位置，而胃底经食管裂孔左侧裂隙疝入胸腔，疝囊覆盖有腹膜返折而缺乏膈食管膜，由于胸腔内压力低，疝囊逐渐增大，可发生囊颈绞窄、胃扭转而需手术治疗；③混合型食管裂孔疝：又称Ⅲ型食管裂孔疝(图 4-3)，更为少见，是指同时存在着滑动性食管裂孔疝和食管旁疝，除了发生腹段食管上移到胸腔外，也可因食管裂孔的不断扩大，使胃底和胃体小弯也随着上移，但由于胃小弯侧比较固定而大弯比较游离，因此胃大弯疝入位置更高，甚至连同横结肠和大网膜也带入胸腔，巨大的疝囊内容物可压迫心、肺，并可引起胃腔梗阻、胃壁坏

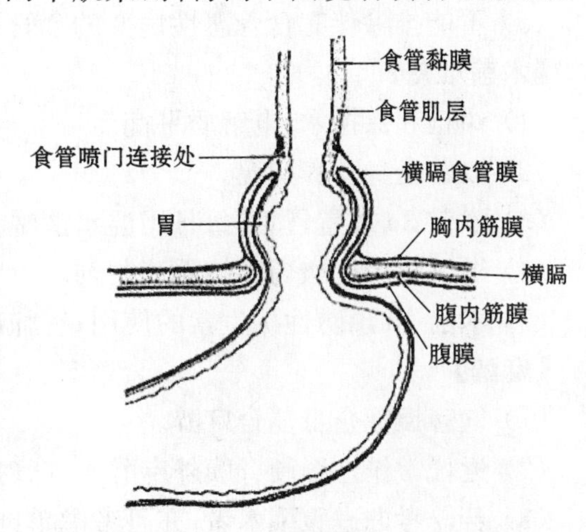

图 4-1　滑动性食管裂孔疝

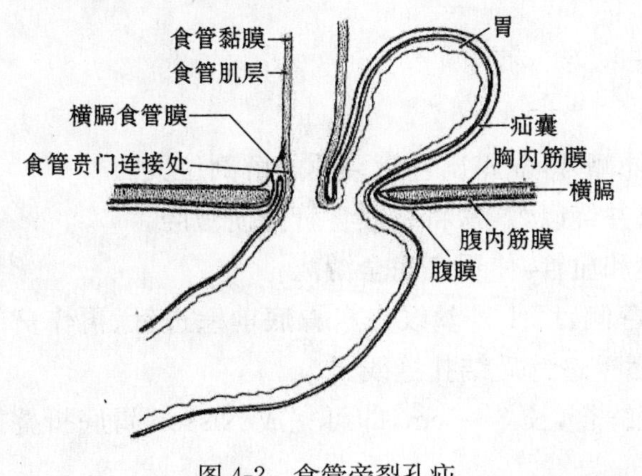

图 4-2　食管旁裂孔疝

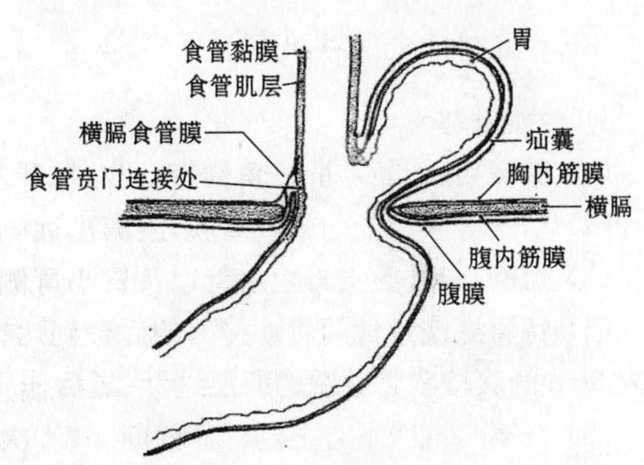

图 4-3　混合型食管裂孔疝

死、出血和穿孔等并发症;④巨大食管裂孔疝:又称Ⅳ型食管裂孔疝,是指伴有结肠、小肠、脾脏、胰腺等腹腔脏器进入胸腔的裂孔疝。

【适应证】

(1) 有症状的而经药物治疗返流性食管炎无效的Ⅰ型食管裂孔疝。

(2) Ⅱ型食管裂孔疝,均需要手术治疗。

(3) 有并发症的食管裂孔疝。

(4) Ⅲ型和Ⅳ型患者更有手术指征。

(5) 不能排除伴有食管恶性病变的食管裂孔疝。

【术前准备】

(1) 纠正和保持水、电解质平衡。

(2) 改善全身营养状况。

(3) 术前3d放置胃管,每日用温水清洗食管。

(4) 继续使用抗酸药和抗返流制剂。

(5) 术前1d预防性抗生素的使用;有肺部感染者必须使用抗生素。

【麻醉】

(1) 气管插管全身复合麻醉。

(2) 近代常作连续硬脊膜外麻醉+气管插管全身复合麻醉。

(3) 若仅考虑进腹手术者,亦可考虑单纯连续硬脊膜外麻醉。

【体位】

(1) 进腹手术者,采用平身仰卧位。

(2) 进胸手术者,采用右侧90°卧位。

(3) 进左胸、腹手术者,采用左胸腰部垫高45°的斜卧位。

【切口】

(1) 进腹采取上腹自剑突到脐部的正中,剑突肥大者可将其切除。

(2) 进胸采取左胸第7肋床后外侧切口。

(3) 进左胸腹手术者,采取第7肋间胸腹联合斜切口。

【手术步骤与操作】 食管裂孔疝手术,主要是要解决疝囊切除和裂孔的修复,以及抗胃内容物返流等问题。不同类型的食管裂孔疝的手术有其特殊性,现分别叙述如下。

(一) 滑动性食管裂孔疝

1. 经腹进路

(1) 进腹后,切断左肝三角韧带,向右拉开左肝外侧叶,显露出食管裂孔的解剖位置。

(2) 切开腹膜反折与膈食管膜,游离出远侧食管并绕以纱带,将腹段食管拉向腹腔。

(3) 切断、缝扎数支胃短血管以及胃小弯侧网膜和血管,使胃底完全游离。

(4) 将胃底绕过贲门胃连接部的后壁到达胃小弯侧,用1号丝线先自胃底前壁进针、再作贲门上方3cm的腹段食管前壁的肌层缝针、最后作胃底后壁进针后结扎缝线。

(5) 在第一缝线下方再同样作间断3~4次包绕缝合,长3~5cm,即可完成Nisson胃底折叠抗返流术(图4-4)。

(6) 间断缝合围绕在食管周围的膈肌肌束,缩小食管裂孔。

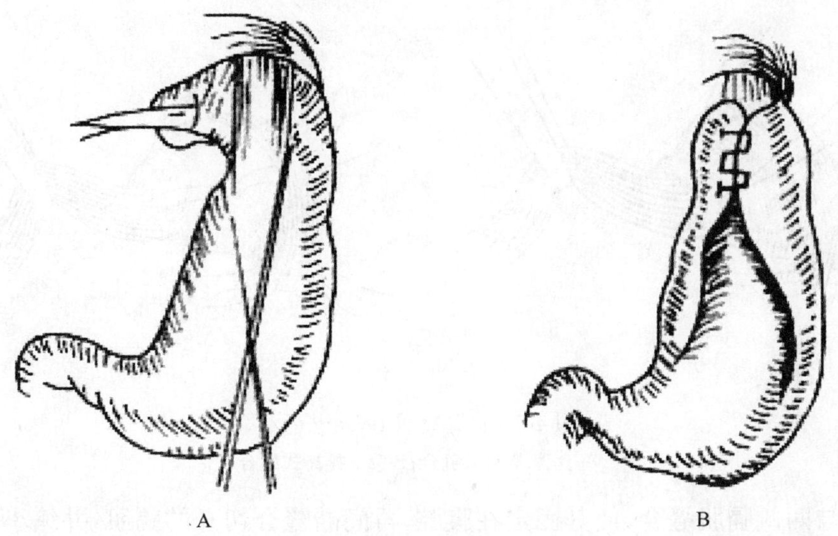

图 4-4　进腹完成 Nisson 手术

A-食管绕纱布下接收胃底绕过贲门后面；B-胃底连续贲门缝合

(7) 作胃底与两侧膈肌缝合，使其固定在腹腔，然后按层关腹。

2. 经胸进路

(1) 进胸后，切断、缝扎下肺韧带，将肺推向上方。

(2) 切开纵隔胸膜，游离出下段食管并绕以纱带往上提起。

(3) 扩大切开食管裂孔，分离食管、胃底周围组织，切断、缝扎胃小弯侧网膜和血管以及胃大弯侧数支胃短血管，使腹段食管与胃底完全游离。

(4) 将胃底绕过腹段食管后方到达胃小弯侧，用 1 号丝线先自胃底后壁进针，再作腹段食管前壁浆肌层缝针，最后作胃底前壁进针后结扎缝线。

(5) 再同样行间断、多次作上述包绕缝合，长 3～5cm，即可完成 Nisson 胃底折叠抗返流术(图 4-5)，并将胃底折叠部送回腹腔。

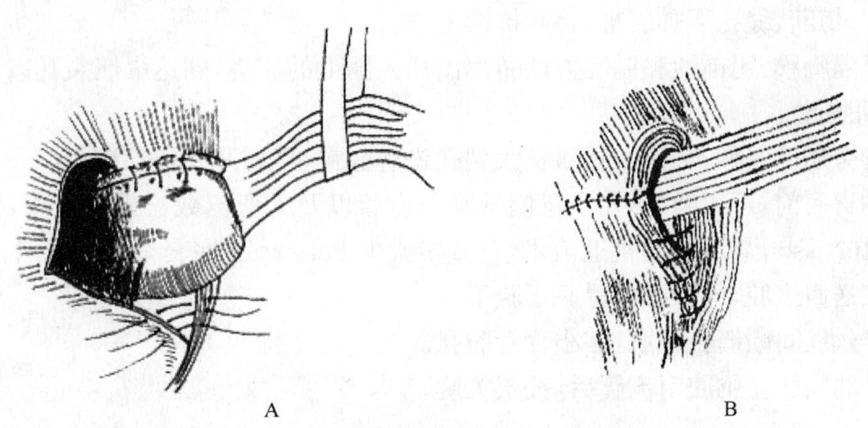

图 4-5　进胸完成 Nisson 手术

A-胃底包绕贲门缝合；B-缝合食管裂孔

(6) 亦可施行 Belsery 的食管胃底套叠式抗返流手术，即距食管胃连接处(贲门)上、下各 2cm 处的胃前壁浆肌层和食管前壁肌层进针作褥式缝线，同样再于其左右 3 点和 9 点处各作褥式缝合，轻柔地收紧缝线完成第 1 排套叠缝合；再距第 1 排缝合线的上下各 2cm 处再作第 2 排褥式套叠缝合(图 4-6)。

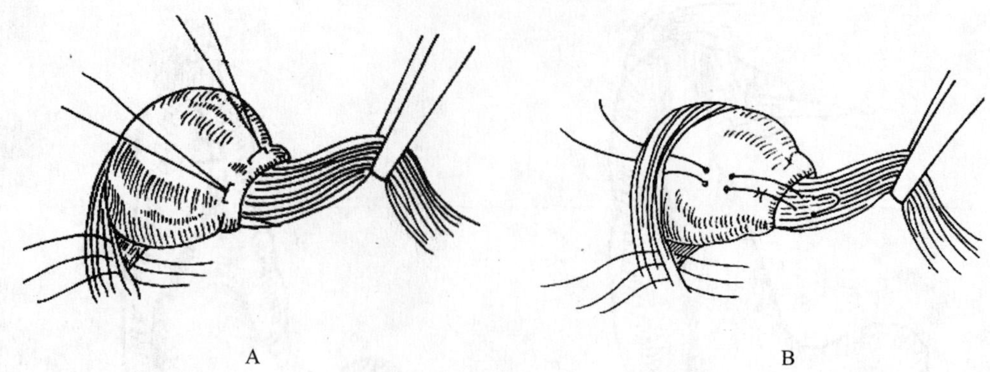

图 4-6 进胸完成 Belsery 手术
A-食管-胃褥式缝合;B-第 2 排褥式缝合

(7) 作胃底与两侧膈肌缝合,使其固定在腹腔,再间断缝合切开的膈肌,并缩小食管裂孔。

(8) 于第 7 肋间放置胸腔引流管连接闭式水封瓶后,按层关胸。

(二) 食管旁裂孔疝

1. 经腹进路

(1) 进腹后,切断左肝三角韧带,向右拉开左肝外侧叶,显露出食管裂孔的解剖位置。

(2) 切开腹膜反折与膈食管膜,在食管裂孔周围游离出腹段食管与大弯侧胃壁。

(3) 逐步分离疝入膈上的胃底,将其拖回到腹腔;切断、结扎小弯侧网膜与血管以及大弯侧数支胃短血管使其完全游离。

(4) 再如上述方法作 Nisson 胃底折叠抗返流术。

(5) 用 4 号丝线间断缝合,缩小食管裂孔。

(6) 再作胃底与两侧膈肌缝合,使其固定在腹腔,然后按层关腹。

2. 经胸进路

(1) 进胸后,切断、缝扎下肺纫带,将肺推向上方。

(2) 切开纵隔胸膜,用钝性和锐性方法游离出疝入膈上的疝囊,到达膈肌裂孔以下,将疝入囊内的胃底完全送回腹腔。

(3) 若食管旁疝已嵌顿,可切开膈肌扩大裂孔松解嵌顿,再切开并切除疝囊。

(4) 在还纳胃底前,可切断、结扎小弯侧网膜与血管以及大弯侧数支胃短血管,使其完全游离;再如上述方法作 Nisson 胃底折叠抗返流术,行或多或少 Belsery 胃底套叠抗返流术。

(5) 将胃底送回腹腔,缝合固定胃底于膈下。

(6) 用 4 号丝线间断缝合膈肌,缩小食管裂孔。

(7) 于第 7 肋间放置胸腔引流管后,按层关胸。

(三) 混合型食管裂孔疝

1. 经左胸腹联合进路

(1) 进胸腹、切断肋软骨、切开膈肌后,切断、结扎下肺韧带,将肺推向上方;切断左肝三角韧带,向右拉开左肝外侧叶,显露出食管裂孔疝的解剖位置。

(2) 切开腹膜反折与膈食管膜,在食管裂孔周围游离出腹段食管与疝入膈上的胃底和大弯侧胃壁。

(3) 此型的食管裂孔疝，使食管-胃底连接处亦疝入胸腔；虽可将疝入膈上的胃壁送回到腹腔，但由于长时间的疝入或因返流性食管炎导致食管缩短，使食管-胃底连接处很难恢复到原位。

(4) 此时应作 Collis 胃底成形术，即纵行切开缝合疝入胸腔的胃底，延长食管长度，加深 His 角，重建食管-胃底连接处(图 4-7A)；然后并拢间断缝合，并将胃底缝合固定于膈下(图 4-7B)。

(5) 用 4 号丝线间断缝合，缩小食管裂孔，再缝合固定胃底于膈下。

(6) 按层关闭腹腔。

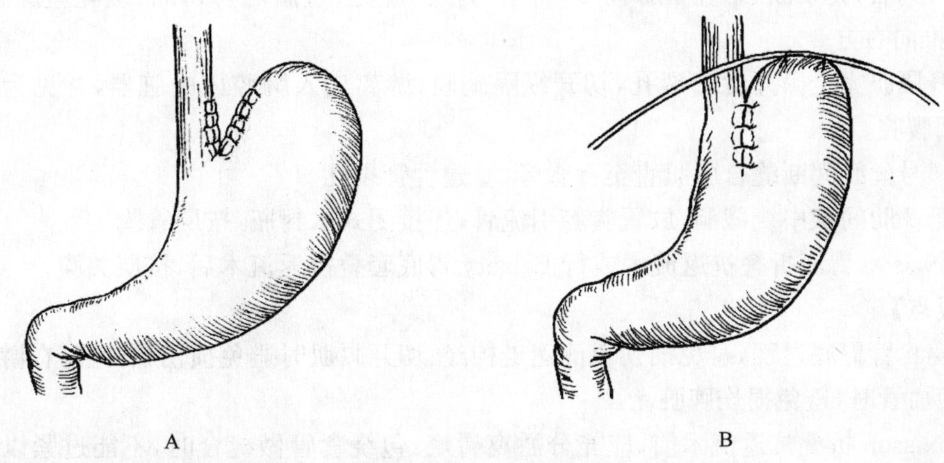

图 4-7 Collis 胃底成形术

A-切开缝合胃底，延长食管，加深 His 角；B-将延长食管与胃底并拢缝合

2. 经胸进路

(1) 对于体型肥胖者，可考虑进左胸第 7 或第 8 肋间，后外侧切口施行 Collis 手术。

(2) 进胸后，切断、结扎下肺韧带，将肺叶推向上方，切开纵隔胸膜和膈食管膜，暴露出疝入膈上的胃底。

(3) 分离并用纱带吊起食管下段，提起胃底，再游离并暴露出膈肌和增宽的食管裂孔。

(4) 结扎、切断数支胃短血管，使胃底完全游离并将其拉平，用切割钉合器沿食管水平切割钉合胃底，再用丝线作间断浆肌层缝合，使食管成形延长到膈下(图 4-8)。

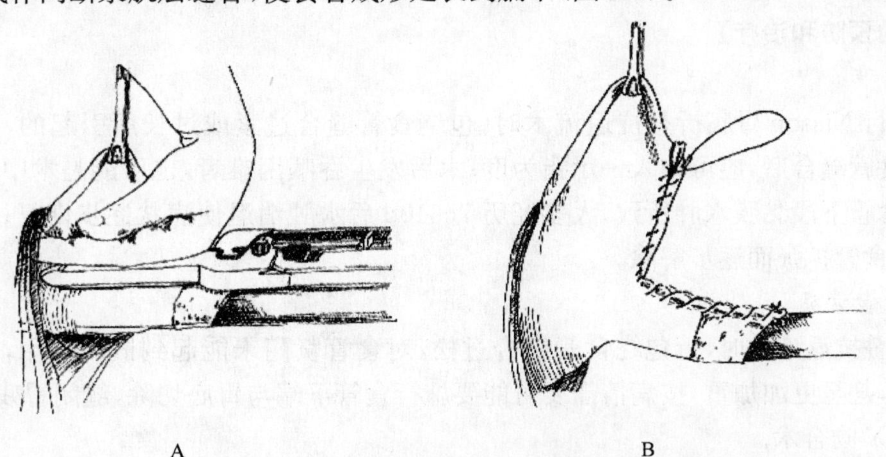

图 4-8 进胸完成 Collis 胃底成形术

A-沿食管切割钉合胃底，延长食管；B-再作浆肌层缝合

(5) 再按 Belsery 法行胃底套叠抗返流术或用 Nisson 法行胃底折叠抗返流术包绕缝合新延长的食管后，将其送入膈下行缝合固定。

(6) 用丝线行间断缝合，缩小食管裂孔，于腋中线第 7 肋间戳洞放置胸管，连接闭式水封瓶引流，按层关胸。

(四) 巨大食管裂孔疝

经胸腹联合进路

(1) 进入胸后，先切断、结扎下肺韧带，将下肺推向上方；进腹后再切断、结扎左肝三角韧带，将肝脏左外叶推向右方。

(2) 切开膈肌完全撑开食管裂孔，切开纵隔胸膜，游离疝入胸腔内的脏器，常见为胃、脾、横结肠，将其送回腹腔。

(3) 用 7 号丝线间断缝合膈肌直至食管旁，重建食管裂孔。

(4) 于第 7 肋间腋中线戳洞，放置胸腔引流管，连接闭式水封瓶，按层管胸。

(5) 行 Nisson 胃底折叠抗返流术或行 Belsery 胃底套叠抗返流术后，按层关腹。

【手术要点】

(1) 游离食管胃底过程，避免损伤双侧迷走神经；切开膈肌时避免损伤膈神经；在游离胃底和切断、结扎胃短血管时，避免损伤脾脏。

(2) 行 Nisson 折叠抗返流术前，应充分游离胃底；包绕食管做缝合时，不能过紧以免发生吞咽困难，亦不能太松而失去贲门关闭抗返流作用，一般在包绕缝合后可伸入一只示指为度。

(3) 近代认为胃底包绕折叠不需太长，一般以 2cm 为妥。

(4) 行 Collis 胃底成形术时，要注意使其与食管口径相近，并要延长食管长度到膈下。

【术后处理】

(1) 持续胃肠减压 5d。

(2) 保持胸腔引流通畅，使肺满意扩张，引流液少于 10ml/24h，可考虑拔管。

(3) 注意抗生素的应用，避免胸、腹腔以及肺部感染。

(4) 在禁食期间，应给予足够的营养支持，保持水、电解质平衡。

(5) 拔除胃管后可进流质、半流质饮食逐步增加，并要继续抗酸治疗 3～4 周。

【并发症的预防和治疗】

1. 吞咽困难

主要是在行 Nisson 胃底折叠抗返流术时，包绕食管缝合过紧或过长所引起的，为预防缝合过紧，在行包绕食管缝合后，应可伸入一示指为度；术后发生吞咽困难者，也可能是术中游离食管时受到创伤，引起食管下段黏膜水肿所致，大多经历 7～10d 后水肿消退使症状逐步恢复；若经久不愈时可经多次施行食管扩张而逐步解除。

2. 返流性食管炎

作胃底折叠抗返流术时，行包绕食管缝合过松，对食管贲门未能起到嵌闭作用，导致返流性食管炎持续存在，甚至更加加重；按病情需要可能要施行食管下端与胃底切除，缝闭胃残端后，行食管-空肠 Roux-en-Y 吻合术。

(高宗礼)

第五章　食管穿孔手术

【概述】 食管穿孔的部位可发生在:①颈段食管;②胸段食管;③腹段食管。其损伤的类型可分为腔内型损伤和腔外型损伤。腔内损伤的原因有3种:①器械性食管穿孔:如纤维内镜或硬质食管镜检查、食管扩张或置管治疗时引起,即医源性损伤,在临床上占食管穿孔的大多数;②异物性食管穿孔:儿童、有心理障碍或有精神紊乱的人或企图自杀者,可能咽下各种金属异物、饮食不谨慎咽下动物骨头或鱼刺或假牙,临床上亦较常见;③自发性食管穿孔:在临床上比较少见,多为大量饮酒或暴食后发生剧烈呕吐,由于食管腔内压力突然增高,引起食管破裂所致;有时可发生于举重、甚至于用力分娩时。腔外损伤的原因有两种:①利器的贯通伤;②钝性挫伤。两者均为外源性损伤的一部分,由于合并有外部损伤,食管损伤常被掩盖而忽略,以后可引起一系列并发症。据文献报道食管穿孔的发生率以医源性为最高占58.1%,自发性为19.1%,外伤占15.8%,异物为7.0%。

【适应证】

(1) 食管穿孔诊断明确者。

(2) 食管内有异物留置者。

(3) 原有食管狭窄或有癌肿者。

(4) 伴有颈部感染、脓肿,气胸、脓胸、纵隔脓肿者。

(5) 经保守治疗无效,瘘口经久不愈者。

【术前准备】

(1) 给予广谱抗生素,控制感染。

(2) 注意全身情况,给予静脉补液,血压不稳者给予输血抗休克治疗。

(3) 有气胸、液气胸引起呼吸困难者,应给予放置上、下胸管连接闭式水封瓶引流。

(4) 放置胃管作胃肠减压。

【麻醉】

(1) 气管插管,静脉滴注全身复合麻醉。

(2) 硬脊膜外加气管插管全身麻醉。

【体位】

(1) 颈段食管穿孔采取仰卧、左肩后垫高15°,头向右侧卧位,暴露左侧颈部。

(2) 胸段食管穿孔,根据X线或内镜检查,中下段者采取左胸在上的右侧卧位,中上段者可采用右胸在上的左侧卧位。

(3) 腹段食管穿孔采取平身仰卧位。

【切口】

(1) 颈段食管穿孔作胸锁乳突前缘斜行切口。

(2) 胸部中上段食管穿孔作右胸第4肋间或第5肋间后外侧切口。

(3) 胸部中下段食管穿孔作左胸第6或第7肋间后外侧切口。

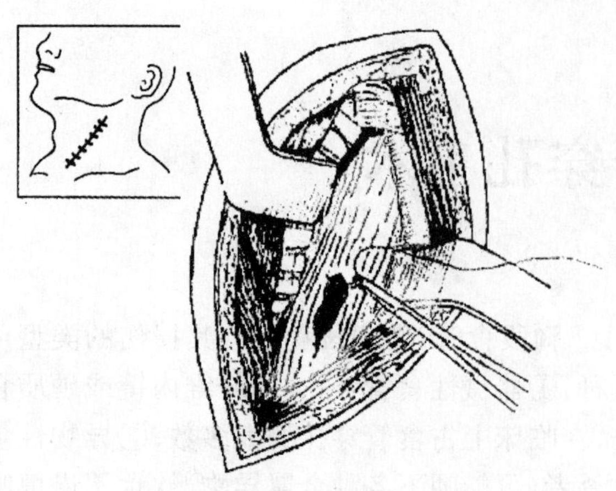

图 5-1 颈部食管穿孔修补术

【手术步骤与操作】

（一）颈部食管穿孔修补术

(1) 沿胸锁乳突肌前缘斜行切开皮肤、皮下组织，切断肩胛舌骨肌，切断、结扎甲状腺中静脉。

(2) 将甲状腺向内侧推开，分离颈总动脉鞘后将其向外侧拉开，暴露出颈段食管，找到穿孔部位，亦可自鼻导管注入稀释的亚甲蓝溶液以帮助寻找裂孔。

(3) 多次清洗并少许修剪裂口后，用 4-0 丝线对裂口行全层间断缝合(图 5-1)；再用附近胸锁乳突肌的部分肌瓣缝盖于修补处以促进愈合。

(4) 局部放置负压球引流管，另戳洞引出后，按层缝闭切口。

（二）胸段食管穿孔修补术

(1) 中上段食管穿孔经右侧第 4 或第 5 肋间后外切口进胸；中下段食管穿孔经左侧第 6 或第 7 肋间进胸。

(2) 推开肺叶，切开纵隔胸膜，找到食管穿孔裂口；先作局部清洗后，用 4-0 丝线对裂口施行间断全层缝合(图 5-2)。

(3) 放置胸管接连水封瓶，作闭式引流，按层关胸。

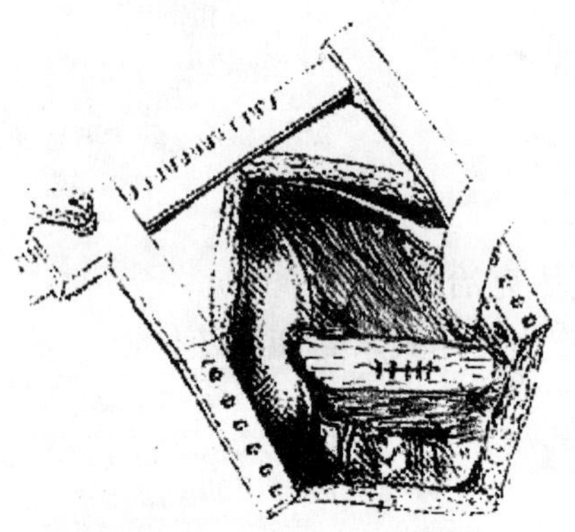

图 5-2 胸段食管穿孔修补术

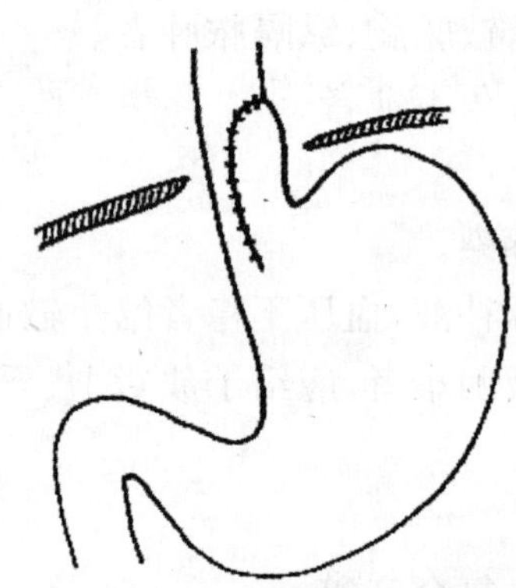

图 5-3 胃前壁浆肌层覆盖

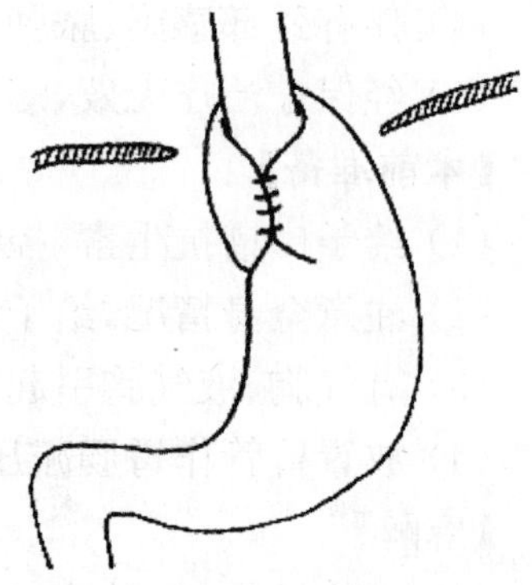

图 5-4 胃底折叠覆盖

（三）腹段食管穿孔修补术

(1) 经上腹行正中切口或左侧胸腹联合切口。

(2) 切开胃膈腹膜反折，游离出腹段食管，切断、结扎数支胃短血管，使完全游离出胃底。

(3) 多可在腹段食管前壁找到裂孔，对局部多次清洗后，用 4-0 丝线行间断全层缝合。

(4) 上提胃底前壁浆肌层，用 0 号丝线间断缝盖于缝合的裂口上(图 5-3)。

(5) 若裂孔在食管后壁，则用 4-0 丝线行间断全层缝合后，可行胃底折叠术，加强缝盖于后壁裂孔上，促进愈合(图 5-4)。

(6) 于缝合口附近放置负压球引流管，自腹部切口旁另戳洞引出体外，按层关腹。

（四）胸段食管切除、食管胃吻合术

(1) 食管穿孔超过 24h 伴有感染，或穿孔后时间虽短(8～12h)但是裂口大，或伴有癌肿，不能施行修补术时，如患者一般情况尚好，可考虑切除食管，施行食管胃吻合术。

(2) 一般采取有液气胸的一侧进胸，常见经左侧第 6 肋间或第 6 肋床开胸，切开纵隔胸膜游离出食管。

(3) 沿食管裂切开膈肌，暴露出食管远端贲门部作钳夹、切断；距胸顶部 2～3cm 处钳夹、切断近端食管，取除带病灶的全段食管。

(4) 切断、结扎游离出带有大、小弯血管的全胃，对幽门和十二指肠也要行适当游离以保证能提供足够的长度与食管施行吻合。

(5) 一般可在胸顶部行食管胃吻合术，但为防止吻合口瘘导致胸腔感染、脓胸并发症而危及生命，可选用颈段食管胃吻合术。

(6) 作左颈胸锁乳突肌前缘切口，上超甲状软骨上缘，下达胸骨上切迹，切开皮肤、颈阔肌、颈深筋膜，向后牵开胸锁乳突肌，暴露并切断肩胛舌骨肌和胸骨舌骨肌，切断、结扎甲状腺中静脉。

(7) 将甲状腺向内侧推开，分离颈总动脉鞘后将其向外侧拉开，在气管旁暴露并游离出颈段食管用纱布条将其吊起。

(8) 于胸顶部用手指沿食管周围向颈部方向行钝性分离，使其能由颈部切口拖出食管；再适当地扩大颈部通路。

(9) 将胃全段拉长，在胃大弯最高点的左、右两侧，分别用黑、白丝线缝合结扎，作为牵引标记，

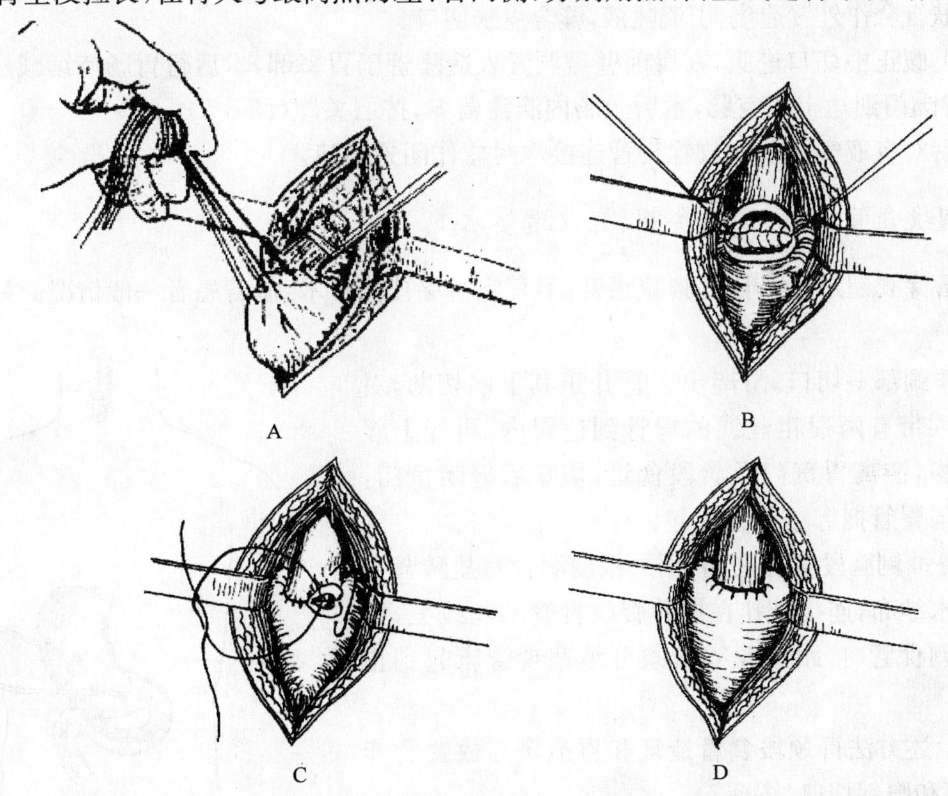

图 5-5　颈段食管-胃端侧吻合术

A-胃底提到颈部；B-缝合吻合口后壁；C-缝合吻合口前壁；D-加作浆肌层缝合

避免胃底上提到颈部时发生扭转。

(10) 一手拉牵引线,另一手轻柔地将胃底向颈部通路推送,在无张力的情况下,适当切断食管,施行食管-胃端侧手工缝合术(图 5-5)。

(11) 在胸顶部对胃与胸膜行间断固定缝合,一方面可减少吻合口张力,另一方面亦可防止颈部感染液流入胸腔;放置皮片引流或负压球引流管后,不必缝合肌层而行全层缝合皮肤切口。

(12) 用粗丝线间断缝合膈肌,并与周围胃壁行缝合固定;清洗胸腔后放置胸腔闭式引流管,按层关胸。

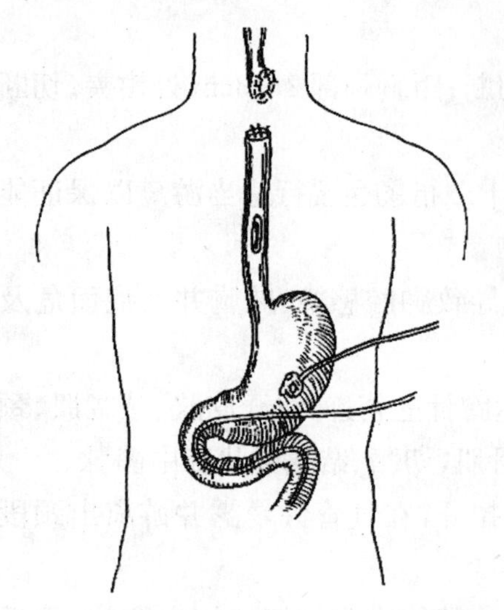

图 5-6 胸段食管旷置、食管-胃双造瘘术

(五) 胸段食管旷置、颈段食管、胃双造瘘术

(1) 食管穿孔超过 24h 伴有胸腔感染,不宜施行穿孔修补术,而患者一般情况又比较差,不能耐受大手术,只能施行较为简单而可靠的颈段食管造瘘、胸腔引流和胃造瘘术,待病情好转稳定后,再考虑行胸段食管切除,恢复消化道的连续性。

(2) 作左颈胸锁乳突肌前缘切口,上超甲状软骨上缘,下达胸骨上切迹,切开皮肤、颈阔肌、颈深筋膜,向后牵开胸锁乳突肌,暴露并切断肩胛舌骨肌和胸骨舌骨肌,切断、结扎甲状腺中静脉。

(3) 在甲状腺及气管旁解剖出食管,游离出颈部食管下端将其切断,缝闭其远端置于胸骨后,其近端与切口皮肤缝合作外置造瘘,引流唾液,缝合皮肤切口。

(4) 作上腹正中切口进腹,在胃前壁戳洞置入造瘘管于胃窦部,术后行胃肠持续减压;再置入营养管,通过胃幽门到达上段空肠,术后予肠内滴注营养,按层关腹(图 5-6)。

(5) 最后对有液气胸一侧放置胸管连接水封瓶作闭式引流。

(六) 胸段食管抽剥、颈段食管、胃双造瘘术

(1) 食管穿孔超过 24h 伴有胸腔感染,不宜施行穿孔修补术,倘若患者一般情况尚好者,可施行此术。

(2) 先作颈部斜切口,游离出食管并于其下端切断,对远端食管置入带有两根粗丝线的胃管到达胃内,再经上腹正中切口进腹,游离胃贲门及腹段食管,切断后缝闭贲门,将腹段食管与胃管捆绑结扎在一起。

(3) 准备抽剥胸段食管之前,用一根浸湿含有盐酸肾上腺的生理盐水纱布,连接结扎在捆扎腹段食管的丝线上,如此自颈部抽剥食管时,跟进此纱布条可填塞食管床起到止血作用。

(4) 按上述方法行颈段食管造瘘和胃造瘘与放置营养管,缝闭颈部和腹部切口(图 5-7)。

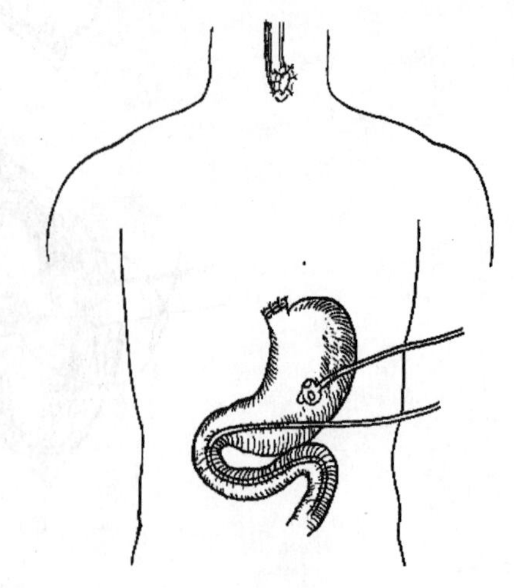

图 5-7 胸段食管抽剥、食管-胃双造瘘术

(5) 一般在病情好转稳定后 2～3 个月,可考虑施行经胸骨后上提全胃到颈部,作颈段食管-胃吻合术,或行结肠

代食管手术。

【手术要点】

(1) 行颈段食管穿孔修补术时，在游离食管过程中，注意不要损伤喉返神经。

(2) 行胸段和腹段食管穿孔修补术时，在游离食管过程中，注意不要损伤迷走神经。

(3) 手术野局部应使用含有抗生素的生理盐水作充分冲洗，术后应使用广谱抗生素控制感染。

(4) 在行修补术时，一定要用细丝线单层缝合为妥；有学者强调对食管黏膜层要用可吸收细线，对肌层用不吸收细线缝合。

(5) 对感染不明显的裂口，经缝合后可用周围的组织，如颈部的带蒂胸锁乳突肌瓣、胸部的带蒂纵隔胸膜瓣、腹部的胃浆膜等作缝盖在食管缝合口上，以促进愈合。

【术后处理】

(1) 禁食 7～10d、持续胃肠减压。

(2) 每日静脉补液、补充营养。

(3) 常规使用广谱抗生素，预防和控制感染。

(4) 保持引流管通畅，记录 24h 引流量。

(5) 颈部引流管少于 5ml 时，可予以拔除。

(6) 拔除胃管前，应行食管造影，以了解修补愈合情况。

(7) 拔除胸管前，应拍摄胸片，观察胸腔积液和肺扩张情况。

【并发症预防和治疗】

1. 缝合或吻合口瘘

食管修补术后或吻合术后愈合不良时，可于术后 5～7d 发现胸腔引流量增多，经口服 60%泛影葡胺 20ml 行食管造影可显示食管瘘；此时应行持续胃肠减压并保持胸腔引流，加强广谱抗生素使用和静脉高营养支持，对于小瘘口多可治愈；对于经久治疗不愈的病例，待病情稳定 2～3 个月后，可考虑施行食管切除、食管-胃吻合术。

2. 脓胸

胸腔污染严重者，虽经清洗、引流和抗生素治疗，仍不能控制感染而发生脓胸，行口服 60%泛影葡胺食管造影以排除缝合口瘘所致脓胸；此时应保持胸管引流通畅和广谱抗生素治疗外，可拍摄胸片和 B 超探查，以了解有否局限性积脓，必要时行穿刺抽脓、清洗和注入抗生素控制感染使肺恢复膨胀，大多能治愈。

3. 缝合口或吻合口狭窄

因缝合口或吻合口瘢痕收缩所导致的，多为后期发生的并发症，此时因进食不畅需要多次进行扩张术，一般都能缓解而治愈。

(高宗礼)

第六章　食管瘢痕狭窄手术

【概述】 食管瘢痕狭窄主要是指误服强酸、强碱溶液，导致食管腐蚀性烧伤后引起的食管瘢痕狭窄；少数可因返流性食管炎或因食管机械损伤伴感染所致。强酸可使蛋白凝固，食管黏膜变黑、坏死或穿孔，进入胃内不能被胃酸中和，还会引起胃壁不同程度的损伤，甚至导致胃挛缩或穿孔。强碱有很强的吸水性，使蛋白质溶解、脂肪皂化，引起食管高度水肿、糜烂、溃疡、坏死、穿孔，强碱溶液进入胃内被胃酸中和产生雾气上升，更可加重食管损伤。若发生食管穿孔则可引起纵隔炎、中毒性休克，甚至死亡，应予急症抢救。若未造成穿孔的病例，随着食管壁黏膜糜烂，然后被纤维结缔组织所代替而出现瘢痕狭窄，引起吞咽困难、营养不良、脱水、电解质紊乱、代谢性酸中毒。因腐蚀剂吞服后，由于贲门处于闭合状态而停留时间较长，所以食管中下段瘢痕狭窄比食管中上段为多，若有呕吐使胃内容物再次泛入食管而加重食管损害。发生食管狭窄的时间，短者 1 周就可发生，长者可在 3 个月以后才出现。对早期病例，可先予以内科保守治疗，吞服生理盐水灌洗食管，液状石蜡保护食管黏膜，适量激素和抗生素消炎并减轻瘢痕收缩；对于单纯性节段性狭窄还可试以扩张治疗；对于严重、长段无法扩张病例或扩张无效者则应施行手术治疗。

【适应证】

(1) 广泛性或长段食管瘢痕狭窄者。

(2) 短段瘢痕狭窄经扩张治疗无效者。

(3) 食管瘢痕狭窄历时半年以上者。

【术前准备】

(1) 吞服 60%泛影葡胺食管造影，以了解病变范围、狭窄部位与严重程度、梨状隐窝、下咽部以及胃部等情况，以便选择手术方式。

(2) 静脉补液，纠正水、电解质平衡。

(3) 补充营养，必要时给予输血。

(4) 若施行结肠代食管手术，需作肠道准备 3d。

(5) 对于需要在口底或咽部进行吻合手术的病例，应清洁口腔和药液漱口 3d。

(6) 术前 1d 预防性使用抗生素和维生素 K_1。

【麻醉】

(1) 气管插管静脉滴注行全身复合麻醉。

(2) 先行连续硬脊膜外麻醉，再加气管插管全身麻醉。

【体位】

(1) 左侧 90°或右侧 45°卧位。

(2) 平身仰卧位。

(3) 左肩后垫高 15°，面向右侧卧位。

【切口】

(1) 左胸后外侧第 6 肋间或肋床切口或右胸前外侧第 4 肋间切口。

(2) 上腹正中或绕脐切口。

(3) 左侧颈部胸锁乳突肌前缘斜切口。

【手术步骤与操作】

(一) 全胃代食管术

1. 中下段食管瘢痕狭窄

(1) 左胸后外侧第 6 肋间切口进胸，切开膈肌，贲门处切断食管，切除狭窄段，将食管拖到主动脉弓上方(图 6-1A)。

(2) 游离全胃、幽门、十二指肠第 1 段，保护好供应胃大、小弯血流的胃右动脉和胃网膜右动脉；将全胃上提，拉到胸顶部，行食管-胃端侧吻合术(图 6-1B)。

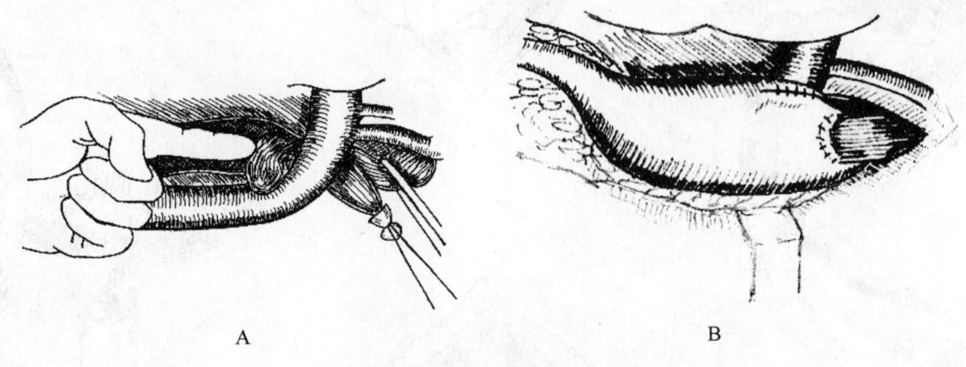

图 6-1　游离食管，胸顶部食管-胃端侧吻合术
A-食管拖到主动脉弓上方；B-吻合完毕

(3) 现在多作左侧颈部胸锁乳突肌前缘斜切口，自颈部拖出食管，再将胃底提升到颈部施行颈段食管-胃吻合术，以减少胸部并发症(图 6-2)。

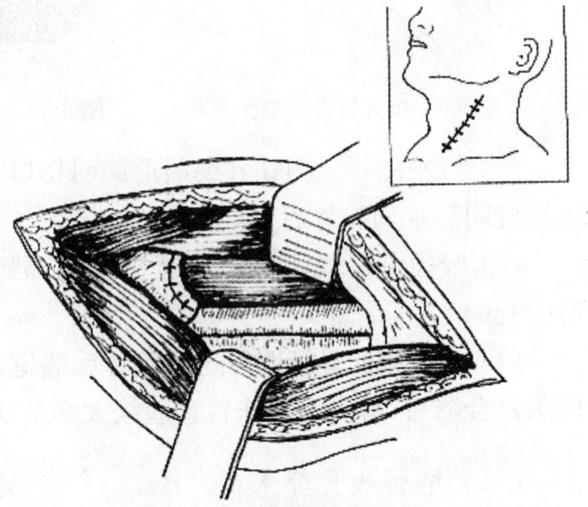

图 6-2　颈段食管-胃端侧吻合术

2. 中上段食管瘢痕狭窄

(1) 右胸前外侧第 4 肋间切口进胸，自上而下全段游离出胸段病变食管，上端于胸顶下方 3cm 处钳夹、切断食管，下端在膈上 3cm 处钳夹、切断食管，切除狭窄的胸段食管。

(2) 行上腹正中切口进腹，通过食管裂孔将末段食管自胸内拖到腹腔，钳夹、切断并缝闭贲门。

(3) 游离全胃、幽门、十二指肠第 1 段，保护好供应胃大、小弯血流的胃右动脉和胃网膜右动脉；将全胃经食管裂孔上提，拉到胸顶部，作食管-胃端侧吻合术。

(4) 现在多行左侧颈部胸锁乳突肌前缘斜切口，自颈部拖出食管，再将胃底经右胸顶部的食管通道，提送到左侧颈部施行颈段食管-胃吻合术，以减少胸部并发症。

(二) 倒置胃管代食管术

(1) 行上腹正中切口进腹，保留胃大弯血管，游离并切断大网膜。

(2) 切断、结扎胃网膜右血管，在距胃幽门5cm处横向钳夹切开胃大弯3～4cm。

(3) 经此切口，向胃大弯侧伸入一根口径2cm、长10cm的硬质塑料管作为支撑，沿管边切开胃大弯前、后壁，到达胃底部，保留胃网膜左血管。

(4) 对两侧切开的胃前、后壁，分别行黏膜层和浆肌层缝合，使一侧闭合胃壁，一侧缝制形成胃管，近代常用切割钉合器完成此项工作(图6-3)。

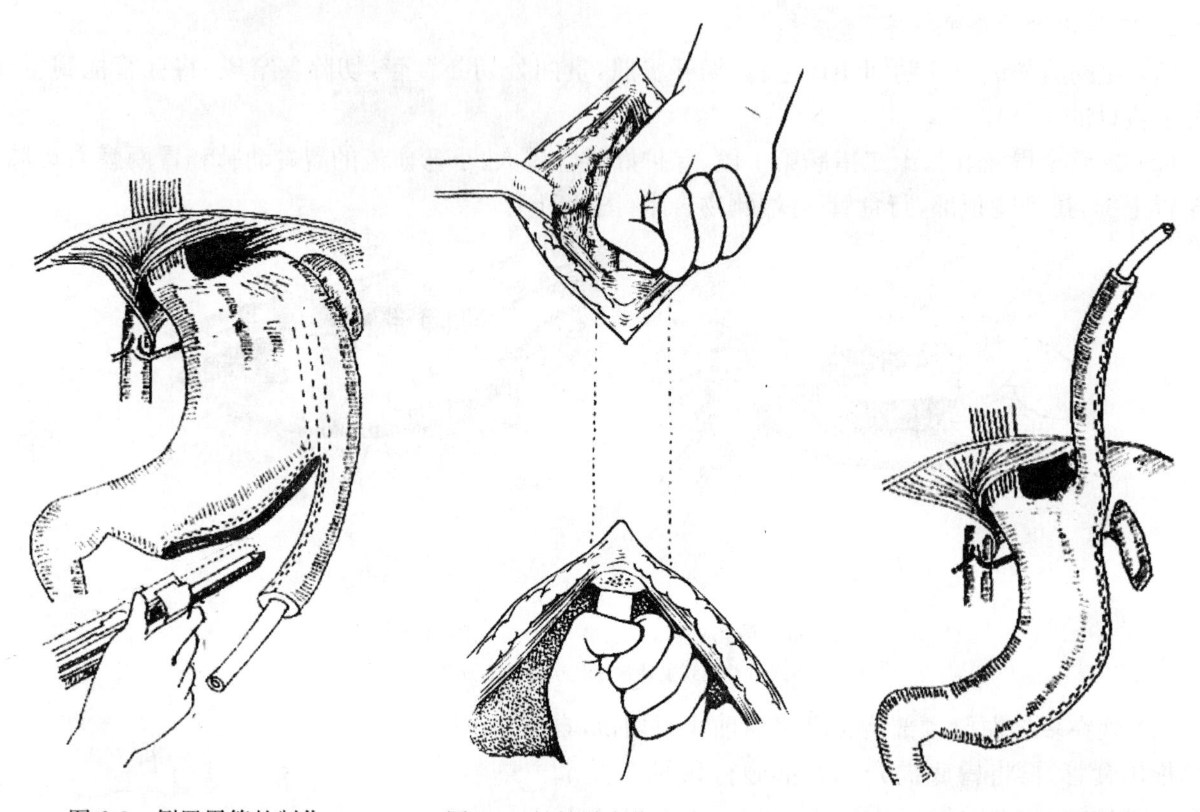

图6-3 倒置胃管的制作　　图6-4 钝性游离作胸骨后隧道　　图6-5 制成的倒置胃管

(5) 行左侧颈部胸锁乳突肌前缘斜切口，游离并暴露出食管，于锁骨上平面钳夹、切断食管，将远端缝闭后推向胸骨后。

(6) 咬掉剑突软骨，自此向上并自颈部胸骨后向下钝性游离作一宽可通过3个横指的胸骨后隧道(图6-4)。

(7) 将制成的胃管倒行送入胸骨后隧道，上升提到颈部与食管施行端端吻合(图6-5)；自从使用切割钉合器后，解决了制作胃管缝线太多的缺点，缩短了手术时间并减少了缝合渗漏的可能。

(三) 结肠代食管术

(1) 自右前外侧第4肋间进胸，游离整个胸段食管，于膈上3cm处钳夹、切断食管，将远端食管用粗丝线缝扎备用；于胸顶下2～3cm处钳夹、切断近端食管，切除胸段食管；再作左颈部胸锁乳突肌前缘斜切口，将食管拉到颈部。

(2) 上腹正中切口进腹，必要时切除剑突软骨，通过暂时阻断结肠各动脉的情况，检查结肠边缘动脉，以决定采取哪一段结肠作为代食管(参见第一篇第九章带蒂结肠代食管手术)。

(3) 如不作病变食管切除而行旷置术则不需开胸，仅需作左侧颈部胸锁乳突肌前缘斜切口，在低位钳夹、切断颈段食管，对其远端行结扎包埋缝合后留置于纵隔，再作上腹正中切口进腹，通过胸骨后隧道(图 6-4)将游离好的结肠一端拉到颈部,施行颈段食管-结肠吻合术(图 6-6)以及远端结肠-胃端侧吻合术(图 6-7)。

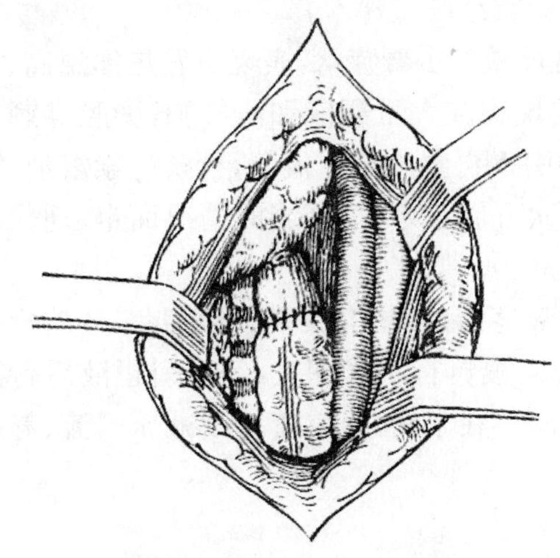

图 6-6　颈段食管-结肠端吻合术

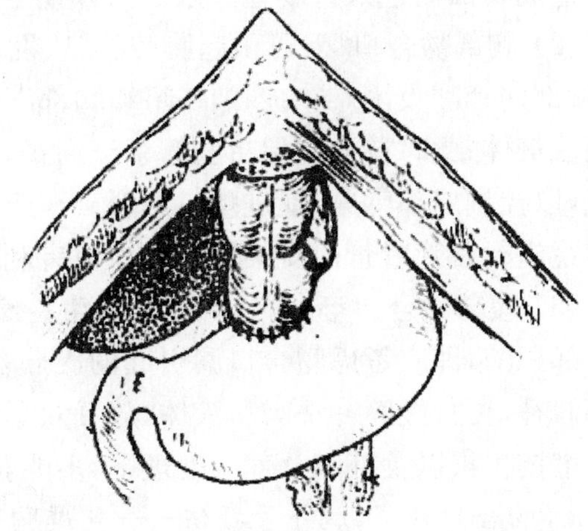

图 6-7　远端结肠-胃端侧吻合术

【术中要点】

(1) 不管采用上述哪一种术式,均要保护好血供,至为重要。

(2) 作吻合时应避免发生张力而影响组织愈合。

(3) 若发现病变食管周围粘连严重很难切除时,不要勉强切除而应选择旷置术。

【术后处理】

(1) 持续胃肠减压,静脉补液并给予营养支持。

(2) 使用广谱抗生素,以预防感染的发生。

(3) 对于手术切除病变食管的病例,除术中仔细止血外,还应联合使用两种止血药,预防食管床出血。

(4) 至少等待术后 5d,肛门排气,肠蠕动恢复后才能拔除胃管,开始进流质并逐步增加饮食。

【并发症预防和治疗】

1. 吻合口瘘

是食管切除、消化道重建手术后最常见的并发症,可导致较高的病死率,其发生率在 2%～5%,死亡率可达 50%之高。近代由于手术技术的不断改进以及吻合器的使用和术后积极有效的处理,使其发生率降低到 1%以下,而相应的死亡率降低到 10%以下。术前应积极改善患者全身营养状况,术中应注意检查吻合口的血供情况,缝合时不能有张力,吻合时两端要对合良好,放置引流片或引流管要保持通畅使肺良好扩张,避免吻合口周围避免积液而发生感染,术后在胃肠蠕动功能尚未恢复时不要过早拔除胃管等均是预防吻合口瘘的重要措施。吻合口瘘多发生于术后 5～7d,故此时应特别注意患者的症状与临床表现,口服 60%泛影葡胺 20～40ml 作食管造影,即可明确诊断;此时必须禁食,每日应予足够的静脉补液和补充热量,以维持水、电解质平衡并使用广谱抗生素以控制感染,多数需要行胃或空肠造瘘术以维持良好的营养状况;至于其症状和治疗则按各段不同,分述于下:

(1) 颈部吻合口瘘:主要引起局部炎症感染、皮下蜂窝织炎,表现为切口周围红肿、压痛和一些皮下气肿并伴有持续高热;应及时拆开切口,畅通引流和勤换敷料,对于瘘口小者经 2～3 周可能治愈;对于瘘口较大者,需要较长时日的处理,因不能进食而须考虑行胃或空肠造瘘术,若有可能可在食管瘘口处置入胃管，以解决营养问题；对于无望治愈的病例，可能需要考虑将颈部食管外置并套缝一条塑料薄膜管，待颈部伤口局限化后，可给予流质饮食以解决其食欲，亦可将口服流质接上胃、空肠造瘘管回输进入胃肠道。以后再择期考虑行食管与胃或结肠重建术。

（2）胸部吻合口瘘：可引起胸腔感染、发生脓胸，出现严重的中毒症状，表现出发热体温高、心率快、胸部痛和呼吸困难等症状，B超和胸部X线检查可发现胸腔大量积液和液气胸，胸腔穿刺可抽出混浊液体；此时首先应保持胸管引流通畅，或在B超导引下再置胸腔引流管，行抗生素溶液冲洗、引流，以控制局部感染，促进瘘口愈合。至于是否需要再次开胸手术，需视当时情况而定，现代还可经内镜施行食管置管内支架堵住瘘口更有利于瘘口愈合。

（3）腹部吻合口瘘：术后5～7d发生持续高热，上腹部疼痛、压痛等腹膜刺激症状，B超检查发现局部积液，即应考虑吻合口漏引起的腹膜炎症；应及时剖腹再行手术探查，经吸引积液后行漏口局部修补，再行腹腔冲洗吸尽液体，放置双套管引流后关腹。在禁食、鼻胃管持续减压引流、静脉输注广谱抗生素以及补充营养等处理下，多能获得痊愈。

2. 吻合口狭窄，胸导管损伤——乳糜胸等其他并发症

参见第一篇第八章食管癌手术。

（高宗礼）

第七章　食管平滑肌瘤手术

【概述】 食管平滑肌瘤(leiomyoma of esophagus)是食管良性肿瘤，为发病率最高的一种食管良性肿瘤，位于食管黏膜肌层下呈圆形、椭圆形、生姜形或螺旋形生长，多见于食管中、下段，多数为单发并具有一层很薄的包膜，少数为多发而致使一段食管壁增厚；本病好发于 20～50 岁青、中年，男性多于女性，肿瘤长度＜2cm 者多无症状，仅在胃肠钡餐造影时发现，因其生长缓慢，可先行随访观察，对年老体弱者亦不需急于手术治疗；肿瘤增大后才有间歇性吞咽梗阻感，但无进行性加重的吞咽困难表现，随着肿瘤缓慢增大，出现胸骨后疼痛、上腹不适、反酸、嗳气等症状时可予手术治疗；再大的肿瘤才会引起食管阻塞，甚至压迫气管导致呼吸困难；食管吞钡 X 线摄片，可显示食管腔内黏膜光滑的充盈缺损，呈外压性"半月状"征象，作增强 CT 摄片可进一步确诊；食管镜检查时最好不要作活检，以免黏膜溃烂、瘢痕收缩粘连而影响手术治疗；少数呈现多发性食管平滑肌瘤，在长段食管壁增厚后，称为食管平滑肌瘤病，需行切除后食管重建术。

【适应证】

(1) 有症状的食管平滑肌瘤。

(2) 肿瘤较大(长度＞4～5cm)者。

(3) 肿瘤性质难以确定者。

【麻醉】 气管插管、行静脉滴注复合麻醉。

【体位与切口】 应根据肿瘤位置和肿瘤附着的侧面而定。

(1) 肿瘤位于颈段食管者，取平卧，面向右侧，左肩后用枕头垫高体位，作胸锁乳突肌前的斜切口。

(2) 肿瘤位于食管下段者，取面向右侧左胸向上 90°卧位，作左胸后外侧第 7 肋间切口。

(3) 肿瘤位于中下或中上段者，取面向左侧右胸向上 90°卧位，作右胸后外侧第 4 肋间切口。

【手术步骤与操作】

(一) 颈段食管平滑肌瘤摘除

(1) 胸锁乳突肌前缘自乳突到胸骨上切迹作斜切口，切开皮肤、皮下组织与颈阔肌，于胸锁乳突肌前缘切开筋膜并将其向外拉开。

(2) 牵开肩胛舌骨肌和颈动脉鞘，切断、结扎甲状腺中静脉，或沿甲状腺下缘切断、结扎甲状腺下动脉，将甲状腺以及颈前肌群钩向中线，暴露气管与食管。

(3) 沿椎前筋膜解剖到食管，触及在平滑肌瘤位置处，纵行切开食管肌层纤维，于黏膜下可见分界清楚的肿瘤，予以剥离摘出。

(4) 用可吸收的细线间断缝合肌层纤维，放置引流皮片或负压球细管引流，然后按层缝闭颈部切口。

(二) 胸段食管平滑肌瘤摘除

(1) 经左侧或右侧标准后外侧切口，切开皮肤、皮下组织、胸壁肌层，再切开肋间肌，切断第 6 或第 7 肋软骨，伸入撑开器撑开胸廓进胸；纵行切开纵隔胸膜，暴露食管。

(2) 触摸食管找到肿瘤位置，在其上面纵行切开食管肌层纤维，即可暴露出平滑肌瘤，必要时在肿瘤上缝一针丝线，以作牵引之用。

(3) 逐步自黏膜下剥离，摘除肿瘤。在一般情况下肿瘤与黏膜之间分界很清楚剥离并不困难(图 7-1)，但在操作过程中亦需注意避免损伤黏膜，必要时将鼻胃管拉到手术处，注入亚甲蓝溶液以观察有否渗漏，或在胸腔充满液体情况下，阻断食管上、下段，自鼻胃管注气以观察有否气泡逸出(图 7-2)，若有渗漏则需用可吸收细线行缝合修补，随后再间断缝合肌层。

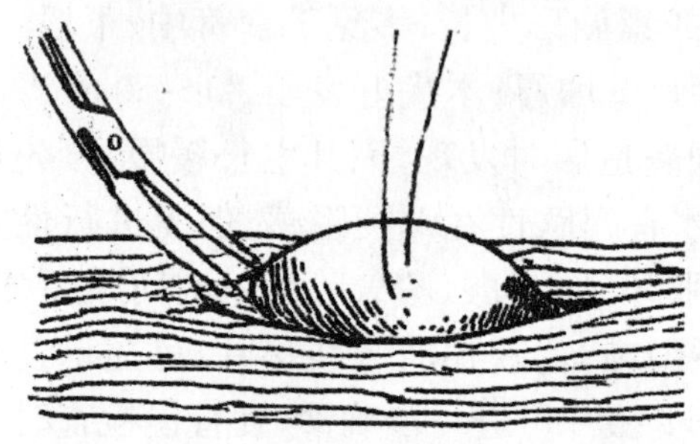

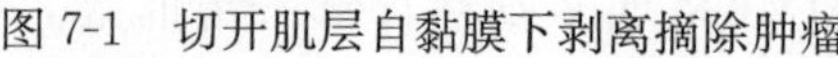

图 7-1　切开肌层自黏膜下剥离摘除肿瘤

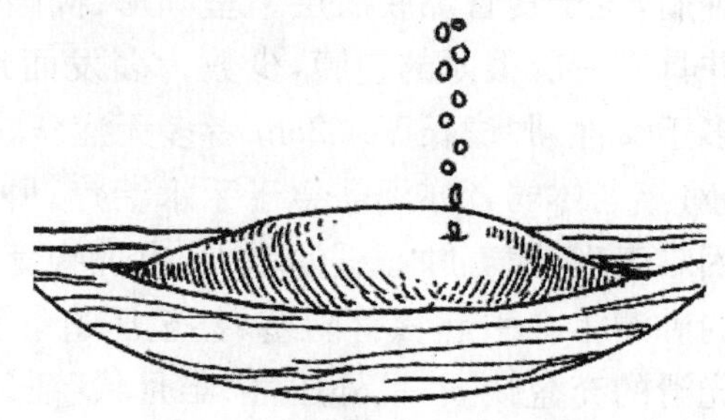

图 7-2　注气发现有气泡逸出

(4) 于腋中线第 7 肋间放置胸腔引流管接水封瓶，用 7 号丝线间断缝合肋间肌和肋软骨，在拉拢器帮助下拉拢肋骨结扎缝线，再按层缝闭胸壁各层。

【手术要点】 在剥离肿瘤过程中，应避免损伤食管黏膜；若疑及黏膜破损，必需自鼻胃管注入亚甲蓝(美蓝)溶液或行注气试验，发现渗漏必须缝合修补，再间断缝合肌层，必要时再覆盖附近的纵隔胸膜行缝合加固。

【术后处理】

(1) 注意观察引流片和引流管情况，保证引流畅通。

(2) 如果手术顺利，未损伤食管黏膜者，术后即可拔除鼻胃管；术后第 1 天可给流质饮食，第 2 天进食软食。

(3) 72h 后引流量不多时，可拔除引流片或引流管。

【并发症的预防和治疗】

1. 食管缝合口漏

食管黏膜有破损术中未被发现，或术中虽经修补但愈合不良者而发生缝合口渗漏，可引起胸腔积液、感染；除禁食、安置鼻胃管持续减压外，应加强静脉滴注广谱抗生素和行胸腔管引流；对于漏口较小者，经及时积极治疗后多能痊愈；漏口较大，治疗无效时则须再次剖胸修补，或在内镜下置入带膜的支架亦可获得疗效；必要时在患者全身情况允许下，施行食管切除后行食管-胃吻合术。

2. 食管缝合口狭窄

主要是术中损破食管黏膜，虽经缝合但修补不当或因合并感染愈合后瘢痕收缩造成狭窄，引起吞咽梗阻感症状，此时应早日开始在内镜下行定期食管扩张术。

(高宗礼)

第八章　食管癌手术

【概述】 食管癌是食管上皮的恶性肿瘤，我国河南省林县为此病高发地区，江西、江苏、陕西、河北、湖南等地区发病率亦较高；多见于男性，男女的比例约 2∶1～3∶1，发病年龄在 40～70 岁，以 60～70 岁年龄组发病率最高，癌肿发生在食管中段最多，下段次之，上段最少。现代研究认为食管癌与以下因素有关：①长期进食含有多量亚硝胺的食物，如河南林县人民喜欢吃腌制的酸菜。此外，一些真菌还能合成亚硝胺并可还原硝酸盐为亚硝酸盐促进二级胺的形成；②喜欢热食、粗食、硬食习惯者，对食管上皮造成慢性损伤；③严重的返流性食管炎，也是一种慢性刺激的因素；④有一定的家族遗传性。食管癌主要是鳞状上皮细胞癌，少数为腺癌，偶见鳞腺癌、未分化小细胞癌；早期食管癌病灶很小，局限于食管黏膜内（原位癌），癌肿长大可逐渐深及肌层并累及食管全周，可向腔内突出，亦可穿透食管壁浸及纵隔或心包；根据病理形态晚期食管癌可分 4 型：①髓质型：癌肿浸及食管全层，管壁肥厚，切面灰白色如脑髓，恶性度高；②缩窄型（硬化型）：癌肿环形生长使管腔狭窄，较早期出现梗阻症状；③蕈伞型：癌肿呈磨菇状向管腔内生长，边缘明显；④溃疡型：管壁溃疡深达肌层，管腔梗阻较轻。食管癌肿可自黏膜下向食管全周及上、下扩散，同时也向肌层浸润并突出管外累及邻近组织。癌肿主要经淋巴结转移，上段食管癌可转移到锁骨上窝及颈部淋巴结，中、下段可转移到食管旁淋巴结、气管分叉处隆突淋巴结、腹主动脉旁淋巴结，最后亦可上行转移到锁骨上淋巴结；血行转移发生较晚。食管癌的治疗，除颈段食管癌可考虑或先考虑施行放射治疗外，一般对于中、下段癌肿均应先考虑手术切除，对晚期手术不能切除者考虑放射治疗或放疗使癌肿缩小后再手术。

【适应证】

(1) 局限性食管癌，其长度＜6cm 者。

(2) 虽然癌肿长度＞6cm，但无远处转移，经估计尚有切除的可能、心肺功能尚能耐受手术者。

(3) 癌肿虽较大，可先作放射治疗，待瘤体缩小后再考虑手术切除。

【术前准备】

(1) 经食管吞钡摄片、食管镜检查、CT 扫描以明确诊断和确定病变部位和周围关系，以确定手术切除的可能性。

(2) 注意改善营养状况，纠正贫血、低蛋白血症和维持水、电解质平衡。

(3) 对仅有食管狭窄患者，嘱其进食后多饮水冲洗食管；对梗阻患者，应在术前 3d 开始安插留置胃管于梗阻上方扩张的食管内，每天用含有抗生素的生理盐水作清洗，以减轻局部的炎症和水肿。

(4) 对于考虑施行用结肠代食管手术者，需作肠道准备（参见第五篇结肠手术）。

【麻醉】 最好使用双腔气管插管、静脉滴注全身麻醉。

【体位与切口】 根据病灶的部位、手术方式与手术进路采用不同的体位和不同的切口。

第一节　颈段食管癌切除术

【概述】 颈段食管较短而深位于颈椎之前和气管之后，上起自环状软骨（环咽肌）水平，下至胸骨上切迹，全长仅 5～6cm。颈段食管癌切除，其上缘接近咽喉部，因此该处切除亦即切除咽食管，作咽-胃吻合会影响发音功能和吞咽反射；故对颈段食管癌应予放射治疗或手术治疗存在争论，但对于颈下段的早期食管癌仍可施行手术治疗。

【体位】 平身仰卧，左肩后垫高 15°，使头面向右后仰。

【切口】 沿左侧胸锁乳突肌前缘切开到达胸骨上切迹中点，再垂直向下正中切开止于第 3 肋间水平处横断胸骨和作上腹正中直切口。

【手术步骤与操作】

(1) 切开皮肤、皮下组织，正中劈开胸骨至第 3 肋间水平横断胸骨，并置入撑开器向左右撑开胸骨，向两侧推开胸膜，即可暴露出上纵隔的各大血管。

(2) 在颈部切口切开颈浅筋膜后，向外侧游离和钩开胸锁乳突肌；分离与结扎、切断甲状腺中静脉，将甲状腺翻向右侧，即可暴露出甲状软骨水平以下的食管(图 8-1)。

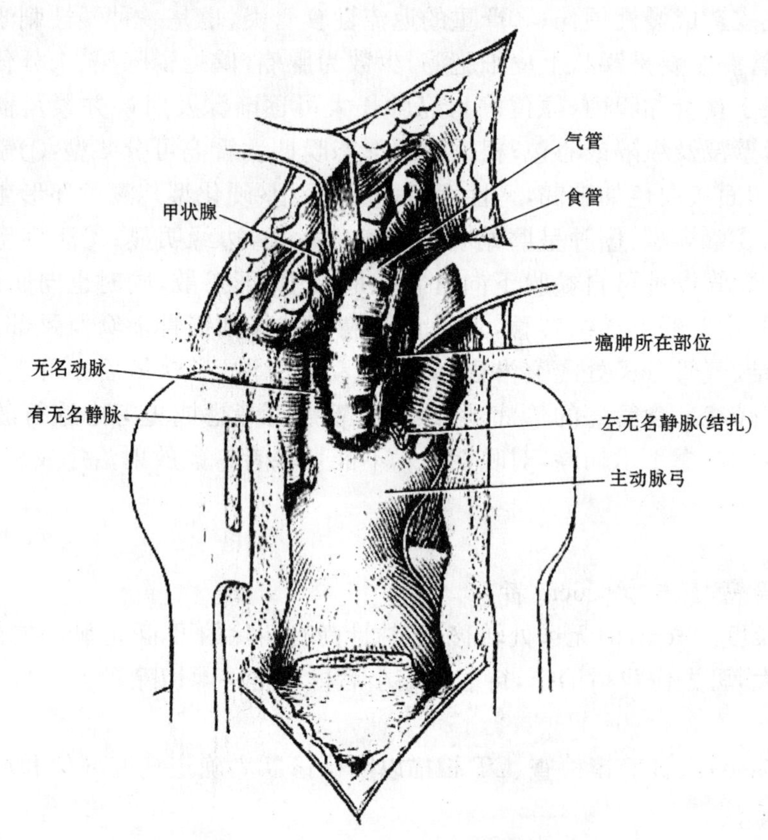

图 8-1 显露颈段和胸骨后结构

(3) 靠近游离并绕以纱带拖出食管，再逐步向下分离可到达主动脉弓上方，在胸骨切迹水平的食管前壁切开一个小口，将用作大隐静脉的拨脱器经此小口向下送到贲门部。

(4) 作上腹正中切口，进腹后于胃大弯保留胃网膜右血管的情况下，在动静脉血管弓外侧切断、结扎胃结肠韧带，直至胃底结扎、切断胃短血管到达贲门右侧。

(5) 切开小网膜，在保留胃右血管的情况下，沿胃小弯结扎、切断胃左血管，直至贲门左侧，再切断左、右侧迷走神经后，完全游离出食管贲门。

(6) 切断食管贲门，对胃端切口用 1 号丝线予以双层包埋缝合，对于食管端则用双根 7 号丝线将食管结扎于拨脱器上(图 8-2)，并留下一长段丝线与长段纱布条缝扎在一起备用。

(7) 经食管裂孔沿着食管尽量向上作游离，颈段食管尽量向下作游离后，术者向上拖出拨脱器，使食管于颈部切口处拨脱而出，再往上拖拉使纱布条进入食管床，可用作压迫止血(图 8-3)，距食管癌肿上缘 1～2cm 切断并取去食管和癌肿。

(8) 再将远端纱布条与贲门胃底处作数针缝合，边推送和边向上牵拉纱布使游离的胃经食管床拖到颈部。

(9) 将胃体上提靠近颈段食管准备吻合，先作胃壁浆肌层与食管后壁作间断缝合，再切开胃前壁作胃壁与食管的全层间断缝合，随后将鼻胃管拉出送到胃腔内，再作食管前壁与胃前壁的全层内翻行间断缝合，最后行食管前壁肌层与胃前壁的浆肌层间断缝合(图 8-4)。

(10) 有的学者取除食管床纱布后，采用胸骨后径路更为简便，即上、下分离胸骨后疏松组织约 3 横指宽后，将游离好的胃经胸骨后上提到颈部作吻合。

(11) 在两侧胸骨上钻洞，用不锈钢丝拉拢固定后，分别于颈部和胸骨后放置引流管，自胸骨后和颈部切口引出，缝合颈部和胸前切口，术毕。

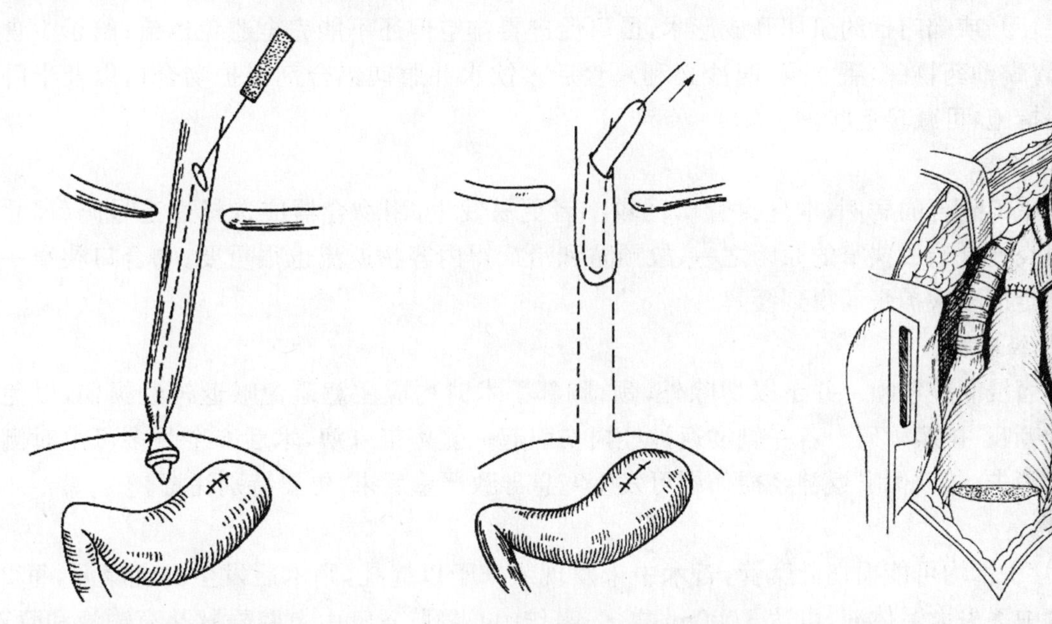

图 8-2　拔下拨脱器作丝线结扎　　图 8-3　向上拉出拨脱器拖出食管　　图 8-4　胃与颈段食管缝合完毕

【手术要点】

(1) 尽量靠近管壁游离颈部食管，避免损伤喉返神经和甲状旁腺，减少并发症。

(2) 游离全胃时应注意保护胃网膜右血管和胃右血管，不损伤血管弓，保证胃壁有良好的血循环。

(3) 为增加胃的长度，应选胃底作为最高点，将游离胃向上提拉到颈部，有时胃底壁薄、血供不良，应用切割钉合器或用手工自胃小弯侧开始切除胃底并行双层缝合后备用。

(4) 在将游离胃向上拖拉的过程中理顺胃体，注意避免扭转而发生梗阻。

(5) 将游离胃尽量向上拖，在作吻合时应检查胃壁血供情况，并避免有张力的缝合而影响组织愈合。

(6) 若将胃上提不够，可切开侧腹膜游离十二指肠以增加长度。

(7) 为促进游离胃的排空，避免胃潴留，可施行幽门括约肌切开术或幽门括约肌切开成形术。

【术后处理】

(1) 注意保持引流管和胃肠减压管通畅，并注意观察颈部切口有否红肿，尤其是术后5～7d是发生吻合口漏常见时段。

(2) 静脉输液，维持水、电解质平衡，补充营养或输血。

(3) 静脉滴注广谱抗生素，预防和治疗感染。

(4) 术后7d开始进食流质为妥，不要太早进食流质。

【并发症预防和治疗】

1. 吻合口漏

多为吻合口张力太大或血供不良引起，术中应尽量避免；多见于术后5～7d，颈部切口红肿、有压痛时，应及时拆开切口引流，为鉴别仅为切口感染或为吻合口漏，可给予口服含有亚甲蓝的溶液(亚甲蓝1支+生理盐水50ml)，以作观察；若为吻合口漏则应禁食，增加静脉营养，勤换药，大多能愈合。

2. 返流性吻合口炎

幽门肌层切开或幽门括约肌切开成形术，虽可促进胃排空但还不能完全避免返流；给予少食多餐、口服促进胃蠕动药物(多潘立酮、西沙必利)、食后多饮水并服镁铝合剂保护吻合口以及半卧位(避免平卧)等措施，可减轻症状。

3. 吻合口狭窄

多发生于手工缝合的病例，本身食管口径较小者更易发生，用吻合器应选择适当号码(尺寸)，返流性吻合口炎亦是造成狭窄的原因之一，故预防和治疗胃内容物返流也很重要；吻合口狭窄一般可通过内镜下定期多次扩张而得到缓解。

4. 喉返神经麻痹

除食管肿瘤浸润神经须一并予以切除外，颈、胸部手术时均应注意避免喉返神经损伤，以免使术后引起声音嘶哑、排痰障碍。若一侧喉返神经损伤引起一侧声带麻痹，术后6个月多可由对侧声带代偿使症状消失；若双侧喉返神经损伤则可发生窒息导致严重后果，更要特别注意。

5. 乳糜胸

颈、胸食管手术均可能损伤乳糜管，若术中未发现或未予以缝扎，则术后发生的乳糜漏，每24h自胸腔引流管中丢失大量体液，可达3000ml之多；需作中心静脉置管由上腔静脉补充输液和营养；加强胸腔引流畅通无阻，使肺膨胀、扩张，早日闭塞胸导管漏口。若采取积极措施仍然不见引流减少者，则应考虑手术开胸治疗，以免日久难以维持营养，错失时机。

6. 胃肠功能紊乱

主要是由于受食管、全胃的广泛的游离和迷走神经损伤的影响，术后早期常发生胃肠胀气、腹泻，经胃肠减压、饮食调理和药物对症治疗可逐渐减轻而恢复；术中预防性施行胃幽门切开成形术，可及时引流胃内容物促使排空，术后再辅以胃动力药物治疗均有助于减少紊乱的发生。

第二节 胸段食管癌切除术

【概述】 胸段食管最长，也是食管癌最为多见的部位；于胸主动脉弓上缘开始到下肺静脉处为止，全程16～20cm长，其中又可分为胸上段：距门齿20～24cm处，自胸骨切迹到主动脉弓上缘，长约6cm；胸中段：距门齿24～32cm，自主动脉上缘到下肺静脉水平，长8～9cm；胸下段：距门齿32～40cm，自下肺静脉到贲门，长3～4cm。根据癌肿所在部位，手术方式、手术切口与进路也不一样，兹分述如下。

一、经左胸食管下段癌切除术

【体位】

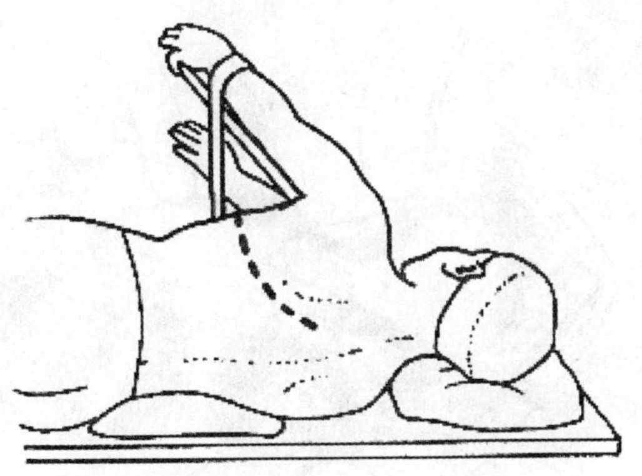

图 8-5　左胸后外侧切口与体位

(1) 右侧卧位，左胸向上 90°，腋下用软枕垫高使左胸肋间隙增宽，双上肢向前伸直置于双层的托架上，骨盆前、后垫以沙袋并顶以固定架，健侧下肢伸直，术侧下肢屈髋 45°，屈膝 90°，绑以膝带固定(图 8-5)。

(2) 仰卧，左胸背与臀部垫高 45°，左上肢弯曲上抬悬吊固定在麻醉架上，右上肢外展 90°安置在托架上(图 8-6)。

【切口】

(1) 左胸后外侧切口，自肩胛骨-脊柱之间开始作切口，逐步斜行到肩胛角下方两横指，再斜行向前到达第 6 肋软骨(图 8-5)。

(2) 左侧胸腹联合切口，自腋后线第 7 肋间开始作切口，越过肋软骨斜行向下，到达腹部于剑突与脐孔之间(图 8-6)。

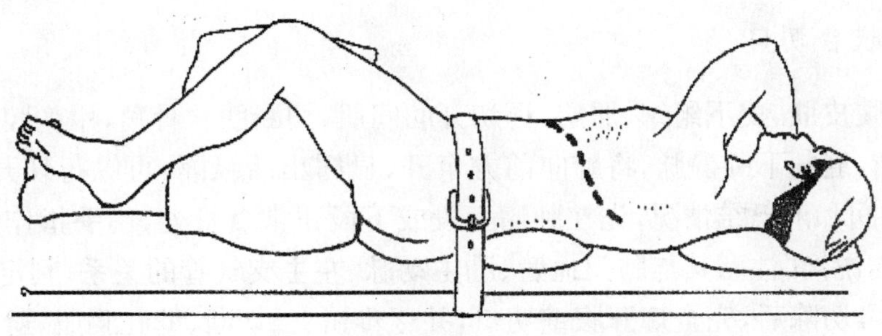

图 8-6　左侧胸腹联合切口与体位

【手术步骤与操作】

(一) 左胸后外侧切口

(1) 经第 6 肋间切断第 6 肋软骨，用撑开器撑开胸腔，分离胸膜粘连。

(2) 钳夹、切断、缝扎下肺静脉，将肺向前方牵开，显露出后纵隔，再纵行切开纵隔胸膜，探查食管癌肿及其周围浸润和淋巴结情况，判定其可切除性。

(3) 先在肿瘤上段或下段正常食管处，用手指作钝性游离出食管并绕以纱带，再向肿瘤游离，注意其与肺门血管、胸主动脉、左主支气管的关系。

(4) 当确定其可切除后，即可钳夹腱膜部切开膈肌，其一端向切口外后侧，另一端切向并切开食管裂孔，切线呈“7”字形避免损伤膈神经。

(5) 自食管向下游离，先钳夹、切断、缝扎脾胃韧带血管，在保留胃大弯侧血管弓和胃网膜右血管的情况下，切断、结扎胃结肠韧带；随后切开、游离肝胃韧带(小网膜)，在保留胃右动脉和胃小弯侧血管弓的情况下，在根部钳夹、切断、缝扎胃左动脉，再切断结扎胃后壁血管，完全游离出全胃和下段食管与肿瘤。

(6) 在游离全胃的过程中，同时清扫胃、贲门周围淋巴结；切断并双层包埋缝合贲门，应距肿瘤

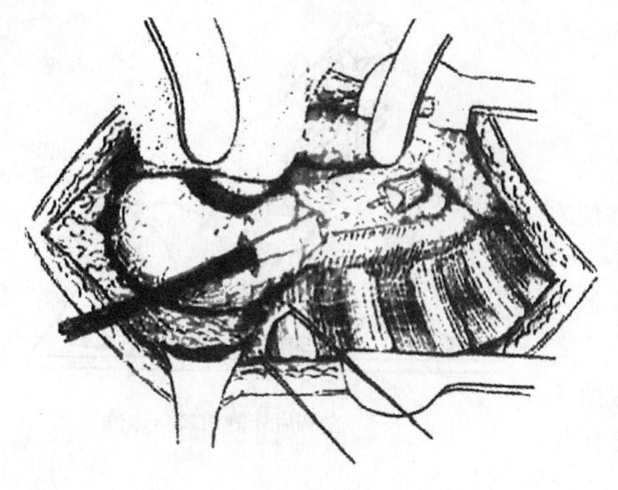

图 8-7 弓下食管-胃吻合器钉合

上缘 3～5cm 处切断食管，考虑在主动脉弓下或在主动脉弓上作吻合。

(7) 若在弓下作吻合，则在弓下食管切端作荷包缝线，置入 26 号弹头钉座并收紧结扎 7 号荷包线，在胃前壁切小口置入吻合器主体，自胃后壁距断端 3cm 的大弯侧伸出中心杆，与钉座的中心杆连接，转动主体上旋钮使食管-胃靠拢到达标记处，即可击发钉合(图 8-7)。

(8) 退出吻合器，拉下鼻胃管到达胃腔，缝合胃前壁切口，若见吻合口有张力，可作 Kocher 切口切开侧腹膜游离十二指肠；为使胃引流通畅可作幽门括约肌切开成形术。

(9) 若须在弓上作吻合时，则需钝性游离主动脉弓后侧，并切开主动脉弓上方纵隔胸膜，将食管自主动脉弓后拖到弓上，将胃在主动脉前面拉到胸顶部行食管-胃吻合。

(10) 于腋中线第 7 肋间放置胸管接水封瓶引流，作肋间肌以及肋软骨缝线，用拉拢器拉拢肋间，结扎缝线，再按层缝合肌层、皮下和皮肤。

(二) 左胸腹联合切口

(1) 先切开胸腹皮肤、皮下组织、肌层，再切开肋间肌，切断肋软骨角，用胸腔撑开器撑开胸腔。

(2) 钳夹、切断、缝扎下肺静脉，将肺向前方牵开，显露出后纵隔，再纵行切开纵隔胸膜，探查食管癌肿及其周围浸润和淋巴结情况，先在肿瘤上段或下段正常食管处，用手指作钝性游离出食管并绕以纱带，再向肿瘤游离，注意其与肺门血管、胸主动脉、左主支气管的关系；判定其可切除性。

(3) 当确定其可切除后，完全切开腹壁切口，并逐步钳夹、切断、缝扎膈肌，避开膈神经直向食管切开裂孔，继续撑开胸腹腔，显露手术野。

(4) 同上法游离食管、全胃以及切除肿瘤后，于主动脉弓下或弓上作食管-胃吻合术。

二、经右胸食管中段、中下段食管癌切除术：胸、腹两切口手术

【体位】 平身仰卧，右胸垫高 45°。

【切口】 作右胸第 4 肋间前外侧切口，和上腹正中直切口(图 8-8)。

【手术步骤与操作】

(1) 先作右胸第 4 肋间前外侧切口，切断第 3 肋软骨用胸腔撑开器撑开进胸探查，助手将肺拉向左侧，暴露出纵隔。

(2) 触摸食管找到癌肿，估计切除可能性后，分离结扎、切断和缝扎两侧奇静脉，切开肿瘤上、下方的纵隔胸膜，先游离肿瘤上方或下方食管，用纱带将其吊起，然后分离肿瘤左、右以及后侧，并清扫周围淋巴结，必要时对其周围组织逐步作钳夹、缝扎，使肿瘤完全

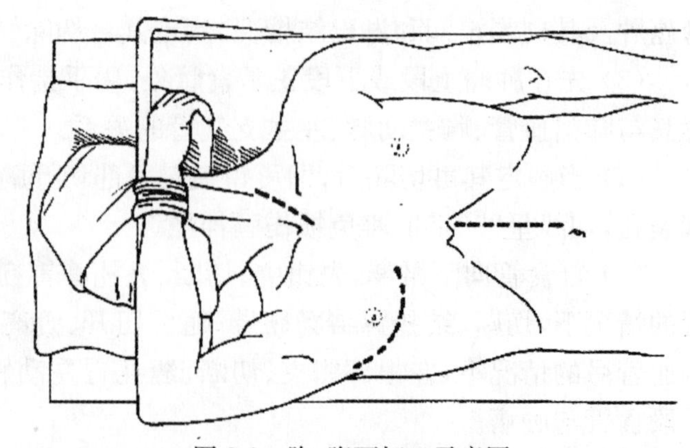

图 8-8 胸、腹两切口示意图

游离(图 8-9)。

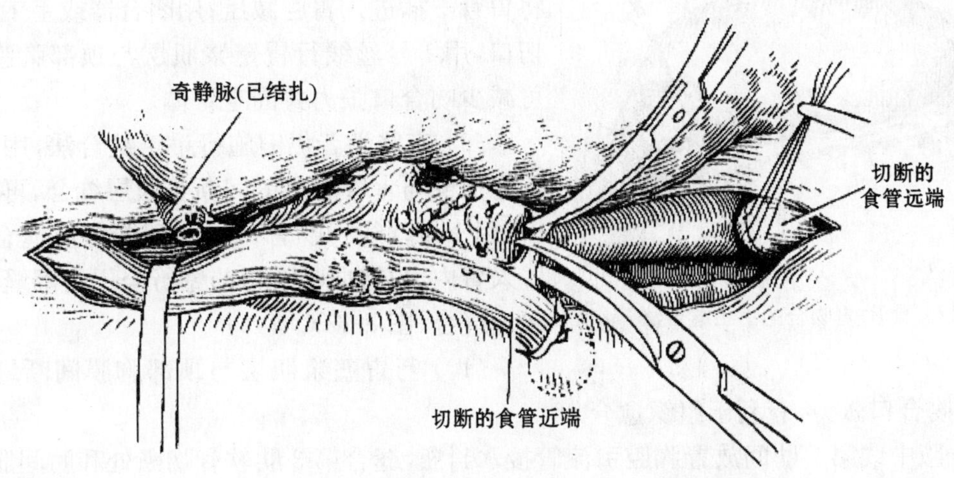

图 8-9　游离切断食管，将其周围组织一并切除

(3) 随即再沿食管向下游离，直至近裂孔处切断食管，将远侧食管断端用聚维酮碘(碘伏)溶液消毒后予以缝扎，近端食管在胸顶部予以切断，取除食管与肿瘤；对近侧胸顶部食管端用 4 号丝线作荷包缝线后置入 26 号吻合器的弹头钉座，收紧荷包线结扎(图 8-10)。

(4) 手术转向腹部，上腹正中切口进腹后，于胃大弯保留胃网膜右血管的情况下，在动静脉血管弓外侧切断、结扎胃结肠韧带，直至胃底结扎、切断胃短血管到达贲门右侧。

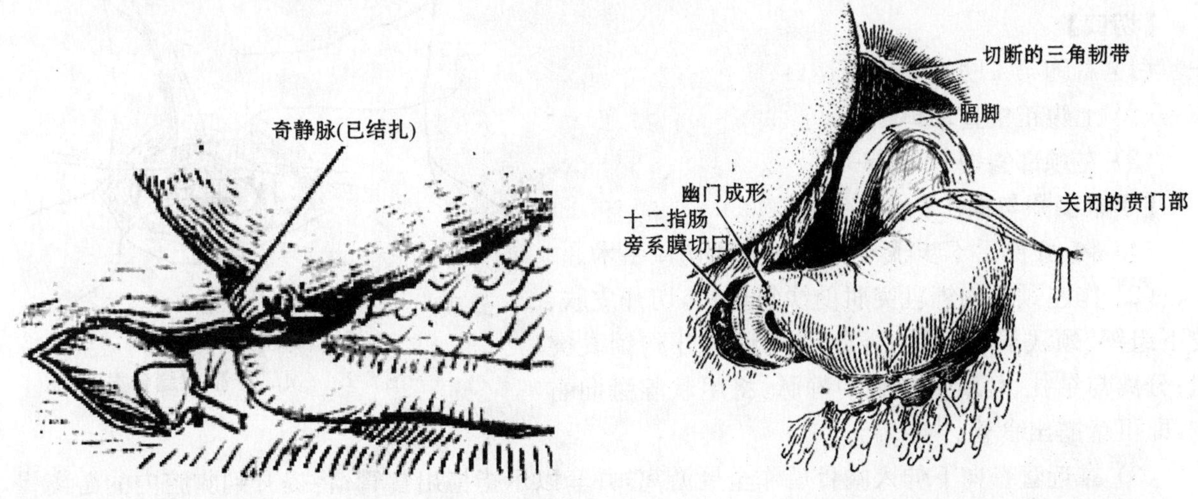

图 8-10　食管近段置入弹头钉座，收紧并结扎荷包缝线

图 8-11　游离全胃，切除缝闭胃底，幽门成形

(5) 在切开小网膜，保留胃右血管的情况下，沿胃小弯结扎、切断胃左血管，直至贲门左侧，再切断左、右侧迷走神经后，完全游离出食管贲门，经游离食管裂孔将食管远侧段拉下。

(6) 为避免胃底部血供不良影响吻合口愈合，可用切割钉合器自胃小弯到胃大弯将胃底切除钉合，再用 1 号丝线对断端行浆肌层包埋缝合。为促进胃排空避免胃潴留，可作幽门肌层切开或作幽门括约肌切开成形术(图 8-11)。

(7) 经扩张食管裂孔可伸过三横指后，将游离胃送经裂孔上提到胸腔与胸顶部食管作吻合，即于胃前壁切一小口，经此小口置入吻合器主体，于胃后壁伸出螺旋杆与弹头钉座杆接合后旋紧吻合器击发钉合(图 8-7)。

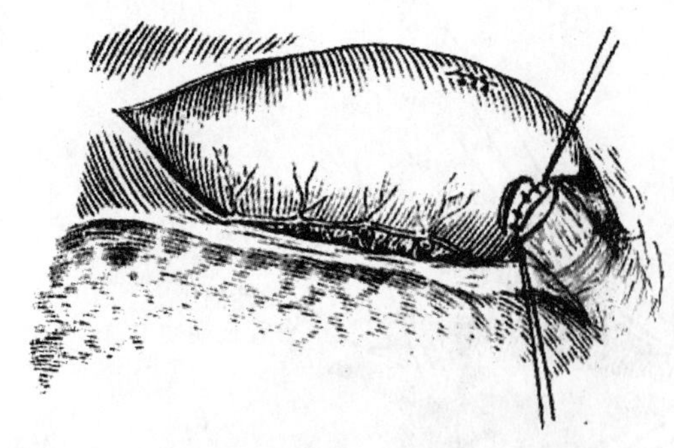
图 8-12　食管-胃吻合的手工缝合法

(8) 反方向旋转旋钮，退出吻合器主体，嘱麻醉师将胃管下插进入胃腔减压；用闭合器或手工缝合胃前壁切口，用 1 号丝线行胃壁浆肌层与顶部胸膜间断缝合，可减少吻合口张力并固定胃体。

(9) 有些学者仍旧施行手工缝合法，用 1 号丝线先行胃前壁与食管后壁的间断浆肌层缝合，再切开胃壁切口，用 1 号丝线行吻合口后排间断全层缝合，拉下胃管置入胃内，再转向吻合口前壁行全层内翻缝合和浆肌层包埋缝合(图 8-12)。

(10) 行胃壁浆肌层与顶部胸膜间断缝合，可固定胃体和减轻吻合口张力，有利于组织愈合。

(11) 于腋中线第 7 肋间放置胸腔引流管接水封瓶，缝合第 3 肋软骨切断处和肋间肌缝线后，用胸腔拉拢器使胸廓靠拢，结扎肋间肌缝线，再按层关闭胸壁切口和上腹正中切口。

三、经右胸食管中上段癌切除术

现多使用颈、胸、腹三切口手术。

【体位】

(1) 平身仰卧，右胸垫高 45°。

(2) 头转向右，显露左颈。

【切口】

(1) 右胸第 4 肋间前外侧切口。

(2) 上腹正中直切口。

(3) 左颈部斜切口(图 8-8)。

【手术步骤与操作】

(1) 胸、腹部手术步骤与操作同上两切口手术。

(2) 作左颈部胸锁乳突肌前缘斜切口，切开皮肤、皮下组织、颈浅筋膜后，向外侧游离和钩开胸锁乳突肌；分离与结扎、切断甲状腺中静脉，将甲状腺翻向右侧，即可暴露出食管。

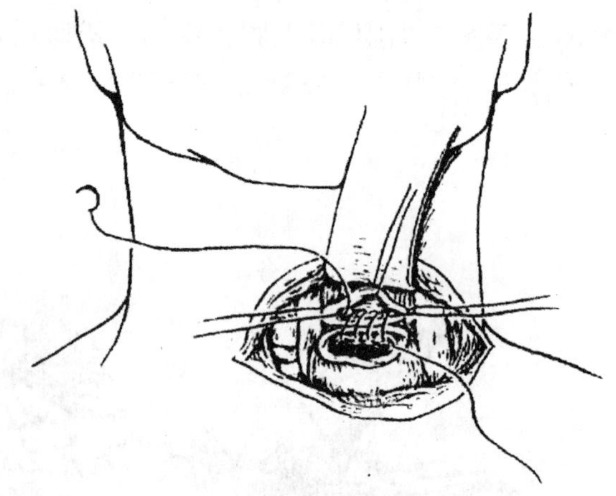
图 8-13　颈部食管-胃缝合术

(3) 靠近管壁向下伸入胸骨后作全周游离，并套以示指拖出食管；将提升到胸腔内的游离胃，经此胸骨后通道到达左颈部。

(4) 在颈部切断远端食管与胸骨后拉上来的胃壁行双层缝合，先用 1 号丝线行食管与胃后壁的浆肌层和全层间断缝合，再行切开胃前壁行食管与胃前壁的全层间断内翻缝合，再行间断浆肌层缝合(图 8-13)。

(5) 有些学者先行关胸后，将游离的胃经分离后的胸骨后间隙上提到颈部与食管作吻合，然后缝合颈部与腹部切口。

【手术要点】【术后处理】【并发症的预防和治疗】 参见本章第一节。

(高宗礼)

第九章　带蒂结肠代食管手术

【概述】 由于结肠口径与食管相近，其系膜比较宽长，可切取相当长度，而且血供较丰富，边缘血管较粗，有耐酸能力，重建后不影响正常的胃肠道功能，因此带蒂结肠是代食管的首选术式。临床上有右半结肠代食管术、左半结肠代食管术和横结肠代食管术 3 种类型。

【适应证】

(1) 食管瘢痕性狭窄绝大多数是因口服、误服强酸或强碱，引起食管腐蚀性损伤造成的后遗症。

(2) 严重的返流性食管炎或食管损伤后，导致长段食管瘢痕收缩引起食管狭窄，食管周围组织因炎症反应，广泛的致密性粘连者。

(3) 6cm 以上的长段食管癌而且有外侵，未能手术切除者。

【麻醉】

(1) 气管插管，静脉滴注全身麻醉。

(2) 近代多先作连续硬脊膜外麻醉再加气管插管全身麻醉，可保证腹肌松弛、充分供氧和减少麻醉用药以及恢复苏醒快的优点。

【体位】

(1) 平身仰卧位。

(2) 双肩后垫以小枕头，头部稍向后仰并面向右侧，使颈部良好显露。

【术前准备】

(1) 食管吞钡或碘液造影，以全面了解食管、胃以及幽门出口情况。

(2) 短期内纠正营养不良，保持水、电解质平衡，必要时输全血、血浆、白蛋白，静脉高营养；对于营养状况极差者，应先作胃或空肠造瘘术。

(3) 术前 3d 应作肠道准备，口服药剂和清洁灌肠。

(4) 检查咽喉部，观察吞咽情况。

(5) 询问有无结肠病史，必要时作钡剂灌肠，以了解结肠情况。

【切口】

1. 腹部切口

上腹正中绕脐，自剑突到脐下 3cm 的直切口。

2. 颈部切口

左胸锁乳突肌前缘，自乳突到胸骨上切迹的斜起口(图 9-1)。

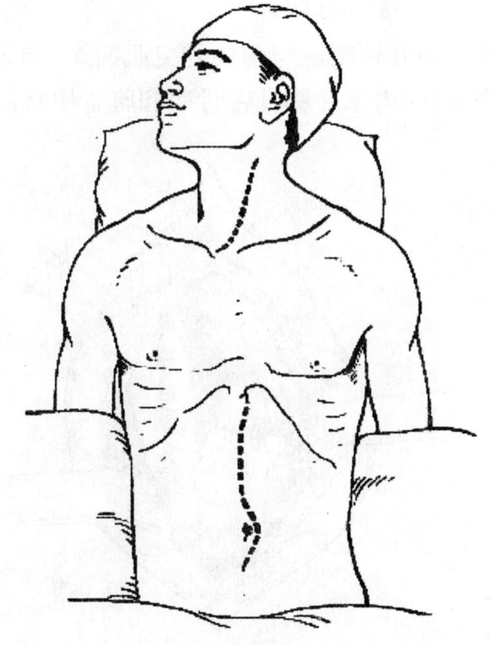

图 9-1　颈部和腹部切口

【手术步骤与操作】

1. 腹部进路

切开皮肤、皮下、腹白线后进腹，对肝胆、胰脾进行探查后，再探查结肠有无器质性病变，然后将大网膜自横结肠边缘切除。按照结肠血管和血管弓情况，决定采取哪一段结肠代作食管，分述如下：

1）右半结肠代食管术

（1）观察血运：离开根部1cm处暂时阻断右结肠动脉，观察仅由结肠中动脉供血时，能够通过动脉弓足以维持右半结肠的血液循环，即小动脉搏动良好、小静脉回流无受阻、肠壁色泽与蠕动正常。

（2）切取结肠：充分游离回盲部、升结肠、肝曲到横结肠中段；结扎、切断右结肠动脉，用丝线测量自颈部到胃前壁所需要的长度，切断升结肠及系膜和横结肠中段及系膜，游离出带结肠中动脉血管蒂的整个右半结肠，如此可施行顺蠕动的结肠代食管手术；观察由回结肠动脉供血的回盲部血循环良好，然后作盲肠与横结肠远端吻合，缝闭系膜裂隙。

2）左半结肠代食管术

（1）观察血运：离开根部1cm处暂时阻断结肠中动脉，观察只有左结肠动脉供血的范围作为切取左半结肠的依据，如此可行顺蠕动的左半结肠代食管术。离开根部1cm处暂时阻断左结肠动脉，观察只有结肠中动脉供血时，左半结肠的血液循环情况良好者，如此可行逆蠕动的左半结肠代食管术。

（2）切取结肠：充分游离降结肠、脾曲到左半横结肠；作顺行性左半结肠代食管术时，结扎、切断结肠中动脉，若作逆行性左半结肠代食管时，则结扎、切断左结肠动脉；按丝线测量自颈部到胃前壁所需要的长度，切断降结肠远侧端及系膜和横结肠中段及系膜，游离出带左结肠动脉血管蒂的整个左半结肠。

3）横结肠代食管术

（1）观察血运：离开根部1cm处暂时阻断右结肠动脉、回结肠动脉、左结肠动脉，观察只有结肠中动脉供血时，横结肠的血液循环情况与供血范围，以此决定可切取横结肠的长度。

（2）切取结肠：倘若要作顺蠕动的横结肠代食管，则根据用丝线测量自颈部到胃前壁所需要的长度，向右侧多切一段横结肠；反之，若只有能够做逆蠕动的横结肠代食管则需向左侧多切。

2. 颈部切口

切开颈阔肌与胸锁乳突肌前缘，向外牵开胸锁乳突肌与颈动脉鞘，结扎、切断甲状腺下动脉和静脉；向内牵开胸骨舌骨肌和胸骨甲状肌；在气管后方游离出食管3～4cm，于胸骨切迹上方钳夹、切断食管，双层缝闭远端食管。

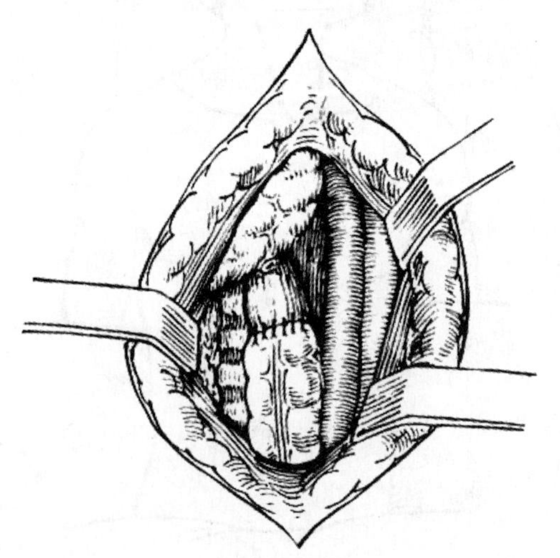

图9-2 食管-结肠端端吻合

3. 颈腹联合操作

（1）切除剑突，由此用手指在胸骨后向上及两侧作钝性分离；再切开胸骨切迹的颈深筋膜，用手指自此向下方及两侧在胸骨后作钝性分离；两端汇合形成一条宽约5cm的隧道；也可用剥离器行钝性分离。

（2）切开肝胃韧带，游离胃后间隙，将游离好的结肠段通过胃的后方或前方，经胸骨后隧道提升到颈部切口，与近端食管行对端两层间断缝合。

（3）将结肠稍向上提并间断缝合固定于胸骨上口，减少吻合口张力有利于愈合，附近应放置皮片引流，另作切口引出体外，再按层缝合颈部切口（图9-2）。

（4）手术转向腹腔，行结肠段的远端与胃体前壁端侧双层间断缝合；再按层缝关闭腹腔（图 9-3）。

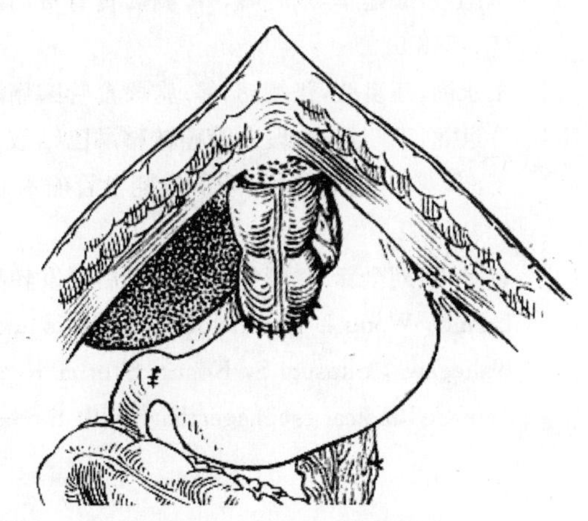

图 9-3　结肠-胃端侧吻合

【手术要点】

(1) 切取结肠时，注意观察血管分布，切勿损伤血管弓。

(2) 游离胸骨后隧道时，应够宽大，避免肠段和血管被压。

(3) 在胸骨后提升结肠时，操作要轻柔细致，注意肠管与系膜不能扭转而影响血供。

(4) 在行食管-结肠、结肠-胃吻合时，再次检查两端的血供是否良好。

(5) 个别病例因作胸骨后隧道有困难时，作胸前皮下隧道亦可完成此术。

【术后处理】

(1) 送 ICU 病房，心电监护血压、心率、呼吸、血氧饱和度等生命指标。

(2) 禁食、保持胃肠减压管通畅，静脉补液维持营养和水、电解质平衡。

(3) 注意颈部皮片引流情况，一般 3～5d 可拔除。

(4) 静脉给予广谱抗生素，至少 7d，以预防感染。

(5) 一般于术后 5d 已排气，可开始进食流质，经 1 周后才能进食半流质，3 周后可进软食，逐渐改为普食。

【并发症的预防与治疗】

1. 颈部吻合口瘘

常发生在术后 5～7d，注意颈部切口有否红肿、积液、波动，若有应及时拆开伤口，通畅引流；对于瘘口不大者，经局部换药以及自胃管内滴入流质再加上静脉高营养等处理，可望自行愈合。

2. 吻合口狭窄

常在后期发生，进食半流质有困难者，应早日施行食管镜检查；若为颈部吻合口狭窄，可行局部扩张术予以治疗；若为结肠-胃吻合口狭窄，如经扩张无效者，则需手术治疗。

（林擎天）

参 考 文 献

[1] 李辉. 现代食管外科学[M]. 北京：人民军医出版社，2004.

[2] 汪建平，詹文华. 胃肠外科手术学[M]. 北京：人民卫生出版社，2005.

[3] 张效公. 食管贲门外科学[M]. 北京：中国协和医科大学出版社，2005.

[4] 皮执民. 消化外科学[M]. 北京：人民卫生出版社，2002.

[5] 黄志强，金锡御. 外科手术学[M]. 3 版. 北京：人民卫生出版社，2005.

[6] 陈久成，张百江，杨瑞森，等. 食管癌切除颈部食管胃（结肠）单层 Gambee 吻合术 643 例报告[J]. 齐鲁肿瘤杂志，1999，6(4)：290-291.

[7] 覃忠卫，郭正恒，陈宏明，等. 食管癌贲门癌淋巴结转移 74 例临床治疗分析[J]. 实用癌症杂志，2001，16(5)：546-548.

[8] 李国仁,戴建华,刘晓峰,等.高龄食管贲门癌患者肺功能综合量化评估及其临床意义[J].实用癌症杂志,2001,16(5):518-520.
[9] 王永岗,汪良骏,张德超,等.胸段食管鳞癌淋巴结转移特点及临床意义[J].中华肿瘤杂志,2000,22(3):241.
[10] 许远龙,郭昭扬.胸段食管癌转移淋巴结数与预后的临床研究[J].中华肿瘤杂志,2000,22(3):244.
[11] 王洲,刘相燕,刘凡英,等.NO期食管癌术后早期复发与淋巴结微转移的相关性研究[J].中华外科杂志,2004,42(2):68-71.
[12] 赵继革,刘全新.食管癌132例术后复发转移的多因素分析[J].中华现代外科学杂志,2009,6(4):196-199.
[13] Lam S, Wong J. Two-field dissection is enough for esophageal cancer[J]. Dis Esophagus ,2001, 14(2): 98-103.
[14] Nakagawa, Skosugi S, Kosugi S,et al. Recurrence pattern squamous cell carcinoma of the thoracic esophagus after extended radical esophagectomy with three-field lymphadenectomy [J]. J Am Coll Surg, 2004, 198(2): 205-211.

第二篇

胃的手术

第十章　胃的局部解剖

【胃的发生与发育】　胃是由前肠发生和发育而来，其上皮起源于内胚层，胚胎第4周末就开始形成胃的前肠背侧与腹侧，均有系膜附着。随着胚胎的发育过程，在胚胎2个月时，使形成胃的前肠向右侧旋转，其腹侧系膜形成肝胃屈氏韧带，而其背侧系膜则形成胃结肠韧带。前肠右侧壁形成胃后壁，而其左侧壁则为胃前壁。旋转后的前肠腹侧系膜缘为胃小弯，而其背侧系膜缘伸长较快而形成胃大弯，胚胎第5周时胃表面上皮为平坦的2～3层柱状细胞，第7周出现胃小凹和黏膜皱襞，以后小凹变深和增多，皱襞也日见明显，胚胎第9周就出现胃底，第10周时表面上皮由单层细胞组成，第14周形成腺体出现黏液分泌功能。胃壁的肌层发生在胚胎第2～4个月，黏膜层形成于第4～5个月。胃的近端开口为贲门与食管相连接，胃的远端开口为幽门与十二指肠相连接。

【胃的位置、形态与毗邻】　胃的表面解剖位置居于上腹部，在左侧季肋区与脐部之间(图10-1)，是消化道中容积最膨大的一个管段，是该中上腹区域的一个主要脏器，在新生儿时期平均容量为30ml，婴幼儿期为300ml，在青春期可增至1000ml，到成年人则可达到1500ml左右。但是胃容量的差别很大，少数人可达3000ml。

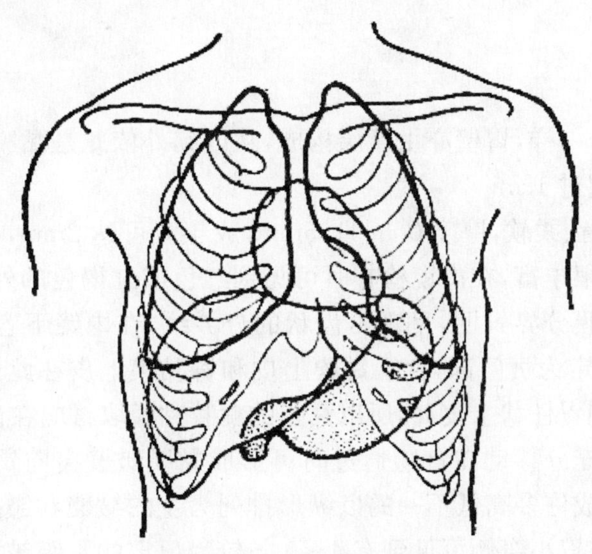

图10-1　胃的表面解剖位置

胃的形态因人而异，即使是同一个人体，亦会随着胃内充盈程度与体位的变化而有所变动；一般说来，矮胖体型者胃较短而呈横位，居于中上腹的较高的平面，胃的下缘平第2腰椎椎体，幽门紧靠第1腰椎体的右侧；瘦高体型者胃较长而垂直向下，胃的下缘与第4腰椎椎体等高，甚或更低，幽门则位于第2或第3腰椎椎体的右侧，站立时充盈的胃呈现J形状。

胃是腹膜内位脏器，其四周有由腹膜形成的胃膈与膈食管韧带、肝胃韧带、脾胃韧带和胃结肠韧带连向周围器官；以横结肠为界可将腹腔分为上腹腔与下腹腔，又由肝胃韧带-胃-横结肠韧带将上腹腔分隔成前、后两个区，胃的前区为下胸壁与上腹壁，其右侧与上方有肝脏，左侧有脾脏，下方

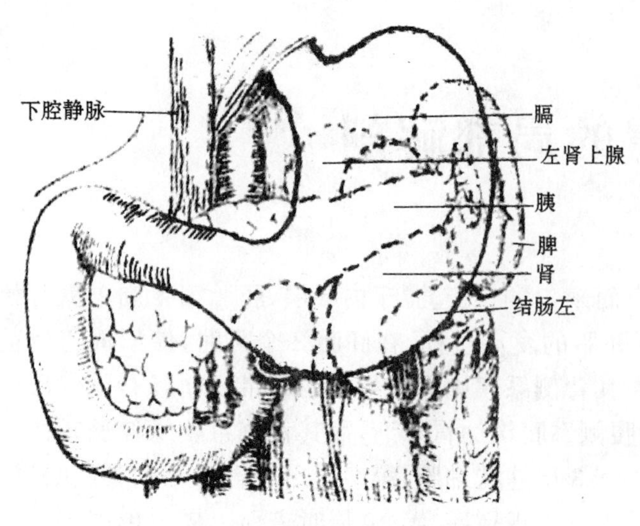

图 10-2 胃的后面毗邻关系

为横结肠。胃的后区则自上而下有膈肌、腹主动脉、腔静脉、胰腺、十二指肠第 4 段与空肠曲、左肾与肾上腺以及横结肠左曲等共同组成的所谓“胃床”(图 10-2)。

胃有两个门(上为贲门、下为幽门)、两个壁(胃前壁和胃后壁)、两个弯(上为向右呈现凹而短的胃小弯、下为向左凸而长的胃大弯),小弯的长度仅有胃大弯的 1/3,在距幽门 5～6cm 的胃小弯处有一个凹陷为胃角切迹,亦称为幽门窦切迹。一般将全胃划分为胃窦(幽门与胃切迹之间)、胃底(位于贲门口水平面以上的部分)和胃体(为胃窦和胃底之间)3 部分,后者体积最大。但是从外科手术学观点来看,胃只要分为两个部分,即近段胃部分,其包含有腹段食管、贲门、胃底和近侧胃段;远段胃部分,则包含有幽门、胃窦和远侧胃段,有时也包括十二指肠第 1 段在内。近侧段胃部分中,腹段食管0.5～2.5cm 长,其周围关系:前面为肝脏左外叶的后面;后面为右侧膈肌脚和腹主动脉;右侧是肝脏尾状叶;左侧是胃底;贲门开口是胃-食管交界处。从胚胎学、生理学和外科学观点来看,远侧胃段、胃窦、幽门以及十二指肠第 1 段是胃外科手术的一个重要部分。

【胃壁的结构】

1. 胃壁的解剖结构

如同消化道的其他部分一样,胃壁亦由 4 层构成,从内到外依此是黏膜层、黏膜下层、肌层和浆膜层。胃壁的厚度一般不超过 1cm。

(1) 黏膜层:其表面光滑、柔软,厚度 0.3～1.5mm,成年人可达 2mm,在贲门和胃底部较薄,幽门窦处较厚;黏膜层的血供很丰富,在内镜检查时可见到红色或红褐色的外观,幽门端则为浅红色;食管黏膜较为白色,与胃黏膜分界鲜明,呈现出齿状的分界线,在内镜下容易识别。有学者将齿状线上、下各 2cm 之间的位置定为贲门部,食管黏膜上皮和胃黏膜上皮在此处可呈现交叉分布,在齿状线以上的食管部分可看到胃柱状上皮岛,所以真正的食管黏膜取材应在齿状线以上 2cm 处进行。此处黏膜下组织很疏松,可充分移动在食物通过时可形成黏膜皱襞突向胃腔。胃的黏膜层连同疏松的黏膜下层连绵起伏,形成许多高低不一的以纵形排列为主的皱襞和皱折,在空腹或胃收缩时黏膜皱襞更加增多而明显。在胃小弯侧可见到有 4～5 条较为恒定的黏膜皱襞,成为液体或流质饮食经贲门入胃后到达幽门窦的一个通路,当误食腐蚀性液体时,此处损伤也最为严重。

(2) 黏膜下层:由疏松结缔组织构成,含有较大的血管、淋巴管、淋巴小结、黏膜下神经丛和脂肪细胞群。黏膜下层组织的疏松结构可使胃黏膜在胃收缩蠕动时能够伸展、滑动;黏膜下层组织的坚韧性又足以支持外科缝线。

(3) 肌层:胃壁的肌层由 3 层平滑肌纤维组成。从外到内依此为纵肌、环肌和斜肌。胃体部肌层较厚,胃底部肌层较薄,幽门管段的环肌发育较好,尤其是环肌在此处形成肥厚的幽门括约肌,可调节食物从胃进入十二指肠。

(4) 浆膜层:由于胃是腹膜内器官,其表面的浆膜层即为腹膜的脏层,覆盖着绝大部分的胃壁。

但是在沿胃大弯和胃小弯处狭小地带，因为胃前、后壁的浆膜层连向大、小网膜移行而无腹膜被盖。在此两层腹膜之间的窄小间隙内有血管和神经通行，并有分支分布于胃壁。还有在邻近贲门的胃后下面，因为胃膈韧带和左胃胰皱襞的返折，使胃的底部有一个三角形的小区亦无腹膜覆盖而直接连向横膈。在浆膜下为菲薄的、含有血管和神经的疏松结缔组织紧附于肌层上。

2. 胃壁的生理结构

胃的生理功能主要是进食后暂时潴留食物，并对其进行初步消化，随后将此食糜运送到十二指肠。这就需要胃壁有协调的运动功能和胃壁黏膜层的分泌功能。后者主要是在胃壁黏膜层的表面遍布着许多小沟并互相连成一片网状，在网眼中的胃黏膜呈小丘状隆起，其直径1～6mm，称为胃区(gastric area)。用放大镜观察可见到每一个胃区表面有许多小窝，为胃小凹(gastric pit)，凹底处即为胃腺的开口。一个胃小凹有3～5个胃腺开口。胃黏膜上大约有1 500个密集排列的腺体，由胃黏膜上皮向胃壁陷入于固有膜内，其分泌物即由此流入胃腔，混合成胃液起消化作用。

胃腺是由各种不同功能的细胞组成：①主细胞：分泌胃蛋白酶和凝乳酶原；②壁细胞：分泌盐酸和抗贫血因子；③黏液细胞：分泌碱性黏液，起着保护黏膜对抗胃酸的腐蚀作用；④G细胞：分泌促胃液素；⑤D细胞：分泌生长抑素；⑥嗜铬样细胞：分泌5-羟色胺；⑦肥大细胞：分泌释放组胺。

胃壁黏膜层是胃分泌功能的重要部位。胃黏膜层内主要有贲门腺、幽门腺、胃底腺等3种胃腺。根据3种胃腺的分布情况，可将胃黏膜划分为3个区：①贲门腺区：在胃与食管连接处，为宽1～4cm的环状区。此区内的腺体主要是由分泌黏液的黏液细胞所组成，几乎没有主细胞和壁细胞；②幽门腺区：在幽门到胃切迹之间的胃窦部，此区的腺体除了分泌黏液的黏液细胞外，还有分泌促胃液素的G细胞，以及分泌生长抑素的D细胞；③胃底腺区：为胃底和胃体的绝大部分，占全胃黏膜面积的3/5～4/5，此区主要含有分泌胃酸的壁细胞和分泌胃蛋白酶原的主细胞以及分泌黏液的黏液细胞。此外，胃底区和幽门还有少量分泌5-羟色胺的嗜铬样细胞和释放组胺的肥大细胞。正常成年人约有10亿个壁细胞，十二指肠溃疡患者可达20亿个，一般男性的胃黏膜单位面积内壁细胞数均多于女性。在胃黏膜的不同部位，壁细胞数的分布亦不同，在胃小弯最多，以其密集程度为100％计算，则胃体为75％，胃底为50％，贲门区和幽门区仅为0～10％。

【胃的血管】

1. 胃的动脉

胃的动脉血液供应非常丰富，其血流量是消化道的首位，占心血输出量的2％左右，其基础血流量大约是25ml/min。在发高热时冷敷胃部，与冷敷颈部动脉和腋窝以及腹股沟处的动脉一样，可起到降温作用。供应胃的动脉很多，分述如下(图10-3)：

(1) 胃左动脉：主要是起始于腹腔动脉干的一个分支，少数可直接起自腹主动脉(2.86％)或起自肝左动脉(1.43％)。有时可有双支胃左动脉(1.43％)。胃左动脉走行于小网膜后壁向上经左膈肌脚近贲门处，向前呈弓形转折向下走行于肝胃韧带的两层腹膜之间到达胃小弯，并沿着胃小弯下行到贲门下1.5cm水平处(大约胃小弯中1/3段)分成前、后两个分支；前支越过胃小弯走行到胃前上壁发出许多胃支分布于胃前壁；后支沿着胃左动脉干向右下行并发出许多胃支分布于胃后壁。胃左动脉和胃右动脉吻合形成胃小弯动脉弓，其分支之间亦相互吻合。胃左动脉除了发出胃支外，还有贲门食管支、迷走肝动脉支和左膈下动脉支。

(2) 胃右动脉：多数起自肝固有动脉或肝总动脉，少数也可起自肝左动脉、胃十二指肠动脉、十二指肠后动脉或肝右动脉。胃右动脉发出后在小网膜两层之间走行到胃幽门上缘后发出分支，其主干沿胃小弯走向左侧与胃左动脉及其分支相吻合。胃右动脉的分支亦与十二指肠后动脉分出的降支吻合；后者是十二指肠后动脉到达胰头前在十二指肠上方的分支，再加上十二指肠上动脉的分支，在幽门和十二指肠之间形成了血管吻合弓。胃右动脉供应范围为胃幽门及胃体右侧的小弯侧比胃左动脉供应范围小。

(3) 胃短动脉：该动脉通常有3～5支，起自脾动脉的第一级分支上，也可由脾动脉干或胃网膜左动脉发出，下半部的胃短动脉支较长，上半部的胃短动脉支较短，走行于脾胃韧带两层之间分布到胃底的前、后侧壁，与胃左动脉、胃网膜左动脉以及左膈下动脉的分支相吻合。

(4) 胃后动脉：据国内统计66.7%～82.3%出现有1～2支胃后动脉，可能是胃短动脉的分支，也可能是起自脾动脉干或脾上极动脉支。胃后动脉在腹膜后间隙向上走行，经胃膈韧带分布于胃后壁并供血到胃体大、小弯或贲门与腹段食管的后壁。

(5) 胃网膜左动脉：是脾动脉的最大的一根分支。在近脾门处或脾动脉中段发出，于胃底后方经膈胰脾韧带和脾胃韧带到达并顺着胃大弯向右下走行于胃结肠韧带两层腹膜之间，沿途发出分支分布于胃大弯的左上段胃体前、后壁，偶有分支到达胃底；其他分支还有网膜支、胰尾支和脾下极动脉支；胃网膜左动脉主干与胃网膜右动脉吻合，形成胃大弯动脉弓。由于胃网膜左动脉为向胃大弯的右下侧走行而胃短动脉是向左上走行，故在胃网膜左动脉发出的第1根胃支与胃短动脉之间，在胃表面上无肉眼可见的血管吻合而形成有2cm宽的无血管区。此区是行胃大部切除术时在大弯侧的重要标志。

(6) 胃网膜右动脉：多在十二指肠第1段的下缘起自胃十二指肠，先向右下经过胰头前面到幽门下缘在胃结肠韧带两层腹膜之间沿胃大弯向左走行，发出幽门下支与胃支供应胃幽门部大弯侧，其他还有网膜支和胰腺支。有报告双支胃网膜右动脉者，其另一支发自肠系膜上动脉。

(7) 胃底动脉(左膈下动脉返支)：仅有60%人有此动脉，可起自腹腔动脉或腹主动脉，少数亦可起自左肾动脉或胃左动脉，偶可起自肝总动脉或肠系膜上动脉。左膈下动脉发出后行向左上方，经过左侧膈肌脚前面、左肾上腺内侧缘附近，绕过腹段食管后方到左侧折向前行到达横膈，分支亦可到左肾上腺。在其行程中于贲门处发出一根或数根返支，分布于腹段食管、贲门和左侧胃底。

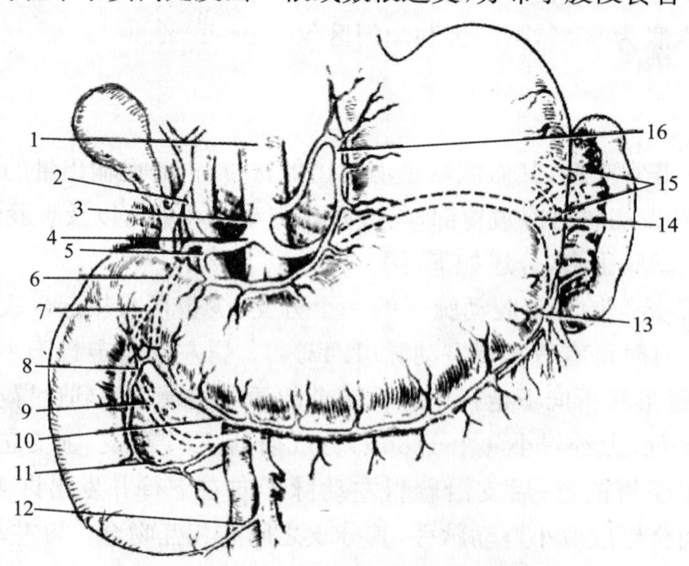

图10-3 胃的动脉血液供应

1-腹主动脉；2-肝固有动脉；3-腹腔动脉；4-肝总动脉；5-胃右动脉；6-胃十二指肠动脉；7-胰十二指肠上后动脉；8-胰十二指肠上前动脉；9-胰十二指肠下后动脉；10-胃网膜右动脉；11-胰十二指肠下前动脉；12-胰十二指肠下动脉；13-胃网膜左动脉；14-脾动脉；15-胃短动脉；16-胃左动脉

2. 胃的静脉

胃黏膜层的毛细血管逐渐汇合成毛细血管后小静脉，许多邻近小静脉在黏膜表面相互汇纳成“星状静脉”，当黏膜受损伤时容易发生大量出血。星状静脉通过腺体之间到达固有层和黏膜下层，如同动脉一样再形成静脉丛，伴着动脉穿出汇合成胃静脉，分别汇入脾静脉、肠系膜上静脉或直接汇至门静脉。各处胃静脉之间互相吻合而无明显限制血液流向的静脉瓣膜，如此在门静脉高压症时可使各处的胃静脉都会发生曲张；尤其是在胃食管连接处穿出的胃静脉可与食管周围的静脉丛相联系，可引起食管壁的黏膜下层、肌层与肌外层发生静脉曲张；从此向上可汇入奇静脉和半奇静脉进入体循环，向下则和胃左静脉相通，是门-体静脉系统相交通的主要途径；因此施行门-奇静脉断流术时，必须完全离断此处 3～5cm 长的食管下段贲门周围的曲张静脉。

(1) 胃左静脉：亦称胃冠状静脉，起始于胃角切迹处，由胃前、后壁的胃静脉支汇合而成，或仍然分为两支胃左静脉沿着胃小弯向走行与胃右静脉的属支相吻合；胃左静脉总干伴胃左动脉向上同行，到达距贲门口水平 2～3cm 处接受 2～3 支食管支，然后转折到左胃胰皱襞深面腹膜后间隙，并在小网膜内向右走行到肝总动脉左缘向下到十二指肠第 1 段上缘处进入门静脉，或在网膜后下行进入脾静脉，或在脾-门静脉汇合点的右上缘进入脾门静脉。

胃左静脉是门静脉的重要属支，在门静脉高压症时为了转流门静脉的血液而变粗大其口径可达 0.5～1.5cm，并导致食管静脉曲张，若发生破裂会引起上消化道大出血，因此施行阻断包括胃左静脉在内的食管贲门周围静脉血液转流的门-奇断流术，是预防和治疗食管静脉曲张破裂出血的一种方法。

(2) 胃右静脉：亦称胃幽门静脉，起始于胃幽门区小静脉；幽门前静脉(Mayo 幽门前静脉)是胃大弯、胃小弯之间的吻合静脉，是胃和十二指肠分界线的标志；胃右静脉与胃右动脉伴行，于十二指肠第 1 段上缘汇入门静脉，或沿着肝十二指肠韧带向上行至距第 1 肝门下方门静脉分叉点下 3cm 处汇入门静脉。

(3) 胃短静脉：有 4～5 支胃短静脉，起始于胃底和胃体大弯侧，与胃短动脉相伴行，引流局部的血液汇入脾静脉；胃短静脉与食管静脉丛亦有许多交通，并经此汇流到奇静脉或半奇静脉，是除胃左静脉之外的另一条门-奇静脉系统交通途径。施行门-奇断流术时亦必须予以完全阻断。

(4) 胃后静脉：仅有 80%人群可出现 1～2 支胃后静脉，与胃后动脉伴行，引流贲门区、胃底和胃体上半段偏小弯侧的后壁的血液；在门静脉高压时可引起腹段食管和胃底静脉曲张，也是造成上消化道大出血的血管，施行断流术时亦必须予以结扎。

(5) 胃网膜左静脉：与胃网膜左动脉同行于胃结肠韧带两层腹膜和脾胃韧带两层腹膜之间，引流胃大弯上半段前、后壁和大网膜的血液，汇入脾静脉。

(6) 胃网膜右静脉：与胃网膜右动脉同行，沿胃大弯自左向右走行于胃结肠韧带两层腹膜之间，引流胃幽门部、胃体下半段大弯侧前、后壁和大网膜的血液汇入肠系膜上静脉或其属支(结肠中静脉)、门静脉后壁或脾静脉。胃网膜右静脉在汇入门静脉系统之前，常接受右结肠静脉成为口径较粗的胃结肠静脉干，又称为 Henle 静脉干，最后于右侧壁汇入肠系膜上静脉。

(7) 左膈下静脉食管支：此静脉出现率仅为 17.1%，与同名动脉伴行。其向下经左膈下静脉、左肾上腺静脉汇入左肾静脉，也可从食管裂孔前越过汇入下腔静脉。胃左静脉、胃后静脉、胃短静脉均可通过食管和胃底的静脉丛和左膈下静脉、左肾上腺静脉、左肾静脉相交通，并汇入下腔静脉。

3. 大网膜血管

(1) 大网膜动脉：主要是起始于胃网膜左动脉和胃网膜右动脉汇合成的胃网膜动脉弓。胃网膜动脉弓向上发出10～20个胃支,分布于胃的前、后壁;向弓下发出十多支长短不一的网膜支供应大网膜,在网膜支之间有广泛的吻合。有4根长网膜支,自右向左称为大网膜右动脉、大网膜中动脉、大网膜左动脉和大网膜左后动脉,分别向下走行于大网膜的近右侧缘、中部和近左侧缘。前3支大网膜动脉下行到大网膜近下缘处相互吻合成大网膜弓,而大网膜左后动脉则在大网膜后面的两层腹膜之间下行,与其他大网膜动脉的分支吻合形成动脉弓(Barkow弓)。大网膜左后动脉与大网膜右动脉之间的大网膜宽度14～29cm不等(图10-4)。

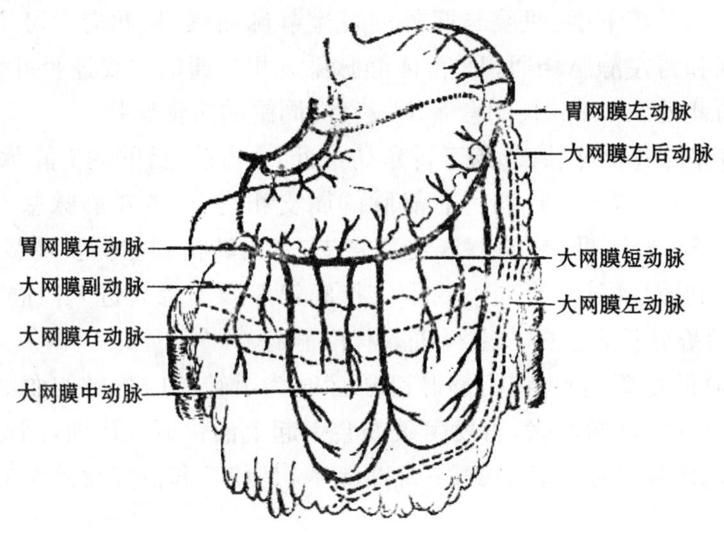

图10-4 大网膜的动脉

由于胃网膜右动脉的口径大于胃网膜左动脉,以及前者发出的长、短网膜支较多、分布范围较广、吻合支较丰富,再加上大网膜同胰头前面的相互融合,而与胰腺体、尾部前面的腹膜不附着,所以作大网膜裁剪时应自左向右进行,即切断胃网膜左动脉而保留胃网膜右动脉作为大网膜血管蒂,这样既可保证大网膜充分的血供,又可提供足够的长度以满足移植需要。据特别设计的裁剪,最大长度可达90cm以上,能达到颈部、颅顶,小腿或前臂的中段或更长。

(2) 大网膜静脉:主要是与同名的动脉伴行,最后经胃网膜左、右静脉汇入脾静脉和肠系膜上静脉。

【胃的淋巴】

1. 胃的淋巴液引流

胃的黏膜层含有丰富的淋巴毛细管网,和固有膜深层的淋巴毛细管网相连并聚集后,再进入与黏膜下层淋巴管网相连。这些具有单向引流瓣膜的淋巴管穿出肌层并接受肌层小淋巴管向外,再通过浆膜下网和浆肌层离开胃壁。胃黏膜下层的淋巴管之间有着广泛吻合形成相当密集的淋巴管丛,是造成胃癌在胃壁内扩展的解剖基础。胃壁上丰富的淋巴网,其淋巴液引流的分布与胃的动脉分布一致,但是其流向相反。胃的淋巴液引流按胃划分的部位,随着胃的动脉流向胃周围的淋巴结群,一般可将胃壁分为4个部位,其淋巴液流向4组淋巴结群,而在4组淋巴结群之间又可有相互交通。

(1) 胃左动脉旁淋巴结群:该群淋巴结接纳胃小弯上2/3部位的胃壁淋巴液,沿胃左动脉流到胃上区淋巴结和贲门部淋巴结,再汇入腹腔淋巴结和食管旁淋巴结。

(2) 胃右动脉旁淋巴结群(幽门上淋巴结群):该群淋巴结接纳胃小弯下1/3部位的胃壁淋巴液,沿胃右动脉流到幽门上淋巴结,再到肝动脉旁淋巴结汇入腹腔淋巴结。

(3) 胃短动脉旁淋巴结群：该群淋巴结接纳胃大弯上 1/3 部位的胃壁淋巴液，沿胃网膜左动脉流到左侧胃结肠韧带和脾胃韧带处的胰脾淋巴结，再沿脾动脉汇入腹腔淋巴结。

(4) 胃网膜右动脉淋巴结群(幽门下淋巴结群)：该群淋巴结接纳胃大弯下 2/3 部位的胃壁淋巴液，沿胃网膜右动脉流到右侧胃结肠韧带处的胃下淋巴结和幽门下淋巴结，再沿胃十二指肠动脉流到肝动脉旁淋巴结，汇入腹腔淋巴结(图 10-5)。各路淋巴液均汇集到腹腔淋巴结后再汇到腹主动脉周围淋巴结，经胸导管流入血液循环。

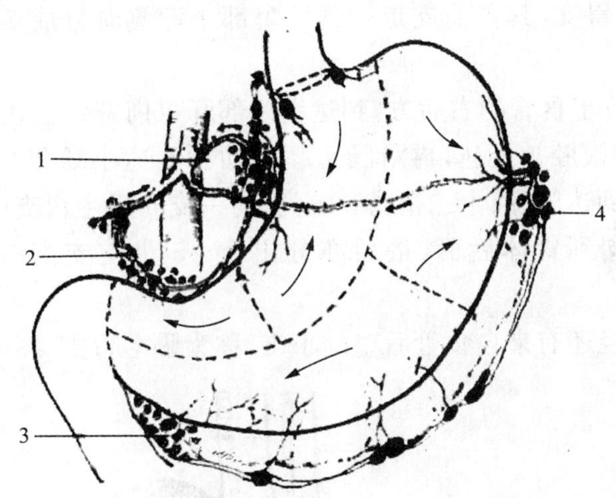

图 10-5　胃的淋巴引流

1-胃左动脉旁淋巴结群；2-胃右动脉旁淋巴结群；3-幽门下淋巴结群；4-胃短动脉旁淋巴结群

胃贲门端与食管之间，在肌层和黏膜下层均有淋巴管自由交通，使胃贲门癌可扩展和转移到食管；胃幽门端与十二指肠之间是否有淋巴管交通虽有争论，但多数认为胃与十二指肠之间在浆膜下虽无明显联系而在胃黏膜下层淋巴管网可越过幽门和十二指肠黏膜下淋巴管网相连。胃的输出淋巴管和十二指肠输出淋巴管均可汇集到幽门下淋巴结、幽门上淋巴结、肝十二指肠淋巴结、胰十二指肠后淋巴结和腹腔淋巴结。基于这种情况，胃幽门癌施行胃癌根治性切除术时，必须要切除十二指肠起始段 2cm 长。

2. 胃的淋巴结分布

一般根据胃壁的淋巴引流，可将胃壁周围的淋巴结分为 16 组：①贲门右淋巴结；②贲门左淋巴结；③胃小弯淋巴结；④胃大弯淋巴结；⑤幽门上淋巴结；⑥幽门下淋巴结；⑦胃左动脉旁淋巴结；⑧肝总动脉旁淋巴结；⑨腹腔动脉旁淋巴结；⑩脾门淋巴结；⑪脾动脉淋巴结；⑫肝十二指肠韧带内淋巴结；⑬胰头后淋巴结；⑭肠系膜根部淋巴结；⑮结肠中动脉周围淋巴结；⑯腹主动脉旁淋巴结。又可按照各淋巴结距离胃肿瘤和其主要血管供应的远近分为 3 站，即为肿瘤的淋巴转移途径上的第 1 站、第 2 站、第 3 站。但是在临床上常有多种因素影响着淋巴液的流向而发生跳跃式的淋巴转移现象。

【胃的神经】　胃的神经支配有交感神经和副交感神经两个系统。

1. 交感神经系统

交感神经纤维来自 $T_{4\sim12}$ 交感神经节，通过腹腔神经丛再发出分支，伴随着腹腔动脉及其分支走行分布到胃及十二指肠壁。

2. 副交感神经系统

副交感神经纤维来自左、右迷走神经，包括运动和感觉两种神经纤维。左、右迷走神经由颈部进入胸腔后，在肺门下方形成许多分支，然后这些分支相互交通成为前、后食管神经丛，在食管裂孔的上方这些食管神经丛的神经纤维重新汇合形成前、后迷走神经干，分别沿着食管前、后壁向下走行进入腹腔。

(1) 迷走神经前干紧贴于食管的左前壁走向贲门胃小弯处的肝胃韧带前层腹膜下分为两支，其一支叫肝支，沿肝胃韧带的上半部分布到胆管、肝动脉周围，部分神经纤维沿胃右动脉和胃十二指肠动脉分布到胃幽门、十二指肠近段和胰腺头部；另一支叫主胃支(前 Latarjet 神经)，沿着胃小弯下行，并向胃的前、后壁发出胃支，其胃前支走行到胃窦部小弯侧时分成 3～5 小支支配胃窦部的前壁，称为前“鹰爪”支。

(2) 迷走神经后干走行于食管的右后方，到达贲门部肝胃韧带后层处亦分为两支。其一支叫腹腔支，沿着胃左动脉走行到腹腔神经丛，再沿肠系膜上动脉到达小肠和右半结肠，有一部分神经纤维沿着胰十二指肠下动脉到达胰腺、十二指肠和幽门；另一支叫后主胃支(后 Latarjet 神经)，沿着胃后壁小弯侧下行，分出胃支到胃体后面，最后亦分出 3～5 小支支配胃窦部的后壁，称为后“鹰爪”支。

支配胃体部的迷走神经还有来自食管后壁的小支，称为膈上胃支(图 10-6)。

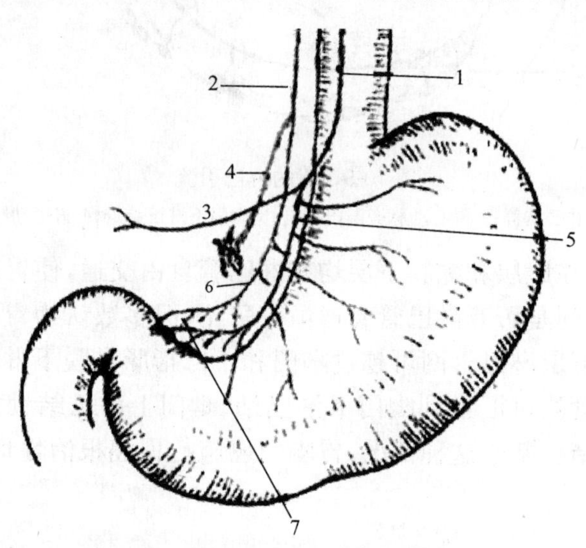

图 10-6　胃的迷走神经分布

1-左迷走神经干；2-右迷走神经干；3-肝支；4-腹腔支；5-前 Latarjet 神经；6-后 Latarjet 神经；7-前、后“鹰爪”支

(林擎天)

第十一章 溃疡病手术

【概述】 溃疡病是胃和十二指肠最常见的慢性疾病。在20世纪50年代前后是发病高峰时期，近年来的统计资料表明溃疡病的发病率明显下降，仅为20世纪50年代的1/2左右；需要手术治疗的溃疡病患者大大减少，其中90%属急性消化道大出血或穿孔的患者。在多数国家中，十二指肠溃疡比胃溃疡多见；好发于男性，但近年来女性溃疡病患者有逐年增多趋势；溃疡病可以发生在不同的年龄时期，胃溃疡常见于中老年患者，发病的高峰年龄在50～60岁，十二指肠溃疡的发病高峰一般较胃溃疡早10年左右。

溃疡病的发病机制至今尚未完全明了。当前公认胃酸和胃蛋白酶为主的攻击因素的增强、胃十二指肠黏膜防御因素的削弱及幽门螺杆菌感染等3个因素与溃疡病发病的关系最为密切。发生溃疡病的基本原因是由于对胃十二指肠黏膜有损害作用的侵袭因素与胃十二指肠黏膜自身防御因素之间失去平衡的结果。但十二指肠溃疡与胃溃疡发生高酸分泌的机制有所不同，前者主要由于胃黏膜内的壁细胞数过多和(或)迷走神经过度兴奋所致，而胃溃疡的高酸分泌主要由于迷走神经张力较低、食物在胃窦部停留过久，刺激胃窦部黏膜分泌较多促胃液素所致。所以外科治疗十二指肠溃疡一般以胃次全切除术或迷走神经切断术为主要措施，而治疗胃溃疡常以包括胃窦部的胃大部分切除术为主要术式。

溃疡病大多数可用内科的综合治疗方法获得痊愈，但据文献报道，在住院治疗的溃疡病病例中约10%左右的患者在最终或开始就应该接收手术治疗。有些溃疡病的手术适应证是明显的，这些多是溃疡病的严重并发症，需要急症手术，有些病例的手术适应证是相对的，这些人大多是内科治疗无效的病例，手术基本上是择期性的。

对于溃疡病的治疗，首先要明确究竟是否采用手术疗法或内科治疗；其次要明确如果采用手术疗法，应采用何种手术方式最为恰当。

第一节 胃大部切除术

【概述】 外科手术治疗溃疡病已有半个世纪以上的历史，手术方法也有很多的演进。但目前除迷走神经切断术和胃大部切除术以外，其他术式不够理想，仅在特殊情况下偶尔为之，几近淘汰。而胃大部切除术由于技术难度要求相对较低，易于推广，目前在基层医院应用范围最广。根据切除胃范围的大小，胃部分切除术可分为胃大部切除术(subtotal gastrectomy)、半胃切除术(hemigastrectomy)、胃窦部切除术(antrectomy)。通常应用的胃大部切除术的范围是切除胃远端的70%～75%，切除线标志大约相当于胃小弯侧胃左动脉第2胃支与胃网膜左动脉终末支近侧第2支处的连线；半胃切除术的切线是起自胃左动脉第2胃支到胃大弯侧胃网膜左、右动脉末支交界处的连线；胃窦切除的界线在胃角切迹上2cm至胃大弯侧垂直线为胃窦胃体的分界标志(图11-1)。胃大部切除术后胃肠道重建的方式分胃十二指肠吻合术(B-Ⅰ式)和胃空肠吻合术(B-Ⅱ式)两类。

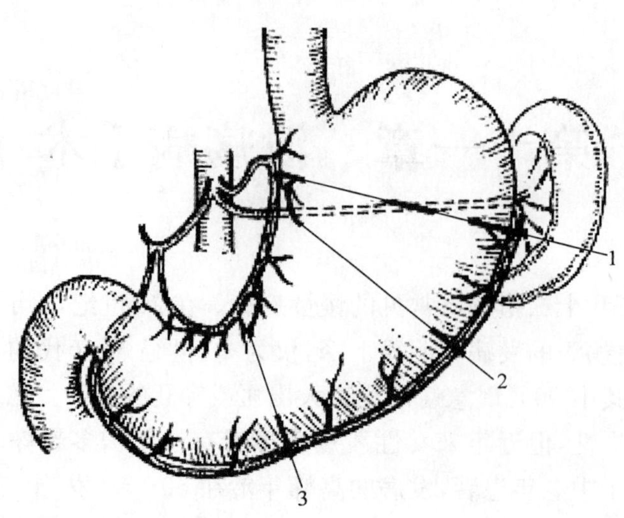

图 11-1 3种不同胃切除手术的范围

1-胃大部切除术；2-半胃切除术；3-胃窦切除术

【适应证】

1. 绝对适应证

(1) 溃疡急性穿孔，形成弥漫性腹膜炎者。

(2) 并发幽门梗阻，严重影响进食及营养者。

(3) 急性大出血(大量呕血或柏油样便)，有生命危险者或反复出血者。

(4) 溃疡癌变可疑者。

2. 相对适应证

(1) 经严格的内科综合治疗而症状不能减轻，溃疡不能愈合，或暂时愈合而在短期内又复发者。

(2) 多年溃疡患者症状反复发作，病情逐渐加重，症状剧烈者。

【麻醉】

(1) 连续硬脊膜外麻醉。

(2) 气管插管、静脉滴注全身麻醉。

【体位】 平身仰卧位。

【切口】 上腹正中切口，必要时可绕到脐下正中 2～3cm。

一、B-Ⅰ式胃大部切除术

【概述】 胃大部切除、胃十二指肠吻合术(B-Ⅰ式)是将胃切除后的残端直接与十二指肠残端吻合。这种重建方式维持了消化道的正常通路，比较接近正常的生理状态。术后远期并发症较少，术式相对简单。这种术式比较适合治疗胃溃疡，而十二指肠溃疡患者经常由于溃疡周围瘢痕组织多，可能与邻近脏器粘连或后壁穿透性溃疡等原因，在切除溃疡后，未有足够健康的十二指肠用于吻合。

【手术步骤与操作】

1) 剖开腹壁，探查腹腔，证实诊断，适合作胃大部切除术者，即可分离胃部。

2) 由助手提起胃壁后，首先在胃大弯左侧与胃网膜血管弓之间比较游离和宽大的胃结肠韧带无血管区处剪开一个洞后，向左侧用两把血管钳钳夹、切断、结扎胃大弯与胃结肠韧带之间的血管分支，直至胃网膜左血管的2～3分支以及第1或第2胃短血管为止，至此可作70%的胃切除；在行半胃切除时则只需在胃大弯分离左、右胃网膜血管分支的交界处(图 11-2),但是需加作迷走神经干切断,才能取得实效。

3) 再向右用两把血管钳依次钳夹、切断、结扎胃大弯与胃结肠韧带之间的血管分支,直至胃幽门下钳夹、切断、结扎胃网膜右血管(图 11-3);因右侧胃结肠韧带常与胃窦后壁粘连并与横结肠系膜粘合一起,在推开分离时应注意其层次结构,以免损伤横结肠中动脉。

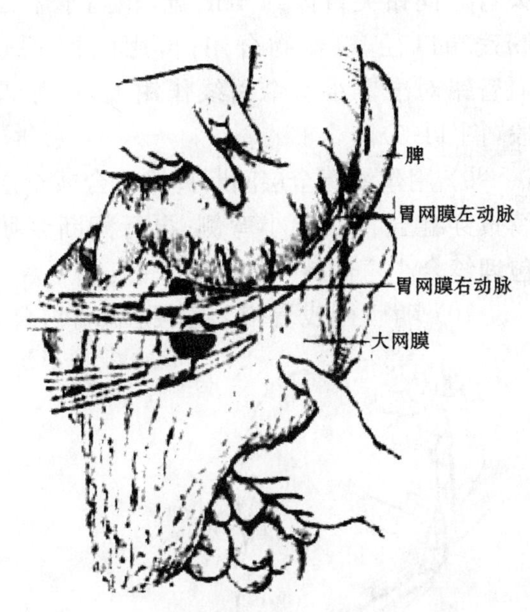

图 11-2　切断胃结肠韧带左半部

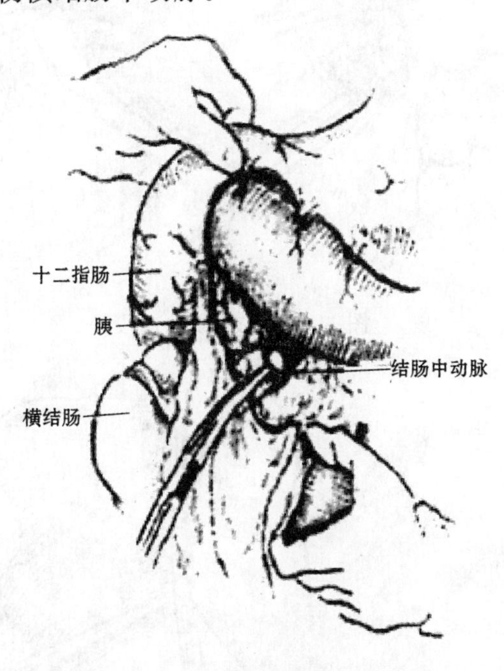

图 11-3　切断胃结肠韧带右半部

4) 继续游离到十二指肠后壁与胰头表面疏松组织分开并结扎切断分支血管,再结扎十二指肠第 1 段下缘的小分支血管,至此已完成幽门及十二指肠第 1 段下缘和后壁的分离。

5) 将胃体和胃窦向下牵引,暴露出肝胃韧带,在此小网膜的无血管区处切开,分离结扎、切断胃右动脉,分离到十二指肠第 1 段上缘,估计游离十二指肠第 1 段 2～3cm;用两把 Kocher 血管钳,距幽门下 1～2cm 处钳夹、切断十二指肠(图 11-4)。

6) 钳夹、切断肝胃韧带左侧部分后,将胃向左侧翻开,再分离、结扎、切断胃体后壁与胰腺体尾部粘连,显露出胃左动脉,在其主干或其前、后分支处,予以钳夹、切断、结扎。

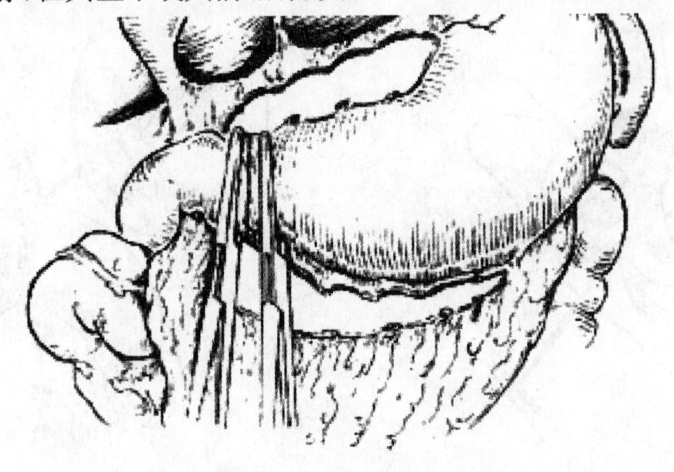
图 11-4　在幽门下切断十二指肠

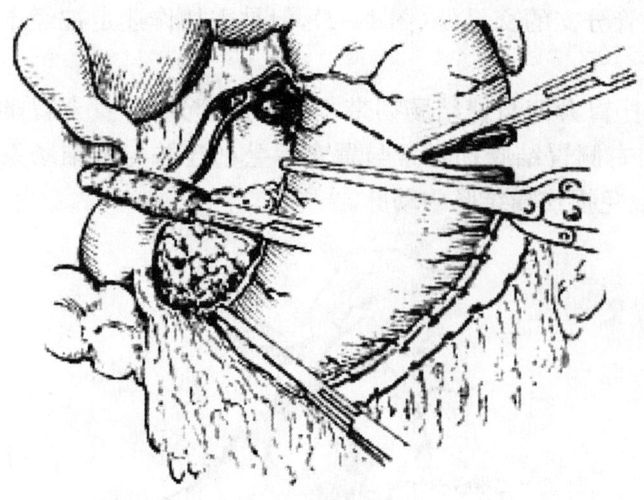

图 11-5 钳夹、切除远段胃

7）于胃左动脉第 2 胃支处，用丝线对胃小弯侧胃壁缝一针牵引线，以作切胃标志；再于胃体大弯侧，胃网膜左动静脉近胃短动脉交界处缝一针牵引线。

8）先用两把 Kocher 血管钳，以垂直胃大弯方向钳夹胃体约 4cm 宽，相当于十二指肠残端口径，以作吻合用；再用两把 Kocher 血管钳对准胃小弯牵引线作钳夹，切除胃远段（图 11-5）。

9）用丝线行全层间断褥式缝合或全层连续贯穿缝合胃残端小弯侧，再行间断浆肌层包埋缝合小弯侧胃残端（图 11-6）。

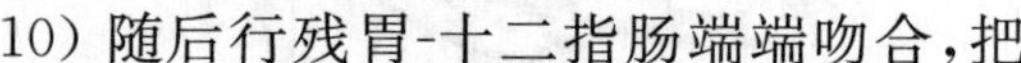

10）随后行残胃-十二指肠端端吻合，把

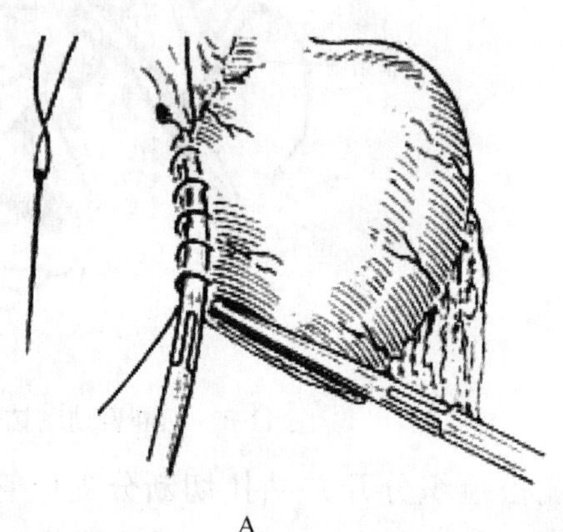

A

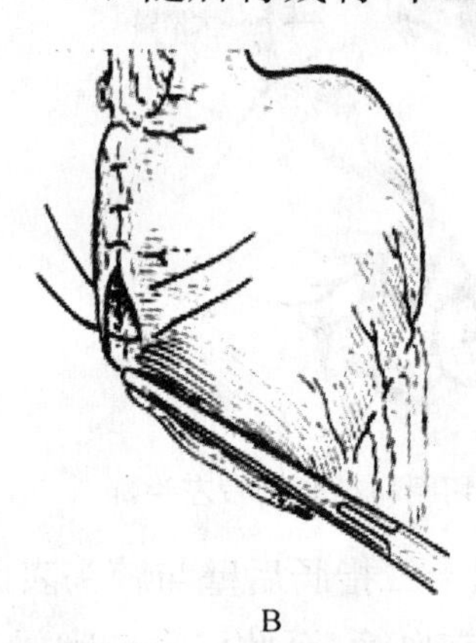

B

图 11-6 缝合残胃小弯侧

A-全层褥式或连续缝合；B-浆肌层包埋缝合

胃和十二指肠残端的两把钳并拢，先将后壁浆肌层行间断缝合，再行后壁全层间断或连续缝合（图 11-7）；然后转向前壁行全层间断或连续内翻缝合，再行前壁间断浆肌层包埋缝合，最后在吻合口上角加一小荷包缝线行加固缝合（图 11-8）。

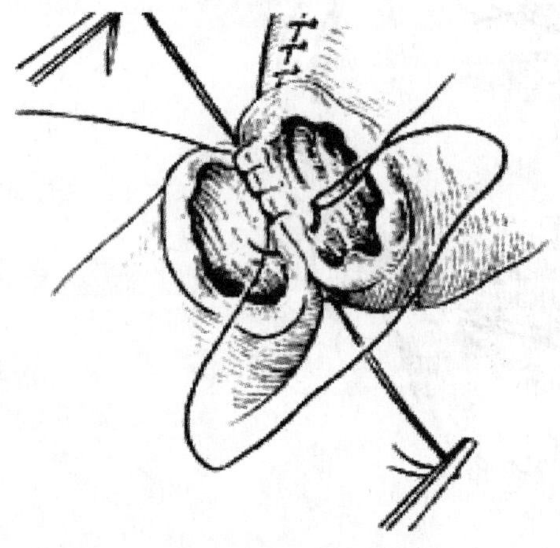

图 11-7 残胃十二指肠后壁缝合

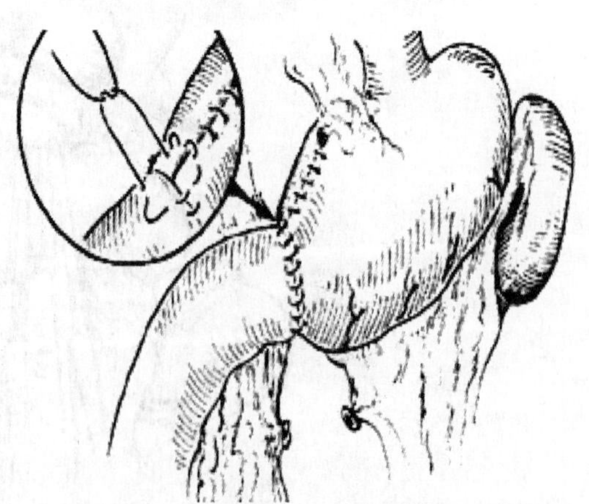

图 11-8 残胃十二指肠前壁缝合完毕

11）吻合器法 B-Ⅰ式胃大部切除吻合术

（1）胃十二指肠的游离同手工缝合法。

（2）十二指肠拟切断处用荷包缝合器钳夹后，近胃端用胃钳钳夹，贴近荷包缝合器将十二指肠球部离断，完成荷包缝合（图 11-9）。

（3）去除十二指肠钳，于残端置入吻合器的弹头，收紧荷包缝线；再移去胃钳，于胃腔内置入管状吻合器，反向旋转尾部旋钮，距残端后壁 3cm 处戳孔伸出中心杆与弹头轴对合，再正向旋转管状吻合器尾部旋钮使两端合拢，当指示窗中发现击发标记时击发；旋松旋钮后，缓慢退出管状吻合器（图 11-10）。

（4）用关闭器钳夹残胃断端，旋紧旋钮后行钉合，随后再用 1 号丝线行间断浆肌层包埋缝合（图 11-11）。

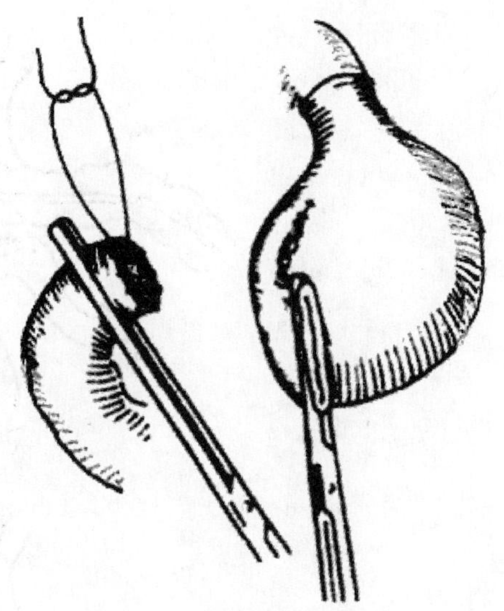

图 11-9　十二指肠残端作荷包缝合

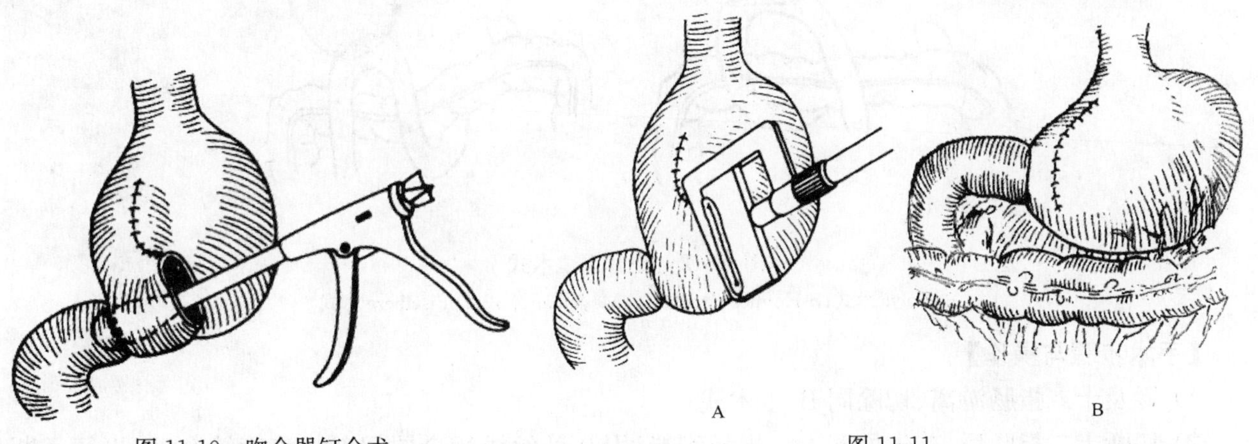

图 11-10　吻合器钉合术

图 11-11

A-关闭器钳夹钉合残胃断端；B-用丝线作间断浆肌层包埋缝合

二、B-Ⅱ式胃大部切除术

【概述】 胃部分切除后行胃空肠吻合术（B-Ⅱ式）是在胃远端部分切除后，将十二指肠残端关闭，吻合残胃与空肠。十二指肠溃疡病变可以旷置而不予以切除，也可以切除较多的胃组织而不会发生吻合口张力过大的问题，比较适合于治疗十二指肠溃疡，也适于溃疡病胃大部切除及胃癌根治术后的消化道重建；但该术式消化道重建后，食物由胃直接进入上段空肠，引起的解剖及生理变化较大，手术并发症发生率也较高。

B-Ⅱ式手术又分为结肠前和结肠后胃空肠吻合两种，对残胃断端来说又有全口的和半口的胃空肠吻合，空肠近端对胃小弯或对胃大弯吻合等不同方式。B-Ⅱ式原法是将胃的残端缝合关闭、在胃前壁另开口于结肠前与空肠吻合，以后在此基础上有了许多发展，出现诸多改良术式，主要有以下几种：①Polya 术式：为结肠后或结肠前，作空肠近端对胃小弯的断端全口与空肠施行端侧吻合；②Hofmeister 术式：将胃残端的小弯侧关闭一半，作结肠后的近端空肠对小弯的残胃大弯侧施行端侧吻合；③Moynihan 术式：结肠前作近端空肠对胃大弯的胃残端全口或半口与空肠施行端侧吻合；④Eiselberg 术式：将胃残端小弯侧关闭一半，作结肠前的近端空肠对小弯的残胃大弯侧与空肠施行端侧吻合，也可称为结肠前 Hofmeister 术式（图 11-12）。目前最常用的是 Hofmeister 术式。

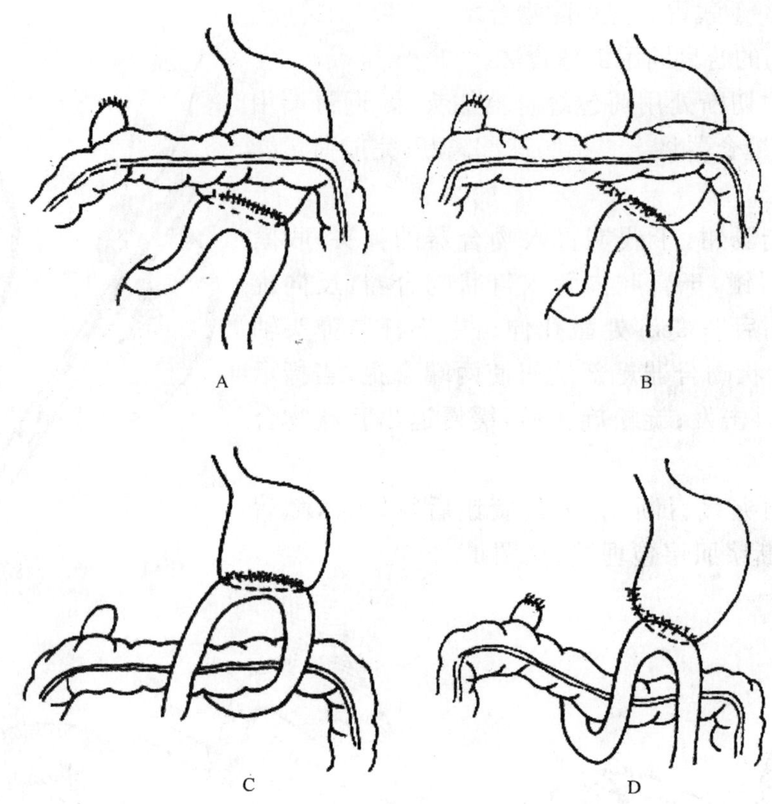

图 11-12 B-Ⅱ重建术式

A-Polya 术式;B-Hofmeister 术式;C-Moynihan 术式;D-Eiselberg 术式

【手术步骤与操作】

1）胃及十二指肠游离、切除同 B-Ⅰ术式。

2）切断十二指肠后，首先处理十二指肠残端；用 0 号丝线行全层间断或连续缝合后，再行间断浆肌层包埋缝合(图 11-13)。

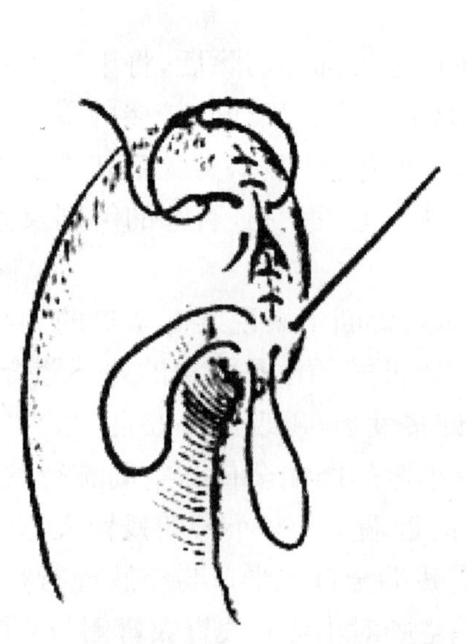

图 11-13 双层缝闭十二指肠残端

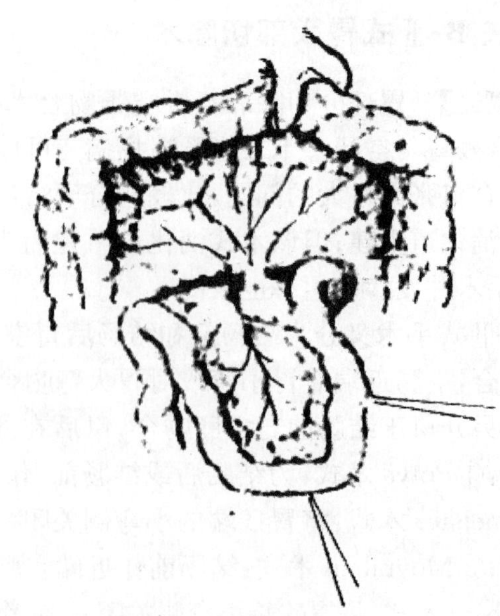

图 11-14 寻找屈氏韧带，定好上段空肠标志

3) 寻找上段空肠，第一助手提起横结肠，将其系膜扩展拉紧，术者用右手第 2、3 指沿横结肠系膜向下滑到其根部，找到第 1 腰椎体左侧下方的十二指肠悬韧带，证实确是空肠的起始部后，由此拖出一段空肠，在距十二指肠悬韧带(屈氏韧带)10cm 和 20cm 的两点处各缝一牵引线作为胃肠吻合时的标志(图 11-14)。

4) 结肠后残胃空肠吻合

(1) 切开横结肠系膜无血管区，将上段空肠经系膜裂孔提到上腹部，距屈氏韧带 9cm 左右行近端与小弯侧的残胃大弯侧半口与空肠端侧吻合。

(2) 先用 0 号或 1 号丝线行吻合口后壁间断浆肌层缝合，长 4.5～5cm，然后各距缝线 0.5cm 处切开胃、肠壁，用 1 号丝线行吻合后壁的全层间断或连续缝合；再转向前壁行全层间断或连续内翻缝合，最后用 0 号或 1 号丝线行前壁的间断浆肌层包埋缝合(图 11-15)。

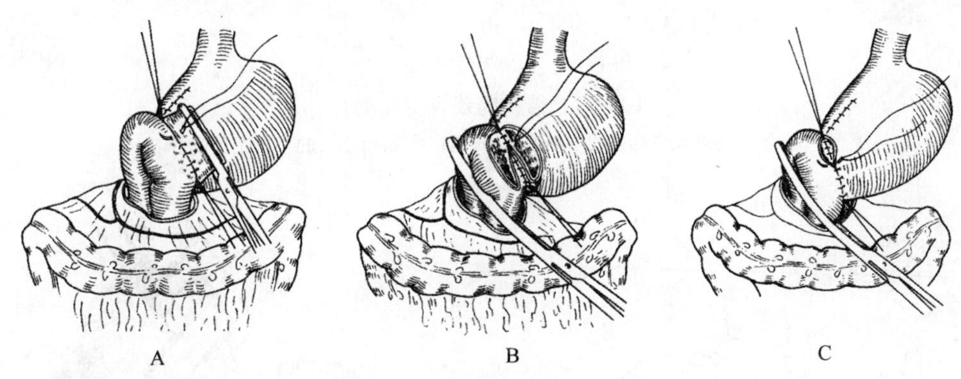

图 11-15　结肠后残胃空肠吻合

A-浆肌层缝合后切开胃、肠壁，缝扎浆膜血管；B-吻合口后壁缝合完毕；C-吻合口前壁双层缝合完毕

(3) 将横结肠系膜裂孔边缘与残胃前、后壁行间断浆肌层缝合，使吻合口固定位于横结肠系膜裂孔下方(图 11-16)。

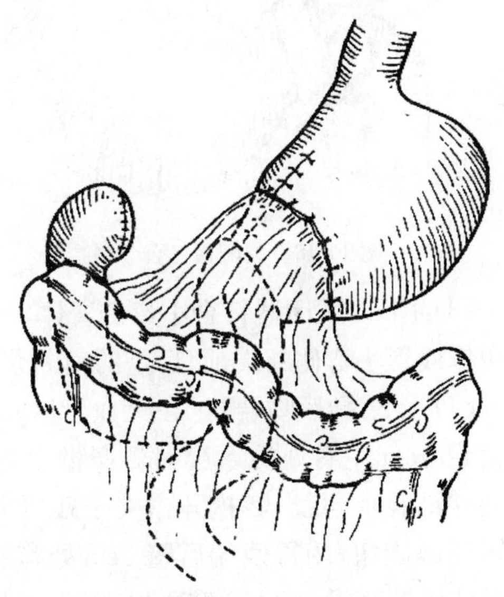

图 11-16　吻合口位于横结肠裂孔下方

5) 结肠前残胃空肠吻合

(1) 将近段空肠于横结肠前提到上腹部，距屈氏韧带 15cm 左右处，根据屈氏韧带的位置，若距脊柱左侧较远时行空肠近端与大弯侧的残胃大弯侧半口与空肠端侧吻合，若屈氏韧带距脊柱较近时，则作空肠近端对小弯侧的残胃大弯侧半口与空肠施行端侧吻合(图 11-17)。

(2) 先用 0 号或 1 号丝线行吻合口后壁间断浆肌层缝合，长 4.5～5cm，然后各距缝线 0.5cm 处切开胃、肠壁，用 1 号丝线行吻合后壁的全层间断或连续缝合；再转向前壁作全层间断或连续内翻缝合，最后用 0 号或 1 号丝线作前壁的间断浆肌层包埋缝合。

6) 吻合器法 B-Ⅱ式胃大部切除吻合术

(1) 胃十二指肠的游离同手工操作法。

(2) 用 60 关闭器钉合并切断十二指肠第 1 段后，再用 1 号丝线行十二指肠残端前、后壁的间断浆肌层包埋缝合(图 11-18)。

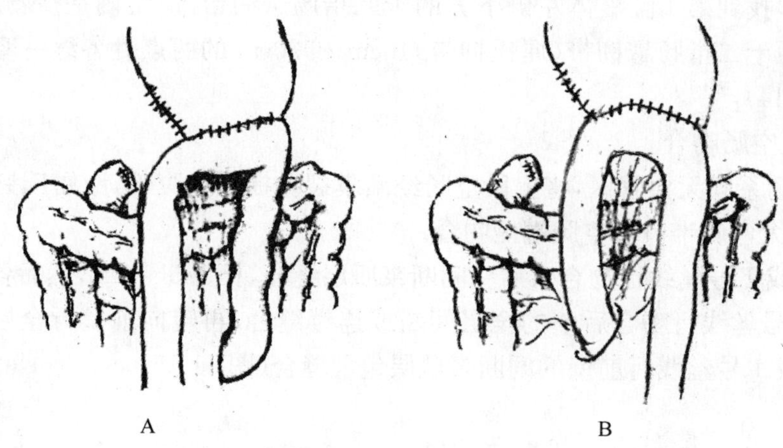

图 11-17　结肠前残胃空肠吻合

A-近段空肠对大弯的残胃空肠吻合;B-近段空肠对小弯的残胃空肠吻合

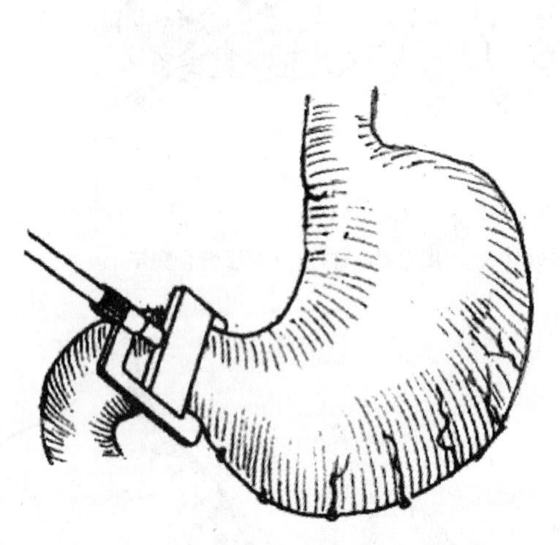

图 11-18　关闭器钉合十二指肠

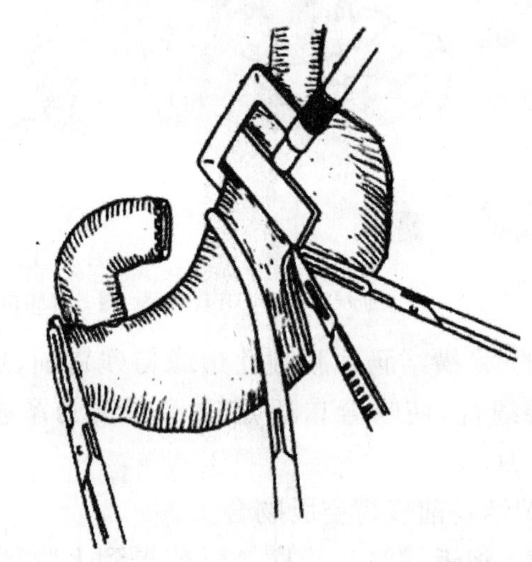

图 11-19　关闭器钉合小弯侧胃体,切除胃体远段

(3) 用 60 关闭器钉合小弯侧胃体,用长的 Kocher 钳钳夹大弯侧胃体后切除胃体远段;以 1 号丝线作残胃小弯侧断端前、后壁的间断浆肌层包埋缝合(图 11-19)。

(4) 行结肠后吻合:①在无血管区切开横结肠系膜,经系膜裂孔将近段空肠提到上腹部,距屈氏韧带 9cm 左右处的系膜对侧肠壁上,用 4 号丝线行荷包缝线,置入 29 号管状吻合器的弹头后收紧并结扎荷包线;②松开钳夹于残胃大弯侧的 Kocher 钳,自其残端伸入 29 号管状吻合器,反向旋转尾部旋钮,距胃残端后壁 3cm 处戳孔伸出中心杆与弹头轴对合,再正向旋转管状吻合器尾部旋钮使两端合拢,当指示窗中发现标记时击发钉合;旋松旋钮后,缓慢退出管状吻合器(图 11-20);③用 60 关闭器钉合残胃断端,以 1 号丝线作残胃大弯侧断端前、后壁的间断浆肌层包埋缝合;④随后将横结肠系膜裂孔边缘与残胃前、后壁行间断浆肌层缝合,使吻合口固定位于横结肠系膜裂孔下方。

(5) 行结肠前吻合:①距屈氏韧带 15cm 左右处的系膜对侧肠壁上,用 4 号丝线行荷包缝线,置入 29 号管状吻合器的弹头后收紧并结扎荷包线;②松开钳夹于残胃大弯侧的 Kocher 钳,自其残端伸入 29 号管状吻合器，反向旋转尾部旋钮，距胃残端后壁 3cm 处戳孔伸出中心杆与弹头轴对合，再正向旋转管状吻合器尾部旋钮使两端合拢，当指示窗中发现标记时击发钉合；再旋松旋钮后，缓慢退出管状吻合器(图 11-21)；③ 用 60 关闭器钉合残胃断端，以 1 号丝线行残胃大弯侧断端前、后壁的间断浆肌层包埋缝合。

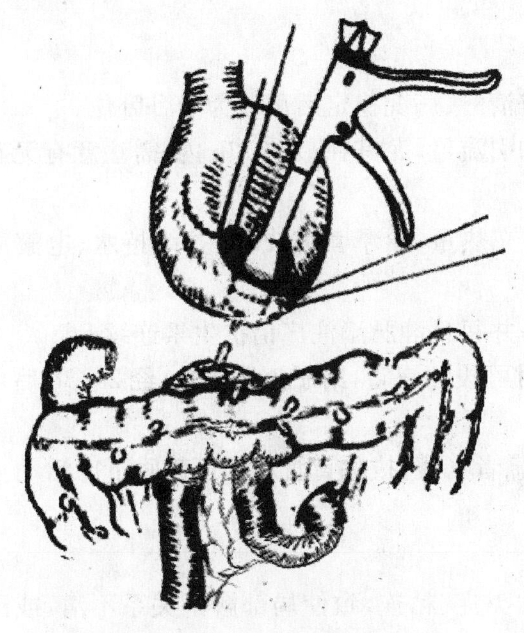

图 11-20 吻合器在结肠后钉合

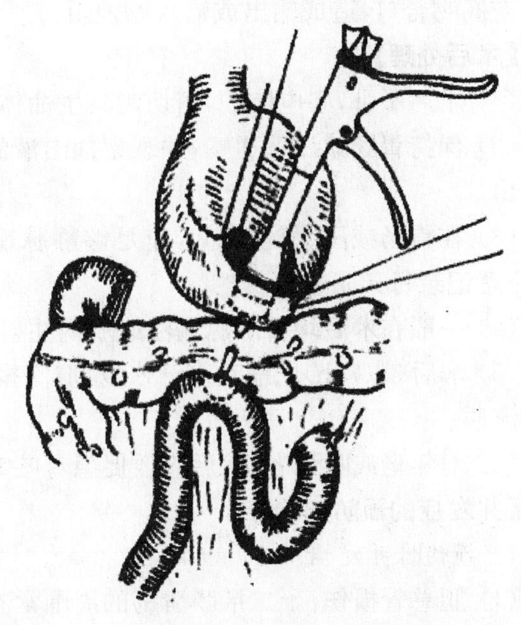

图 11-21 吻合器在结肠前钉合

【手术要点】

(1) 在胃大弯侧游离、切开胃结肠韧带时，避免损伤、结扎胃网膜左、右血管，导致大网膜缺血、萎缩、坏死；对于分离胃后壁与横结肠系膜时，注意用手指靠胃后壁侧缓推，切勿损伤结肠中动脉，只有看清结肠中动脉后，才能将胃网膜右动脉根部切断，并用丝线缝扎。

(2) 施行毕Ⅰ式(B-Ⅰ)吻合时，要避免吻合口有张力而影响组织愈合，必要时切开十二指肠旁侧后腹膜，向左松动十二指肠和胰头使吻合口减张；再者亦可同时加作吻合口的胃后壁浆肌层与胰腺前的后腹膜缝合以防止残胃回缩。

(3) 如果十二指肠溃疡有广泛的瘢痕粘连，切除有困难，或估计在十二指肠切断后残端内翻缝合有困难时，不要勉强切除溃疡，可用十二指肠溃疡旷置术(Bancroft)来处理，施行毕Ⅱ式(B-Ⅱ)吻合术(十二指肠旷置术操作见第三篇第十九章第三节)。

(4) 施行毕Ⅱ式(B-Ⅱ)吻合时，要完善地缝合十二指肠残端，尤其是残端的上、下两个角，要作前、角、后三点半荷包式包埋缝合以防肠漏；对残胃的上、下两个角亦应作同样处理以防止发生残端胃漏。

(5) 施行毕Ⅱ式吻合时，必须看到屈氏韧带，提起空肠起始端证实韧带处肠管是固定的，确定为空肠上段后才能进行吻合，以免把回肠误当空肠进行吻合，造成严重后果。

(6) 施行手工缝合胃肠吻合口时，可对胃残端黏膜下血管先作丝线缝扎，然后再作胃肠壁的缝合；注意针距不要太宽，一般以 0.5cm 为妥，针针要收紧以免术后出血。

(7) 作结肠残胃空肠吻合后，应将横结肠系膜裂孔边缘与残胃壁浆肌层做缝合固定完善，以免滑脱压迫输入、输出肠襻导致梗阻；行结肠前胃空肠吻合后，结肠系膜与空肠系膜间隙必须常规缝闭以避免小肠疝入。

(8) 对于用关闭器钉合切除后的残端，都须再行前、后壁的间断浆肌层包埋缝合，使浆膜对合完善为妥。

(9) 关腹前，对B-Ⅰ式者应将横结肠上的大网膜平展于腹腔，对行B-Ⅱ式术者应将横结肠上的大网膜提起，平展放在十二指肠残端，一则可以覆盖保护残端防止渗漏，二则可以防止大网膜粘连于胃空肠吻合口，造成输出或输入襻梗阻。

【术后处理】

(1) 术后平卧，心电监护，密切观察生命体征，麻醉清醒、病况稳定后可改为半卧卧位。

(2) 保持胃肠减压管通畅，并观察抽出液的颜色和引流量，尤其在最初12h内，需注意有无新鲜血吸出。

(3) 在胃肠减压、禁食期间，应足够静脉输液以补充热量，给予营养支持，并维持水、电解质平衡，注意记录每日尿量。

(4) 一般在术后均要静脉输注或肌内注射止血剂，并每日静脉滴注广谱抗生素连续5d。

(5) 术后3d(72h)肠蠕动多已恢复，肛门排气，此时可拔除胃管，给予流质饮食，经2～3d后可进食半流质。

(6) 对年老或吸烟者，术后应敦促患者咳嗽，帮助患者咯痰，拔除胃管后即可鼓励下床活动。

【并发症的预防与治疗】

1. 损伤性并发症

(1) 胆总管损伤：十二指肠溃疡的周围常有广泛的炎症、粘连，致使局部解剖关系不清，或因瘢痕收缩将胆总管拉至幽门附近，在切除溃疡时容易导致胆总管损伤。为预防胆总管损伤，估计切除溃疡有困难者，应该剥除胃窦部黏膜，采用十二指肠溃疡旷置术。若在术中及时发现胆管损伤，则应根据损伤严重情况及时作出相应处理，行胆管-胆管端端缝合术或胆管-十二指肠端侧缝合术；若在术后才发现发生胆管损伤，出现胆漏、黄疸时，亦应根据具体情况施行手术处理。

(2) 胰腺损伤：胃或十二指肠的后壁穿透性溃疡，基底部为胰腺组织，勉强切除这类溃疡的底部，会损伤胰腺实质或主副胰管，导致术后胰腺炎或胰瘘。为预防此并发症，在切除时可留下基底部，然后烧毁黏膜即可从而避免损伤胰腺组织；术中发现十二指肠的后壁穿透性溃疡时，可采用十二指肠溃疡旷置后，行B-Ⅱ式重建术。

(3) 横结肠系膜血管损伤：在切开胃结肠韧带后，应靠近胃后壁分离粘连，用手指推开横结肠系膜，以免损伤结肠中动脉；若不慎损伤，结扎横结肠中动脉主干，可导致横结肠缺血、坏死；检查观察肠段已苍白无活力时，应施行肠段切除、吻合术。

(4) 脾脏损伤：术中探查手法要轻柔，避免向右强力牵拉胃壁或腹部拉钩安放位置不妥而损伤脾脏，若脾包膜撕裂或脾门血管损伤引起出血难于制止时，则需将脾脏切除。

2. 吻合口出血

术后经胃管不断吸出较大量的血性液体或鲜血，且数小时不见减少或反复出现呕血者，不论有无血压及脉搏变化，均应认为吻合口有活跃性出血。为预防术后吻合口出血，应对胃断端黏膜下血管结扎止血，对空肠切端的出血点也应予结扎止血。缝合时注意针距不要太宽，缝线要收紧。术后发生吻合口出血时，除静脉滴注止血剂外，还可自胃管注入含有肾上腺素的冰冷生理盐水作灌洗；近代可早期施行纤维胃镜检查，明确诊断和治疗。

3. 吻合口瘘

术中应注意避免吻合口张力过大，吻合口周围感染等因素，这些均会影响组织愈合而发生吻合口漏；此外，在缝合时黏膜必须完全内翻，尤其在前、后壁作间断经肌层包埋缝合时应避免黏膜外露，在胃肠残端上、下角行半荷包缝合，对于胃肠吻合口的“危险三角”区，应行三点加强减张缝合；临床发生吻合口漏多见于术后第5～8天，此时除保持胃肠减压管通畅外，应积极施行腔外负压引流促使其局限化。

4. 十二指肠残端瘘

术中应充分估计切断十二指肠后，残端能良好地缝合，倘若感到有困难时，应当机立断施行十二指肠溃疡旷置，B-Ⅱ重建术。对溃疡切除后，十二指肠残端闭合不满意时，可行十二指肠残端置管缝合后B-Ⅱ重建术，必要时可将胃管置入空肠输入襻加强减压以促进愈合；还可考虑在远段空肠上放置营养造瘘管，以早期予以营养支持。倘若术后出现十二指肠漏，对已放置有引流管者应加强行低负压持续引流；若无引流管时，可在B超定位下作穿刺放置引流管，或即行开腹引流。

5. 吻合口梗阻

施行B-Ⅰ式缝合时，应避免胃肠壁内翻过多，操作应轻柔避免局部炎症水肿；施行B-Ⅱ式缝合时，对胃肠壁上的开口不能太小（大约要6cm长），缝合时胃肠壁不要内翻过多，缝合后吻合口要达到4.5～5.0cm宽为妥。

6. 其他

溃疡病复发、输入空肠段梗阻、输出空肠段梗阻、倾倒综合征、碱性返流性胃炎、胃潴留、术后腹泻等并发症参见第二篇第十四章第1、2、3、4、5、6节。

（汪　昱）

第二节　胃迷走神经切断术

【概述】 胃迷走神经切断术（gastric vagotomy）主要是用于治疗十二指肠溃疡。20世纪40年代初由Dragstedt首先倡导，主要是针对十二指肠溃疡患者不同程度的胃酸增高。胃酸的分泌与胃的壁细胞有关，同时又受神经与内分泌的支配和调节。迷走神经兴奋时可使壁细胞分泌大量胃酸，同时亦促使胃窦部黏膜的G细胞分泌促胃液素，后者可刺激壁细胞增加胃酸的分泌，所以将迷走神经切断后去除了神经的刺激因素，就能控制和减少胃酸分泌，使十二指肠溃疡获得痊愈。迷走神经切断术有以下几种：①迷走神经干切断术（truncal vagotomy，TV）；②选择性迷走神经切断术（selective vagotomy，SV）；③高选择性迷走神经切断术（high selective vagotomy，HSV）（图11-22）。虽然

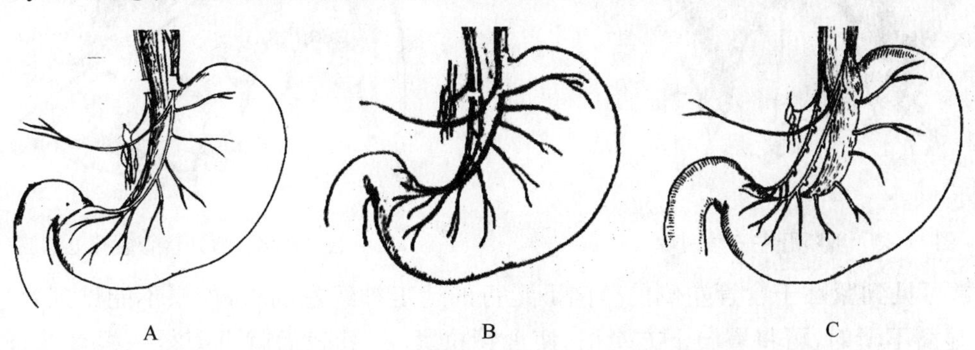

图11-22　胃迷走神经切断术示意图

A-迷走神经干切断术；B-选择性迷走神经切断术；C-高选择性迷走神经切断术

其都有制酸效果，但是迷走神经切断术的范围不同、对胃功能的影响和副作用的程度亦不同，一般在迷走神经干切断术和选择性迷走神经切断术后都必须施行附加手术，如幽门切开成形术或胃-空肠吻合术，或胃窦部切除术或半胃切除术等，以解决胃的排空和引流问题。本节将分别介绍不同类型的迷走神经切断术。

【适应证】

(1) 经内科正规治疗无效的十二指肠溃疡。

(2) 胃大部切除术后，复发吻合口溃疡。

(3) 作为胃切除保留更多胃组织的附加手术。

【麻醉】 连续硬脊膜外麻醉+气管插管、静脉滴注全身麻醉。

【体位】 平身仰卧位。

【切口】 上腹正中或饶脐直切口。

一、迷走神经干切断术

【概述】 1943年，Dragstedt首先应用迷走神经干切断术(truncal vagotomy)，主要用于治疗十二指肠溃疡。在膈下将迷走神经的左前干和右后干切断。此术式不但切断了支配胃的迷走神经，同时也切断了肝支和腹腔支，手术后会影响肝胆系统功能和胃肠道功能，如胃蠕动功能降低、幽门排空障碍引起胃潴留以及腹泻等并发症。目前，此种术式已很少使用。

【手术步骤与操作】

(1) 进腹确定为十二指肠溃疡后，向右下牵拉肝左外叶，剪断左肝三角韧带和冠状韧带(图11-23)。

(2) 剪开食管裂孔前腹膜，摸到安放的胃管，证实为食管下端、贲门后，横行扩大剪开食管裂孔腹膜反折，注意勿损伤裂孔上缘的膈下静脉(图11-24)，然后用手指沿食管周围的疏松结缔组织分离出一段食管。

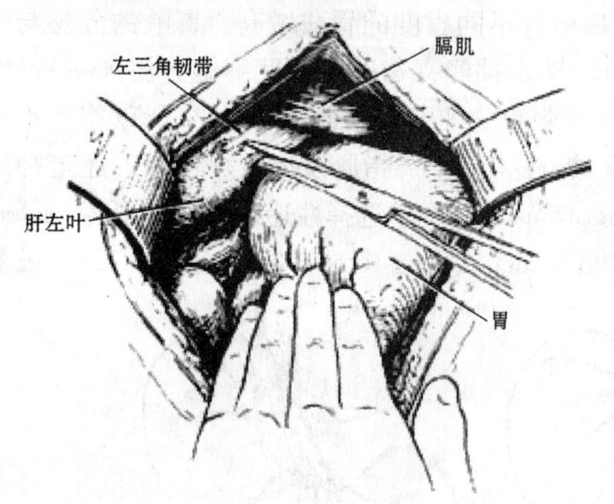

图11-23 剪断肝左三角韧带

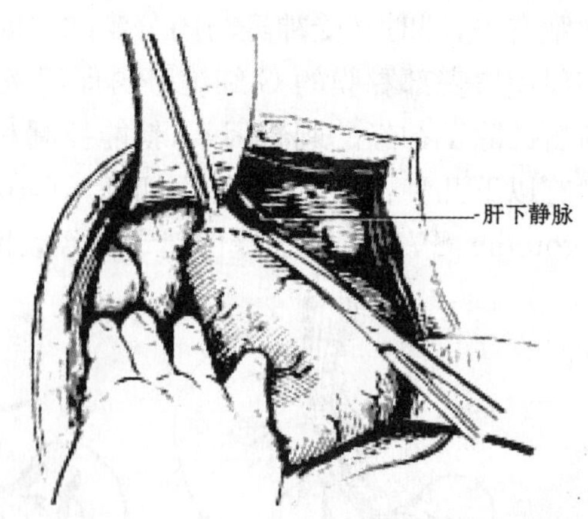

图11-24 剪开食管裂孔处腹膜

(3) 通常可见到紧贴于食管左侧前壁向下走行的迷走神经左前干，如果不能见到此迷走神经前干或因渗血显露不清时，可将胃向下方牵引，使食管拉紧，在其表面就可摸得一根琴弦样条索，即为迷走神经前干(图11-25)，将其分离出3～5cm长度后予以上、下钳夹切除，两断端用细丝线结扎，以防神经营养血管出血(图11-26)。

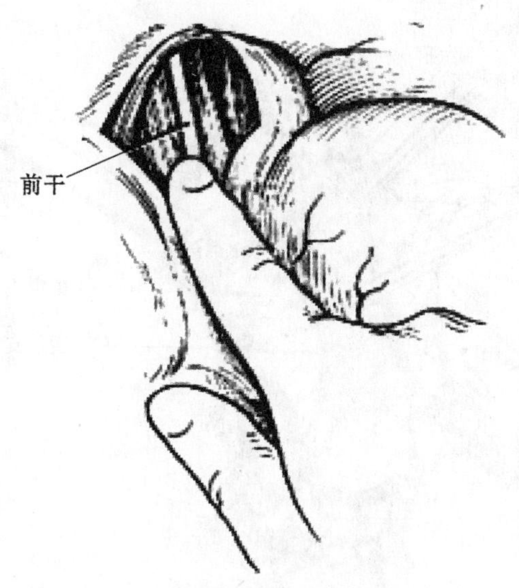

图 11-25 分离迷走神经前干

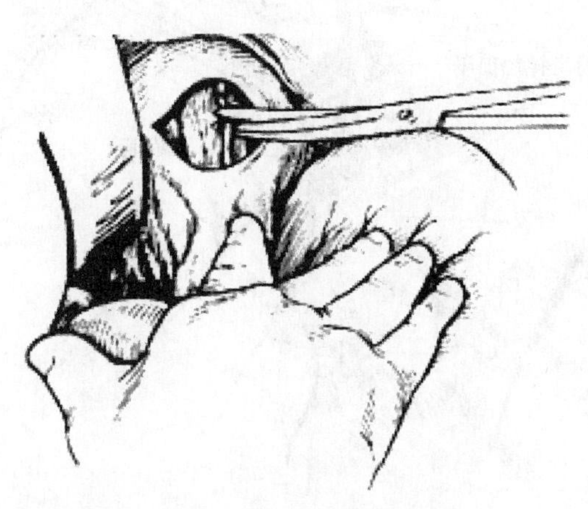

图 11-26 切断迷走神经前干

(4) 用纱布条或手指将食管拉向左侧，于食管右后方疏松结缔组织内可寻及迷走神经右后干。后干和前干不同，常位于食管右旁一段距离，藏于腹膜后组织内，找到后分离出长 3～5cm 予以切除，两断端同样用细丝线结扎止血(图 11-27)。

(5) 缝合食管裂孔腹膜处腹膜，将肝左叶复位原处后，行胃引流术或胃部分切除术。

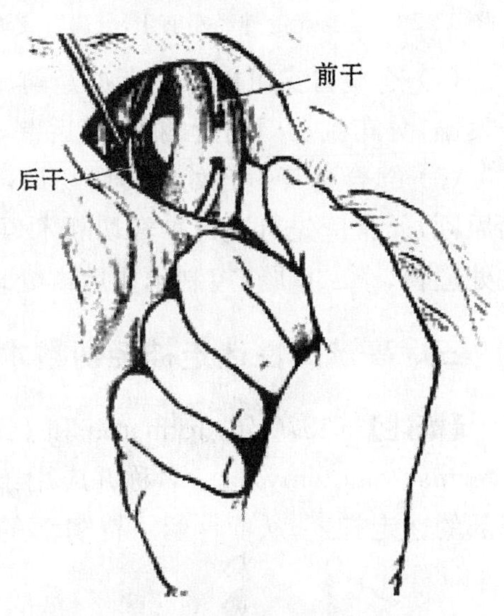

图 11-27 分离、切断迷走神经后干

二、选择性迷走神经切断术

【概述】 鉴于迷走神经干切断术有许多副作用，1948 年由 Franksson 和 Jackson 首先把选择性迷走神经切断术(selective vagotomy)应用于临床。与迷走神经干切除术相比，这种手术缩小了迷走神经切除范围，保留了除胃以外的迷走神经肝支和腹腔支，对腹腔其他脏器的影响较小。但由于支配胃，尤其是胃窦部的迷走神经亦被切断，术后还是会发生胃排空障碍而需附加施行幽门切开成形术、胃窦切除术或半胃切除术。

【手术步骤与操作】

(1) 显露迷走神经干时先拉开肝左外叶，显露食管裂孔，剪开局部腹膜、分离食管及显露神经干的步骤与迷走神经干切断术相同。

(2) 沿着迷走神经左前干向下扩大小网膜切口，即可见到埋藏于小网膜内分出的肝支和胃前支，在分出处切断胃前支并尽量将其各分支分离到胃小弯处切除(图 11-28)。

(3) 将食管及贲门向左侧牵引，在贲门以上食管右侧的腹膜后疏松组织内，可见到或扪到琴弦样条索，此即迷走神经后干，沿后干向下加以切开分离，即可见到或扪到向腹腔动脉丛走行的腹腔支，在后干分出胃后支处并尽量将其各分支分离至胃小弯予以切除(图 11-29)。

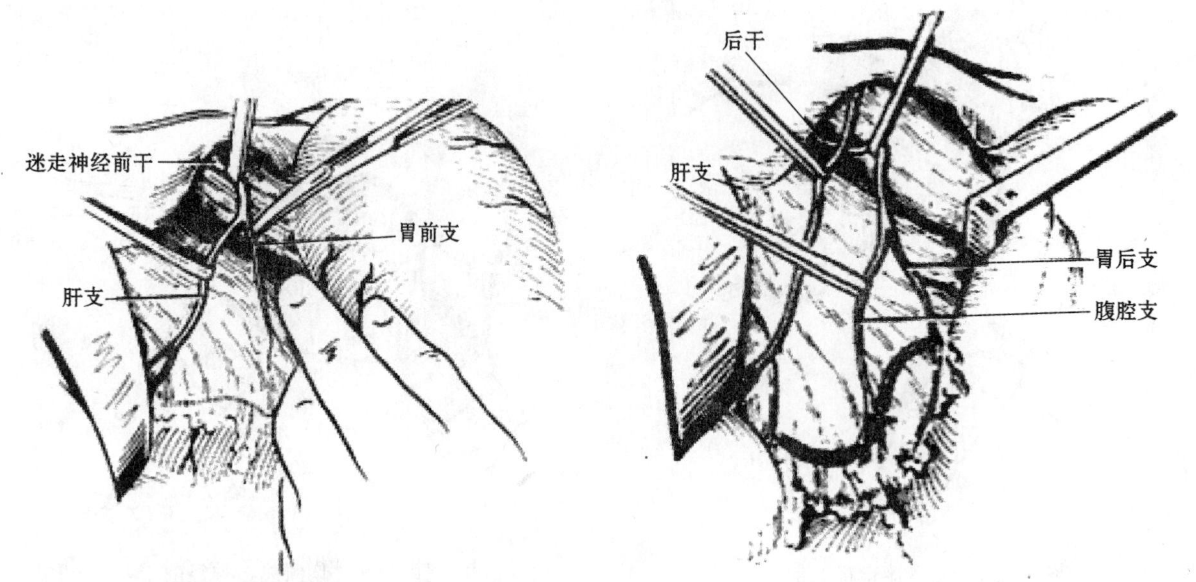

图 11-28 显露迷走神经左前干，分出肝支切断胃前支　　图 11-29 显露迷走神经右后干，分出腹腔支切断胃后支

(4) 有些胃支可能在迷走神经前、后干尚未分出肝支和腹腔支之前，可能直接由膈上迷走神经干发出，分布到贲门附近的胃前、后壁，亦必须将其切断而保留其分布至食管下段的神经纤维。

(5) 缝合食管裂孔处的腹膜切口，并将肝左叶复位，然后行胃引流术或胃部分切除术。按照无菌原则，通常应先行迷走神经切断术，再行胃引流术或胃部分切除术。只有在溃疡病大出血病例才先处理胃、十二指肠，控制出血后再处理迷走神经。

三、高选择性迷走神经切断术

【概述】 1970 年，Johnston 和 Jackson 和 Willian 提出了高选择性迷走神经切断术(selective proximal vagotomy)这一名称并应用于临床。该术式只切断支配胃体部的迷走神经，保留了支配胃窦部的迷走神经，从而保留了胃窦部的蠕动功能，不需加做附加手术。这种手术减少了胃酸分泌，保留了胃窦部、幽门及十二指肠的解剖结构及功能的完整性，被认为是治疗十二指肠溃疡最有效和比较符合生理的手术方式，并发症率低，但复发率高。

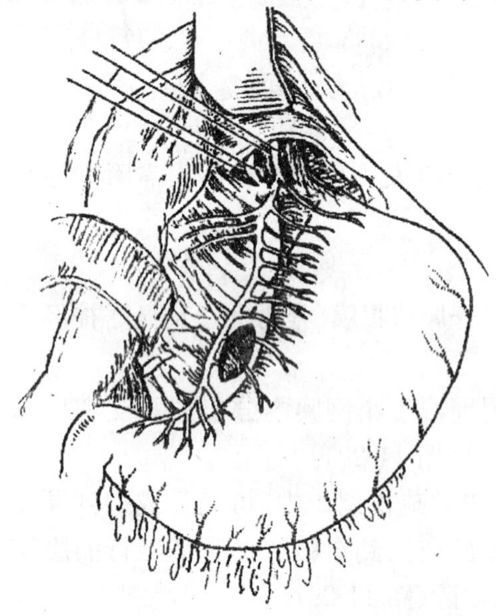

图 11-30 显露鹰爪，靠近胃壁切断胃前支

【手术步骤与操作】

(1) 显露出贲门与食管下端，横向切开食管前腹膜，显露出食管前壁并寻及迷走神经左前干，再向下切开分离后绕过一根橡皮筋将其牵引；再于食管右侧方疏松组织内寻及迷走神经右后干，同样游离一段后绕过一根橡皮筋将其牵引。

(2) 在无血管区切开小网膜，伸入狭长的深拉钩向上拉开小网膜的同时将胃体向下牵引，可显露出沿胃小弯下行的前 Latarjet 神经及与血管伴行的胃支。

(3) 距幽门静脉 7cm，相当于前 Latarjet 神经鹰爪的第 1 分支开始沿胃小弯紧靠胃壁分离出小网膜前叶，向上方逐一钳夹、切断、结扎迷走神经胃前支及其伴行的血管直达胃贲门、食管下端以及 His 三角区(图 11-30)。

(4) 同样距幽门 7cm 开始分离小网膜后叶，紧靠胃壁逐一钳夹、切断、结扎迷走神经的胃后分支，直达贲门及食管下端；沿着迷走神经右后干左侧钳夹、切断、结扎所有与食管的联系。

(5) 在分离切断通往食管下端和胃底神经分支的过程，应注意切勿忘记寻找和切断来自后干通往胃底部的一条较粗神经分支，通常称为"罪犯神经(nerves criminalis)"，使食管下端完全游离光剥大约 5cm 长，如果遗漏该支，可有溃疡复发之虞。

(6) 完成切断迷走神经的胃前、后支后，使通往胃体近端壁细胞区的迷走神经纤维全部切除，然后自贲门开始对胃小弯侧胃壁裸露区，用 1 号丝线作间断缝合使呈腹膜化(图 11-31)。

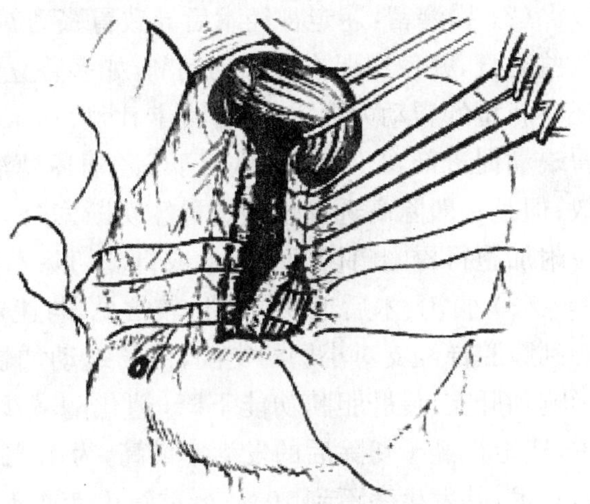

图 11-31　缝合胃小弯侧裸区予以腹膜化

【手术要点】

(1) 术前用放置胃管，可在术中作为标志，有助于迅速扪及并切开食管裂孔前腹膜，暴露出食管，便于手术操作。

(2) 在剪开左肝三角韧带和冠状韧带，以及切开食管裂孔腹膜的过程中，应妥善结扎所遇到的小血管，以免血液弥漫于腹膜后间隙，增加寻找迷走神经的困难。

(3) 在分离和牵引迷走神经时，操作要轻柔，以免引起迷走-迷走反射，造成心脏停搏。

(4) 迷走神经左前干与右后干之间有时有交通支存在，亦应予以切断。

(5) 选择性迷走神经切断术中，所有胃前和胃后支应尽可能在迷走神经分出处至胃小弯之间分离、切除，以免术后溃疡复发。

(6) 高选择性迷走神经切断术中，分离胃小弯侧必须紧贴胃壁，从鹰爪第 1 支上方开始向上进行，必须保护肝支和腹腔支不受损伤。

(7) 走向胃壁的神经分支与胃左血管分支并行，手术过程中必须妥善结扎以免出血。

【术后处理】

(1) 一般术后必须持续胃管减压 2～3d，第 3～4 天可进流质，第 5～7 天可进软食。

(2) 对于迷走神经干切断术后，胃肠道张力减弱，肠麻痹时间较长，必须留置胃管 3～5d。

(3) 在禁食期间，每日应予足够的静脉输液，补充营养，维持水、电解质平衡。

【并发症的预防和治疗】

1. 早期并发症

常与手术操作有关。

(1) 食管损伤：食管壁较薄、又无浆膜覆盖，故术中游离食管时，应作钝性分离避免损伤食管壁肌层，如在术中发现食管损伤可立即予以缝合修补；若术后发生食管穿孔，引起膈下感染、脓肿形成，则必需剖腹引流。

(2) 术后出血：术中应注意对胃小弯创面的止血，对其裸区应作浆肌层缝合使呈腹膜化。此外，术中牵拉胃体要轻柔，避免撕裂脾包膜引起出血，术中发现脾损伤时，尽可能予以压迫止血保留脾脏，如止血无效则应果断施行脾切除术；若术后发现腹腔出血时，多需再剖腹止血。

2. 后期并发症

常与术式有关。

(1) 吞咽困难:多在术后 1～2 周内发生,也有迟发者,常因食管下端失去神经支配使肌层松弛障碍所致,经保守治疗 3～4 周多可缓解,必要时可经内镜扩张。

(2) 胃潴留:迷走神经术后导致胃张力减退、运动减弱,常有胃内容物潴留,术后胃肠减压应多放些时日,并使用促进胃蠕动制剂,如多普立酮、甲氧氯普胺、西沙必利,可单独用或两药联用;近代还有新型的胃动力促进剂,普卢卡比利(prucalopride)和替加色罗(tegaserode)。此外,红霉素也是胃蠕动促进剂,3～5mg/kg,溶于 5%葡萄糖液 100ml 静脉滴注,每天 2 次,连续 3～5d 治疗可有显效;但是一般除高选择性迷走神经切断术外,对行迷走神经干切断和选择性迷走神经切断术时,均应附加施行胃幽门切开引流术或胃窦切除术使胃内容物能顺利排空。

(3) 腹泻:术后近期腹泻比较常见,与迷走神经的切断方式有关,多见于迷走神经干切断术,影响到腹腔神经支对小肠的支配,使肠蠕动加快、胆汁酸吸收不良所致。此外,迷走神经干切断术亦影响到肝支,使肝胆胰功能下降,消化酶减少;腹泻的发生率与其严重程度,和迷走神经的术式有关,迷走神经干切除后的发生率最高,为 40%左右,其中约 5%症状较严重;其次为选择性迷走神经切断术,其发生率不到 10%,严重腹泻者亦不到 1%;高选择性迷走神经切断术则很少发生腹泻;初期可用止泻剂,如洛哌丁胺(易蒙停)治疗,内科治疗无效时则必须考虑手术治疗。

(4) 胆囊结石:迷走神经切断后,由于胆囊张力下降,胆汁淤滞,容易形成胆囊结石,一般多于术后 1～2 年出现症状;迷走神经切断术后长期服用胆宁片,以促利胆可起到预防作用。

(5) 复发性溃疡:其发生率各家报道不一,一般认为高选择性迷走神经切断术的发生率比前两种术式高,术中神经切除要彻底,术后作胃酸测定,对于胃酸仍偏高者,应定时给予制酸药物,如西咪替丁、雷尼替丁、奥美拉唑等治疗。

(汪 昱)

第十二章　胃良性肿瘤切除术

【概述】 常见的胃良性肿瘤分两类。一类是来源于上皮细胞的肿瘤，如息肉状腺瘤，多位于胃窦部；另一类是来源于结缔组织，如血管瘤、脂肪瘤、间质瘤等。肿瘤较小时可无症状，较大时可导致胃输出道梗阻及消化道出血等临床表现，并有恶变可能。近年来，胃间质瘤的发病率逐年增高，定义为该病已经有20多年，但许多问题仍需继续深入研究。

【适应证】

(1) 胃镜证实胃肿瘤；尤其有恶变可能者。

(2) 表现有梗阻、出血等临床症状者。

【麻醉】

(1) 连续硬脊膜外麻醉。

(2) 气管插管、静脉滴注全身麻醉。

【体位】 平身仰卧位。

【切口】 上腹正中切口或正中旁切口。

【手术步骤与操作】

(一) 肿瘤的局部切除术

(1) 腹腔探查在肿瘤较大时可以看到或触摸到，若未发现病变，可切开胃前壁进入胃腔探查，必要时切开胃结肠韧带将胃大弯向上翻开，探查胃后壁。

(2) 发现肿瘤后，距肿瘤边缘1cm沿着肿瘤四周正常的胃壁切开，将肿瘤连同局部的胃壁全层一并切除。切除范围根据肿瘤的大小及形态而定，切除后胃黏膜下出血逐一结扎，然后做胃壁全层间断缝合，再加一层间断浆肌层缝合。

(二) 胃大部分切除术

参见第二篇第十一章第一节。

【手术要点】【术后处理】【并发症的预防与治疗】 同胃大部切除术。

(汪　昱)

第十三章 胃癌根治术

【概述】 胃癌是最常见的外科癌肿之一，据统计占我国消化道恶性肿瘤的第1位。全身癌肿的第3位。发病年龄以40～60岁为多见，40岁以下占15%～20%，男性多见，男女比例3∶1。1881年，Billroth首次为一位胃癌患者施行胃大部切除术，20世纪50年代Visalli等阐述了胃的胚胎解剖学与其淋巴引流的关系后，才开创了胃癌根治术，到50年代中期我国傅培彬教授又开创了R_3(radical)(现简写为D_3，dissection)胃癌根治术。近20年来，胃癌根治术已渐趋统一，即应在充分切除病变器官的同时，并彻底清扫相应的淋巴结。但淋巴结清扫的范围尚有争议，西方作者多认为只要施行胃旁淋巴结为主的胃大部切除术即可(D_1)，而东方学者，如日本、中国、朝鲜等则主张应施行系统性邻近淋巴结清扫(D_2，D_3)，近数年来日本学者又提出应清扫第15、16组淋巴结的D_4根治术，但没有被普遍应用。

近30～40年来，随着经济的发展、人民生活水平的提高、饮食结构的改变，胃癌发病率在全世界范围内有明显下降，其病死亡率也在下降，但是早期诊断率还是比较低的，据统计Ⅰ期胃癌仅占4.1%，Ⅱ期21.8%，Ⅲ期31.7%，Ⅳ期42.4%。目前发现的多为中、晚期，如何提高早期诊断是重要课题。胃癌切除术后5年总生存率各地报道不一，差异也很大，一般为30%，有的可达50%。由于手术的改进，目前报道Ⅰ期胃癌根治术的5年生存率已可达95%以上，Ⅱ期胃癌根治术的5年生存率已由50%提高到70%(D_2，D_3)。彻底的胃癌根治术再加术后合理的综合治疗或新辅助治疗措施都是重要的治疗环节。

【适应证】

(1) 癌肿仅局限于黏膜层或黏膜下层的早期胃癌患者。

(2) 癌肿已侵及肌层的进展期胃癌患者。

(3) 无远处转移的中、晚期胃癌患者。

(4) 进展期胃癌，同时伴有转移性卵巢肿瘤(Krukenberg's tumor)或后者术后才发现的胃癌患者。

(5) 中、晚期胃癌，虽然已有肝脏或盆腔转移，但无腹水，而胃癌病灶和局部淋巴结尚可施行手术切除者，亦可适当考虑。

【术前准备】 在短时间内积极准备，改善营养状况提高手术的耐受能力，包括：

(1) 了解与改善心、肺、肝、肾功能。

(2) 纠正低蛋白血症与贫血。

(3) 纠正与保持水、电解质平衡。

(4) 对有幽门不全梗阻或梗阻者，应给予禁食、胃肠减压和洗胃。

(5) 若明确癌肿已侵及横结肠或考虑做代胃手术，则需作肠道准备。

(6) 手术当日，放置胃管，静脉滴注抗生素预防感染。

【体位】 平身仰卧位。

【麻醉】

(1) 单纯连续硬脊膜外麻醉。

(2) 连续硬脊膜外麻醉加气管插管、静脉滴注全身麻醉。

【切口】

(1) 通常先采用上腹剑突下正中切口或加绕脐向下 3cm 切口。

(2) 若癌肿侵及脾门，需联合脾切除时，可在正中切口中段向左加作横切口。

(3) 若癌肿侵及膈下食管仍可切除时，必要时可自上腹正中切口向左胸第 7 肋间切开作胸腹联合切口。

【手术步骤与操作】

通常与胃癌有关的 16 组淋巴结，其范围大体是沿着胃的主要动脉走行而分布(图 13-1)。

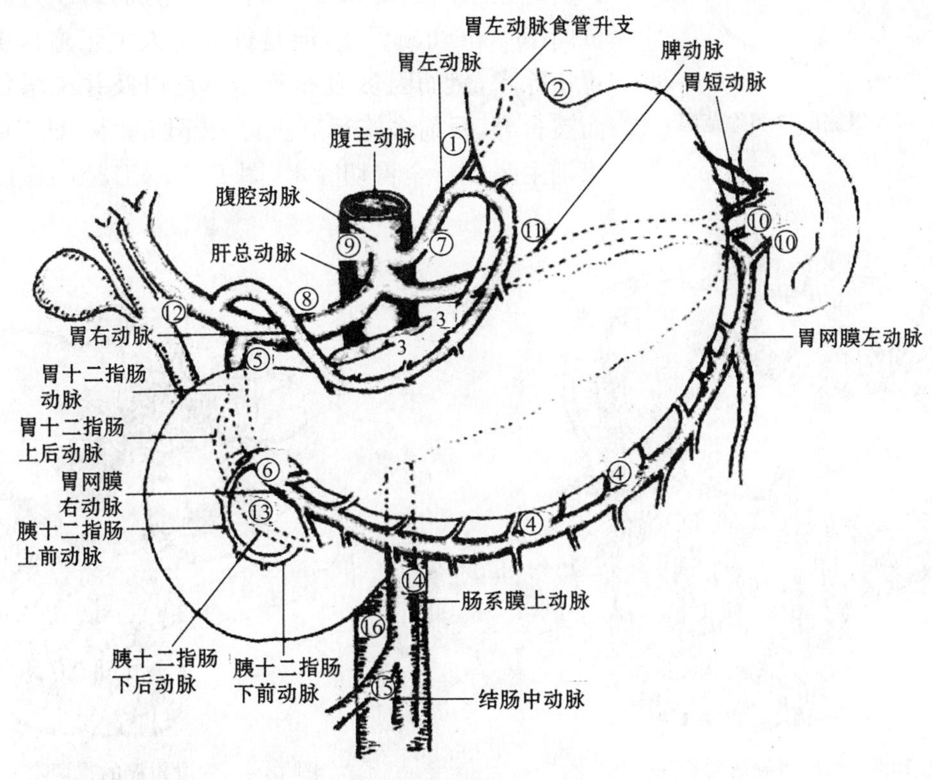

图 13-1　胃癌的淋巴结分布

①-贲门右淋巴结；②-贲门左淋巴结；③-小弯淋巴结；④-大弯淋巴结；⑤-幽门上淋巴结；⑥-幽门下淋巴结；⑦-胃左动脉旁淋巴结；⑧-肝总动脉旁淋巴结；⑨-腹腔动脉周围淋巴结；⑩-脾门淋巴结；⑪-脾动脉旁淋巴结；⑫-肝屈氏韧带内淋巴结；⑬-胰后淋巴结；⑭-肠系膜根部淋巴结；⑮-结肠中动脉周围淋巴结；⑯-腹主动脉周围淋巴结

临床上常用的胃癌根治术是按癌肿的部位(远段、中段、近段)、肿瘤大小(胃壁切端应距肿瘤边缘 4～5cm)、肿瘤浸润深度(黏膜层、肌层、累及浆膜)来决定施行 D_1，D_2，D_3，D_4 手术。

1) 远段黏膜层(早期)胃癌，施行 D_1 手术，即远段胃切除加第 1 站淋巴结③④⑤⑥清扫术。

2) 远段肌、浆层(进展期)胃癌，可施行

(1) D_2 手术：远段胃切除，第 1 站淋巴结外再加第 2 站淋巴结①⑦⑧⑨清扫术。

(2) D_3 手术：远段胃切除，第 1、2 站淋巴结外，再加第 3 站淋巴结②⑩⑪⑫⑬⑭清扫术。

3) 中段早期胃癌施行 D_1 手术，即中远段胃切除加第 1 站淋巴结①③④⑤⑥清扫术。

4) 中段进展期胃癌可施行

(1) D_2 手术：中远段胃切除，第 1 站淋巴结外再加第 2 站淋巴结②⑦⑧⑨⑩⑪清扫术。

(2) D_3 手术：中远段胃切除，第 1、2 站淋巴结外，再加第 3 站淋巴结⑫⑬⑭清扫术。

5）近段早期胃癌施行 D_1 手术，即近段胃切除加第一站淋巴结①②③④清扫术。

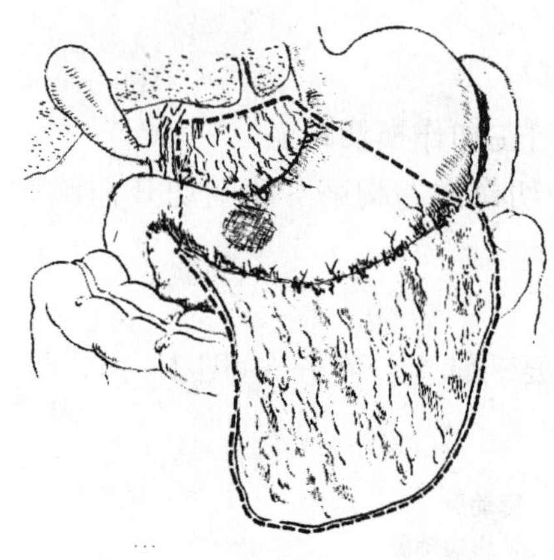

图 13-2　近段胃癌的胃切除范围

6）近段进展期胃癌可施行

(1) D_2 手术：近段胃切除，第 1 站淋巴结外再加第 2 站淋巴结⑤⑥⑦⑧⑨⑩⑪清扫术。

(2) D_3 手术：近段胃切除，除第 1、2 站淋巴结外，再加第 3 站淋巴结⑫⑬⑭清扫术。

胃癌部位与切除范围的意见亦已趋于一致，即要求胃切端应距癌肿 4～5cm，对于巨块型者可酌情为 3cm。对于远段胃癌应在幽门远侧 3cm 切断十二指肠，对于近段胃底癌应距贲门下 4cm 切断胃壁，但是曾经有人主张施行更为彻底的全胃切除术，然而因贫血和营养不良以及并未增加 5 年生存率而被舍弃，目前多施行近段胃大部切除术；对于中段巨块型胃癌则主张施行全胃切除术（图 13-2、图 13-3、图 13-4）。

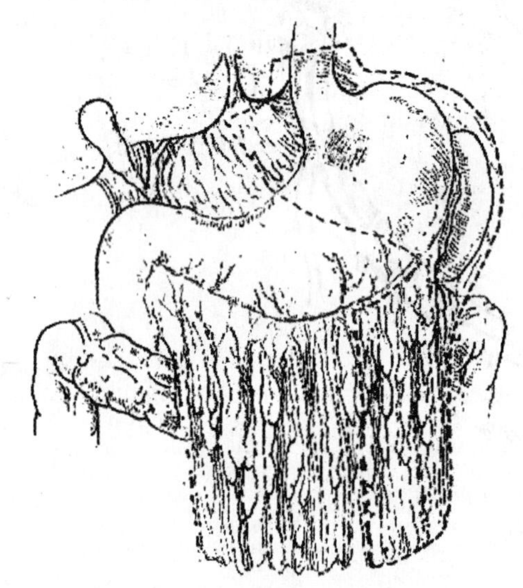

图 13-3　近段胃癌的胃切除范围

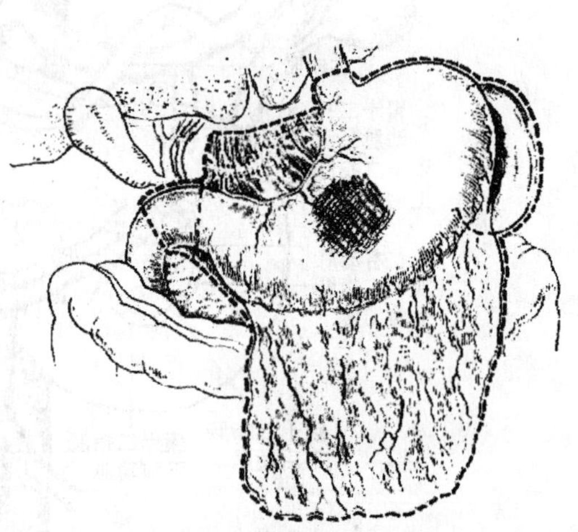

图 13-4　中段胃癌的胃切除范围

（一）远段胃癌 D_2 根治性切除术

(1) 进腹明确胃癌诊断后，先作盆腔、下腹、肠系膜根部探查，若为女性还要注意检查双侧卵巢；再作肝脏探查，以后进一步了解胃部肿瘤的位置、大小、范围和淋巴结转移情况，切开胃结肠韧带探查胃后壁、胰腺和横结肠与系膜以及脾门等，以决定是否施行根治术。

(2) 提起大网膜，从横结肠中段开始向右沿着结肠壁的边缘离断胃结肠韧带，直至结肠肝曲，再向左沿着结肠壁的边缘离断胃结肠韧带直到脾曲（图 13-5）。

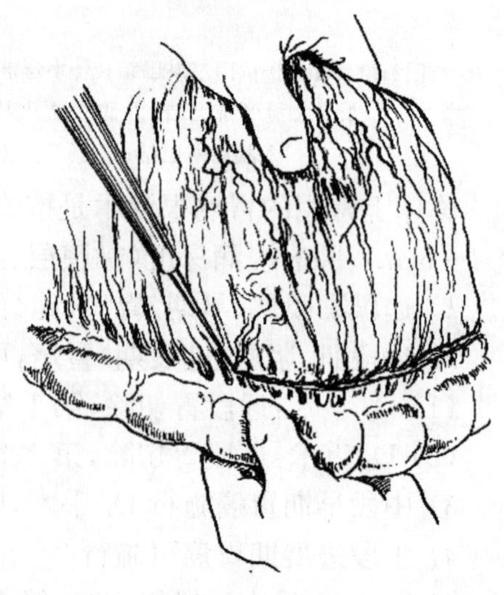

图 13-5　游离大网膜与胃结肠韧带

(3) 将胃向上方翻起，并向下牵拉横结肠，先在肝曲结扎、切断大网膜与胃结肠韧带至胃幽门下，于十二指肠壁的下缘游离并从根部双道结扎、切断胃网膜右动、静脉，清除幽门下淋巴结(图 13-6),可清楚地暴露出胰头部。

(4) 沿十二指肠外侧壁作 Kocher 切口,游离十二指肠 1、2、3 段,并连同胰头向内侧翻转,清除胰头后方与胆总管右下后方的淋巴结;再沿十二指肠上缘剪开肝屈氏韧带下缘,清除胃幽门上淋巴结;再沿肝屈氏韧带左侧缘向上剪开肝胃韧带,结扎、切断胃右动脉,清除肝动脉与胆总管周围以及胰头上缘淋巴结。

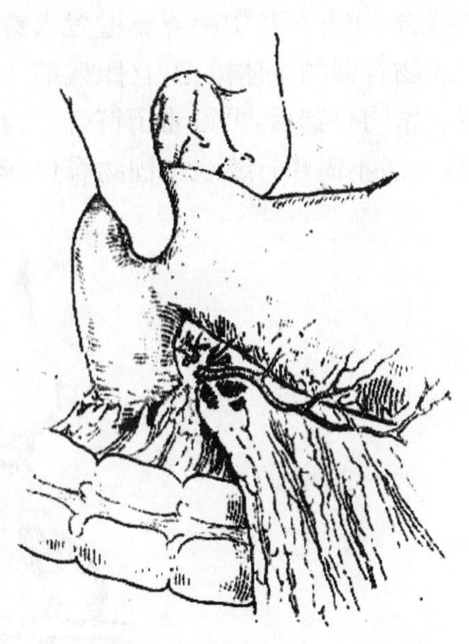

图 13-6　结扎胃网膜右血管、清扫淋巴结

(5) 距幽门远侧 3cm 处钳夹并切断十二指肠,若决定施行 B-Ⅱ式胃-空肠吻合术,用丝线作两层缝合关闭十二指肠残端;若决定施行 B-Ⅰ式胃-十二指肠吻合术,则钳夹残端暂不作处理并盖以纱布预防污染。

(6) 自肝屈氏韧带前面由下而上剪开被膜清扫淋巴结,再紧靠肝脏下缘处切断、结扎肝胃韧带上端直达贲门右侧,再由肝固有动脉沿着肝总动脉剪开血管鞘并清扫其周围的淋巴结到达腹腔动脉根部,切除整个小网膜。

(7) 于脾曲处转向上方结扎、切断大网膜与胃结肠韧带直至胃大弯,再结扎、切断胃网膜左动、静脉,以及结扎切断脾胃韧带至第 2 或第 3 根胃短血管处,缝以丝线作为胃大弯侧切除点的标志。

(8) 于根部结扎、切断胃左动、静脉,并彻底清扫胃左动脉、脾动脉、腹腔动脉周围的淋巴结将其推向胃小弯侧。

(9) 自贲门右侧壁开始沿胃小弯,分别先后切开胃小网膜前页和后页,结扎、切断胃小弯侧血管,逐步由上而下清扫淋巴结,直至于准备切断胃小弯前、后壁(在贲门下 4～5cm)处缝以丝线作为标志。

(10) 自胃小弯缝线标志处到胃大弯缝线标志处用闭合器作钳夹钉合,施行包括肿瘤在内的远段胃根治切除(图 13-7),再用丝线于胃残端前、后壁行间断包埋缝合(lambert suture)。

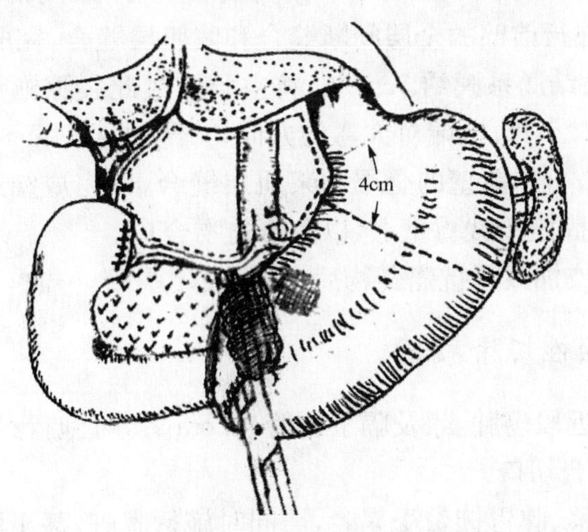

图 13-7　按步骤作远段胃根治切除

(11) 若行 B-Ⅰ式吻合术,对十二指肠断端行荷包缝合,并将吻合器弹头型的钉座置入后收紧

缝线;若拟行 B-Ⅱ吻合术,则找出距屈氏韧带(trietz ligament)7～8cm 处的空肠,在其系膜对侧行荷包缝合,切开荷包中央点肠壁置入钉座收紧缝线;然后在残胃的前壁作垂直于残端的切口 2～3cm,置入吻合器的主体枪把,自距残端 4cm 的胃后壁处伸出吻合器中心杆,分别与弹头杆连接并逐渐旋转收紧吻合器后,再行钳闭钉合。为减少 B-Ⅰ式吻合口的张力,可游离松动十二指肠使出其向内靠拢,一般不需再行缝线加固吻合口,然后再钳闭或缝闭胃前壁切口(图 13-8)。

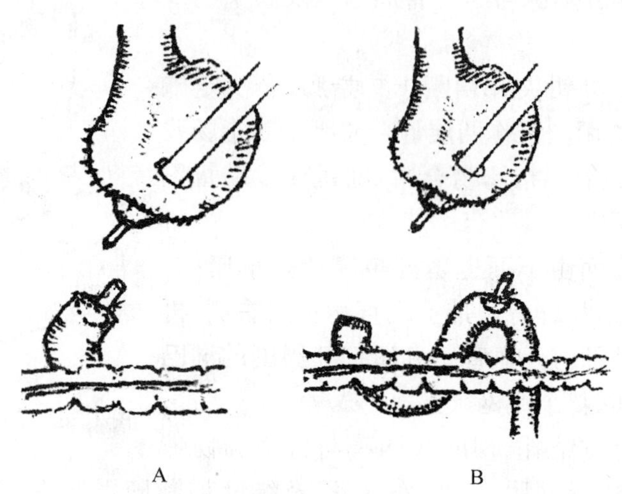

图 13-8　用吻合器施行吻合术

A-B-Ⅰ式;B-B-Ⅱ式

(12) 若拟使用丝线进行缝合,施行 B-Ⅰ式吻合术,用两把有齿血管钳(Kocher 钳)按十二指肠口径大小钳夹、切断胃大弯侧前、后胃壁,再钳闭、切断、缝合胃小弯侧前、后壁;若拟施行 B-Ⅱ式吻合术,则应钳夹、切断大弯侧前、后胃壁 5cm,以后再钳夹、切断小弯侧前、后胃壁,切除远段胃肿瘤,关闭胃小弯侧前、后壁。

(13) 用丝线将小弯侧胃前、后壁作全层间断褥式缝合后,再作间断的浆肌层包埋缝合(lambert suture)并关闭小弯侧;对残胃大弯侧后壁与十二指肠端后壁行间断浆肌层缝合,再作胃与十二指肠后壁的全层间断缝合,然后施行前壁的全层间断缝合和浆肌层缝合,完成 B-Ⅰ式吻合术。

(14) 在无血管区切开横结肠系膜约 5cm 长,将空肠通过此裂隙施行残胃大弯侧后壁与距屈氏韧带 8cm 处的空肠,以近端对小弯、远端对大弯的方向切开空肠壁 4.5～5cm,作胃-空肠断侧后壁的间断浆肌层缝合和全层缝合,再作前壁的全层和浆肌层缝合,以完成结肠后 B-Ⅱ式吻合术,注意应将切开的系膜边缘间断缝合固定于残胃壁上,以免压迫吻合口。

(15) 用清水冲洗腹腔,或加放置抗癌药物后,按层关闭腹壁。

(二) 近段胃癌 D_2 根治性切除术

(1) 进腹探查侵犯贲门近段癌肿,累及膈下食管＜2cm 者,可施行经腹的近段胃癌根治术,对累及食管较长者则需作胸腹联合切口。

(2) 对有脾门淋巴结转移、脾胃韧带受累者,需同时施行脾脏,甚至胰尾切除。

(3) 于横结肠中段处纵行切开胃结肠韧带,再沿横结肠上缘向左侧离断大网膜与胃结肠韧带直至脾曲,再往上离断胃结肠韧带并结扎、切断脾-胃韧带直到贲门左侧,剪开腹膜反折可暴露左侧食管。

(4) 沿肝屈氏韧带左侧缘切开肝胃韧带(小网膜),再沿肝下缘剪断韧带直至贲门右侧,剪开腹膜反折直至与左侧相连可暴露右侧食管和前壁。

(5) 一助手将胃向上翻转,另一助手将胰腺体向下牵拉,剪开后腹膜在根部暴露、钳夹、切断胃左动脉和胃左静脉,其近端作结扎和缝扎并离断小网膜。

(6) 在肿瘤下方 5cm 用 90cm 关闭器钳夹、钉合,在关闭器的近侧用肠钳或长带钩血管钳(Kocher 钳)钳夹或用两把带钩的血管钳先行钳夹、切断大弯侧胃前后壁,再用两把 Kocher 钳钳夹小弯侧胃前后壁;如此切断小弯到大弯的胃前、后壁,离断胃体。

(7) 用示指钝性分离食管,切断左前和右后迷走神经主干,可在膈下游离出 5～6cm 食管,嘱咐助手退出胃管后用两把直角钳或荷包缝合钳在贲门上3～4cm 处钳夹、切断食管,去除包括肿瘤在内的近侧胃段,在食管断端行荷包缝合,置入 26 号弹头型吻合器钉座,收紧荷包线。

(8) 对残胃断端行间断胃前后壁包埋缝合,或对钳夹的胃残端前后壁施行全层间断褥式缝合后再行前后壁包埋缝合;切开残胃前壁 3cm 长,置入 26 号吻合器主体,于残胃后壁距断端 3～4cm 处伸出中心杆,与弹头的钉座杆连接并逐渐旋转收紧后钉合(图 13-9);将胃管再拖入胃内,随后双层缝闭残胃前壁切口。

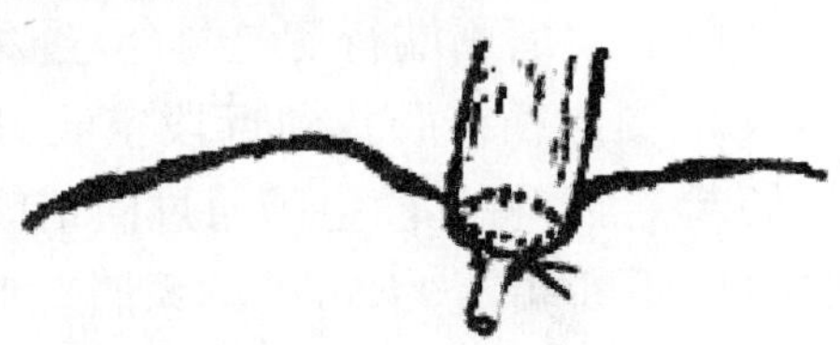

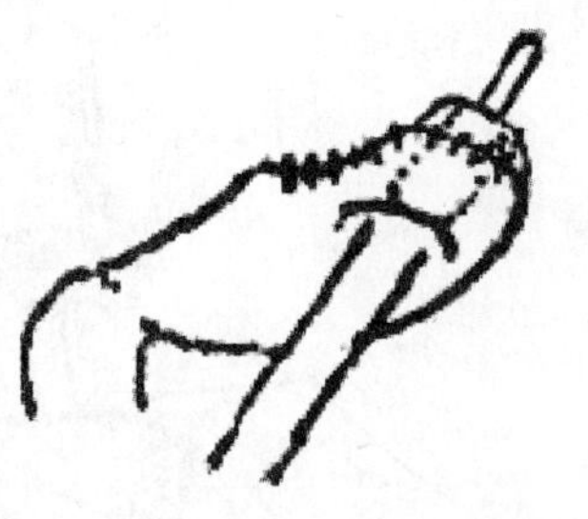

图 13-9　残胃与食管吻合

(9) 在幽门环前壁,纵行切开浆膜与括约肌,用丝线横行行间断缝合,完成幽门切开成形术,关闭腹腔。

(三) 经腹全胃根治性切除术

(1) 对于上中段胃癌,其肿瘤远端接近胃窦、幽门者,远侧胃段已所剩无几,对其保留已无意义,可行全胃根治性切除。

(2) 对于弥漫浸润型或皮革样胃癌应施行全胃根治性切除术。

(3) 提起大网膜,下拉横结肠,从横结肠中段开始,先沿着横结肠上缘向右离断大网膜和胃结肠韧带直至肝曲,随后纵行向上离断胃结肠韧带直至幽门下方,此时可根据胃后壁癌肿情况,对粘及胰腺表面、横结肠系膜者应同时剥除结肠系膜前叶和胰腺包膜,在根部双道结扎、切断胃网膜右血管并清扫幽门下淋巴结群,可清晰地暴露出胰头部。

(4) 再沿着横结肠上缘向左离断大网膜和胃结肠韧带直至脾曲,再向上切断大网膜与胃结肠韧带并沿胃大弯结扎、切断脾-胃韧带及其血管直至贲门左侧,再剪开腹膜反折暴露出食管左侧壁。

(5) 于十二指肠上缘纵行剪开肝-屈氏韧带前浆膜,清扫其周围淋巴结,在根部结扎、切断胃右动脉;靠近肝脏下缘横向剪断肝-胃韧带直至贲门右侧,再剪开腹膜反折可暴露出食管右侧壁;在切除肝胃韧带过程中可能遇到副肝动脉应作结扎切断,对胃左静脉亦应予以根部结扎切断。

(6) 沿十二指肠外侧壁作 Kocher 切口,游离十二指肠 1、2、3 段,并连同胰头向内侧翻转,清除胰头后方与胆总管右下后方的淋巴结。

(7) 再沿十二指肠上缘剪开肝屈氏韧带下缘,清除胃幽门上淋巴结,充分游离十二指肠第 1 段后,距幽门远侧 3cm 处用闭合器钳夹并切断十二指肠,或用带钩血管钳(Kocher 钳)钳夹并切断十二指肠,用丝线作两层缝合关闭十二指肠残端。

(8) 于胰腺上缘剪开血管鞘,暴露出肝总动脉、胃左动脉、腹腔动脉、脾动脉起始段,同时清扫其周围淋巴结及其疏松组织。

(9) 将连同肝-胃韧带的胃脏向左上方翻转、钩开,并向下胰腺牵拉,可清楚地显露胃左动脉,在根部予以结扎和缝扎、切断,再游离胃后壁并结扎、切断血管后,使全胃游离。

(10) 用示指钝性分离食管,切断左前和右后迷走神经主干,可在膈下游离出 5～6cm 食管,嘱咐助手退出胃管后用两把直角钳或荷包缝合钳在贲门上 3～4cm 处钳夹、切断食管,完成包括肿瘤与淋巴结在内的全胃切除术。

(11) 全胃切除术后消化道重建有多种形式,常用和实用的有空肠代胃术和回盲肠代胃术两种类型。

空肠代胃术

1) 单腔空肠代胃 Roux-en-Y 吻合术

(1) 在食管断端行荷包缝合,置入 26 号弹头型吻合器钉座,收紧荷包线。

(2) 提起横结肠找到近段空肠,距屈氏韧带下大约 15cm,空肠的第 1 和第 2 血管弓之间钳夹、切断空肠,将远段空肠通过横结肠系膜切开的裂孔提到上腹部;经此空肠断端置入 26 号吻合器主体,距断端 3～4cm 处的系膜对侧肠壁伸出中心杆,与弹头的钉座杆连接并逐渐旋转收紧后钉合(图 13-10)。

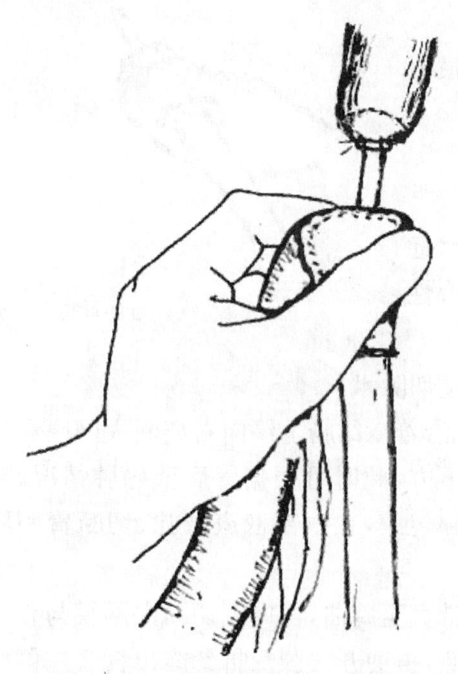

图 13-10　远段空肠与食管钉合

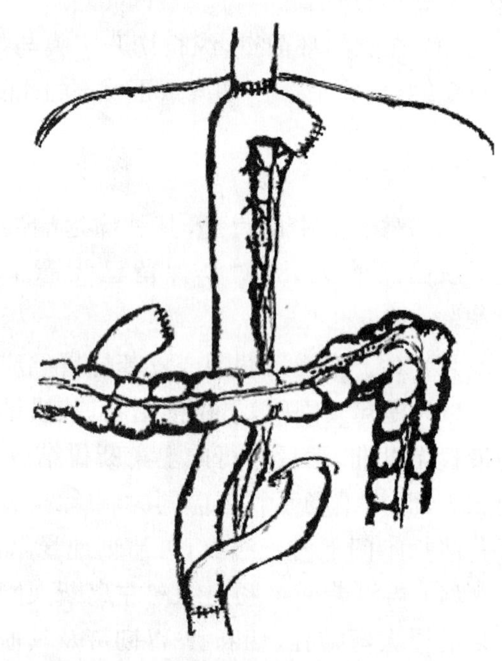

图 13-11　单腔空肠代胃 Roux-en-Y 吻合

(3) 术者应用示指从空肠断端伸入检查吻合口及其远端空肠通畅情况,随后再嘱助手将胃管插入,并在术者的示指引导下伸向空肠段,随后钳夹、缝合空肠端,或用丝线双层缝闭空肠残端。

(4) 沿空肠段周围行间断缝合,关闭横结肠系膜裂孔;然后在距食管-空肠吻合口 50～60cm 处施行近段空肠与远段空肠的端侧吻合;先在远段空肠的侧壁用 4 号丝线作一荷包缝线,在其中点切开并置入 26 号弹头型吻合器钉座后收紧荷包线。

(5) 再经近段空肠断端置入 26 号吻合主体,在距其断端 3～4cm 处的空肠侧壁伸出中心杆,与弹头的钉座杆连接并逐渐旋转收紧后钉合;随后由术者自近段空肠断端伸入示指检查吻合口及其上、下段通畅情况后,双层缝闭或钉合关闭断端,完成 Roux-en-Y 术(图 13-11)。

(6) 用手工缝合法(图 13-12)，缝闭横结肠系膜裂孔，再行近段空肠与远段空肠端侧吻合。

(7) 清洗腹腔后，按层关腹。

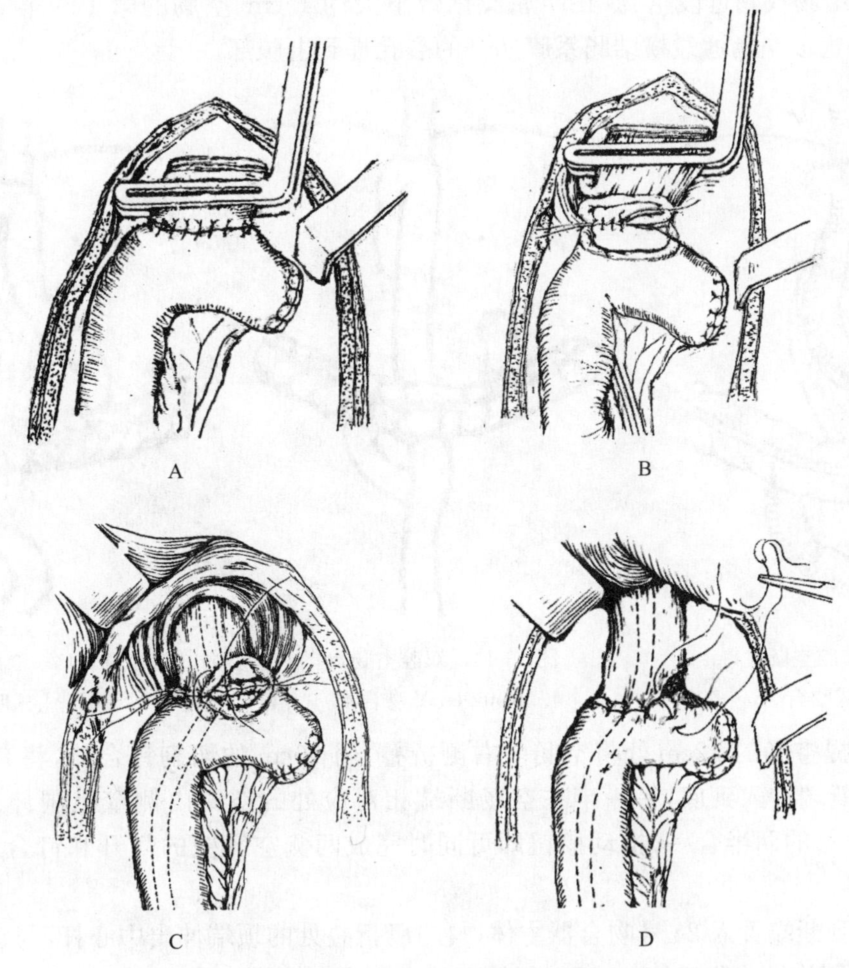

图 13-12　食管空肠手工缝合法

A-食管空肠后壁浆肌层间断缝合；B-食管空肠后壁全层间断缝合；
C-食管空肠前壁全层内翻间断缝合；D-食管空肠前壁浆肌层间断缝合

2) 单腔空肠代胃 B-Ⅰ式吻合术(Henley 手术)

(1) 在食管断端作荷包缝线，置入 26 号弹头型吻合器钉座，收紧荷包线。

(2) 提起横结肠找到近段空肠，距屈氏韧带下大约 15cm，空肠的第 1 和第 2 血管弓之间钳夹、切断空肠；自此切端开始切取 15～20cm 一段带血管蒂的空肠，将此空肠段通过横结肠系膜切开的裂孔提到上腹部；经此空肠断端置入 26 号吻合器主体，从距断端 3～4cm 处的系膜对侧肠壁伸出中心杆，与弹头的钉座杆连接并逐渐旋转收紧后钉合。

(3) 术者用示指从空肠断端伸入检查吻合口及其远端空肠通畅情况，随后再嘱助手将胃管插入，并在术者的示指引导下伸向空肠段，随后钳夹、缝合空肠端，或用丝线双层缝闭空肠残端。

(4) 在十二指肠断端行荷包缝合，再置入 26 号弹头型吻合器钉座，收紧荷包线。

(5) 经带血管蒂的远侧空肠端置入 26 号吻合器主体，在此断端 3～4cm 处的后侧壁伸出中心杆，与弹头的钉座杆相连接并逐渐旋转收紧订合，随后再关闭空肠端，完成 B-Ⅰ式吻合术(图 13-13)。

(6) 清洗腹腔后，按层关腹。

3) 双腔空肠代胃 Roux-en-Y 吻合术(Hunt 手术)

(1) 在食管断端作-荷包缝线,置入 26 号弹头型吻合器钉座,收紧荷包线。

(2) 提起横结肠找到近段空肠,在距屈氏韧带下大约 15cm、空肠的第 1 和第 2 血管弓之间钳夹、切断空肠,将远段空肠通过横结肠系膜切开的裂孔提到上腹部。

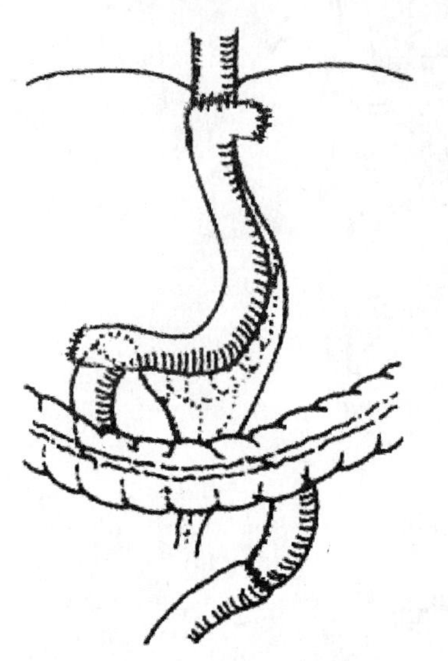

图 13-13 单腔空肠代胃 B-Ⅰ式吻合

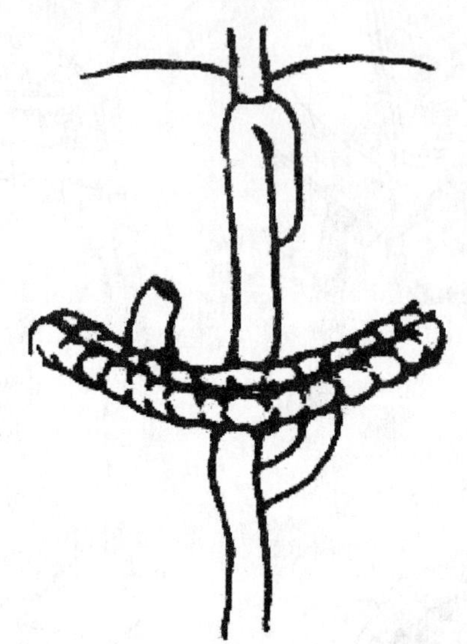

图 13-14 双腔空肠代胃 Roux-en-Y 吻合术

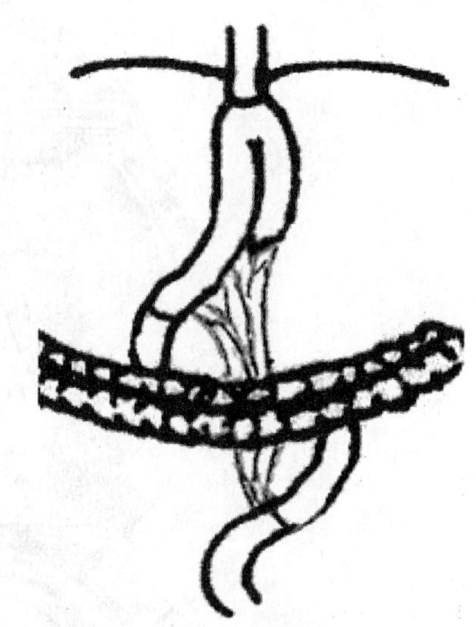

图 13-15 双腔空肠代胃 B-Ⅰ式吻合术

(3) 自距上提空肠的 12cm 处将空肠向右侧折叠,用 10cm 的切割钉合器,将其扯开成两半侧后,一半经空肠断端伸入到底,另一半在空肠断端相对应处的空肠内侧壁戳洞伸入到底,然后靠拢锁紧切割钉合器的两半合一,推动揿钮即可同时完成两侧空肠壁的切开和钉合,使其形成一个大肠腔。

(4) 经此空肠断端置入 26 号吻合器主体,自空肠折叠处的顶端伸出中心杆,与食管处的弹头钉座杆相连接并逐渐旋转收紧后钉合,再双层缝闭或钳闭空肠断端。

(5) 间断缝闭横结肠系膜裂孔,然后在距食管-空肠吻合口 50~60cm 处施行近段空肠与远段空肠的端侧吻合;先在远段空肠的侧壁用 4 号丝线作一荷包缝线,在其中点切开并置入 26 号弹头型吻合器钉座后收紧荷包线。

(6) 再经近段空肠断端置入 26 号吻合主体,距其断端 3~4cm 处的空肠侧壁伸出中心杆,与远段空肠处弹头的钉座杆连接并逐渐旋转收紧后钉合。

(7) 随后由术者自近段空肠断端伸入示指检查吻合口及其上、下段通畅情况后,双层缝闭或钉合关闭断端,完成 Roux-en-Y 术(图 13-14)。

4) 双腔空肠行代胃 B-Ⅰ式吻合术(Hays 手术)

(1) 其初始步骤均同双腔空肠代胃 Roux-en-Y 吻合术步骤 1~4。

(2) 在食管空肠吻合口 20cm 处,亦即双腔空肠远侧 7~8cm 处切断空肠,其断端与十二指肠断端用手工行端端吻合术,用 26 号或 29 号吻合器将其弹头钉座置入十二指肠断端收紧荷包线;再将吻合器主体经空肠断端伸入,于距断端 3~4cm 处的后壁伸出中心杆,与十二指肠端弹头的钉座杆相连接并逐渐旋转收紧钉合,然后双层缝闭或钳闭空肠断端(图 13-15)。

(3) 拉下远段空肠,间断缝闭横结肠系膜,再用人工或吻合器行近段空肠与远段空肠的端端或侧端吻合。

(4) 清洗腹腔后,按层关腹。

结肠代胃术

1) 横结肠代胃术:20 世纪 50 年代,State 和 Moroney 报道了带血管蒂的横结肠代胃手术,虽然保持了食物经十二指肠的生理通道,提供了代胃肠腔增大的容量,但也失去贲门和幽门功能,更因其有逆蠕动更加重了返流的症状,现已不大使用。

(1) 术前做肠道准备 3d,上腹正中绕脐切口进腹探查,作根治性全胃切除。

(2) 按结肠中动脉供血范围,切取一段横结肠,长 18~20cm。

(3) 将该段带血管蒂的横结肠,通过横结肠系膜切开的裂孔提到上腹部。

(4) 游离、松动结肠肝曲和脾曲,对两侧横结肠的断端,用手工行端端缝合或用吻合器行端侧钉合,再间断缝合横结肠系膜裂孔。

(5) 理顺带蒂系膜的血管不要扭曲,用吻合器或手工将横结肠远侧端与食管行吻合(参见图 13-11 或图 13-12)。

(6) 再用吻合器或手工施行横结肠近侧端与十二指肠吻合(参见图 13-14 或图 13-15)。

(7) 完成代胃手术(图 13-16),清洗腹腔后,按层关腹。

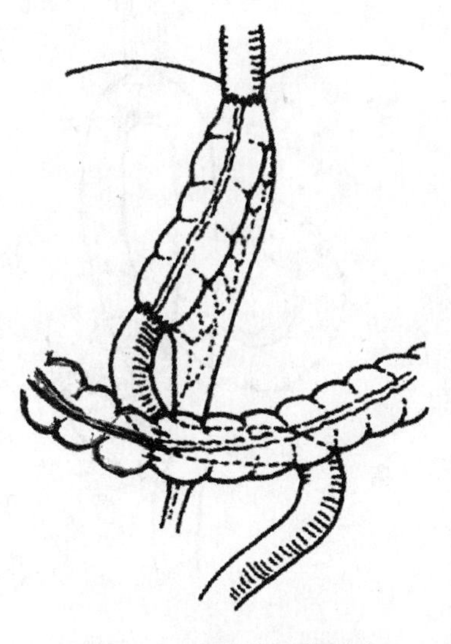

图 13-16　横结肠代胃术

2) 回结肠袋代胃术(Hunnicut 和 Lee 手术):全胃切除术或近段胃大部切除后,虽然已有很多重建消化道的术式,但均不够理想;为创建一种能保持正常的解剖生理通道,又有足够接纳食物的容量,并可防止返流性食管炎和预防胆汁返流等功能的代胃,上海市第六人民医院也报道了间置回结肠袋代胃重建术;末段回肠口径与食管相近,回盲瓣类似贲门可防止返流,若拟行近段胃大部切除,则还留有幽门,效果良好。

(1) 术前做肠道准备 3d,上腹正中绕脐切口进腹探查,行根治性全胃切除。

(2) 各距回盲部 10cm 处切断游离并切断末段回肠和升结肠,保留回结肠动脉和静脉,切取回结肠段。

(3) 先行末段回肠与升结肠的端端或端侧吻合。

(4) 切除阑尾后,将带血管蒂的回结肠袋通过横结肠系膜无血管区切开的裂孔提到上腹部,注意带蒂的血管不要扭曲或压迫,仔细观察游离回结肠的血运。

(5) 间断缝闭回结肠处系膜裂孔和横结肠系膜裂孔。

(6) 然后用手工或用 26 号吻合器行食管与末段空肠的缝合或钉合。

(7) 再施行升结肠与十二指肠的吻合;若为近段胃大部切除者,则施行升肠与胃窦吻合(图 13-17)。

(8) 清洗腹腔,按层关腹。

其他各种消化道重建术式(图 13-18)

【手术要点】

(1) 手术中应保持施行无瘤技术操作,对癌块不要多作触摸,以免挤压扩散。

(2) 按探查结果决定手术方式和淋巴结清扫范围,务必做到足够的胃切除和彻底的淋巴结清扫。

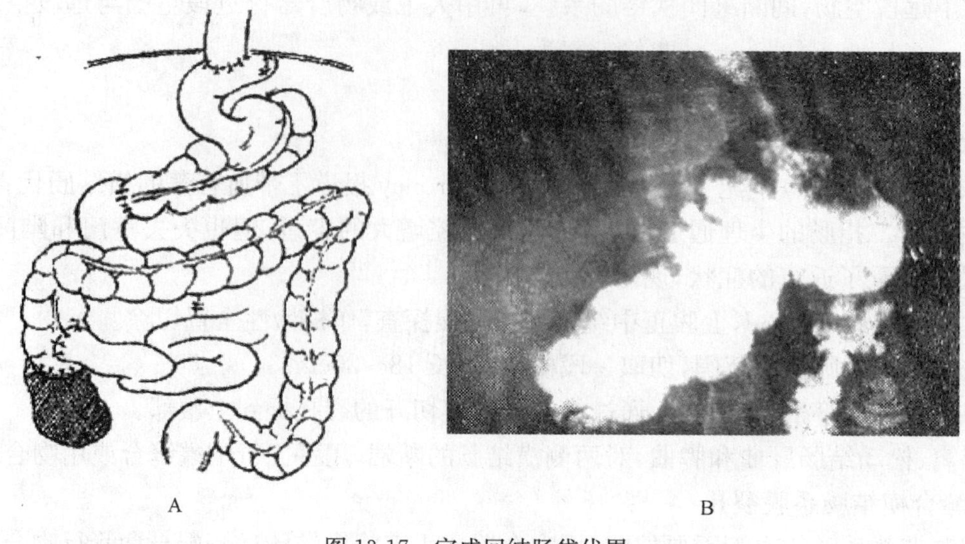

图 13-17 完成回结肠袋代胃

A-回结肠袋代胃；B-术后钡餐 X 片

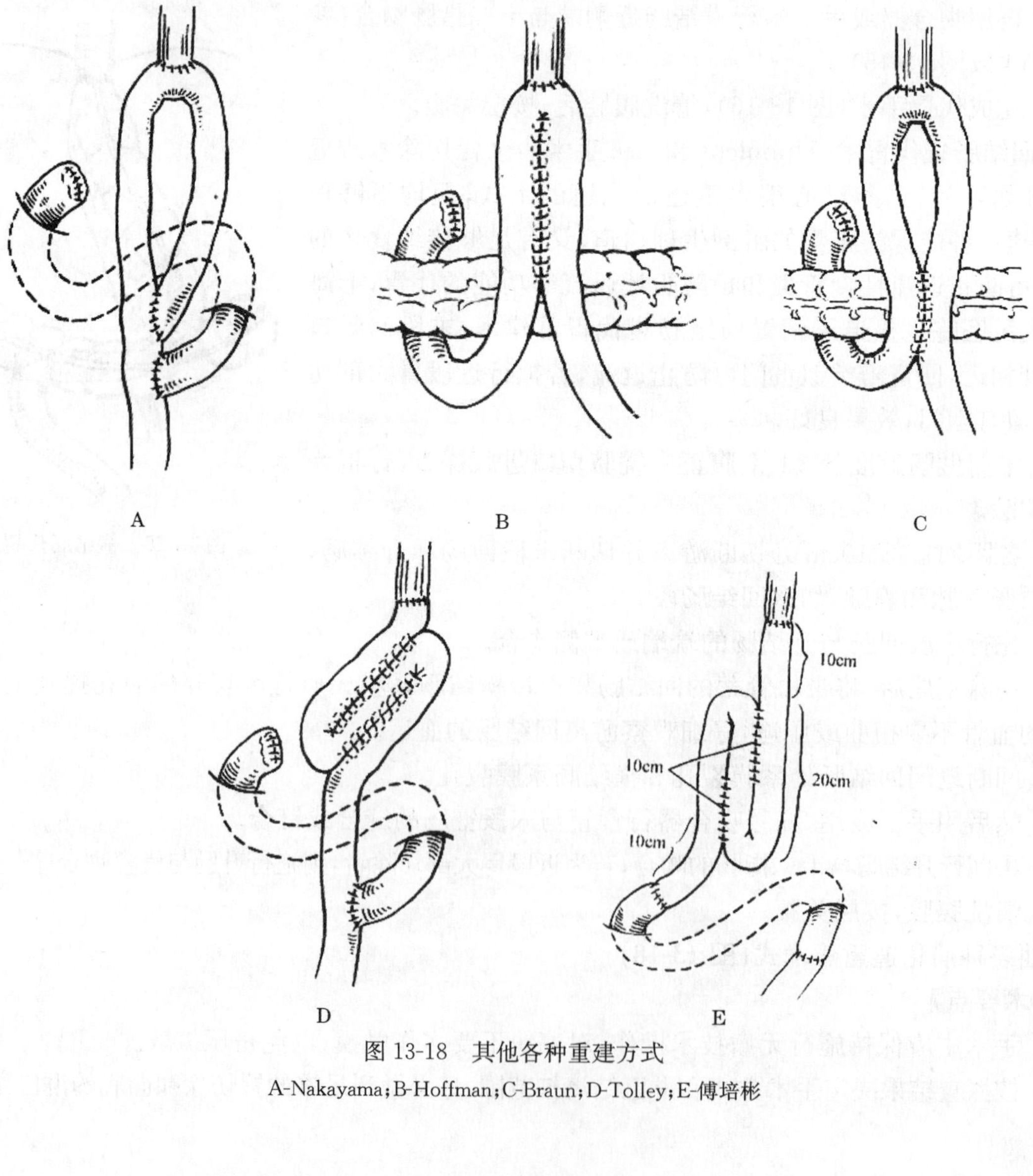

图 13-18 其他各种重建方式

A-Nakayama；B-Hoffman；C-Braun；D-Tolley；E-傅培彬

(3) 术中多行结扎止血，以减少渗血和输血。

(4) 若行带血管蒂的肠段代胃时，应注意观察其血供情况，避免血管扭曲或被压。

(5) 关腹前应使用无菌生理盐水对手术区域或对全腹作反复冲洗，避免脱落癌细胞腹膜种植；还可在腹腔内放置化疗药物[5-FU 或(和)铂类药物]和抑制肿瘤、提高免疫的抗铜绿假单胞菌注射液，尽早和多点干预残留癌细胞。

【术后处理】

(1) 送 ICU 病房，严密观察生命体征，必要时输血。

(2) 持续胃肠减压，24h 记出入量，补充足够液体和热量，保持水、电解质平衡。

(3) 止血剂和抗生素的应用，预防过多渗血和感染。

(4) 消化道功能恢复，肠道排气后即可进食流体，逐步恢复饮食。

(5) 术后 7～10d 即应早期给予全身或腹腔化疗。

【并发症的预防和治疗】

1. 出血

术前应抽血了解患者出、凝血情况，若有出凝血功能障碍，应及时用药物纠正。术后出血可发生在：①手术切口上引起切口血肿；②或为腹腔内出血；③也可能发生吻合口出血。常见为术中止血不够完善、创面渗血未完全控制、小动脉断端痉挛后再舒张、结扎线脱落等原因，故术中应对手术野作仔细彻底的缝扎或结扎止血；因根治性手术，腹内创面较广，术后还是要预防性使用止血药物，作者在术后常立即使用巴曲酶 1 支静脉推注，再用氨甲环酸(PAMBA)200mg、维生素 K_1 20mg 静脉推注 q2h×5 次。若敷料被血液渗湿或发生切口血肿易被发现，必要时拆除部分缝线，对出血点作缝扎或取出血肿引流；若术后发现腹腔内出血，腹穿抽出游离不凝血液则要再剖腹探查，及时予以止血；如胃肠减压管吸出多量血液，则要考虑胃肠吻合口出血，早期出血多为血管结扎不牢靠，除给予止血剂外，可每 2h 自胃管灌注冷冻生理盐水 200ml，继续胃肠减压以观察疗效，或需再在胃镜下止血，必要时考虑手术止血。

2. 切口裂开

多在术后 1 周发生，常见于老年患者组织愈合能力差，营养不良、贫血、低蛋白血症、维生素缺乏者亦是重要因素，术前均应予以纠正；术中对切口使用减张缝线，近代使用张力缝线关闭腹壁已使其发生降低，正确使用腹带保护切口也很重要；对术后严重腹胀、剧烈咳嗽导致腹内压增加者应及时给予排气、止咳处理；若仅为皮下裂开可用蝶形胶布和加强腹带保护即可；若为全层裂开或伴有肠段外露则需送手术室，在局部或静脉滴注甚或在硬脊膜外麻醉下送回肠段后、全层减张缝合切口。

3. 感染

①术后切口感染多发生在 7～14d 内，多为手术污染所致，也可能因使用电刀使皮下脂肪液化未及时引流而引起；②因手术野创面大或有污染再伴渗血时，常可造成腹腔感染；③此外，若有胃肠吻合口漏，也是造成腹腔感染的原因。术中应重视无菌操作、术中和术后均要静脉滴注广谱抗生素以作预防，若已有感染发生切口或腹腔脓肿则需加大用药外并要考虑施行手术引流；若疑为吻合口漏，则需在 X 线透视下，用 60%泛影葡胺 40ml 口服，作胃肠造影检查以明确诊断并了解漏口情况(位置与大小)并考虑治疗措施。

4. 吻合口漏

术前应注意患者全身营养状况，必要时应输血并给予静脉滴注白蛋白和控制糖尿病、补充维生素、纠正电解质紊乱。近代由于重视肠内和肠外高营养的使用、手术技术操作的不断提高以及消化道吻合器的普遍应用这种并发症已不多见，但在术后还是要紧密观察病情的发展；一般胃肠吻合口漏常在术后第5～7天发生，此时临床医师更要密切注意腹部情况；若有腹膜炎症表现或腹部压痛并伴有高烧，再加上口服含碘造影剂检查可予以证实。

对于全胃切除后食管空肠吻合口漏、近段根治性胃切除术后的食管胃吻合口漏、远段根治性胃切除术后施行B-Ⅰ式的胃十二指肠吻合口漏或B-Ⅱ式的胃空肠吻合口漏，其漏口小者除保持腹腔引流畅通外，可先给予禁食、持续有效的胃肠减压、静脉滴注广谱抗生素和胃肠外静脉高营养(TPN)给予足够热量(包括糖液、输血、血浆、白蛋白、脂肪乳剂、氨基酸等)、保持水电解质平衡，使用奥曲肽0.5mg肌注q8h，可抑制胆胰和肠液的分泌，有利于漏口的愈合，近代常联合使用生长抑素和生长激素，前者(或用6mg/d静脉微泵输入)使用两周使漏液减少后再加用生长激素(8～12 U/d分1次或2次皮下注射)3～4周可治愈；必要时还应考虑再次剖腹修补漏口，进行胃造瘘减压和放置空肠营养管；还有一种情况是B-Ⅱ式手术后，十二指肠残端漏，其发生率为1%～4%，漏口小者，由于漏液的积聚可引起局部感染后形成脓肿，多在术后5～7d出现症状，发热、局部明显压痛，B超探查可予证实，必须剖腹作双腔套管滴注甲硝唑溶液或庆大霉素溶液，以控制炎症并清洗稀释胆、胰、肠液使酶的活性减低，减少对周围组织与皮肤的腐蚀，再加持续低负压引流，促使早日愈合，大约要历时1个月；若见及残端漏口则可对其伸入引流管行十二指肠肠内引流，漏口周围再加上述的双套管处理，待窦道形成并逐步缩小后，可将肠内引流管拔除，送入大小合适的双套管到残端漏口处，再按上述方法滴注加引流，一般需要4～6周可治愈。

5. 胃轻瘫

多为胃功能性排空障碍，又称为术后胃无张力症或胃麻痹症，表现为术后肠蠕动恢复、肛门已排气，但是在开始进食流质时，不断出现呃逆、呕吐，重置胃管减压可引流出600～1 000ml/24h胃液；常发生于胃部手术后，如胃迷走神经手术、胃大部切除术、胃空肠吻合术或胃壁纵行切开缝合术等，也可发生于胃周围的手术后，如结肠手术、胰腺手术等；其原因不甚清楚，可能是手术或淋巴结清扫影响自主神经调节紊乱，也可能为在胃周围腹腔脓肿所致；如施行胃迷走神经手术后加作幽门切开成形术，可避免发生此并发症；近年开展的保留幽门的胰十二指肠切除术，亦常有发生胃轻瘫的报道。在X线透视下口服碘油或60%泛影葡胺或稀钡，可见胃泡扩大、胃壁无蠕动波、造影剂排空障碍等可明确诊断。发生胃轻瘫后可能持续时间很长，曾经报道有长达2～3个月者，所以医生应做好思想准备，对患者要进行心理治疗树立信心；此时除应持续有效的胃肠减压、注意保持水电解质和酸碱平衡、加强肠内外营养给足热量(包括输血、血浆和蛋白质)外，还要采取促进胃蠕动的措施，如肌注新斯的明、上腹热敷、针灸治疗等。

6. 吻合口梗阻

有些病例，尤其是多见于施行B-Ⅰ式的患者，B-Ⅱ式也可发生，常因吻合口水肿引起暂时性吻合口梗阻，但是一般多在手术1～2周以后水肿就消退，若无血肿的因素存在，吻合口就应正常通畅；但是有些病例是在重建胃肠通道时构建的吻合口太小，再加上瘢痕收缩引起吻合口狭窄性梗阻；若有频繁呕吐而不能进食时，应及时在X线透视下给予口服造影剂进行检查即可明确诊断，必要时可作胃镜确诊；此类梗阻多需再次手术处理，经切除后重建吻合口。一般要求完成手工缝合时不要内翻过多，B-Ⅰ式吻合口要3cm，B-Ⅱ式吻合口要4.5cm；近代使用器械吻合，已较少引起狭窄性梗阻，但要选择适当型号的吻合器，食管-空肠吻合要选用26号吻合器，胃-空肠B-Ⅰ式吻合时可根据十二指肠断端口径选用26或29号吻合器，若十二指肠条件不好时，应作B-Ⅱ式吻合为妥，胃-

空肠 B-Ⅱ式吻合时应选用 29 号吻合器。

7. 吻合口近端梗阻

亦称输入段空肠梗阻，主要发生在 B-Ⅱ式胃-空肠吻合术后，多为输入段入口处因粘连或位置不当成角所致；故施行空肠近端对小弯侧的 B-Ⅱ式吻合时尤应注意适当缝合固定避免成角，其典型症状为阵发性喷吐出大量含胆汁性胃液，经 X 线钡透或胃镜检查即可予证实，有时经胃镜通过后，尤其是因粘连导致的梗阻者可恢复其通畅；若症状持续不缓解，或因近段空肠留置过长者，则需再次手术干预，施行近段空肠与远段空肠的侧侧吻合术。

8. 吻合口远端梗阻

亦称输出段空肠梗阻，亦多发生在 B-Ⅱ式吻合时，除在吻合口出内翻缝合太多外，多为粘连所致，如经检查胃镜能伸入而下，有可能使肠段恢复通畅，否则就要考虑手术处理。

9. 术后急性胰腺炎

手术后急性胰腺炎起病突然，症状不典型，病程发展快，早期极易误诊，倘若失去抢救时机，死亡率很高。现代大手术增多，更应提高对此病的认识水平，才能及时作出诊断，其发生率为 1.14%～2.8%，死亡率高达 50%。其发生机制多为胰腺的自身保护，急性炎症的启动因素很多，如胰腺损伤、胰管梗阻、胰腺微循环障碍(术中低血压)、大手术后胰腺内酶抑制减少、用药不当(抗胆碱药使用过多)以及精神因素等。总的来说是胰腺产生的胰酶被激活，其中胰蛋白酶原被激活为蛋白酶是重要的环节，进一步再激活其他酶原成为弹力蛋白酶、磷脂酶 A_2、糜蛋白酶、胰激肽释放酶、缓胰肽等，从而发生一系列的病理生理变化，引起胰腺水肿、出血、坏死。该并发症可发生于手术当天，或发生于术后 2 周内，感到腹痛、腹胀、呕吐、心率增快、呼吸急促，急查血象和淀粉酶升高。先用非手术治疗，如持续胃肠减压、皮下注射奥曲肽 0.1mg q8h、也可使用生长抑素首次 250μg 冲击剂量静脉推注，以后 3mg 加入生理盐水 500ml 静脉滴注 q12h，前者使用方便，后者或需静脉泵入维持，但效果较好；每日保证有足够的补液和尿量，除使用呋塞米外，每日使用 20%甘露醇 250ml 静脉滴注，可清除血液中氧自由基；每日使用抑肽酶 10～30 万单位，静脉滴注或加贝酯 100～300mg 静脉滴注，可抑制胰酶活性；新斯的明 0.5mg 肌注 q6h 可促进肠蠕动消除腹胀；每日抽血作血气分析，保持水电解质与酸减平衡，维持静脉高营养，必要时应输血和血浆；一般经历 1 周后，病情即可逐步趋向稳定而治愈；若经保守治疗无效，腹胀明显伴弥漫压痛、腹水增加、CT 检查显示胰腺坏死感染，则应采取手术治疗，吸引腹腔胰周积液、切开胰腺包膜减压、清除坏死胰腺组织、作空肠造瘘管 TPN 措施保证日后全身营养、放置胰周或加盆腔引流管，术后持续滴注灌洗并低负压抽吸引流。

为预防术后急性胰腺炎，应采取以下措施：①从麻醉开始到整个手术过程，要保持血液循环的稳定，避免长时间低血压使胰腺血流灌注不足引起微循环障碍；②术中尽量减轻对胰腺的刺激和损伤；③较大手术后静脉滴注西咪替丁 400mg q12h，或法莫替丁 20mg q8h，或奥美拉唑 40mg q12h，这 3 种药物的抑酸作用，按顺序逐个增强，可供临床挑选；④必要时每日使用低分子右旋醣酐 500ml 静脉滴注，可减少血小板凝聚和血液黏稠度，对改善胰腺血液循环也有帮助；⑤应用镇静、止痛剂，使患者安稳地度过围术期；现代术后使用硬脊膜外或静脉镇痛泵，对预防手术后胰腺炎也有一定的好处，但是绝对不可使用吗啡，以免引起肝胰壶腹括约肌痉挛的危险。

(林擎天)

第十四章　胃再次手术

【概述】 胃、十二指肠溃疡施行胃大部切除、B-I 式或 B-Ⅱ式重建术治疗后，绝大多数(95%～98%)可获得良好的效果，但是有极少数病例发生各种不同类型的并发症；目前胃十二指肠溃疡施行胃大部切除术虽然在广大基层医院均已普遍开展，但是还应严格掌握手术适应证，注意手术步骤与操作，提高手术治疗效果，减少并发症的发生，以免需要再次手术治疗。现将胃大部切除术后，常见的再次手术分述如下。

第一节　复发性胃溃疡手术

【概述】 消化性溃疡病经胃切除术后，再发生的溃疡称为复发性消化性溃疡，其中尤以吻合口或吻合口附近空肠黏膜上的复发性溃疡最为多见，称为吻合口溃疡。吻合口溃疡的平均发病率为1%～10%，其中95%见于十二指肠溃疡术后，2%～4%见于胃溃疡术后，2%左右见于复合性溃疡术后，男性多于女性。吻合口溃疡的发病率与首次胃切除术方式有关，多见于胃空肠吻合术后，其复发时间以术后2～3年最为多见。

手术方式不当，包括胃切除范围不足、胃窦部黏膜残留、输入空肠襻过长、胃迷走神经切断不全、胃引流不畅等；还有内分泌紊乱的因素，如促胃液素瘤、G 细胞增生症和甲状旁腺功能亢进等，这些均可导致壁细胞分泌而发生复发性溃疡或吻合口溃疡；再者复发性溃疡或吻合口溃疡亦与致溃疡性药物，如阿司匹林、肾上腺皮质激素、吲哚美辛和利舍平等的使用有关。此外，身体素质、应激反应等也是复发溃疡病的因素。

治疗方面宜先予以内科治疗，如内科治疗无效、不适合内科治疗或发生穿孔、出血等并发症者，应采用手术治疗。

【适应证】

(1) 经正规内科治疗溃疡不能愈合、或反复发作者。

(2) 不适合内科治疗者。

(3) 吻合口溃疡或溃疡复发出现并发症时，如伴有梗阻、出血、穿孔和胃空肠结肠瘘等症状者均应手术治疗。

(4) 促胃液素瘤(胃泌素瘤)导致的复发性溃疡患者。

【术前准备】

(1) 胃镜检查，以明确诊断。

(2) 上腹增强 CT 检查及测定血清促胃液素以明确有无促胃液素瘤。

(3) 针对梗阻、出血、穿孔和胃空肠结肠瘘等并发症予相应的准备。

(4) 营养支持治疗。

【体位】 平身仰卧位。

【麻醉】

(1) 连续硬脊模外麻醉。

(2) 气管插管、静脉滴注全身麻醉。

【切口】

(1) 上腹正中原切口。

(2) 估计腹腔粘连、病情复杂者可作上腹横切口。

【手术步骤与操作】

1) 进腹分离粘连作全面探查后,决定采取何种手术。

2) 对原为B-Ⅰ式者应显露吻合口,原为B-Ⅱ式者,应探查十二指肠残端,有无幽门窦残留,以及输入空肠襻是否过长和扩张,是否误将胃与空肠吻合。此外,还需仔细检查胰腺有无促胃液素瘤的可能。

3) 手术方式的选择应根据原有的手术方式、溃疡的位置和范围、引起溃疡的因素和患者的一般情况等,决定具体的处理方式。

(1) 胃切除范围不足所致的溃疡复发及吻合口溃疡,可切除吻合口溃疡并扩大切除范围,同时行迷走神经干切断、胃空肠 Roux-en-Y 吻合。

(2) 原胃切除量已达 75%,且无胃窦残留,可以行吻合口溃疡穿孔修补术加胃迷走神经切断术。

(3) 幽门窦组织残留者,应予以切除,并同时作迷走神经切断术。

(4) 近端胃迷走神经切断术、高选择性迷走神经切断术或迷走神经干切断术加幽门成形术术后复发溃疡,可行胃部分切除术。

(5) 单纯胃空肠吻合术后溃疡复发或吻合口溃疡,可行胃大部切除术或胃窦切除加迷走神经干切除术,依据情况行B-Ⅰ或B-Ⅱ式胃肠吻合。

(6) 良性单发的促胃液素瘤(胃泌素瘤)可行肿瘤摘除手术。恶性、多发性促胃液素瘤可将靶器官作全胃切除术。

(7) 复发性溃疡合并急性胃穿孔者,对年龄大、体质差、耐受力差的患者,应只行吻合口溃疡穿孔修补术加腹腔引流术,两个月后再行胃切除加迷走神经干切断术。

4) 按层缝合腹壁切口,视情况需要可放置腹腔引流管。

【术后处理】【并发症的预防和治疗】 同胃大部切除手术的术后处理。

(郑　起)

第二节　输入、输出襻空肠梗阻手术

【概述】 输入襻空肠与输出襻空肠梗阻,主要是发生于胃大部切除B-Ⅱ式重建术后。B-Ⅱ式重建术,可分为结肠后重建术和结肠前重建术两种形式。一般施行结肠后胃空场吻合术时,其空肠输入襻的长度,即从屈氏韧带(Trietz' ligment)到胃空肠吻合口的距离应为8~9cm;若作结肠前胃空肠吻合时,其输入襻空肠的长度应为15~16cm;胃-空肠吻合的方式又有空肠对胃小弯侧和空肠对大弯侧之分,再加上输入襻肠段过短或输入襻肠段过长等因素均可影响肠内容物的排空导致梗阻。

【适应证】

(1) 急性完全性输入襻或输出襻空肠梗阻,有肠段绞窄、坏死和穿孔等或伴有休克者。

(2) 慢性不完全性输入襻或输出襻空肠梗阻,经数周非手术治疗无效,而反复发作者。

(3) 在非手术治疗期间病情加重者,应及时再次手术。

【术前准备】

(1) 持续保持胃肠减压引流通畅。

(2) 建立良好的静脉通道,输血补液,纠正水与电解质紊乱及酸碱平衡。

(3) 静脉滴注抗生素,预防和控制感染。

【麻醉】

(1) 连续硬脊膜外麻醉。

(2) 对一般情况较差,循环功能欠佳者,以气管插管、静脉滴注全身麻醉为妥。

【体位】 平身仰卧位。

【切口】

(1) 沿原手术切口再延长 3～5cm 进腹。

(2) 估计腹内梗阻情况复杂、有一定程度的粘连者,可作上腹横切口。

【手术步骤与操作】

(一) 输入襻空肠梗阻手术

【概述】 输入襻空肠梗阻症状有急性完全性和慢性不完全性梗阻两种(图 14-1)。出现时间最早为术后 4d,最迟 11d。

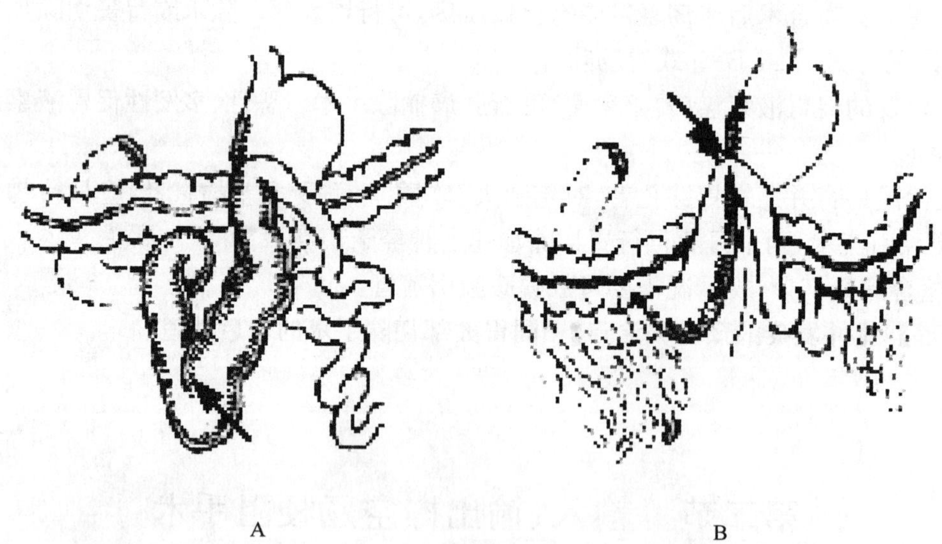

图 14-1 输入襻空肠梗阻

A-输入襻肠段过长,肠腔扩张、内容物滞留;B-输入襻肠段过短,在吻合口处形成锐角,影响肠液排出

1. 急性完全性输入襻空肠梗阻

不多见,属早期并发症,多见于结肠前 B-Ⅱ式输入襻对胃小弯吻合术后的患者。原因有二:一是输入、输出襻空肠呈交叉状,输出襻在前,若其系膜牵拉过紧形成索带压迫输入襻肠管,即可造成急性完全性输入襻梗阻;二是输入襻过长,穿过输入襻和横结肠系膜之间的间隙形成内疝,因其为闭襻性梗阻,所以易致绞窄而引起肠管坏死与穿孔。临床表现为突发性上腹部剧烈疼痛,呕吐频繁

但量不大，也不含胆汁，呕吐后症状不缓解。上腹部有压痛，甚至可触及可疑包块。病情进展快，不久即出现烦躁、脉快、血压下降等休克表现。

2. 慢性不完全性输入襻空肠梗阻

较多见，属晚期并发症。发生在B-Ⅱ式输入襻对胃小弯的术式。导致慢性不完全性部分梗阻的原因有：胃肠吻合口组织翻入过多，结肠前吻合时输入襻过短牵拉成锐角或结肠后吻合时输入襻过长导致肠管粘连、扭曲；进食间期胆汁、胰液和十二指肠液潴留在输入襻内，进食后这些消化液分泌明显增多，使输入襻内压突然增高并刺激肠管增加收缩，临床表现为进食后30min左右，即感上腹部胀痛或绞痛，并放射到肩胛部，随即突然喷射性呕吐大量含胆汁样液体，吐后症状消失，暂时克服了一次梗阻，但以后会反复发作。

输入襻空肠梗阻的治疗应根据梗阻的原因及程度来决定。症状轻的梗阻通常在术后数周内逐渐缓解，应先予以非手术治疗，包括禁饮食、持续胃肠减压、营养支持治疗等。非手术治疗无效或症状严重持续不减轻者需手术治疗。

【手术步骤与操作】

1）进腹后仔细分离粘连并作全面探查，显露出胃肠吻合口、输入和输出襻，探明梗阻的原因及梗阻肠襻的活力。

2）解除梗阻方法：

(1) 输入襻空肠过短引起的梗阻：输入襻空肠段过短，因屈氏韧带牵拉成角导致梗阻者，可予以剪断后松解韧带，解除其对输入肠襻的牵拉；若仍不能满意地解决梗阻，则需在输入肠襻和输出肠襻之间施行空肠-空肠侧侧吻合（图14-2）。

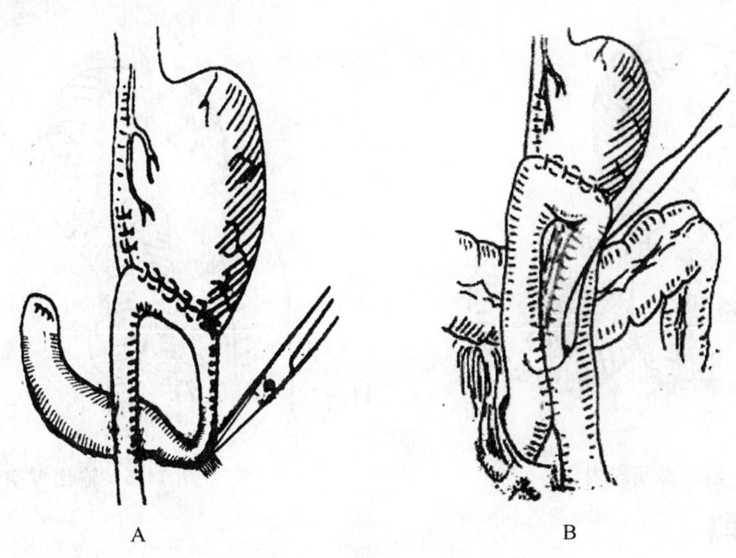

图14-2　解除输入肠襻梗阻

A-剪断、松解屈氏韧带；B-空肠-空肠侧侧吻合术

(2) 输入襻空肠内疝：如疝入肠管无坏死，可轻轻牵拉疝入的肠襻使其复位；若因疝入肠襻膨胀、水肿较剧使复位困难时，可先用粗针头穿刺减压，然后再复位肠襻；如疝入肠管可疑坏死，用温盐水纱布垫热敷、普鲁卡因封闭系膜根部，观察肠管生机，仍有可疑者则须作坏死肠段切除，改作胃-空肠Roux-en-Y吻合。

(3) 横结肠及大网膜下垂压迫导致的梗阻：可在胃-空肠吻合一侧切断空肠，改行胃-空肠Roux-

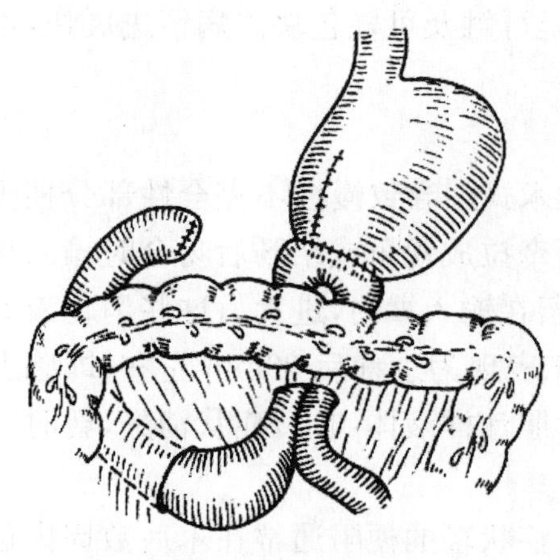

图 14-3 横结肠系膜裂孔滑脱压迫空肠

en-Y 吻合。

(4) 结肠后吻合受横结肠系膜裂孔压迫而引起梗阻(图 14-3):可松解、扩大横结肠系膜裂孔以解除压迫并将裂孔系膜边缘与胃壁再行间断缝合固定。

(5) 输入襻过长造成扭曲引起梗阻:可行输入襻、输出襻之间侧侧吻合;也可切除部分输入段肠襻,改作胃-空肠 Roux-en-Y 吻合。

(6) 慢性不全性输入襻梗阻:可改作 B-Ⅰ式吻合。

(二) 输出襻空肠梗阻手术

【概述】 输出襻空肠梗阻的原因有:①输出襻空肠粘连成角、大网膜炎性肿块压迫;②结肠后胃空肠吻合时,横结肠系膜孔未固定于胃壁上或滑脱而形成瘢痕压迫在输出襻空肠;③结肠前吻合时,输出襻空肠疝入横结肠系膜和空肠系膜间形成嵌顿或绞窄性内疝(图 14-4);④输出襻空肠套叠等(图 14-5)。临床上表现为上腹饱胀不适,频繁呕吐含有胆汁成分的胃内容物,X 线检查显示高位小肠梗阻,偶尔在行结肠后胃-空肠吻合术后,横结肠系膜固定于胃壁上的缝线脱落,由于横结肠系膜裂孔的压迫,使输出襻空肠和输入襻空肠均呈扩张状态,形成一个闭襻的小肠梗阻。对于没有确定梗阻性质,患者既无明显腹痛腹胀,又无胃肠道出血与腹膜炎等临床表现时,可先予以非手术治疗,经非手术治疗无好转者应考虑手术治疗。

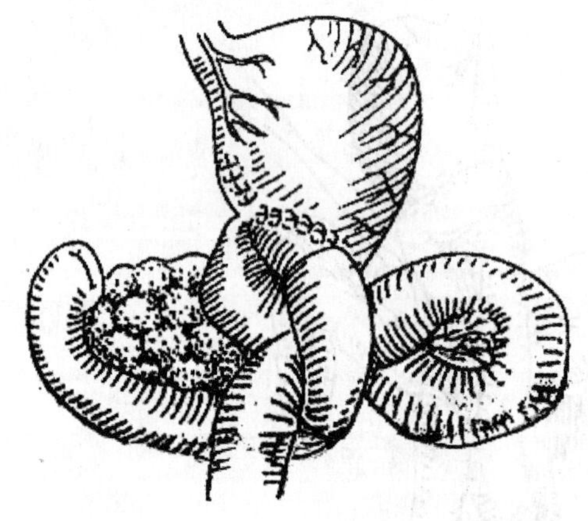

图 14-4 输出襻肠段内疝

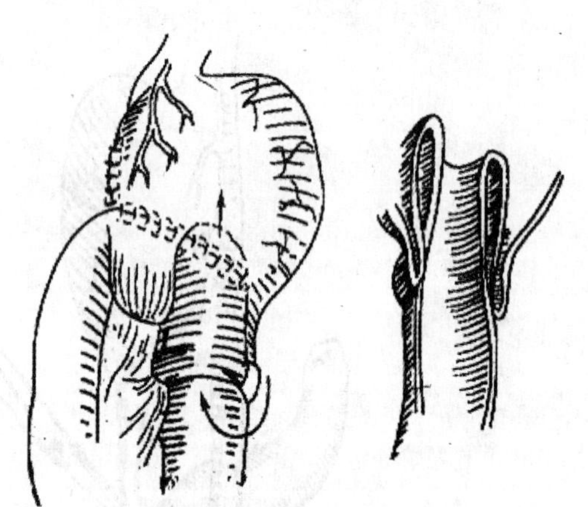

图 14-5 输出襻空肠套叠

【手术步骤与操作】

1) 进腹后仔细分离粘连,显露胃肠吻合口、输入和输出襻,探明梗阻的原因及梗阻肠襻的活力。

2) 解除梗阻方法

(1) 粘连压迫、大网膜炎性肿块压迫所引起的肠梗阻:可行粘连松解术或将大网膜炎性肿块切除,并根据情况加行输入襻、输出襻侧侧吻合。

(2) 内疝嵌顿者,将嵌顿肠管复位后,严密缝闭疝环,若嵌顿的肠管已坏死,应行肠切除术。

(3) 结肠后胃空肠吻合,横结肠系膜孔未固定于胃壁上或滑脱而形成瘢痕压迫空肠输入和输出襻,应重新行横结肠系膜与胃壁固定。

(4) 空肠套叠无肠管坏死者,可用胃镜的前端抵住套叠肠管突出部进行还纳;若胃镜还纳失败或可疑套叠肠管坏死，应剖腹行套叠肠管整复术，若套叠肠管已坏死，则须行坏死肠管切除术。

3）视情况放置引流。

【手术要点】

（1）术中应仔细检查，探明造成输入襻空肠或输出襻空肠梗阻的原因，才能作出相应的手术处理。

（2）作肠切除吻合术时，应注意吻合肠段的血供。

【术后处理】

（1）心电监护，注意观察生命体征、呼吸、心率、血压、血氧饱和度等变化。

（2）保持胃肠减压管、负压球引流管、或空肠造口管等通畅，每日记录出入量。

（3）禁食期间每日须经静脉全量输液、补充热量、维生素、氨基酸及微量元素等。维持水、电解质平衡。

（4）静脉滴注广谱抗生素预防和治疗感染。

（5）经3～5d，待肠道功能恢复，开始进食流质、半流质，对放置空肠造瘘管者，可早期进行肠内营养。

【并发症的预防与治疗】

1. 切口并发症

应定期更换敷料，如切口感染应每日换药，并加强抗感染治疗。如果发现切口裂开，应及时送手术室作清创再缝合，加强施行经腹膜内或腹膜外张力缝合。

2. 腹腔出血

常因手术创面广泛渗血未完全控制、术中止血不完善、凝血异常引起，故应强调术中止血彻底，术后严密观察血压、心率、引流量，如经止血、输血后血压仍不稳者应手术探查止血。

3. 呼吸系统并发症

常见的有肺不张、肺部感染、急性肺水肿等，应及早采取有效措施，定时吸痰，清除支气管分泌物，鼓励患者主动排痰，解除支气管阻塞；加强抗感染治疗，必要时可以行呼吸机支持疗法。

4. 心血管系统并发症

如心动过速、心律失常、血栓与栓塞形成等，术后心电监护，必要时请相关科室协助治疗。

5. 尿路感染

尤其对留置导尿管者应静脉使用预防尿路感染的抗生素治疗。

6. 消化系统并发症

（1）急性胃扩张：一般经禁食、持续胃肠减压、纠正水、电解质和酸碱平衡以及营养支持等措施，1～2周内均能缓解而治愈。

（2）胃轻瘫综合征：术后胃轻瘫是一种功能性病变，多数患者须经4周的保守治疗才能使胃功能恢复，应尽量避免手术治疗。

（3）应激性溃疡：术后常规应用抑酸药物，如经药物治疗仍不缓解者可作胃镜检查，在镜下止血；若大量呕血经输血后血压仍不稳者，应予手术治疗。

（4）术后肠梗阻：多为肠粘连所致，经禁食、胃肠减压、营养支持、维持水、电解质和酸碱平衡、抑制消化液分泌常可缓解；如无肠绞窄现象，可肌注新斯的明0.5mg q8h，5min后肛塞开塞露，或再加用中药攻下治疗，经非手术治疗无效或加重者则需再手术治疗。

（5）吻合口瘘：若发生吻合口瘘，则需严格禁食、持续胃肠减压并保持引流通畅、静脉滴注抗生素控制炎症、维持水、电解质和酸碱平衡、使用抑制消化液分泌药物等处理。对术中放置预防性引流管者,可早期发现并尽早施行低负压持续引流,促使其局限化;术中留置肠内营养管者可供术后营养支持,有利于瘘口的愈合;如发生弥漫性腹膜炎,则需手术治疗。

(郑　起)

第三节　倾倒综合征的手术

【概述】 倾倒综合征是指胃切除术后,由于脏器本身失去了幽门括约肌作用及调节胃内容物排空功能,当餐后大量高渗性食糜由胃进入肠道所引起的一系列胃肠功能和血管神经系统症状。目前胃大部切除术后此综合征的发生率为15%～30%,多发生于胃大部切除、B-Ⅱ式重建术后,按照进食后出现症状的早晚可分为早期和晚期,其中早期倾倒综合征约占75%。

早期倾倒综合征的发病机制主要有:①胃排空过快,胃手术后幽门功能丧失导致高渗性碳水化合物由胃迅速进入小肠,从而引起一系列临床症状;②各种激素物质的作用,小肠肠内渗透压的变化导致肠管膨胀,蠕动亢进,刺激嗜银细胞分泌5-羟色胺等胃肠道激素,由此使患者出现早期倾倒综合征临床症状。

晚期倾倒综合征亦可称为低血糖综合征。其发生机制主要是餐后食物迅速进入空肠,大量碳水化合物被吸收而引起高血糖,刺激肠道分泌胰高血糖素,血浆中胰高血糖素浓度明显升高,增加胰腺对血糖的敏感度,从而释放大量胰岛素,由此引起反应性低血糖。

大部分倾倒综合征患者症状较轻,经过饮食调理,采取少量多餐、高蛋白质、高脂肪、高纤维的干食,减少糖类及其他相对小分子质量碳水化合物的摄入,餐后平卧等行为处方可减慢食物的推进及排空速度,减轻临床症状。同时可服用小剂量镇静剂、胆碱能药物减慢肠管排空。采用生长抑素能有效抑制各种消化道激素的分泌,并抑制胃肠和胆道运动,减少胃酸和胰液的释放,有效地缓解血管舒缩功能紊乱和胃肠道症状。

【适应证】 主要是经较长期非手术治疗而症状仍较严重者。

【麻醉】

(1) 连续硬脊膜外麻醉。

(2) 气管插管、静脉滴注全身麻醉。

【体位】 平身仰卧位。

【切口】

(1) 上腹正中切口。

(2) 经左腹直肌直切口。

【手术步骤与操作】 手术的目的是增加胃的容量、延长胃排空的时间、将B-Ⅱ式重建改为B-Ⅰ式,使食物通过十二指肠与胆汁和胰液得到充分混合,并减慢食物在肠管中排空,通常使用的是带蒂空肠间置术。

(一) 切除原胃-空肠吻合口的空肠间置法

(1) 进腹后,切开十二指肠外侧腹膜,充分分离十二指肠,再分离粘连暴露残胃-十二指肠吻合口,在两把无损伤肠钳控制下,切除原吻合口并充分切除其瘢痕组织,以备间置吻合用。

(2) 在十二指肠悬韧带(屈氏韧带,Treitz's ligament)下大约50cm处切取一段带血管蒂的空肠,因该段肠襻的系膜和血管弓有足够长度可用;如拟作逆蠕动肠襻,切取肠段的长度为10～12cm,如用顺蠕动肠襻则为12～15cm;注意保留好该肠段的系膜及血管弓(图14-6)。

(3) 再游离并切开十二指肠残端,通过横结肠系膜无血管区切开裂口,上提游离空肠段,用1号丝线行双层间断缝合的逆蠕动或顺蠕动间置术(图14-7)。

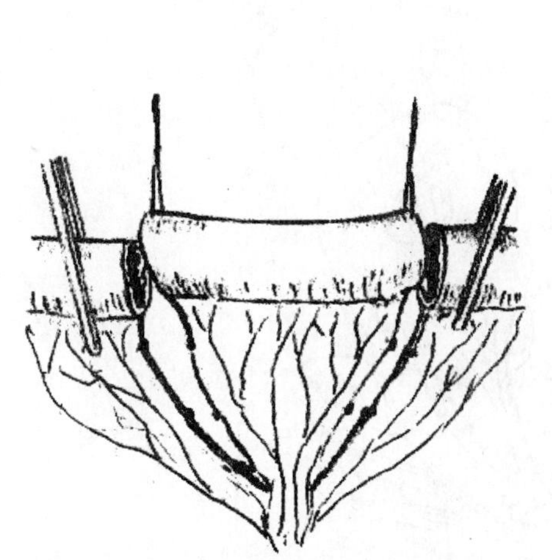

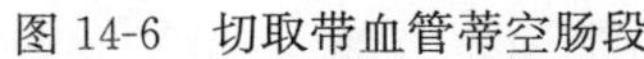

图14-6　切取带血管蒂空肠段

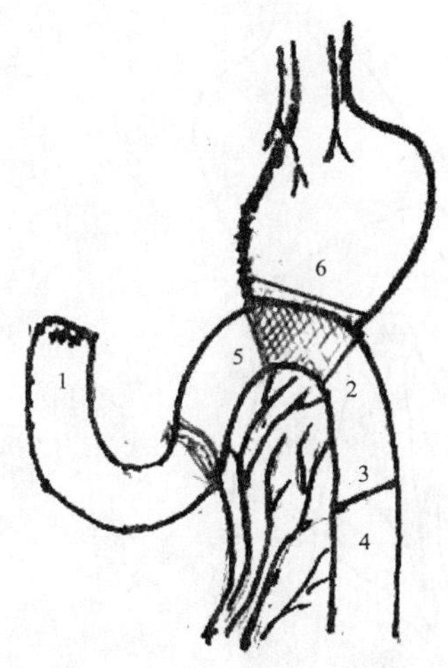

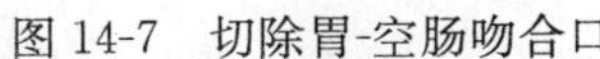

图14-7　切除胃-空肠吻合口

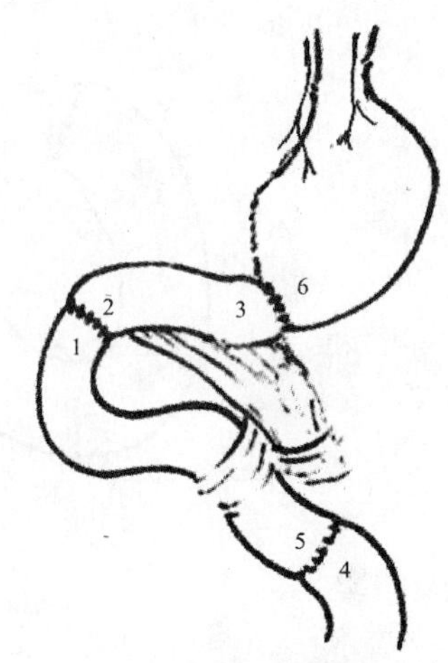

图14-8　完成空肠间置手术

(4) 缝闭肠系膜裂孔后,再行近端空肠与远端空肠端端吻合术,完成由B-Ⅰ式改为胃-十二指肠间置空肠吻合术(图14-8)。

(5) 有些作者对顺蠕动间置术后,再加作迷走神经干切除,即切断肝左外叶三角韧带,显露贲门口及食管下端,游离食管找出迷走神经前、后干,各切除3cm神经段,以防发生胃-空肠吻合口溃疡,但若作逆蠕动空肠间置术后,因有胆汁和胰液返流入胃而中和胃酸,不需施行迷走神经切断术。

(二) 不切除原胃-空肠吻合口法

作顺蠕动空肠间置术,有时也可不行原胃-空肠吻合口切除。

(1) 如果输入襻空肠较短,可按照图14-9所示的方式,在点2与点5处切断,点3与点4处切

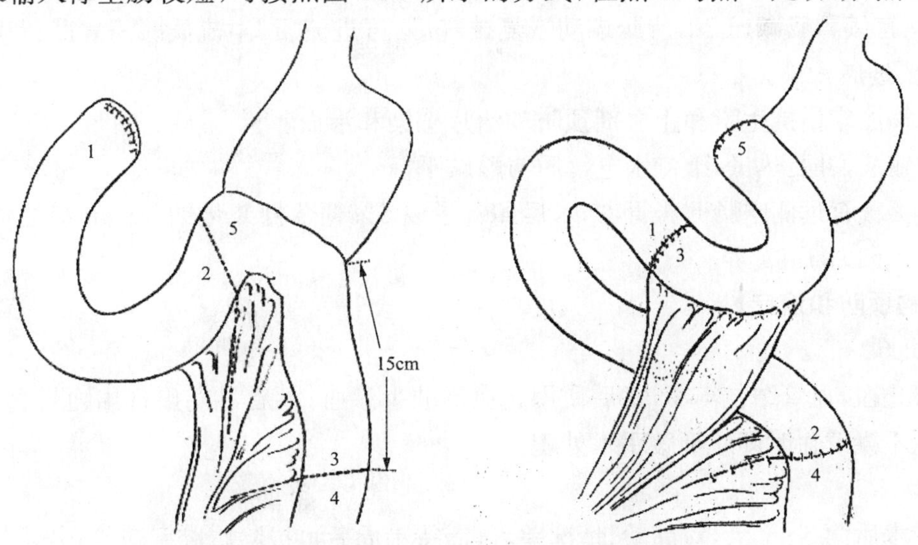

图14-9　输入襻空肠较短者B-Ⅱ式改B-Ⅰ式的吻合方式

断，将点 3 与点 1 作吻合，点 2 与点 4 作吻合，使 B-Ⅱ式改为 B-Ⅰ式重建。

(2) 如果输入襻空肠较长，则可按照图 14-10 所示的方式，在点 2 与点 3 处切断，点 4 与点 5 处切断，作点 1 与点 4 处吻合，点 2 与点 5 处吻合，再作点 3 与点 4 处的端侧吻合，使 B-Ⅱ式改为 B-Ⅰ式重建。

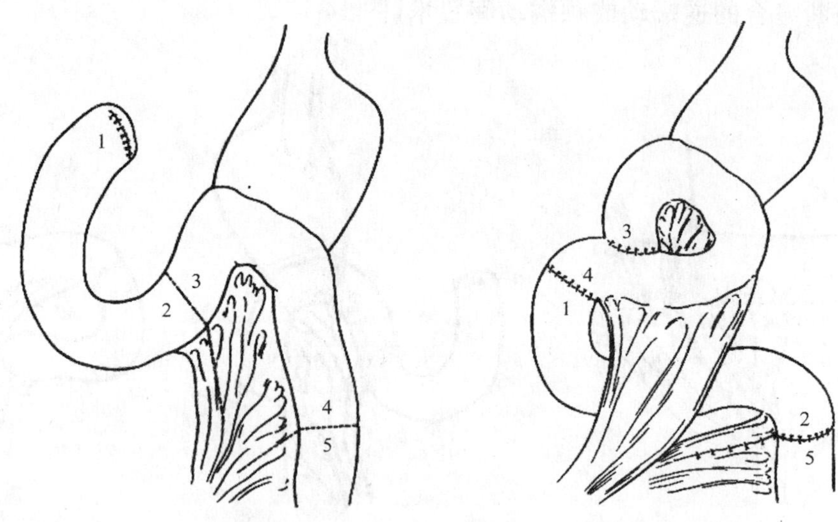

图 14-10 输入襻空肠较长者 B-Ⅱ式改 B-Ⅰ式的吻合方式

【手术要点】

(1) 注意间置空肠血液供应，避免小肠系膜扭曲影响血流。

(2) 若患者原残胃较小，可考虑作双腔或三腔代胃，保证术后患者“胃”容积，避免发生返流并发症。

(3) 切记施行逆蠕动空肠间置时，切取肠段的长度为 10～12cm，过长可发生胃排空障碍及胃潴留，过短则失去应起的作用；如作顺蠕动空肠间置时，切取肠段为 12～15cm。

【术后处理】

(1) 清醒后患者取半卧位。

(2) 禁食、持续胃肠减压 3d，待肠蠕动恢复排气后，可进流质、半流质。间置肠段可能功能恢复较慢，饮食不要进展太快。

(3) 静脉滴注广谱抗生素和止血剂预防和治疗感染和渗血。

(4) 静脉输液，补足热量，维持水电解质与酸碱平衡。

(5) 术中留置有远侧空肠营养管者，术后 48h 予以 5%葡萄糖氯化钠 500ml 滴注促进肠道功能恢复，术后 72h 予以肠道营养。

【并发症的预防和治疗】

1. 腹腔出血

术中完善止血，血管结扎牢靠，术后使用止血剂减少渗血；术后早期出现出血性休克症状，经腹腔穿刺有大量不凝鲜血时即应剖腹手术处理。

2. 吻合口瘘

多发生在术后第 5～7 天，对高龄、情况差者，需待 1 周后再拔除腹腔引流管；若术后早期出现腹膜炎症状，留置双套管引流出大量渗液，应接上持续低负压吸引器，促使漏口局限化；若发生弥漫性腹膜炎时，应及时手术处理。

3. 肠梗阻

术后鼓励早期活动，促使肠蠕动早日恢复；大多数是粘连性肠梗阻，出现上腹饱胀，呕吐，胃肠引流持续增多，在持续胃肠减压和注意维持水、电解质平衡的同时可先采用非手术治疗，给予肌注新斯的明 0.5mg q8h，5min 后用开塞露塞肛；亦可使用中药攻下治疗，多能治愈；如有肠绞窄现象，则应及时手术治疗。

（郑　起）

第四节　碱性返流性胃炎手术

【概述】　碱性返流性胃炎(alkaline reflux gastritis)是胃大部切除或幽门成形术后，碱性的十二指肠肠液返流入残胃引起较严重的胃炎，这也是最常见的胃切除术长期并发症。最常发生于 B-Ⅱ式胃切除术后，B-Ⅰ式及幽门成形术后较少见。主要是因为 B-Ⅱ式术后改变了十二指肠液的流出道，使碱性的胆、胰、十二指肠液易经输入段空肠返流到残胃里，胆盐破坏了胃黏膜屏障，使 H^+ 逆向弥散入胃黏膜导致胃黏膜糜烂、溃疡和炎症。临床特点主要有：①上腹持续性烧灼样疼痛，进食后加重；②恶心呕吐，呕吐物为胆汁，吐后或服抗酸药物症状不缓解；③由于消化吸收障碍和胃炎出血，常伴贫血、消瘦；④病程长者胃液分析多无胃酸；⑤胃镜检查可见胆汁向胃腔返流，吻合口周围及残胃有明显病变；⑥病理组织学特点为慢性萎缩性胃炎。

【适应证】　经内科药物，如甲氧氯普胺、多潘立酮可增加食管下端张力和胃的排空，对缓解症状可能有效，但内科治疗常常效果不佳。一般来说，经内科治疗无效，症状持续且较重，影响日常生活者，可采取手术治疗，使胆汁、胰液和十二指肠液不再流经残胃，使术后不致发生吻合口溃疡，常用的手术方式是将 B-Ⅱ式改为胃-空肠 Roux-en-Y 吻合术。

【麻醉】

(1) 连续硬脊膜外麻醉。

(2) 气管插管全身麻醉。

【体位】　仰卧位，双足略低于头部。

【切口】　上腹正中切口，可沿原手术瘢痕切开。

【手术步骤与操作】

（一）输入空肠段较短者

(1) 将点 1 与点 2 处切断和点 3 与点 4 处切断，缝闭点 4 断端，切除胃肠吻合口(图 14-11)。

(2) 将点 4 上提与残胃行端侧吻合，点 1 与点 2 处再吻合，然后将点 3 处与远段空肠作端侧吻合。

（二）输入段空肠段较长者

(1) 将点 1 与点 2 处切断，缝闭点 2 处断端(图 14-12)。

(2) 将点 1 处与远段空肠行端侧吻合。

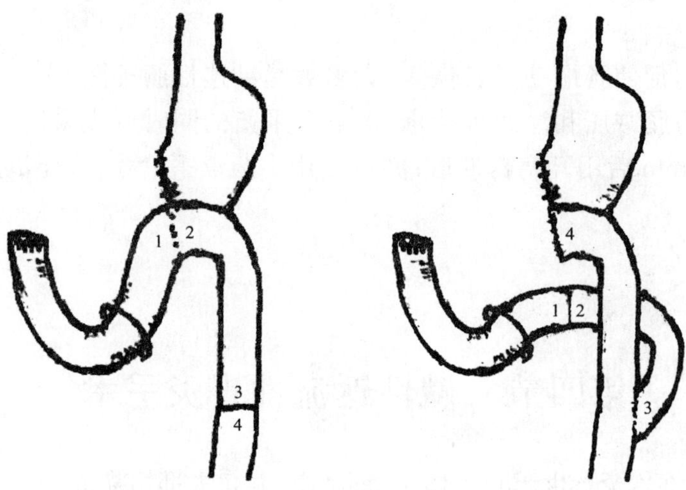

图 14-11 输入段空肠较短者，胃-空肠 Roux-en-Y 吻合术

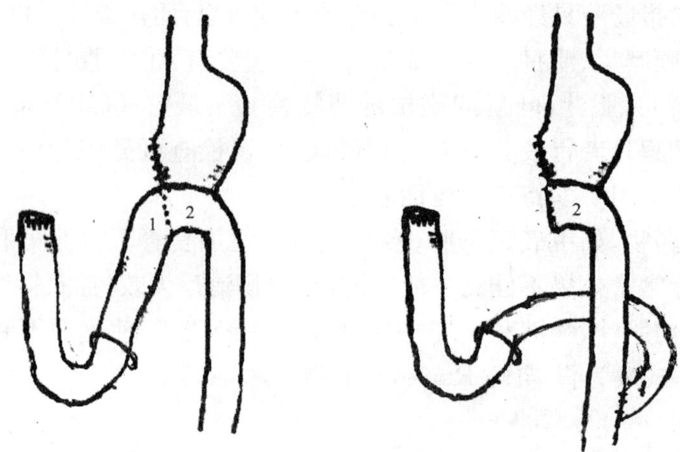

图 14-12 输入段空肠较短者，胃-空肠 Roux-en-Y 吻合术

【手术要点】

(1) 进腹时注意勿损伤粘连肠襻。

(2) Roux-en-Y 吻合术中胃-空肠吻合口与空肠-空肠吻合口之间的距离必须达 45～60cm 才能避免含有胆汁、胰液、十二指肠液返流入残胃。

(3) 对残胃仍有胃酸者，可附加选择性迷走神经切断术，以防止发生吻合口溃疡。

【术后处理】

(1) 禁食，留置胃管至肠功能恢复。

(2) 补液，维持水、电解质平衡，全身应用抗生素。

(3) 首先进食流质，再逐步加至每日 5～6 次少量进餐。

【并发症的预防与治疗】 参阅本章第 2、3 节。

（郑　起）

第五节　胃潴留手术

【概述】 胃大部切除术后残胃潴留的原因，可能为机械性或功能性因素引起的胃排空障碍，可能是持续性或暂时性的。与胃大部切除术后残胃无张力症不同，后者完全是功能性和暂时性的，亦称为胃瘫综合征。迷走神经干切断或选择性迷走神经切断术未加作幽门切开引流者，有 20%病例亦可发生术后胃潴留，若加作幽门切开引流术者，其发生率可减低到 3%～5%，若行高选择性迷走神经切除术(即壁细胞迷走神经切断)者，由于保留了完整的胃幽门窦的神经支配，即使不附加幽门引流术，也极少会发生胃潴留；对于功能性胃潴留，经 X 线钡透，证实无机械性因素时，多可采用非手术治疗，包括禁食、持续胃肠减压、静脉输液维持水电解质与酸碱平衡、输血或血浆和白蛋白等增加营养支持、促胃动力恢复的药物，如新斯的明肌注 0.5mg q6h，或红霉素 150～300mg 加入 5%葡萄糖 250ml 静脉慢滴，症状较轻或好转者，亦可口服多潘立酮、西沙必利以增加肌间神经丛末梢神经释放乙酰胆碱，加快胃壁蠕动；考虑有胃水肿者还可每日静脉点滴地塞米松 5～10mg；对于保守治疗要有耐心，轻症者需 1 周，重症者需 3～4 周；机械性因素多见于 B-Ⅰ式重建术后，也可能发生在 B-Ⅱ式重建术后，主要是缝合吻合口时内翻过多、狭窄、粘连、扭曲等，临床上多于术后 3～4d 即可发生症状，而功能性者则多见于术后 7～10d，已由进食流质转为半流质时发生；对于机械性吻合口梗阻或经较长时间非手术治疗无效的胃潴留患者则需再次手术处理。

【适应证】

(1) 胃-十二指肠或胃-空肠吻合口狭窄。

(2) 胃排空障碍经较长时期保守治疗无效者。

【麻醉】

(1) 常用连续硬脊膜外麻醉。

(2) 也可采用连续硬脊膜外麻醉＋气管插管、静脉滴注全身麻醉效果更佳。

【体位】 平身仰卧位。

【切口】 多经原切口进腹。

【手术步骤与操作】

(一) 胃肠吻合口切除重建术

对于胃大部切除术后 B-Ⅰ式重建或 B-Ⅱ式重建，发生吻合口狭窄时均可施行此术。

(1) 原为 B-Ⅰ式者，将吻合口切除后，双层缝闭十二指肠残端，改作 B-Ⅱ式胃空肠重建术，吻合口必须达 4.5cm 宽。

(2) 原为结肠后 B-Ⅱ式，输入襻空肠较短者，将吻合口切除后，可将空肠-空肠断端行端端吻合，再改行结肠前胃-空肠吻合术，亦需保证吻合口达 4.5cm 宽，若输入襻空肠较长，还需行输入襻与输出襻空肠侧侧吻合术。

(3) 原为结肠前 B-Ⅱ式，输入襻空肠较长者，将吻合口切除后，可行胃-远段空肠端侧吻合和近段空肠与远段空肠的端侧吻合(Roux-en-Y 吻合)术。

(二) 胃-空肠 Roux-en-Y 吻合术

对于 B-Ⅰ式重建术后，残胃容量较大者，可不切除原吻合口，施行残胃空肠 Roux-en-Y 吻合术。

(1) 在距屈氏韧带大约15cm、第1和第2空肠血管弓之间,切断空肠及其系膜。

(2) 将远段空肠经切开的横结肠系膜裂孔,或就在结肠前将远端空肠提到上腹部,与残胃前壁行侧端吻合,或双层缝闭远段空肠断端后,施行残胃-空肠侧侧吻合术。

(3) 再行近端空肠与远段空肠端侧 Roux-en-Y 吻合。

【手术要点】

(1) 无论采取何式手术,吻合口必须宽达4.5cm。

(2) 行肠段切除吻合时,应注意吻合口血供良好。

【术后处理】 参见本章第4节倾倒综合征手术。

【并发症的预防和治疗】 参阅本章第2、3节。

(郑　起)

第六节　胃术后腹泻手术

【概述】 胃大部切除术后常出现腹泻或者脂肪泻。腹泻多是因为胃术后胃排空过快、小肠蠕动增强、消化与吸收不良所致;迷走神经切断术后大概也会有1/3的患者会出现腹泻。脂肪泻多见于B-Ⅱ术式,因为食物不经过十二指肠而快速地通过空肠,致使胰胆的分泌与食糜的流动不能同步,食物与之不能充分混合,丧失了胰液分解脂肪和胆盐的乳化作用而影响脂肪吸收,从而导致脂肪泻。症状较轻者可先行保守治疗,如进食少渣易消化的高蛋白饮食,用考来烯胺结合胆盐提高消化能力。通过保守治疗大多数患者可获得症状的缓解。如症状无好转或者加重者,可行手术治疗。

【适应证】

(1) 胃术后腹泻经保守治疗无效。

(2) 腹泻症状严重者。

【术前准备】

(1) 建立良好的静脉通道,纠正水、电解质紊乱及酸碱平衡。

(2) 给予营养支持,使能耐受手术。

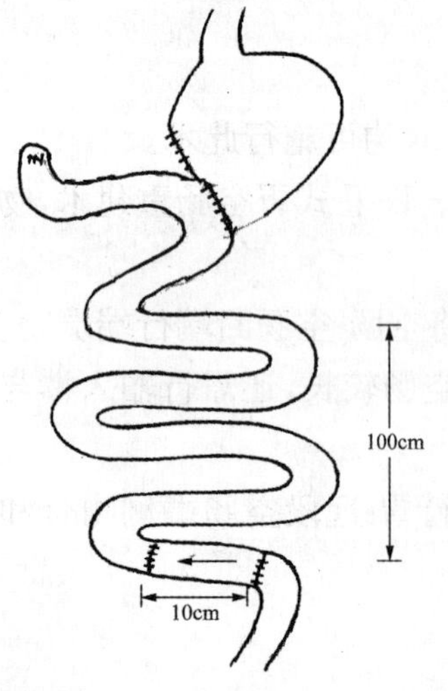

图 14-13　完成空肠段倒置间置术

【麻醉】

(1) 连续硬脊膜外麻醉。

(2) 气管插管、静脉滴注全身麻醉。

【体位】 平身仰卧位。

【手术步骤与操作】

(一) 空肠段倒置间置术

(1) 距胃空肠吻合口的远端肠襻100cm处切断空肠。

(2) 再距此空肠切端10cm处切断远端空肠。

(3) 将切取此段带有系膜血管蒂的空肠,作上、下端倒置后分别与空肠近、远端行端端吻合(图14-13)。

(4) 使该段肠管呈现逆蠕动状态,可延迟排空、增加消化的时间,对腹泻与脂肪泻症状的改善有一定作用。

（二）B-Ⅱ式改 Roux-en-Y 术式

（1）将输入襻近胃处切断并双层缝闭两端切口。

（2）再将近端空肠下移与输出襻空肠行端侧吻合。

（3）近、远端空肠的吻合口应距胃空肠吻合口的远端肠襻 40～60cm 处（图 14-14）。

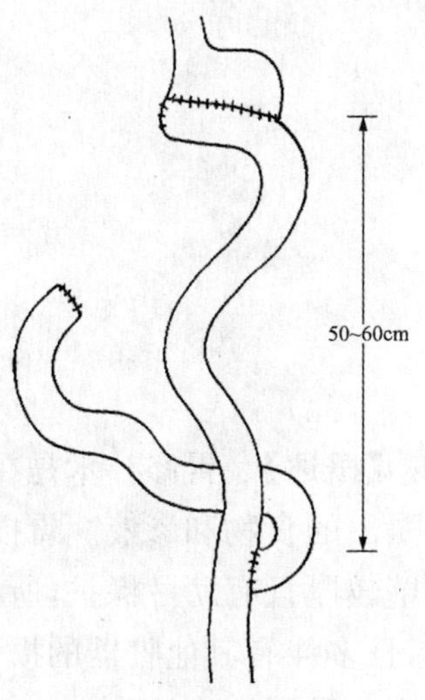

图 14-14　完成 Roux-en-Y 式吻合术

【手术要点】

（1）切取带系膜血管蒂的空肠，不要超过 15cm，以免出现梗阻症状。

（2）倒置空肠时，注意系膜血管不能扭转，以免影响肠壁血供。

（3）施行 B-Ⅱ式改 B-Ⅰ式术时，一般两吻合口之间的距离为 50cm 左右即可。

【术后处理】

（1）术后禁食，静脉补液，维持足够热量，保持水、电解质平衡。

（2）持续胃肠减压，保持引流通畅。

（3）预防性使用抗生素。

（4）营养支持治疗。

【并发症预防和治疗】　参阅本章第 2、3 节。

（郑　起）

第十五章　胃修补术

【概述】 胃修补术是在胃损伤或胃穿孔时对胃做的一种修补手术。修补的同时还要吸除腹腔内漏出的食物和渗液。胃损伤常为上腹部的穿透伤、刺伤及胸腹联合伤所致，由于胃的活动度大而胃壁较厚且有肋弓保护，所以胃破裂一般少见；但可发生在饱餐后、爆震损伤或上腹部严重的挫伤时，且多伴有其他脏器的损伤，如肝、脾破裂等。据统计单纯胃损伤的发生率在腹部钝性损伤中仅占腹内脏器损伤的1%～5%，但在穿透性损伤中，胃损伤的发生率占10%～15%。胃穿孔则多由穿透性胃溃疡病所致。

【适应证】

(1) 出现上腹部穿透伤、刺伤者。

(2) 上腹闭合性损伤后出现腹膜炎体征者。

(3) 胃溃疡急性穿孔，穿孔时间较长，患者一般情况差，估计不能耐受较大手术者。

【醉麻】 根据伤势的轻重、循环呼吸的状态、受伤时是空腹或饱腹等情况而决定采用何种麻醉方法。

(1) 一般常用气管插管、静脉滴注全身麻醉，尤其是有胸腹联合伤者。

(2) 一般情况尚好，或为饱腹者多采用连续硬脊膜外腔阻滞麻醉。

【体位】 平身仰卧位。

【切口】

(1) 上腹正中或旁正中切口。

(2) 上腹正中绕脐直切口。

【手术步骤与操作】

(一) 胃损伤手术

(1) 进腹后，先吸引腹腔内渗液或渗血以及漏出的食糜，然后作详细探查；若发现仍有活动性出血，则应尽快清除积血和血块，看清出血点，进行彻底缝扎止血。

(2) 胃前壁裂口容易寻及，但是同时亦应切开胃结肠韧带，将胃大弯向上翻转，以显露寻找胃后壁有否损伤，对胃大、小弯侧亦应予仔细检查，以防漏诊(图 15-1、图 15-2 和图 15-3)。

(3) 寻及胃壁裂口后，应剪除伤口边缘的坏死组织并对切边黏膜下出血点作结扎，然后用 1 号丝线间断缝合；先缝合胃壁的全层，再缝合浆肌层(图 15-4)。

(4) 对单纯胃壁血肿，一般只要切开血肿边缘浆膜，清除血肿和失活组织，彻底止血后视胃壁损伤情况，作胃壁全层或只要浆肌层缝合。

(5) 若胃壁破裂或挫伤范围较大，可将该处胃壁切除，再作两层内翻缝合。

(6) 对多发性全层胃壁破裂或广泛性严重毁损性撕裂伤，缝合后血循环不良或可能发生狭窄时，则应行胃部分切除术。

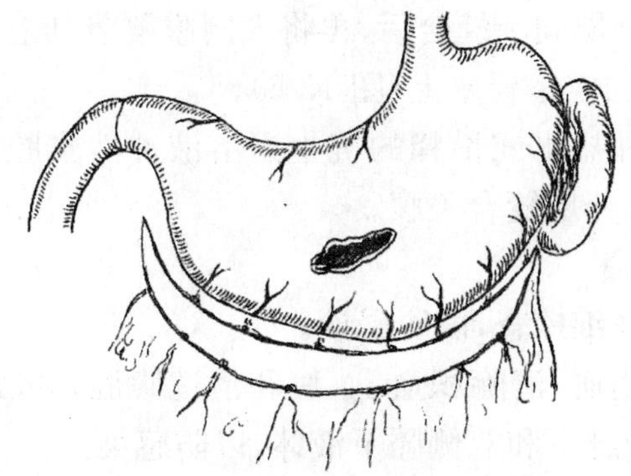
图 15-1　胃前壁裂口

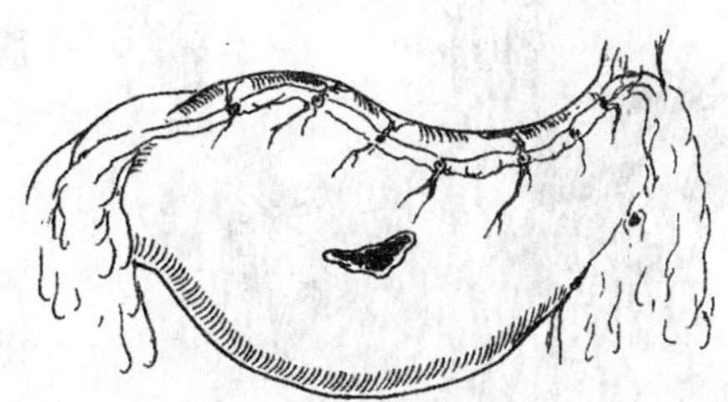
图 15-2　胃后壁裂口

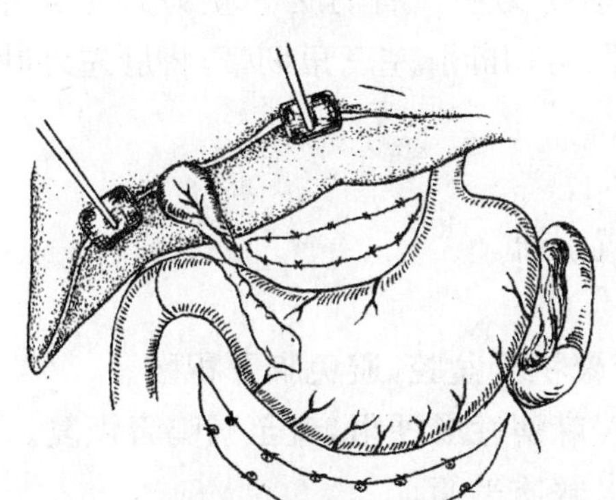
图 15-3　切开胃结肠韧带和小网膜进行全面探查

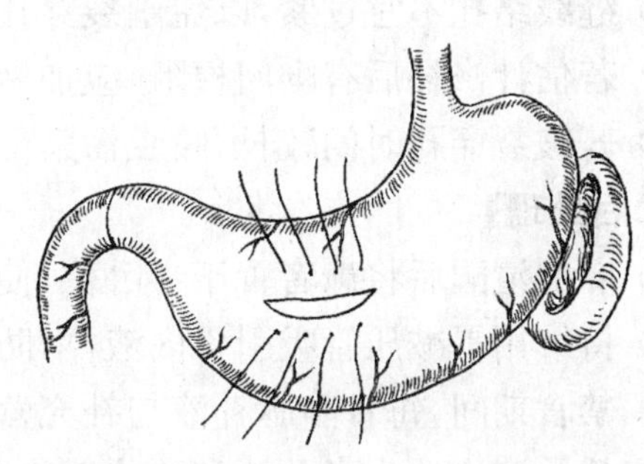
图 15-4　胃壁裂孔缝合修补

(7) 对胃幽门部破裂的缝合，为避免发生狭窄引起梗阻，可按纵形横缝的方式加作幽门成形术，以扩大幽门管保证引流通畅；或在缝合修补后再施行胃空肠吻合术。

(8) 为了检查十二指肠后壁，并减少伤口缝合后的张力，保证伤口愈合良好，可作 Kocher 切口，即先将十二指肠外侧的腹膜剪开，游离十二指肠第二、三段，然后再行缝合修补。

(9) 清洗并吸尽腹腔和小网膜腔积液后，放置引流，分层关闭腹腔。

(二) 胃穿孔手术

(1) 进腹后先吸引腹腔内渗液或渗血以及漏出的食糜。

(2) 溃疡病穿孔常位于胃和十二指肠前壁不难发现，对于微小穿孔可挤压胃壁时发现穿孔处有泡沫或液体逸出，但应注意有时穿孔可被食物或纤维蛋白渗出物所堵塞；一般穿孔部位的组织水肿特别明显，比较坚硬，纤维蛋白渗出物沉着较多，有时被大网膜或附近器官如肝脏、胆囊所黏着，也是穿孔位置的标志。

(3) 假若胃前壁找不到穿孔，则应考虑到穿孔位置可能在胃的后壁，此时应将胃结肠韧带剪开，将横结肠向下牵开，将胃向上翻，显露胃的后壁。

(4) 对穿孔的修补，可用 1 号细丝线作全层间断缝合，以后再作穿孔周围较正常的胃壁浆肌层 Lembert 缝合法(图 15-5)。

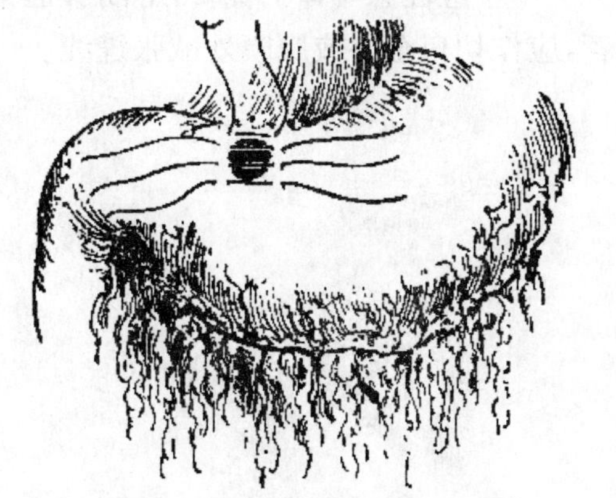
图 15-5　间断全层缝合修补术

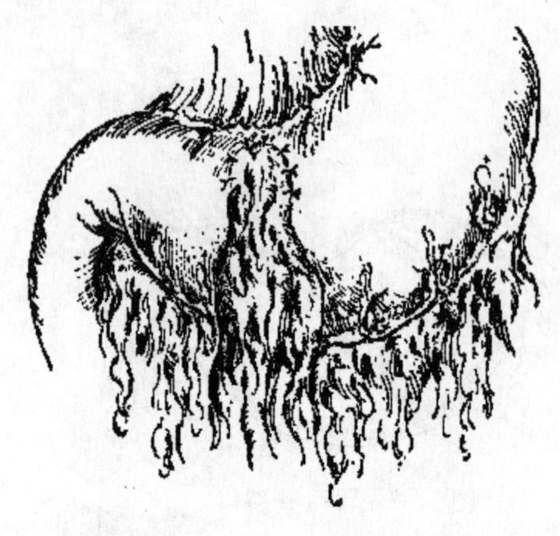

图 15-6　穿孔修补后大网膜覆盖固定

(5) 或在全层间断缝合后，再将大网膜覆盖其上，用细丝线缝合将其固定于胃壁上(图 15-6)。

(6) 用生理盐水或稀释的抗生素溶液冲洗腹腔，吸尽腹腔内积液后，分层缝合关腹。

【手术要点】

(1) 术中仔细探查，以防漏诊。

(2) 彻底止血、清除积血、血块和清洗腹腔，并吸尽渗液，尤其是吸干肝下和双侧膈下液体，以防感染。

(3) 胃损伤合并左侧胸腹联合伤时，若胸部伤情不严重，应以治疗胃损伤为主。有时为了更好地显露膈肌、食管裂孔及贲门部，可切断肝左三角韧带，将肝左外叶游离。

(4) 缝线结扎不宜过紧，以免割裂穿孔周围水肿组织。

(5) 若估计修补后有幽门梗阻，应加做胃-空肠吻合术。

(6) 若破裂穿孔时间较长，腹腔污染严重，可考虑放置引流。

【术后处理】

(1) 麻醉清醒后将患者置于半卧位，使腹腔内的积液聚积于盆腔，避免膈下积脓。

(2) 持续用胃减压管吸引胃内液体，防止胃扩张，减轻麻痹性肠梗阻，直至肠鸣音恢复。

(3) 禁食期间，每日静脉补液与补充营养，保持水与电解质平衡。

(4) 静脉滴注抗生素预防和治疗感染。

【并发症的预防和治疗】

1. 膈下和肝下脓肿

多发生穿孔时间长于 8～12h 的患者，术中要用大量生理盐水或稀释抗生素冲洗腹腔，术后持续抗生素应用；若已发生膈下或肝下脓肿，先在 B 超指引下作穿刺抽脓并可注入抗生素；若经反复抽脓无效时，则应考虑施行手术剖腹引流。

2. 幽门梗阻

对于术中估计会发生幽门梗阻者，可先作幽门成形或胃-空肠吻合术；一般常因术后水肿引起，经持续胃肠减压后可使水肿消退、症状消失；若经保守治疗无效者，应考虑再次手术治疗。

3. 切口感染、裂开

术中应注意切口的保护，缝闭腹膜后再作切口冲洗，必要时放置皮下引流；对年老、体弱、肥胖者，应作切口全层或腹膜外减张缝线。

（陈　巍）

第十六章　胃造瘘术

【概述】 胃造瘘术是在胃前壁建立一个瘘管经腹壁通向体外的手术。根据病情需要分为暂时性胃造瘘术和永久性胃造瘘术，前者可在内镜下操作或作开腹手术，后者则必须通过开腹手术进行。胃造瘘术既可以进行胃肠减压，还可作为营养支持输入管之用，甚至可以通过瘘管注射药物进行治疗。

【术前准备】

(1) 患者常因长期不能进食而有脱水、电解质紊乱、营养不良等情况，术前应适当给予静脉输液或输血、白蛋白，以补充营养、纠正失水及电解质紊乱，增强患者对手术的耐力。

(2) 术前已留置鼻胃管者可吸除胃内容物，清洗胃腔以减轻胃壁水肿，有利于手术操作。

第一节　经皮内镜下胃造瘘术

【概述】 该项技术起始于1980年，与传统的胃造瘘术相比，经皮内镜下胃造瘘(PEG)技术具有安全、简便、快捷、经济等特点。目前已成为胃造瘘、管饲的首选方法。PEG所用导管及配件现已商品化。

【适应证】

(1) 各种神经系统疾病导致长期或较长时间丧失吞咽功能(如脑干炎症、变性、肿瘤所致的咽肌麻痹、脑血管意外、外伤、肿瘤或颅脑手术后意识不清)，不能经口或鼻饲营养者，各种肌病所致的吞咽困难者(如重症肌无力患者)以及完全不能进食的神经性厌食者，都适于施行经皮内镜下胃造瘘术。

(2) 全身性疾病所致严重营养不良，需要营养支持，但不能耐受手术造瘘者。

(3) 口腔、颜面、咽、喉部大手术，需要较长时间营养支持者。

(4) 外伤或肿瘤造成进食困难者。

(5) 食管穿孔、食管-气管瘘或各种良、恶性肿瘤所致食管梗阻者。

(6) 严重的胆外瘘，需将胆汁引回胃肠道以助消化者。

【麻醉】

(1) 常规用咽喉部喷雾局部麻醉。

(2) 必要时可辅以静脉麻醉。

【体位】 取左侧卧位或仰卧位，床头抬高30°左右，头左转位进镜。

【切口】 内镜引导下，上腹正中小切口。

【手术步骤与操作】

(1) 此项技术由内镜医师和手术医师相互配合并在有暗房环境下进行。

(2) 常规经口伸入胃镜检查，注意排除胃出口梗阻；内镜视野对准胃体前壁，注入大量气体使胃腔充分张开并与腹壁紧密相贴(图16-1)。

(3) 常规在上腹部进行消毒、铺巾，或加局麻。手术医师按内镜头光点位置作上腹壁穿刺处的指压定位，胃内的对应部位一般是在胃体前壁的中、下部。

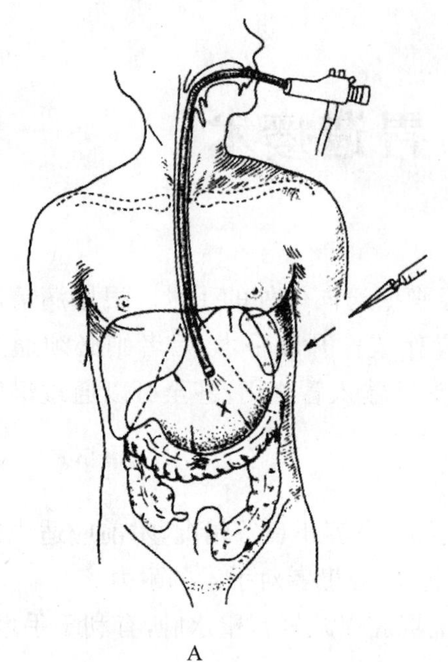
A

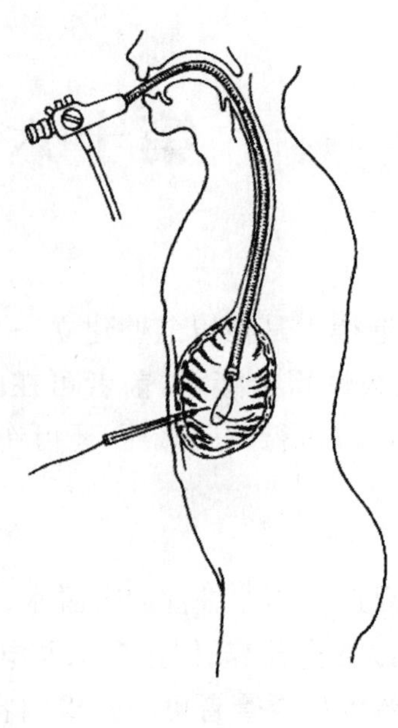
B

图 16-1 内镜下胃造瘘术
A-胃镜视野对准胃体中部前壁;B-注入气体使胃前壁紧贴腹膜

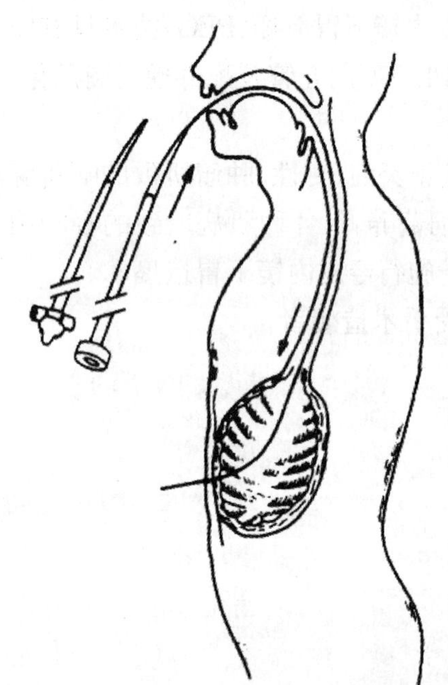
图 16-2 将造瘘管套入导丝，送到胃腔由腹壁切口拉出

(4) 在选定上腹穿刺部位的皮肤上做一 0.5～1.0cm 长，深及皮下的小切口，再将 16 号套管穿刺针垂直刺入通过腹壁到达胃腔，由内镜医师窥视可见穿刺针已穿入胃腔而予以确定。

(5) 拔出套管针芯，自套管内插入导丝至胃腔内，内镜医师用鼠齿钳夹住导丝，将其拉入胃内后并连同胃镜缓慢退出口腔。

(6) 手术医师将从口腔拉出的导丝与造瘘管套接在一起后送入胃腔;在腹壁切口处将导丝连同套管慢慢地向腹壁外拉出。

(7) 如此已将造瘘管从口中引入胃腔，再缓慢地将造瘘管经腹壁切口处拉出;直至造瘘管在胃内的蘑菇头端紧贴胃壁处为止(图 16-2)。

(8) 拔除导丝，将造瘘管固定于腹壁上(图 16-3)，距腹壁外 10～20cm 长剪断造瘘管。

(9) 连接调节开关及输注接头，可从腹部造瘘管注入盐水以观察造瘘管是否通畅，术毕。

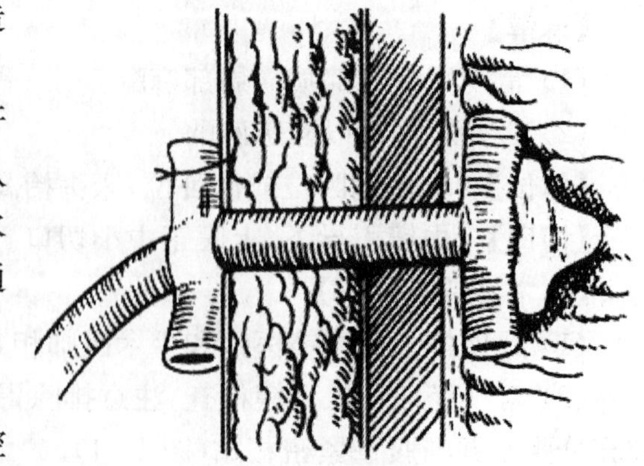
图 16-3 适当固定造瘘管

【手术要点】

(1) 在腹壁穿刺时，内镜下应注入大量气体使胃腔充分张开，使胃前壁与腹壁紧密相贴;在固定造瘘管时亦应外拉造瘘管使其蘑菇头端紧贴胃壁处，防止术后

胃内容物漏入腹腔致腹膜炎。

（2）套管穿刺针应与腹壁作垂直刺入胃腔，避免损伤结肠导致胃结肠瘘。

【术后处理】

（1）术后当天静脉输液支持疗法，适当应用抗生素。

（2）经 24h 后可以经造瘘管给予营养要素饮食，并于喂饲前后用生理盐水或温开水冲洗，以保持造瘘管清洁、通畅。

（3）注意观察胃造瘘术后并发症，如出血、感染、管周漏液等，应及时给予处理，保持造瘘管周围皮肤清洁，预防感染。

（4）经皮内镜下胃造瘘术后可采取两种方法给予营养支持：滴入法和推入法。可给予营养要素溶液或牛奶、豆浆、果汁、米汤、药物等，以尽量符合机体生理需要为妥。

【并发症的预防和治疗】

1. 瘘管周围及皮肤感染

病原菌来自口腔、食管或胃，可给予局部清洁换药，喂饲或静脉输注抗生素，若有脓肿形成，需切开引流。

2. 气腹

有时与腹膜炎并存，应给予静脉滴注抗生素治疗，可不必拔管或停止饲喂，一般呈良性过程。

3. 胃结肠瘘

由于穿刺针同时刺入结肠所致，小的瘘管拔除造瘘管后可自愈，大的瘘管需手术治疗。

4. 胃内容物漏入腹腔致腹膜炎

主要由于胃前壁与腹壁未紧密接触而分离所致；在有效抗生素控制感染下，对轻症者更换造瘘管或调整瘘管的松紧使胃前壁与腹壁接触紧密，严重者需手术治疗。

5. 坏死性筋膜炎

为一少见的并发症，术后 3～14d 出现高热，腹壁蜂窝织炎由瘘口周围迅速发展，并产生皮下气肿，应急诊手术，切开引流，清除坏死组织。

第二节　开腹胃造瘘术

【概述】　开腹胃造瘘术有多种手术方式，现将外科临床常用的几种胃造瘘术：荷包式胃造瘘术、隧道式胃造瘘术、管状式胃造瘘术、管状活瓣式胃造瘘术等分别介绍如下。

【适应证】

（1）因颌面部或食管严重外伤，食管良性狭窄、恶性肿瘤阻塞或其他不明原因引起的进食困难者。

（2）腹部手术后胃肠减压，儿童经鼻腔插管不合作，胃管细不能达到减压目的时胃造瘘术优于鼻胃管；从鼻孔插管作胃肠减压常常引起严重的并发症，特别在老年患者患慢性肺部疾病、门静脉高压症手术患者发生并发症的可能较大；迷走神经切断术后，估计胃潴留时间长需长期胃肠减压者。

【麻醉】

（1）硬脊膜外麻醉。

（2）气管插管全身麻醉。

(3) 若患者情况极差，也可以用局部浸润麻醉，必要时辅以静脉麻醉。

【体位】 平身仰卧位。

【切口】

(1) 左上腹直肌切口。

(2) 上腹正中切口。

【手术步骤与操作】

(一) 荷包式胃造瘘术(Stamm 法)

该手术是最简便的胃造瘘术。造瘘管与胃壁成垂直的方向插入胃内，直接由前腹壁引出。腹部手术后减压都用此方法。术后胃的形状和容量改变很少。

(1) 进入腹腔后，选择在胃体部前壁距胃幽门较高的部位、大小弯的中点作为造口处。

(2) 在造口处用 1 号细丝线作一浆肌层的荷包缝合，用湿纱布垫覆盖造口处周围以保护腹壁切口和腹腔隔开以避免污染。

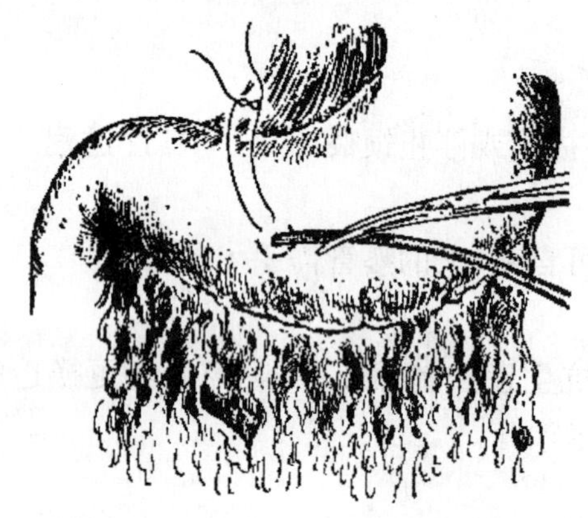

图 16-4　做荷包缝线、置入造瘘管

(3) 在荷包缝合线的中央切开胃壁，插入吸引器，吸净胃内容物；缝扎胃壁切口黏膜下的出血点，置入蕈形导管或尖端剪有 1～2 个侧孔的橡胶管，结扎荷包缝线(图 16-4)。

(4) 在第 1 个荷包键线外 1cm 处再作第 2 个荷包缝合或第 3 个荷包缝合。

(5) 在腹壁切口旁另作一小的切口，将导管穿过大网膜使其覆盖在造瘘处后，从腹壁小切口引出；并于造瘘管周围的胃壁上作 2～3 针缝线与腹膜固定缝合(图 16-5)。

(6) 再将造瘘管固定缝合于腹壁皮肤小切口上(图 16-6)，然后按层关闭腹腔。

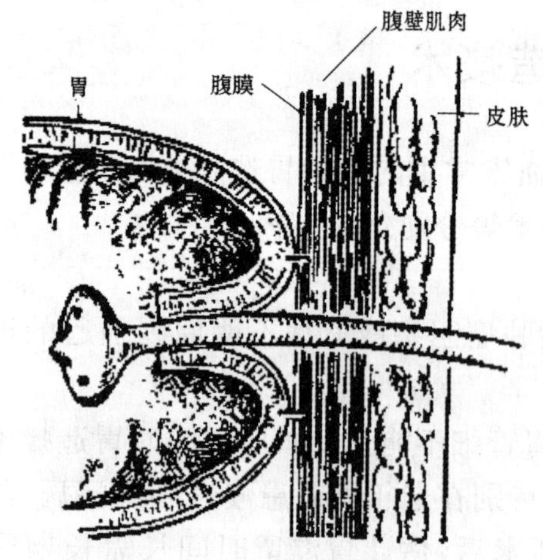

图 16-5　管周胃壁与腹膜固定缝合

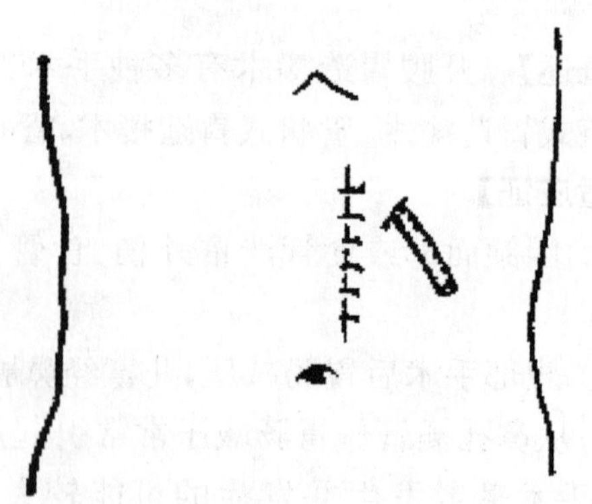

图 16-6　造瘘管与皮肤固定缝合

(二) 隧道式胃造瘘术(Witzel 法)

该手术是将导管在荷包缝线的中央置入胃内后，将胃外的造瘘管包埋在由胃前壁缝合形成的一段隧道内，然后再通出前腹壁，使胃内容物外溢的机会较荷包式胃造瘘术为小。但手术时间长，术后胃变形较多。

(1) 手术初始操作同荷包式胃造瘘术的1、2、3点，但是其胃造口的位置应稍靠右一点。

(2) 将造瘘管横卧于胃前壁与胃纵轴平行，然后再用1号细丝线在造瘘管上、下方作一排间断胃前壁浆肌层Lembert缝合形成5cm长的隧道(图16-7)。

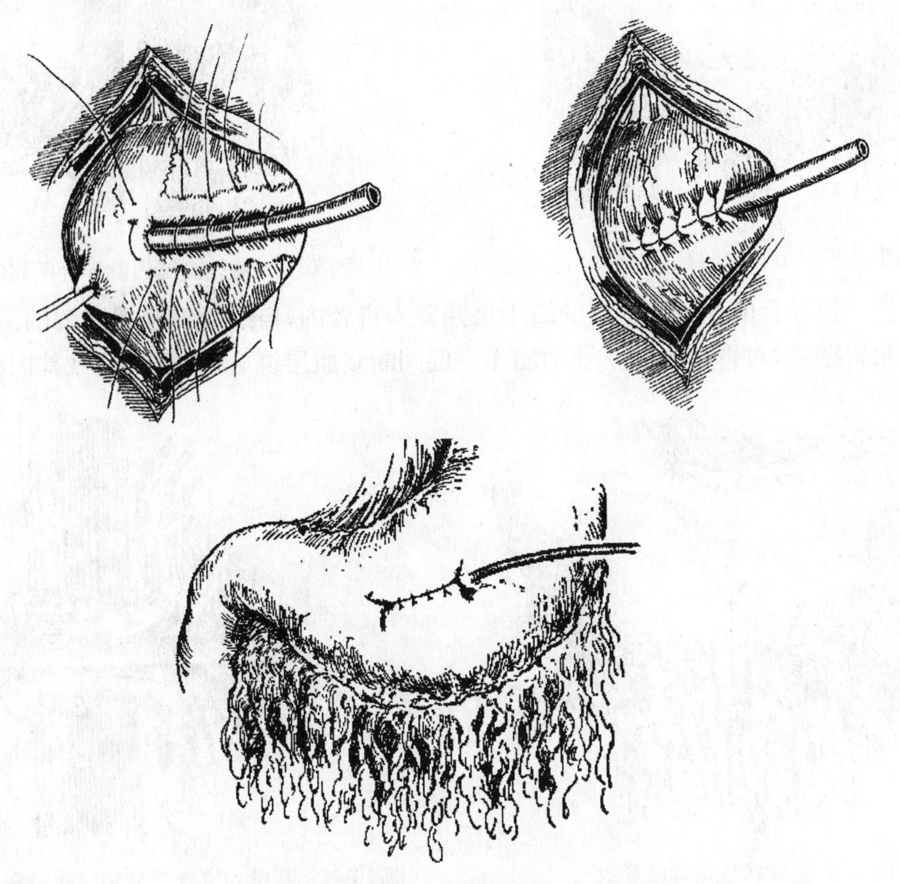

图16-7　在胃前壁上完成隧道式造瘘

(3) 在腹部切口旁另作一小切口，将造瘘管由此拉出，作管周胃壁与腹膜缝合固定3～4针，再行造瘘管与皮肤缝合固定，按层缝闭腹壁切口。

(三) 管状式胃造瘘术(Janeway法)

该手术是切开胃前壁缝制成一个根部连向胃大弯的胃瘘管，将此瘘管经腹壁引出体外，瘘管内壁为胃黏膜层，管内无须再放置导管，此属于永久性或长期性胃造瘘术。该法可较长时间维持而溢漏机会较少，但手术操作较为复杂。

(1) 显露胃前壁，在胃中部选择切取一处宽5cm、长7cm，基底位于有丰富血液供应的大弯侧胃壁瓣(图16-8)。

(2) 用吸引器清除胃内容物，对胃壁切缘作仔细止血，将胃瓣向大弯侧翻开；用1号丝线自小弯侧开始全层连续内翻缝合两侧胃体前壁直到胃壁瓣的头端处(图16-9)。

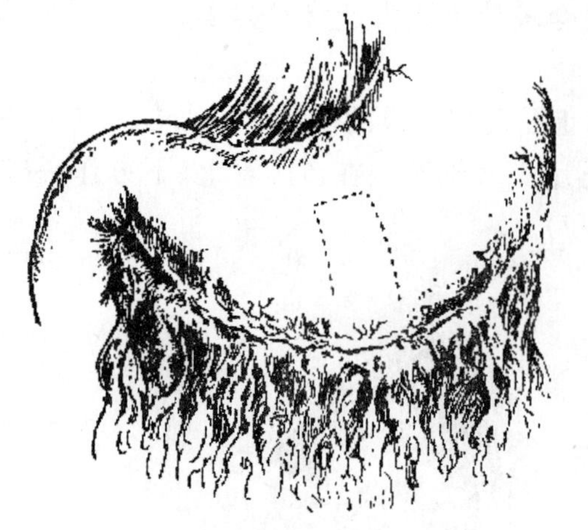
图 16-8 切取胃壁瓣示意图

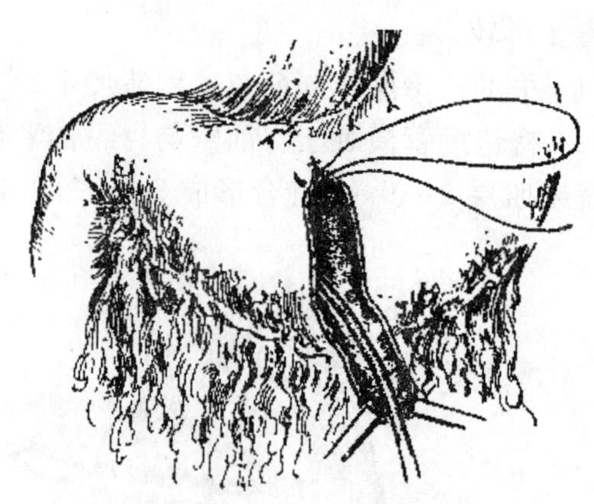
图 16-9 连续全层内翻缝合两侧体部胃壁

(3) 然后将一根导管位于翻开的胃壁瓣中央并置入胃腔内,再继续缝合胃壁瓣的两侧边缘直至其游离端形成一根胃壁管,对胃壁和胃壁管均加作一层间断浆肌层缝合,导管仍保藏其内(图 16-10)。

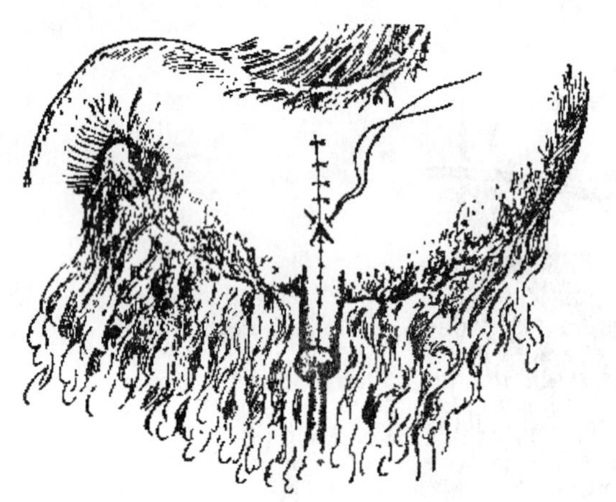
图 16-10 管状造瘘管已形成

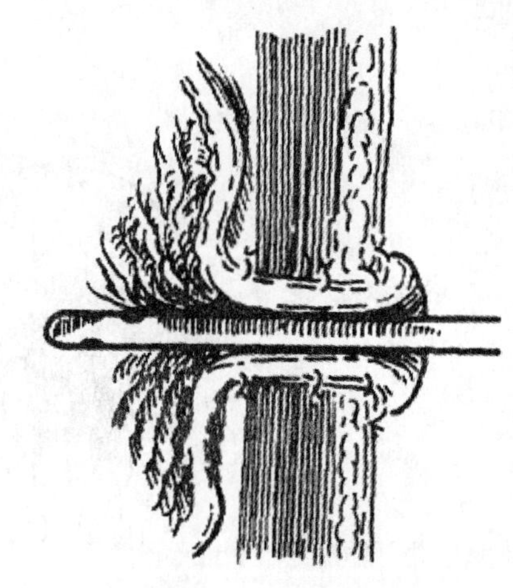
图 16-11 胃壁和胃壁管分别与腹膜和皮肤做缝合固定

(4) 在腹部切口左旁同一平面或稍高处另作一小切口,将导管连同胃壁管拖出腹壁胃管必须拉出皮肤外 1cm,用间断缝线将其固定于切口上,再缝合固定导管于皮肤上。

(5) 将胃管周围的胃壁,间断缝合固定于腹膜上,然后按层关腹(图 16-11)。

(6) 如果管子从原切口通出,通出处最好在切口上部,高于管子的基底部,以减少术后溢漏的机会。

(四) Spivak 胃造瘘术

该手术是 Janeway 胃造瘘术的改良法,其不同之处为正 U 字切开胃前壁,胃壁瓣的基底部在小弯侧,并在其基底部制造一活瓣防止胃内容物外溢。

(1) 显露胃前壁,在胃中部选择切取一处宽 5cm、长 7cm,但其基底是位于胃小弯的胃壁瓣。

(2) 在胃壁瓣的基底部用一血管钳压迫胃前壁使成为一沟槽,然后用细丝线间断缝合沟槽两侧胃壁的浆肌层使此处胃壁向腔内突出形成活瓣(图 16-12)。

(3) 全层连续内翻缝合两侧胃体前壁直到胃壁瓣的头端形成一根胃壁管,再对其均加作一层浆肌层缝合,形成胃小弯侧胃壁管(图 16-13)。

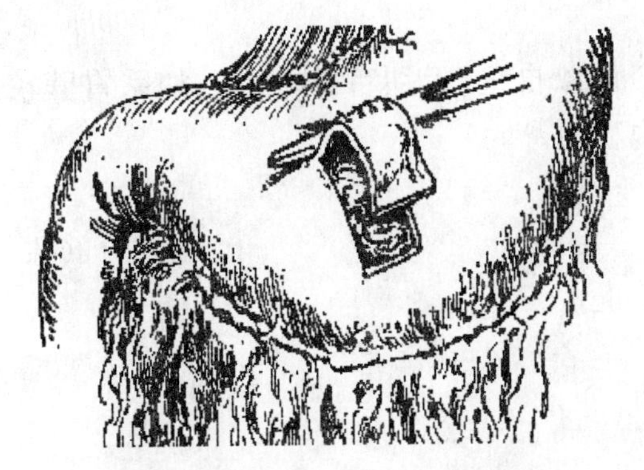

图 16-12 作小弯侧活瓣式胃壁管

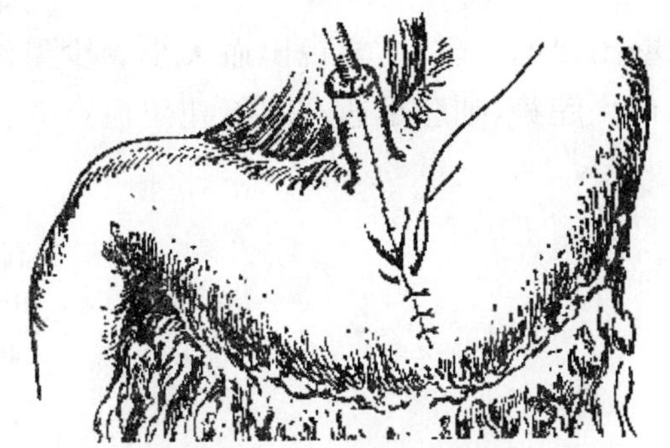

图 16-13 小弯侧管状胃壁管已形成

(4) 在腹壁切口左旁另作一小切口，拖出胃壁管于皮肤外 1cm，对其四周作间断缝线与皮肤固定缝合，再将胃壁管周围的胃壁，间断缝合固定于腹膜上(图 16-14)，然后按层关腹。

【手术要点】

(1) 注意造瘘导管插入胃内以 3～5cm 为宜。

(2) 腹壁小切口位置，务必使胃壁与腹膜之间缝合固定时无张力。

(3) 造瘘管周的胃壁与切口处腹膜要固定牢靠。

(4) 勿将导管从原切口拉出，否则容易引起切口裂开、感染。

【术后处理】

(1) 妥善固定导管，防止脱落。

(2) 若以胃肠减压为目的，术后即可接上负压吸引；待肠蠕动恢复后可夹管进食流质饮食。若无腹胀，再过 12～14d 待瘘管与周围腹壁发生黏着后即可将导管拔除。一般拔管后经 3～5d 伤口即可愈合。

(3) 若为管饲饮食用，先将导管开放引流 2～3d，待肠蠕动恢复，然后注入流质饮食，再逐渐改为半流质饮食。

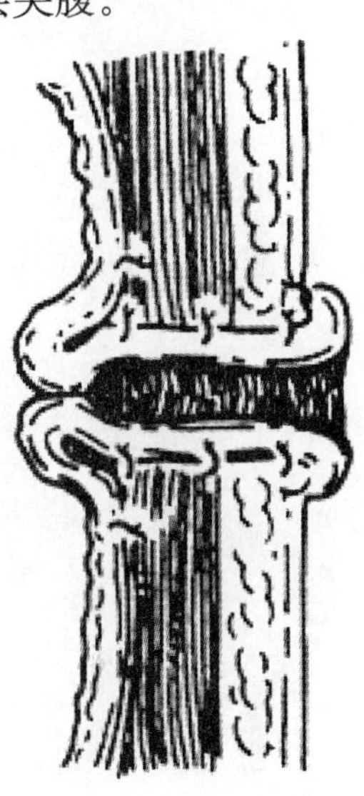

图 16-14 胃壁管分别与腹膜和皮肤做缝合固定

【并发症的预防和治疗】

1. 胃内容物自导管溢出，腐蚀皮肤

这种情况多见于时间维持较长的造瘘术者。应注意导管周围的清洁与保护。

2. 切口感染、裂开

防止切口裂开主要在于术前及术后改善全身营养状态，术中注意防止污染，术后防止肺部并发症，尤其在年迈体弱者。若导管从另一切口引出，而不是从上腹原切口引出，则发生机会较少。

3. 导管脱出

在暂时性造瘘术患者，若最初 2d 导管不慎脱出，最好立即手术，再插入导管。若盲目插入导管，常使胃壁从腹壁分离，造成胃液漏入腹腔引起腹膜炎；若导管脱落时间较短且尚无腹膜炎征象，可采用一金属探针向瘘孔内探入，若能顺利探入，则可利用探针再度插入导管。

4. 胃造瘘口渗漏

所作荷包缝合应较严密，务将胃壁戳口四周全部包埋在缝合内，这不仅可防止瘘口漏，而且有助于预防胃壁出血。一旦发生胃造瘘口漏，应视所致局部炎症情况决定是否应迅速再次开腹探查。通常发生造瘘口漏时，多会引起明显腹膜炎，为安全起见，宜再次开腹。开腹后不仅应再次固定好造口处之导管，更重要的是要彻底吸除腹内渗液，尤其是位于左膈下位置的液体，然后分别在腹内置管引流。术后应通过导管充分吸引，防止胃内容再次漏出。

5. 胃造瘘口处胃壁出血

胃壁出血的处理，主要视出血大小。少量渗血一般可以自止，无须特殊处理。如系胃壁较大出血且无自止趋势，则应迅速开腹缝扎出血点并清除腹内积血。

（陈　巍）

第十七章　胃引流术

【概述】　胃引流术是解决幽门排空障碍所引起胃潴留的手术方法；手术包括幽门括约肌切开引流术和胃十二指肠吻合术和胃空肠吻合术等，现分别介绍如下。

第一节　幽门括约肌切开成形术

【适应证】

(1) 主要用于胃迷走神经切断术后所引起的胃排空障碍患者。

(2) 近段胃切除、残胃-食管吻合术后应附加此术，以防因迷走神经切断后的胃潴流。

(3) 老年慢性溃疡患者，伴幽门瘢痕性狭窄而不能耐受较大的手术者。

【麻醉方式】

(1) 连续硬脊膜外麻醉。

(2) 一般常用气管插管、静脉滴注全身麻醉。

(3) 若患者情况很差，亦可用静脉滴注加局麻。

【体位】　取平身仰卧位。

【切口】

(1) 经上腹正中切口。

(2) 右上经腹直肌切口。

【手术步骤与操作】

(1) 进腹后，在胃幽门前壁大小弯之间作一横跨幽门的纵向切口长约 3cm，或相当于十二指肠横径的长度。

(2) 切开浆肌层、切断括约肌，缝扎黏膜下血管，或再切开黏膜层，吸除胃内容物。

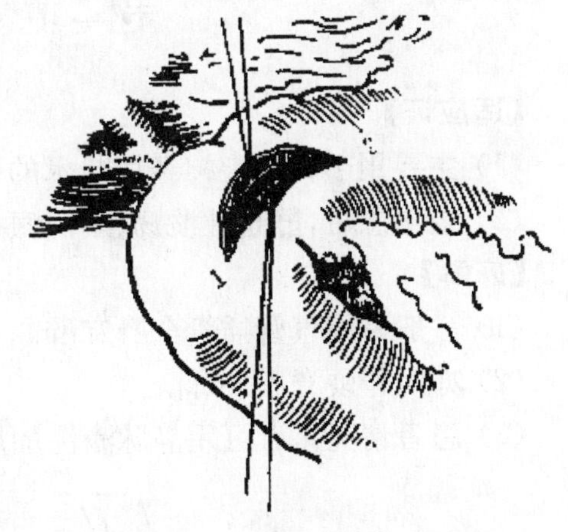

图 17-1　切开幽门、缝吊牵引线

(3) 未切开黏膜层者，于两侧切端用 1 号丝线先作浆肌层缝合，然后再分别间断缝合两侧的浆肌层。

(4) 对切开黏膜层者，则在切口上、下缘的中点各缝一牵引线并提起，使之变成横行切口(图 17-1)。

(5) 再将切口两端对拢，用两层缝合法关闭切口，即先用 3-0 肠线或“0”号丝线作全层内翻连续缝合，再用 1 号丝线做浆肌层间断缝合；此法操作简单，无须游离十二指肠，但成形后的口径可能不够大，为了避免再狭窄亦可行单层全层内翻缝合，或先行黏膜层缝合，再作浆肌层缝合(图 17-2)。

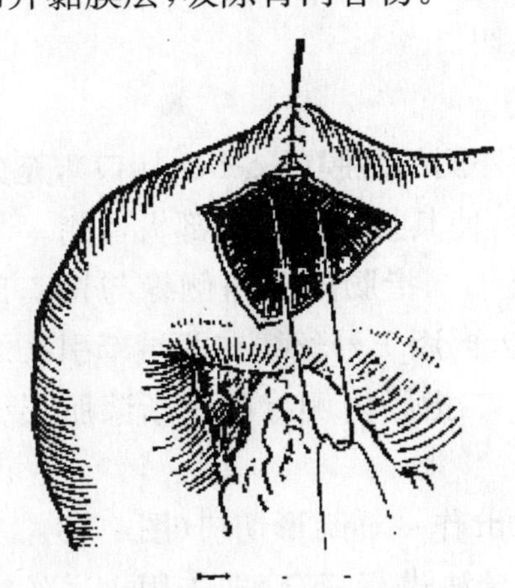

图 17-2　横行缝合幽门切口

【手术要点】

(1) 必须切开狭窄环及幽门括约肌。

(2) 彻底止血并保持黏膜完整无损。

(3) 幽门前切口长短要适当，一般 3～4cm，过短缝合后口径较小，达不到引流目的，切口过长缝合后在其两端可形成一突起，且其中部张力较大影响愈合。

【术后处理】

(1) 未切开黏膜层者，手术后 6h 可开始口服生理盐水，如无呕吐等不良反应，改流质饮食，2～3d 后再改半流质，再过 2d 恢复正常饮食。

(2) 切开黏膜层者，术后每日静脉输液，进食不要过急，一般需持续胃肠减压 72h，以免因幽门部水肿引起梗阻和呕吐。

(3) 极少数情况因幽门括约肌未完全切开需再次手术。

【并发症的预防和治疗】

1. 呕吐

常因饮食不当引起幽门水肿所致，对于黏膜层切开的病例，进食不要太急，如发生呕吐则需继续胃肠减压并静脉输液。

2. 吻合口出血

常见于切开黏膜者，多为渗血而胃管抽出暗红血液，可经静脉滴注止血剂而治愈。

第二节　胃、十二指肠吻合术

【适应证】

(1) 主要用于胃迷走神经切断术的胃引流术者。

(2) 老年患者，静止性溃疡、幽门瘢痕性狭窄且不能耐受较大手术者。

【麻醉】

(1) 一般采用气管插管全身麻醉。

(2) 亦可作硬脊膜外麻醉。

(3) 患者情况差者可用静脉滴注加局麻。

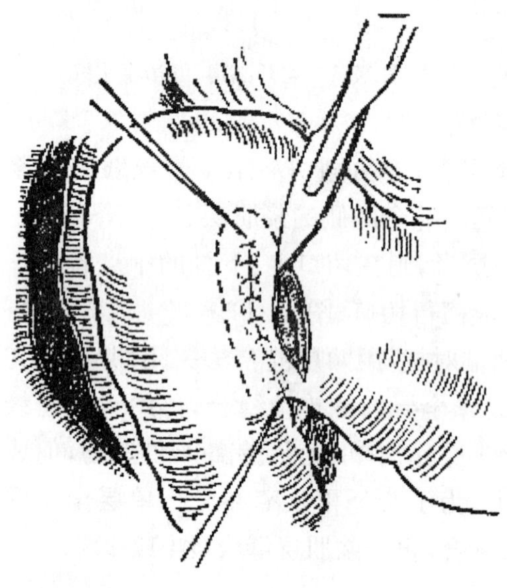

图 17-3　缝合浆肌层并作马蹄形切口

【体位】 平身仰卧位。

【切口】

(1) 经上腹正中切口。

(2) 右上经腹直肌切口。

【手术步骤与操作】

(1) 切开十二指肠外侧的腹膜(Kocher 切口)，充分游离十二指肠第 2、3 段，使其接近幽门窦部大弯侧。

(2) 在幽门下方及十二指肠降部内侧缘与胃窦部大弯侧各缝一针牵引线，再用 1 号丝线在两端牵引线之间作一排胃大弯侧与十二指肠内侧缘的间断浆肌层缝合，4～5cm 长。

(3) 距缝线约 0.5cm 作一马蹄形切口(图 17-3)。

(4) 按一般胃肠吻合法进行缝合，即先用 1 号丝线对胃大弯与十二指肠的后侧壁作连续全层缝合，再行胃大弯与十二指肠的前侧壁的缝合(图 17-4)。

(5) 缝合完毕后,用附近的大网膜作覆盖加强愈合。此法吻合口较大,胃引流效果好,但需充分游离十二指肠。

【手术要点】

(1) 充分游离十二指肠第 2、3 段,使吻合口缝合无张力。

(2) 以双层缝合吻合口为妥,并用大网膜覆盖促进愈合。

【术后处理】

(1) 持续胃肠减压并静脉输液 3d。

(2) 术后第 3 天可进流质饮食,以后半流质逐步恢复正常饮食。

【并发症的预防和治疗】 同幽门括约肌切开成形术。

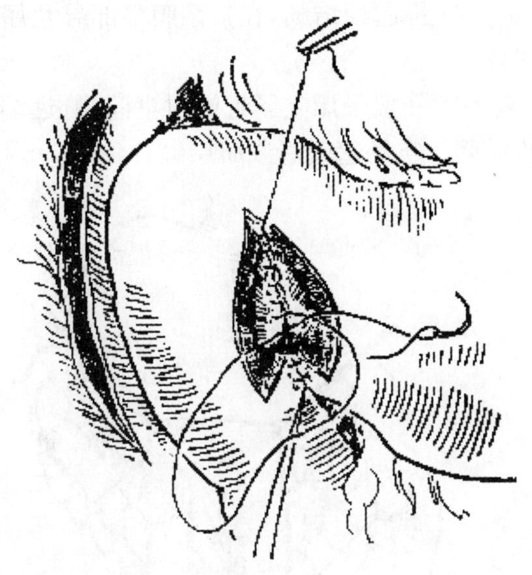

图 17-4　缝合切口的前、后壁

第三节　胃空肠吻合术

【适应证】

(1) 胃迷走神经切断术时的胃引流术。

(2) 胃窦或十二指肠肿瘤或其他原因所致梗阻,已不能或不需施行彻底手术者。

(3) 胰头或肝胰壶腹(Vater 壶腹)周围癌已不能手术切除,但是有胃十二指肠梗阻者。

(4) 十二指肠溃疡穿孔,不适合做胃大部切除术,而缝合修补后有梗阻可能者。

(5) 年老体弱并伴有其他较严重疾病,不能耐受较大的手术,同时伴发幽门梗阻者。

(6) 十二指肠损伤或伴胰头损伤修补术后,需转流胃内容物者。

【麻醉】

(1) 一般采用连续硬脊膜外麻醉。

(2) 气管插管、静脉滴注全身麻醉,可充分供氧,对年老体差者,亦有好处。

【体位】 平身仰卧位。

【切口】

(1) 左腹直肌切口或左旁中线切口。

(2) 上腹正中切口。

【手术步骤与操作】 胃空肠吻合术有结肠前胃-空肠吻合术和结肠后胃-空肠吻合术两种。通常结肠前吻合术用胃前壁与空肠吻合,结肠后吻合术用胃后壁与空肠吻合。结肠前胃前壁空肠吻合术操作比较简便,但因输入襻空肠太长,需加作空肠-空肠侧侧吻合术(Braun's anastomosis);而结肠后胃-空肠吻合术,虽无输入襻空肠太长问题,但是手术操作比较复杂,倘若横结肠系膜过短或小网膜腔粘连过多时则不能采用此法。

(一) 结肠前胃空肠吻合术

(1) 胃切口的选择应在胃前壁大弯侧,距边缘 2cm,切口起点远离幽门或癌肿边缘 5cm 以上。

(2) 提起横结肠，在其系膜根部寻及屈氏韧带，提取距韧带15cm的空肠越过横结肠到胃前壁作吻合。

(3) 一般采用空肠近端对贲门侧、远端对幽门侧的顺蠕动吻合法，先用1号丝线作一排6cm长的胃壁与空肠壁间断浆肌层缝合(图17-5)。

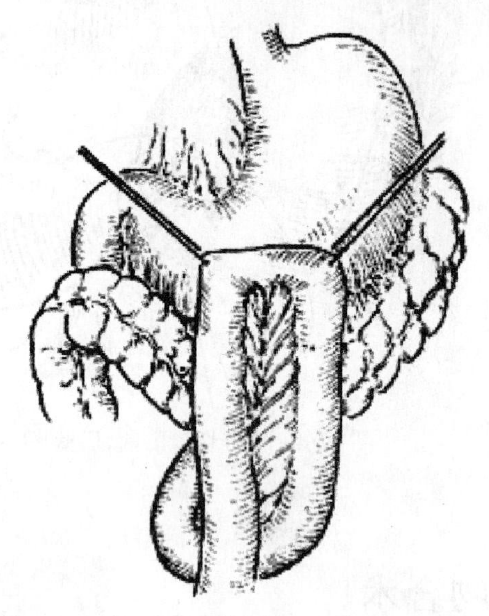

图17-5 提上空肠作顺蠕动胃空肠吻合

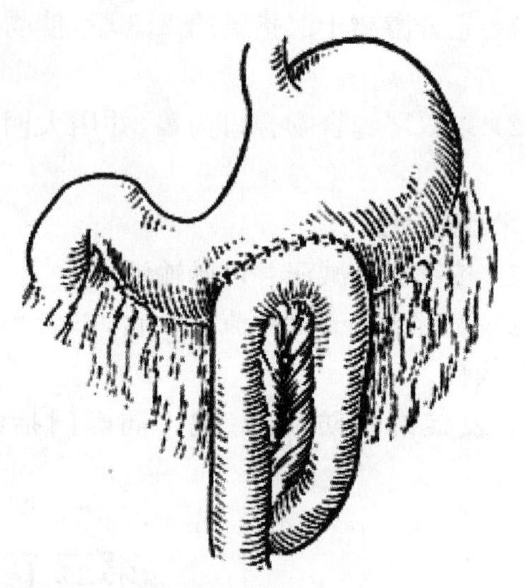

图17-6 胃前壁与空肠侧侧吻合

(4) 分别全层切开胃壁和空肠壁，用1号丝线作吻合口后排胃壁和空肠壁的全层连续缝合，再作前排的全层连续内翻缝合，并加作前壁浆肌层间断缝合，完成吻合口有4～5cm宽(图17-6)。

(5) 距屈氏韧带3cm处开始向上作输入襻空肠与输出襻空肠的侧侧吻合(Braun's anastomosis)；先用丝线作空肠与空肠的一排长约6cm的间断浆肌层缝合，全层切开两侧空肠壁，先连续全层缝合吻合口后排肠壁，再连续全层内翻缝合吻合口前排肠壁后，加作间断浆肌层缝合，完成宽约5cm的吻合口(图17-7)，以解决因输入襻空肠太长而发生的梗阻问题。

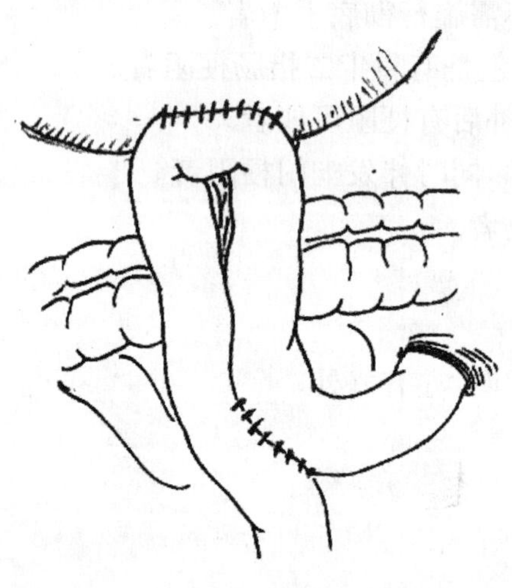

图17-7 空肠-空肠侧侧吻合

(二) 结肠后胃空肠吻合术

(1) 提起横结肠，显示其系膜血管，在结肠中动脉左侧无血管区，将根部系膜剪开7～8cm长的裂口。

(2) 经系膜裂口寻及并用两把距离约6cm的Babcock钳，分别夹住胃后壁将其经系膜裂口拉下约2cm，用丝线作系膜裂口边缘与胃后壁的间断缝合(图17-8)。

(3) 寻及并距屈氏韧带8～9cm提取空肠到胃后壁，施行顺蠕动的胃-空肠吻合。

(4) 在准备做吻合的四周围以大纱布垫以作隔离防止污染，随后用1号丝线作胃壁与空肠壁的间断浆肌层缝合，然后全层切开胃壁和空肠壁，吸净胃肠内容物。

(5) 用1号丝线作吻合口后排的全层连续缝合，再作前排全层内翻缝合，并加作间断浆肌层缝合，完成吻合口宽4～5cm。

(6) 取出纱布垫，检查腹内无出血、无异物，按层关闭腹腔。

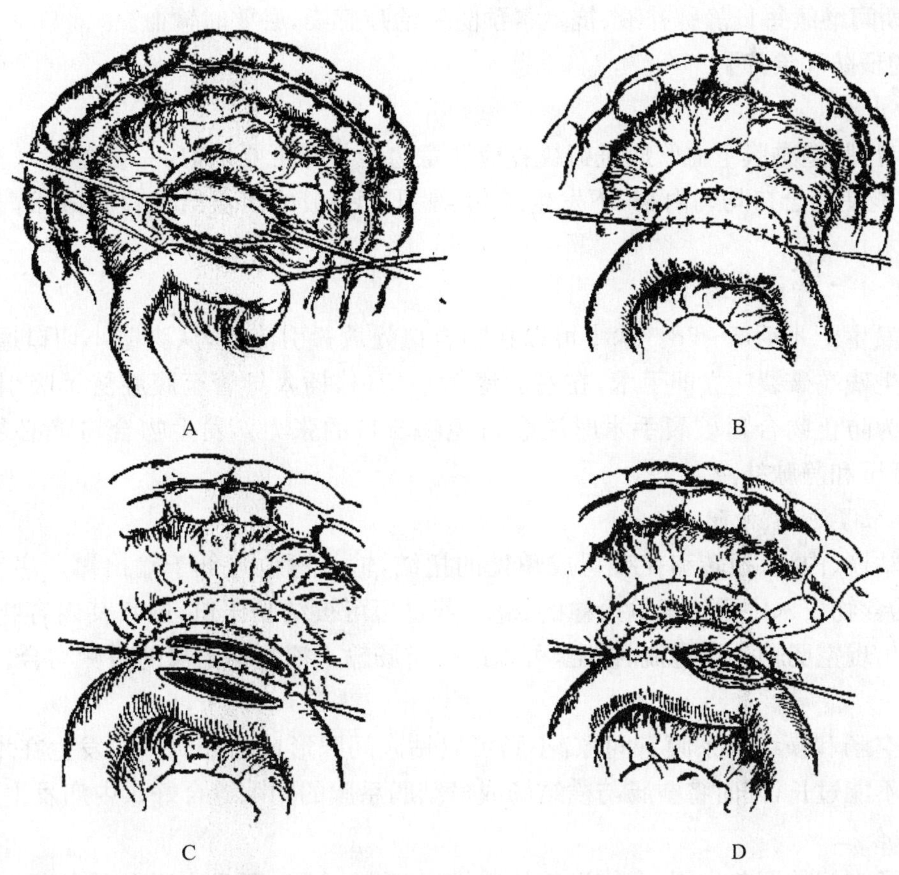

图 17-8 结肠后胃空肠吻合术示意图

A-拉下胃后壁、提上空肠；B-固定胃后壁于系膜缘、作胃空肠浆肌层缝合；C-切开胃壁和空肠壁、准备后排缝合；D-进行吻合口前排缝合

【手术要点】

(1) 吻合口最好在胃体与幽门交界处的最低部位(靠近大弯)，因为这样胃最容易排空。在幽门部癌引起梗阻的病例，为了防止短期内癌瘤扩展，引起吻合口梗阻，吻合口不宜离癌瘤边缘过近，只能作在比较高的部位。此外，为了避免食物进入空肠输入襻在术后引起症状，吻合时应注意勿使输出襻高于输入襻。

(2) 结肠前胃前壁-空肠吻合术，空肠输入襻必须绕过横结肠和大网膜，因而较长，容易引起输入襻内胆汁、胰液和肠液的潴留，产生症状。在大网膜特别肥厚的病例，空肠输入襻如果过短，常可被其压迫，引起梗阻。

(3) 结肠后胃后壁-空肠吻合术的空肠输入襻较短，但是在横结肠系膜过短或其上血管较多，不能找到足够大的间隙来开洞，或小网膜腔内胃后壁有粘连时，就不能应用此法。结肠后壁空肠吻合术后发生粘连较多，需要再次手术切除胃的病例，最好行结肠前胃前壁-空肠吻合术。

(4) 吻合口长度一般以 4～6cm 为宜，过小术后常可因充血、水肿而引起梗阻；过大术后又可能引起食物排空加速而出现症状。

(5) 吻合口的胃、肠壁黏膜下血管应进行缝扎，这对预防术后吻合口出血有重要作用。

【术后处理】

(1) 术后仍继续禁食，保留胃管减压 2～3d，待肠蠕动恢复后即可进流质饮食。

(2) 禁食期间继续每日静脉补液、抗生素预防和治疗感染，必要时输血。

【并发症的预防和治疗】

1. 吻合口出血

吻合口的胃、肠壁黏膜下血管应进行缝扎应注意边距与针距要均匀，一般边距为0.5cm，针距约0.8cm，这样才能使吻合口均匀内翻，不发生皱褶、漏孔。一般的出血给予胃肠减压，若出血量较大必要时再次手术。

2. 吻合口、十二指肠残端破裂

一般破裂发生于术后5～7d。术中可以在吻合口处放置引流管，从腹壁小切口通出，术后负压吸引。一旦发生残端破裂应立即手术，在右肋缘做小切口，插入导管至腹腔持续吸引，瘘管3周左右自动闭合。为防止吻合口破裂手术时注意避免吻合口的张力。发生吻合口瘘必须立即引流腹腔，同时胃肠减压和静脉补液。

3. 空肠输入襻逆流、梗阻

原因可为粘连、内疝、扭转和在残胃成角处的扭结，输入襻位置低于输出襻。患者出现进食后呕吐，呕吐物为食物。术中要注意输入襻的长度，若过短可被结肠压迫，过长其内容物不易排空，引起呕吐。一旦出现空肠输入襻逆流、梗阻，可以进行空肠输入襻与输出襻的对侧吻合。

4. 内疝

在吻合的空肠和横结肠系膜有间隙，小肠可以钻入间隙形成内疝。一般发生在术后3～6d，术中注意输入襻不能过长，同时将空肠与横结肠或横结肠系膜的间隙缝合好。内疝发生要手术复位。

5. 倾倒综合征

由于丧失了幽门的调节作用，食物迅速从胃排出，进入小肠，而且来不及被稀释，仍保持在高渗溶液状态，通过肠壁从血液中吸取较多的液体，使血容量继发减少，而肠腔突然膨胀，肠蠕动加速，刺激腹腔神经丛，引起症状。症状在进食后立即发生，食物中有牛奶或含糖量多时症状特别明显。典型的症状为：上腹部饱胀、心悸、出汗、发热、眩晕、无力、恶心、呕吐，有时可有肠鸣、腹泻、面色苍白、脉搏加速、血压升高，进食后平卧症状即可消失。

（陈　巍）

参考文献

[1] 吴孟超. 腹部外科学[M]. 上海：上海科学技术文献出版社，1992.

[2] 吴咸中，黄耀权. 腹部外科实践[M]. 2版. 北京：中国医药科技出版社. 1993.

[3] 韩永坚，刘牧之. 临床解剖学丛书·腹、盆腔部分册[M]. 北京：人民卫生出版社，1994.

[4] John E Skandalakis, Panaliortis N Skandalakis, Lee John Skandalakis. Surgical anatomy and technique[M]. Springer-verlag, New York Inc, 1995.

[5] 黄志强，金锡御. 外科手术学[M]. 3版. 北京：人民卫生出版社，2005.

[6] 黎介寿，吴孟超，黄志强. 普通外科手术学[M]. 2版. 北京：人民军医出版社，2005.

[7] 皮执民. 消化外科学[M]. 北京：人民卫生出版社，2002.

[8] 黎介寿. 普通外科手术学[M]. 北京：人民军医出版社，2007：212-297.

[9] 黄莛庭. 腹部外科手术并发症[M]. 北京：人民卫生出版社，2000：300-340.

[10] 张启瑜. 钱礼腹部外科学[M]. 北京：人民卫生出版社，2006.

[11] 沈魁. 实用普通外科手术学[M]. 沈阳:辽宁教育出版社,1996:210-271.
[12] 汪建平,詹文华. 胃肠外科手术学[M]. 北京:人民卫生出版社,2005.
[13] 何运良. 碱性返流性胃炎[J]. 国外医学外科学分册,1999,26:210-212.
[14] 詹文华,郑章清,唐光佐. 根Ⅰ式和根Ⅱ式胃切除治疗进展期胃癌的比较[J]. 中山医科大学学报,1995,16:79-81.
[15] 詹文华. 推广规范化的胃癌淋巴结清扫术[J]. 世界华人消化杂志,1999,7(12):1013.
[16] 凌伟,陈治平,吴志勇. 胃癌术后复发因素的分析[J]. 外科理论与实践,2000,5(4):49-51.
[17] 邹晓平,许国铭,覃霞,等. 胃癌侵犯深度及可切除性的超声内镜判断价值[J]. 外科理论与实践,2000,5(4):248-250.
[18] 赵大建,陶厚权,邹寿椿. 胃周围阳性淋巴结数是胃癌的一个预后指标[J]. 外科理论与实践,2000,5(4):251-253.
[19] 燕敏,徐鸿,尹浩然,等. 胃癌第16组淋巴结转移与D4式根治术的临床病理研究[J]. 外科理论与实践,2000,5(2):104-106.
[20] 林擎天,王洪. 间置回结肠袋代胃重建术[J]. 中国实用外科杂志,2001,21(12):742-743.
[21] 陈峻青. 正确选择胃癌胃切除的重建术[J]. 中华胃肠外科杂志,2001,4(1):5-6.
[22] 祝智军. 胃癌穿孔的外科治疗[J]. 中华胃肠外科杂志,2001,4(1):48-49.
[23] 文亚渊,王代科,刘宝华,等. 保留幽门的胃窦黏膜切除加高选择性迷走神经切除术后临床疗效观察[J]. 中华胃肠外科杂志,2001,4(1):12-14.
[24] 蔡成机. 有关全胃切除消化道重建术的问题和评估[J]. 中华胃肠外科杂志,2001,4(1):10-11.
[25] 詹文华,何裕隆,郑章清仓,等. 胃癌全胃切除手法和吻合器缝合的比较[J]. 中华胃肠外科杂志,2001,4(1):18-21.
[26] 屈翔,王宇. 全胃切除术后不同代胃术式的比较[J]. 中华胃肠外科杂志,2001,4(1):15-17.
[27] 李文惠,高峰,杨文举,等. 胃癌切除胃肠短襻Roux-en-Y瓣式吻合术[J]. 中华胃肠外科杂志,2001,4(1):22-24.
[28] 王宏伟. 回盲肠间置代胃术在胃肠道重建术中的应用[J]. 中华胃肠外科杂志,2001,4(1):25-27.
[29] 林擎天. 手术后急性胰腺炎的防治[J]. 肝胆胰外科杂志,2005,17(4):261-263.

第三篇

十二指肠手术

第十八章　十二指肠的局部解剖

【十二指肠的发生与发育】 人体胚胎第 3 周时，胚盘向腹侧卷曲成圆柱状胚体，在胚体内又形成头尾方向走行的原始消化管。此管腔内壁为内胚层上皮，其外壁则为中胚层组成。全长分为前肠、中肠和后肠 3 部分。十二指肠是由胚胎的前肠和中肠发育而来，在胚胎第 6 周后前、中肠生长发育较快，到胚胎第 8 周后中肠随着胃向右旋转，形成突向腹侧的"C"形肠襻，并与前肠一起共同形成整个十二指肠，其近侧端经幽门连接胃，其远侧端则经十二指肠空肠曲连向空肠，其中间段与胆、胰管相连。由于十二指肠肠管贴近腹后壁使其原始系膜大部消失，故而在成人的十二指肠中，仅在其起始段与终末段的 2cm 段内有系膜，其他则全无系膜。

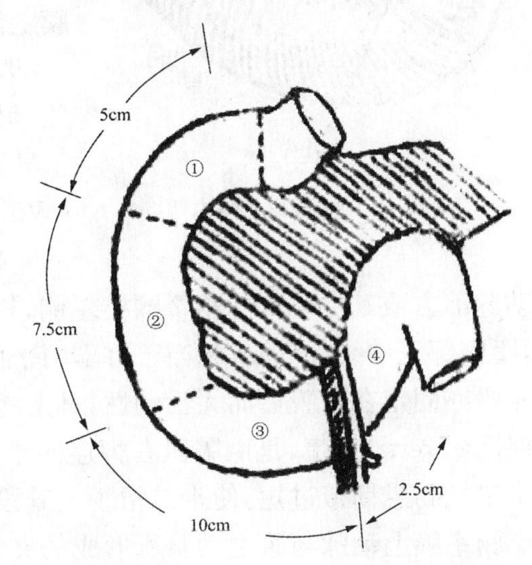

图 18-1　十二指肠的分段

【十二指肠的位置、形态与毗邻】 十二指肠起始于第 1 腰椎右侧的胃幽门口，先向右上后方走行到胆管处呈急转弯向下（十二指肠上曲）继续走行到第 3 腰椎下缘平面向左侧弯曲（十二指肠下曲），再稍向上走行跨过脊柱腰段的前面，到达腹主动脉左侧，再稍向上终止于第 2 腰椎水平。十二指肠整体呈现为"C"状弧形，位于腹脐平面上方，并将其分为 4 段（图 18-1）。

第 1 段：亦称为上段，长约 5cm，位于第 12 胸椎和第 1 腰椎之间的右侧，其起始的 2.5cm 段为腹膜内位，有一定的活动度，而其后 2.5cm 段则被腹膜覆盖而位于腹膜后较为固定。此段是十二指肠溃疡的好发部位，其前上方与左肝内侧叶、门静脉右支、肝总管、肝动脉和胆囊颈相毗邻；其前壁与胃交界处可见幽门前静脉；其起始段的上缘为胃网膜孔的下界，其上方则为小网膜孔；其后方内侧有胃十二指肠动脉和胆总管，再后方为门静脉和下腔静脉；其下缘则为胰头和胰颈；由于第 1 段的前上面与胆囊、左肝内叶腹面接近，故胆囊炎症时常发生粘连，胆囊严重炎症粘连可破入十二指肠形成胆-肠内瘘，胆石亦可经此进入肠道，肠内容物亦可经此返流进入胆道，引起逆行性胆道感染。再者当十二指肠后内侧溃疡侵及胃十二指肠动脉可引起大出血。十二指肠第 1 段的前半段 2.5cm 的范围内，肠管壁有较大的扩张性，故内容物排空较慢，做钡餐检查时钡餐常在此处有稍长停留时间，可在 X 线透视或正位片中，看到底朝幽门的三角形显影或称扑克牌中"黑桃"状表现，称为"十二指肠球部"，当十二指肠溃疡或瘢痕收缩时可使其变形，有助于临床诊断。

第 2 段：亦称为降段，经十二指肠上曲向下走行，长约 7.5cm，位于第 2、3 腰椎的右侧。此段的前外侧均被腹膜所覆盖，其前上方与右肝脏面、胆囊邻近，其前下方为横结肠，其外侧为结肠肝曲；此段的后面隔着一层很薄的疏松结缔组织为下腔静脉、右肾；内侧面与胰头部紧密联系，并有胆胰

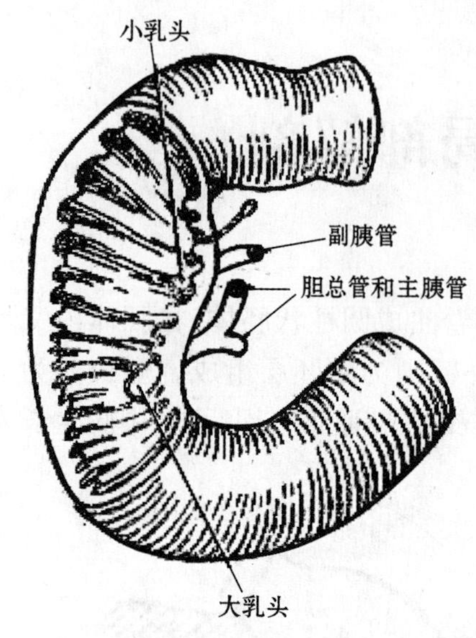

图 18-2 十二指肠第 2 段内侧壁

管开口于内侧壁的乳头处，此点距幽门 8～12cm，其上方可能还有副胰管开口(图 18-2)。

第 3 段：亦称为水平段，位于第 3 腰椎体右侧下缘水平，经十二指肠下曲横向左侧走行，越过脊柱腰段到达第 3 腰椎左侧，长约 10cm，全程均位于后腹膜。其上缘与胰腺钩状突以及胰体下缘为邻；其后方的结构自右向左依次为右侧输尿管、右侧腰大肌、右侧精索动静脉、下腔静脉和腹主动脉，有时腹主动脉瘤病例自此可破入十二指肠腔引起消化道大出血；其前面及下方为肠系膜根部附着，在其远端前壁有肠系膜上动脉和肠系膜上静脉跨过，当腹主动脉发出的肠系膜上动脉夹角度减少(一般为 40°～60°)或发出位置较低时，可使十二指肠水平段受压，引起肠腔内容物不易通过而淤积，管腔扩大而出现症状，甚至导致十二指肠梗阻，临床上称为肠系膜上动脉压迫综合征(Wilkie 综合征)。

第 4 段：亦称为上升段，自第 3 腰椎左侧向左上走行于腹主动脉前方或其左侧到达第 2 腰椎左侧，长约 2.5cm，此后急转弯向前下右方走行，位于第 2 腰椎左侧，距腹部正中线 2.5cm，相当于胃幽门平面下方 1cm 处形成十二指肠空肠曲，随后即开始为空肠。第 4 段亦固定在腹膜后而无活动性，其上缘与胰体下缘和十二指肠悬韧带为邻，十二指肠悬韧带又称屈氏(Treitz)韧带，是由膈肌右脚连向十二指肠曲的自右上方斜向左下方的肌纤维组织，有时因为十二指肠悬韧带过短，使十二指肠上升段被悬吊并固定在较高的位置，也造成十二指肠上升段嵌入于肠系膜上动脉与腹主动脉所形成的夹角中，亦可导致肠系膜上动脉压迫综合征；第 4 段的前面与下方为肠系膜根部与横结肠，再向前为网膜囊与胃；其后方为腹主动脉左缘、左交感干、左肾、左精索血管、肠系膜下静脉和左腰大肌。

【十二指肠壁的结构】

（一）解剖结构

十二指肠壁的组织结构由黏膜层、黏膜下层、肌层和浆膜层等 4 层组成。

1. 黏膜层

十二指肠的黏膜相对而言比较薄而平滑，尤其在以幽门为界的第 1 段更为明显，十二指肠黏膜呈环状皱襞其绒毛小而短；在十二指肠第 2 段的后内侧壁，由于有胆总管末段进入肠壁并开口于乳头，可呈现纵行皱襞，做内镜检查时在此纵环交界处是寻找主乳头重要标志(图 18-3)。

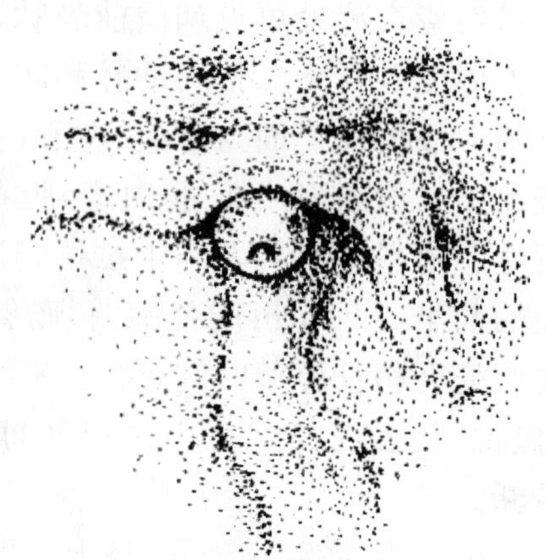
图 18-3 十二指肠乳头

2. 黏膜下层

由薄层结缔组织组成，内含血管、神经和淋巴组织。

3. 肌层

肠壁具有外层的纵行肌和内层的环行肌。

4. 浆膜层

为腹膜的脏层，除十二指肠第 1 段的上半部在腹膜内位外，其他各段仅前壁与部分侧壁有浆膜覆盖外，均位于腹膜后。

（二）生理结构

十二指肠黏膜具有分泌和一定的吸收功能，黏膜内含有分泌黏液的杯状细胞和具有吸收功能的吸收细胞；在黏膜的绒毛隐窝处有大量的内分泌细胞，其中包括分泌促胰岛素的S细胞、分泌胆囊收缩素的Ⅰ细胞、分泌抑胃肽的K细胞和分泌生长抑素的D细胞等，以调节消化分泌和运动功能。十二指肠黏膜下层有Brunner腺，分泌碱性十二指肠液（pH8.2～9.3），内含可保护黏膜不被胃酸所侵蚀的黏蛋白，还提供了为胰酶的消化作用的环境。处于半消化状态的胃内食物进入十二指肠与碱性十二指肠液相混合，并使食物在十二指肠分泌的肠激酶激活后的由胰腺分泌的胰蛋白酶、胰淀粉酶、胰脂肪酶和凝乳酶等的作用下进一步消化。食物进入十二指肠还与胆汁接触，使食物中的脂肪乳化，并将脂肪消化后的脂肪酸溶解，帮助脂肪性食物的消化。

【十二指肠的血管】

（一）十二指肠的动脉

十二指肠总的供血是由腹腔动脉的分支和肠系膜上动脉的分支共同完成。除十二指肠第1段有单独的供血动脉外，其他各段则有共同的血液来源（图18-4）。

1. 十二指肠第1段的动脉供血

(1) 十二指肠上动脉：由胃十二指肠动脉或胃右动脉或肝固有动脉或左、右肝动脉发出的十二指肠上动脉和许多小支分布到第1段的前面或后壁，亦供应邻近的幽门管，而且同来自胃的供应动脉在管壁内有交通吻合。

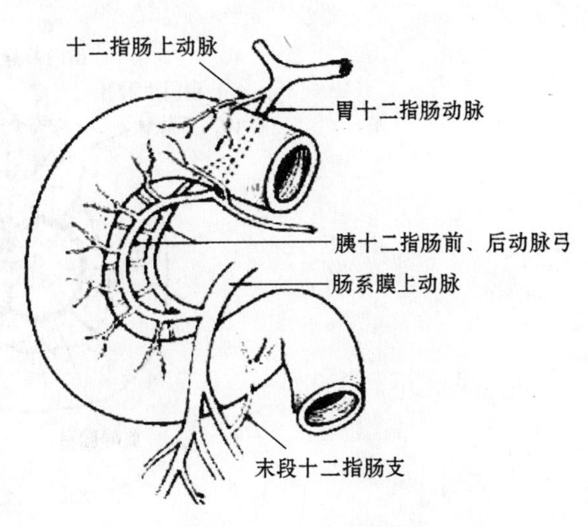

图18-4　十二指肠的动脉

(2) 十二指肠后动脉：十二指肠上动脉有时很细或有时缺如，可由胃十二指肠动脉发出的胰十二指肠上后动脉支或胰十二指肠上前动脉发出十二指肠后动脉分支或（和）由胃网膜右动脉发出分支供应第1段的后壁。

2. 十二指肠其他各段的动脉供血

主要是由腹腔动脉分出的肝总动脉再分出的胃十二指肠动脉发出的胰十二指肠上前、上后动脉和由肠系膜上动脉分出的胃网膜右动脉再分出的胰十二指肠下前、下后动脉所形成的胰前、后动脉弓，再由位于胰十二指肠间沟的前、后动脉弓发出细小动脉支供应胰头和十二指肠。由于十二指肠的供血都是从胰头向十二指肠内侧壁发出，因此在作十二指肠旁Kocher切口，将胰头十二指肠向左侧翻转探查时，不会影响十二指肠的血供。再者，胰十二指肠下动脉还有发出第1空肠动脉者，因其均由胃网膜右动脉发出时的共干很短，故在施行胰头切除术中必须结扎该共干时，可造成十二指肠空肠曲缺血坏死，所以必须切除十二指肠为妥。

（二）十二指肠的静脉

十二指肠的主要静脉常伴随着动脉走行，而且位置比较浅表，主要汇入肠系膜上静脉，有些汇入门静脉。

1. 胰十二指肠上静脉

(1) 胰十二指肠上前静脉：该静脉经胃网膜右静脉汇入肠系膜上静脉，亦可直接汇入由右上结肠静脉同胃网膜右静脉汇合形成的胃结肠静脉干。

(2) 胰十二指肠上后静脉：该静脉有1～2支，行经胆总管的左后面向上汇入门静脉，或者进入肝内静脉。

2. 胰十二指肠下静脉

该静脉可全程走行于胰腺前面而不伴动脉深入胰腺实质；可直接汇入肠系膜上静脉，或经一空肠静脉汇入肠系膜上静脉，或有时汇入脾静脉或其中一支进入肠系膜下静脉。

3. 十二指肠上部的静脉(图18-5)

(1) 幽门下静脉丛：有许多纤细的静脉支引流十二指肠上段和胃幽门部的静脉血液，这些静脉支汇成数支静脉干走行1cm后，汇入胃网膜右静脉和胰十二指肠静脉。

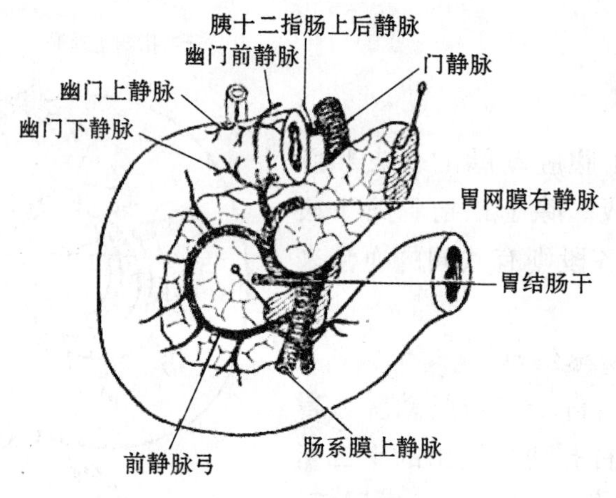

图18-5 十二指肠上部的静脉

(2) 幽门上静脉丛：在幽门区上缘同样有许多纤细的静脉成丛，形成幽门上静脉，纵行向上直接汇入门静脉或胰十二指肠上后静脉，其中有一支可伴随胆总管上行进入门静脉或进入肝内静脉，在上行过程中还接受来自胆囊的1～2支静脉。幽门上、下静脉在管壁内常有互相交通吻合。

(3) 幽门前静脉：此为十二指肠上段前面或幽门口处形成的静脉吻合网，或为单支或双支交叉上行的静脉。该静脉下方与幽门下静脉丛之间常有或无吻合，幽门前静脉是胃十二指肠交界处的可靠标志，该静脉上行汇入胃右静脉。

【十二指肠的淋巴】

(一) 十二指肠的淋巴液引流

十二指肠的淋巴液汇集到壁内的前集合淋巴管和后集合淋巴管，两者有充分的吻合。前集合管汇入胰头腹侧位于胰十二指肠间沟的淋巴结，并沿胰十二指肠上前动脉向上到达肝动脉旁淋巴结；后集合管汇至胰头后面位于胰十二指肠间沟的淋巴结，再转沿到肠系膜上动脉周围淋巴结。

(二) 十二指肠的淋巴结分布

十二指肠的淋巴液主要先引流到以下4组第1站淋巴结。

1. 胰十二指肠前上淋巴结

位于胰头前面上缘附近，有2～5个淋巴结。

2. 胰十二指肠前下淋巴结

位于胰头前面下缘附近，有 3～4 个淋巴结。

该两组淋巴结的输出管由下向上汇入第 2 站幽门下淋巴结。

3. 胰十二指肠后上淋巴结

位于胰头后面上缘附近，有 6～10 个淋巴结。

4. 胰十二指肠后下淋巴结

位于胰头后面下缘附近，有 4～8 个淋巴结。

该两组淋巴结的输出管由上向下汇到肠系膜上动脉根部的第 2 站肠系膜上淋巴结。

【十二指肠的神经】 支配十二指肠的神经来自腹腔神经丛和肠系膜神经丛发出的分支到十二指肠动脉周围神经丛，随动脉分支进入十二指肠壁；由左前迷走神经发出的肝前神经丛，在肝右动脉起始处发出 3～4 支十二指肠神经分布到十二指肠后壁；由左前迷走神经干发出的幽门支也分布到十二指肠第 1 段；十二指肠壁内的神经丛胃壁内和空肠起始部壁内的神经丛均相有连接。支配肝胰壶腹括约肌的神经沿胆总管下行和十二指肠壁内的神经丛之间也有少量交通。

（林擎天）

第十九章　十二指肠溃疡手术

第一节　十二指肠溃疡穿孔修补术

【概述】 十二指肠溃疡穿孔是溃疡病常见而且严重的并发症，应行紧急手术处理。手术方式有单纯穿孔修补术及治疗溃疡病的确定性手术两类。单纯穿孔修补术就是只将穿孔进行缝合以解决穿孔后消化液及食物进入腹腔所引起的一系列问题。1892 年，Von Hausner 首先用单纯缝合法治疗穿孔获得成功，1896 年，Bennett 则首先用大网膜嵌入巨大的穿孔内再予以缝合，自此以后，该法已被无数经验证明是处理穿孔最简单有效的方法。但因此法并未解决溃疡病的治疗，故其远期疗效并不理想，手术后溃疡的复发率甚高，约 1/3 的患者还需再次手术。但近年来随着溃疡病内科治疗效果的明显改善，绝大多数患者先行穿孔单纯缝合修补，术后积极内科治疗也可使溃疡痊愈。

【适应证】

(1) 穿孔时间 12～24h 以上，腹腔污染严重或已感染者。

(2) 高龄患者，全身情况差或伴有重要脏器的严重疾病，无法耐受较大手术者。

(3) 穿孔修补术不致产生十二指肠狭窄或通过障碍者。

(4) 溃疡病史短，症状较轻；溃疡较小，穿孔局部水肿或硬结不明显。

【麻醉】 连续硬膜外阻滞麻醉或全身麻醉。

【体位】 平卧体位。

【切口】

(1) 上腹部正中切口。

(2) 右侧旁正中切口。

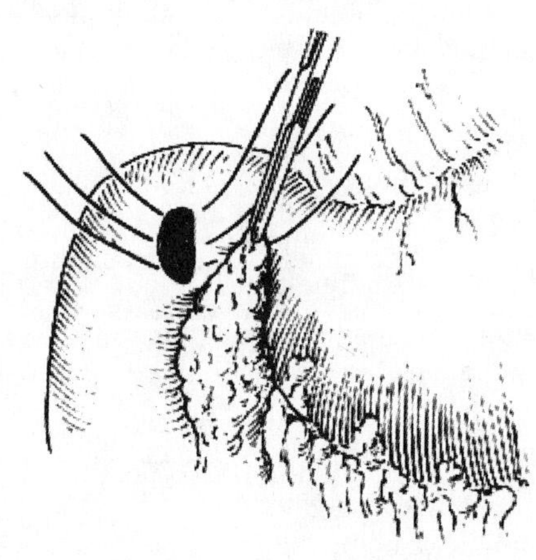

图 19-1　三针缝合修补线

【手术步骤与操作】

(1) 进腹吸净腹内的积液后探查病变位置，将肝右叶向上牵引，胃体轻轻向下牵拉，即可暴露胃小弯、幽门及十二指肠球部前壁。

(2) 十二指肠前壁的穿孔部位很容易发现，可见到穿孔处周围组织明显充血水肿、发硬并有胆汁性稍带泡沫样肠液溢出。

(3) 可用丝线做三针全层间断缝合修补穿孔：一针位于穿孔中点处，一针在穿孔上侧缘，另一针在穿孔下侧缘(图 19-1)。

(4) 缝合结扎线的方向应与十二指肠长轴平行，结扎后不致引起肠腔狭窄，缝合后用大网膜覆盖于其表面，再用丝线固定于肠壁表面(图 19-2)。

(5) 若穿孔较大,或穿孔周围炎症水肿反应严重不宜行直接缝合时,或穿孔位于幽门上,缝合后可能引起狭窄或通过障碍者,亦可仅用大网膜塞入穿孔内,再用丝线将大网膜与穿孔四周的肠壁缝合固定。

(6) 用生理盐水彻底冲洗腹腔后吸尽积液,穿孔在12h 内腹腔感染不严重者一般不需置放引流,但对穿孔时间较长、腹内污染严重者还应放置负压球引流管为妥。

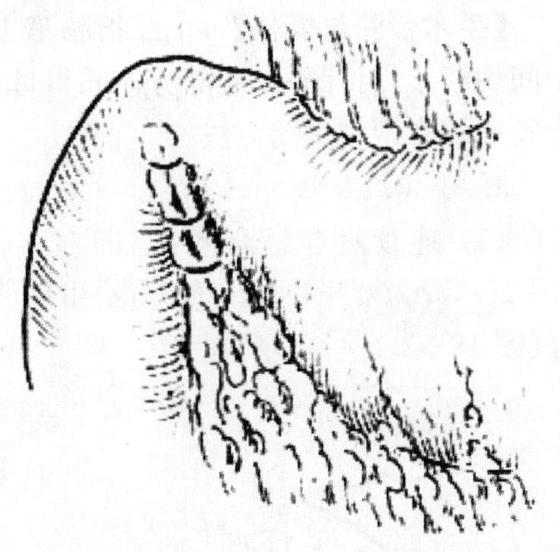

图 19-2　用大网膜覆盖缝合

【手术要点】

(1) 有时穿孔处可能被食物或纤维蛋白渗出物所堵塞或被大网膜、肝脏、胆囊所覆盖黏着,将这些粘连物分离后即可见到穿孔部位。

(2) 若前壁未发现穿孔应打开胃结肠韧带将胃向上翻开探查胃后壁。

(3) 荷包缝合法一般不适用于溃疡穿孔,因其阻碍血运,使穿孔愈合困难。

(4) 结扎穿孔缝线时不可用力过大,不需过紧,将穿孔的两侧边缘密切对合即可,以免撕裂组织。

(5) 清洗腹腔时,要注意膈下、盆腔及肠襻间是否有食物残渣或渗出物存留,必须予以清除并冲洗干净。

【术后处理】

(1) 禁食,继续胃肠减压 2～3d,直至肠蠕动功能恢复。

(2) 每日全量补液、维持热量和营养支持,保持水与电解质平衡。

(3) 静脉滴注广谱抗生素抗感染治疗。

(4) 对有引流管者,应每日观察并保持引流通畅,对无引流管者则应注意局部腹痛与压痛。

【并发症的预防和治疗】

1. 穿孔修补口渗漏

术中对穿孔应作全层贯穿缝合,再加大网膜缝合覆盖;若有渗漏,一般在继续胃肠减压下,经加强持续负压引流多可治愈。

2. 短暂性胃潴流

多因溃疡瘢痕与穿孔较大,时间较长,经缝合后炎症、水肿严重所致;必须继续胃肠减压,推迟进食时间,并给予静脉输注抗生素以及补充营养支持等治疗措施。

第二节　十二指肠溃疡切除后的残端处理

【概述】 十二指肠溃疡施行 B-Ⅱ式的胃大部切除术时,在残胃断端与空肠作吻合后,对十二指肠断端必需予以妥善关闭。十二指肠残端缝闭是一个重要步骤,手术时不要掉以轻心,良好的缝闭可避免严重的十二指肠瘘的发生,现介绍以下两种手术方式。

一、十二指肠残端闭合术

【适应证】 溃疡切除术后,十二指肠残端肠壁柔软,质地正常,血供良好,可行肠壁对端缝合。

【手术步骤与操作】 十二指肠第1段经适当游离后，用两把有齿血管钳(Kocher 钳)夹住并在中间切断十二指肠，近端部分连同胃体用纱布垫包好置于一旁，开始进行十二指肠残端关闭；十二指肠残端有两种关闭方法。

1. 手工缝合法

(1) 连续贯穿缝合术：①即在 Kocher 钳闭的十二指肠端处，用1号丝线行连续贯穿缝合(图 19-3)；②松开并抽出 Kocher 钳后，收紧连续缝线(图 19-4)；③再行十二指肠端的间断浆肌层缝合(图 19-5)。

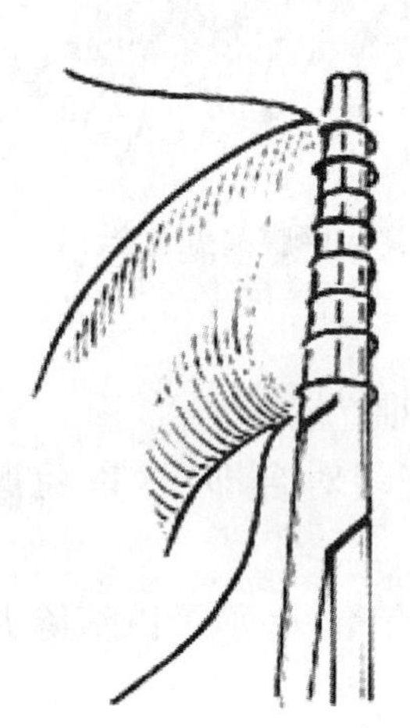

图 19-3 作连续贯穿缝线

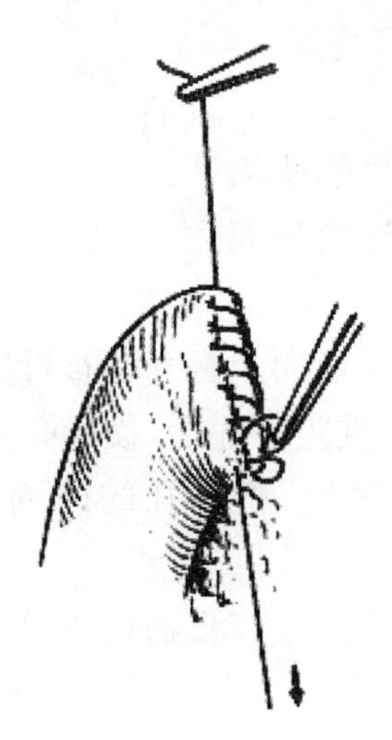

图 19-4 松钳后拉紧缝线

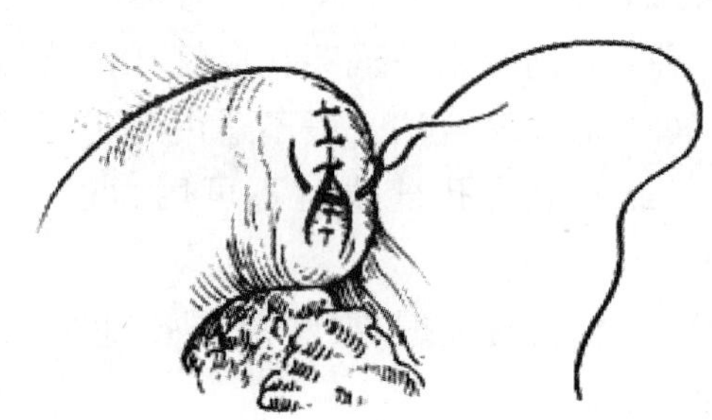

图 19-5 间断浆肌层缝合

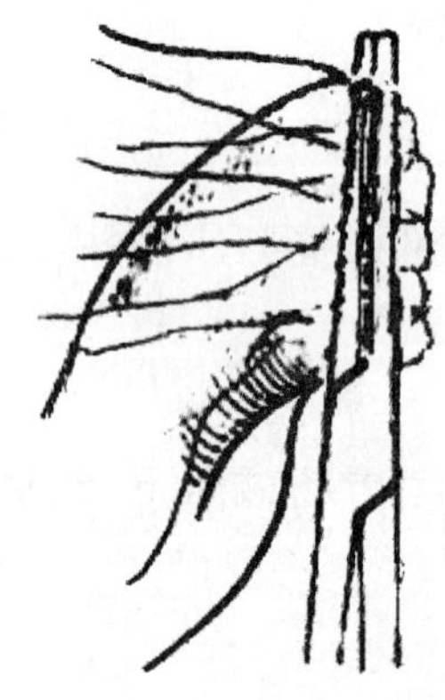

图 19-6 “U”缝合残端

(2) 间断“U”形缝合术：①在 Kocher 钳闭的十二指肠端处，用1号丝线作一排间断“U”形缝线(图 19-6)；②松开 Kocher 钳后，逐个将“U”缝线打结；③再作十二指肠端的间断浆肌层缝合。

2. 吻合器闭合法

(1) 钳闭钉合术：十二指肠端置入并旋转螺丝收紧 L60 钳闭器作钉合(图 19-7)。

(2) 切割钉合术：十二指肠端置入并扣紧切割钉合器，拉动把手即可切割并已钉合。

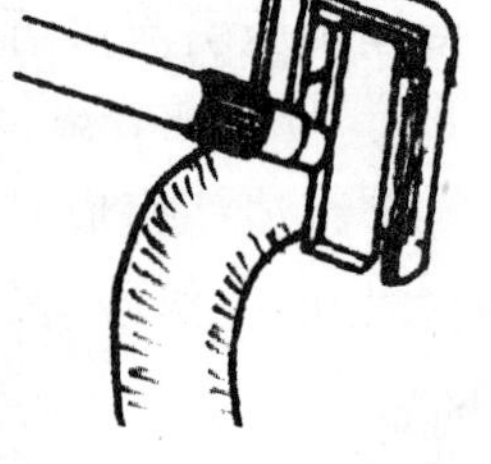

图 19-7 吻合器钉合术

【手术要点】

(1) 残端第1层要全层缝合，以后再缝合肌层。

(2) 注意残端一定要浆膜对浆膜缝闭，不可有黏膜露在外面，以免影响愈合。

(3) 术中如感到局部缝合欠佳，应放置引流。

【术后处理】 见胃大部切除术。

【并发症的预防和治疗】

1. 残端漏

浆肌层与浆肌层缝合后，避免黏膜外露影响愈合造成渗漏；如见引流管流量较多，应给予连接低负压吸引；对无引流管者，局部压痛明显，经B超探查证实局部积液时，则应剖腹引流；亦可在超声波导引下穿刺置管引流。

2. 残端内出血

残端血供丰富应严密止血或行全层连续缝合控制出血，一般出血量不多，可用止血剂治疗。

二、十二指肠腔内置管引流术

【适应证】 十二指肠残端周围有广泛的瘢痕组织形成或肠壁炎症严重水肿者，切断后残端难以做到满意的缝合时，为防止发生十二指肠残端瘘，应行十二指肠腔内置管引流术。

【手术步骤与操作】

(1) 十二指肠切断后，先通过残端向十二指肠腔内置入一根16号剪有侧孔的导尿管或一般的导管伸到十二指肠降部。

(2) 用1号丝线先作十二指肠残端全层间断缝合，导尿管或一般导管应位于残端的中央，再作残端的间断浆肌层缝合；导尿管近端经右上腹另戳孔引出体外，与皮肤作缝线固定(图19-8)。

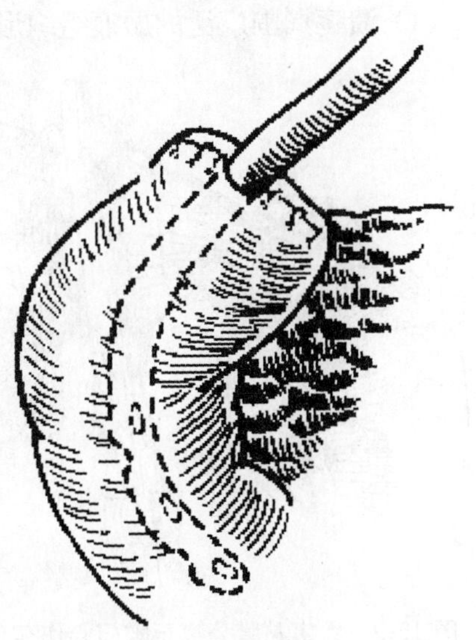

图19-8　十二指肠腔内置管引流术

【手术要点】

(1) 残端置入的导尿管，应剪有侧孔有利于引流。

(2) 残端置入导尿管端应到达十二指肠降部水平，有利于及时引流和减压。

(3) 缝闭十二指肠残端时，引流管应置于残端的当中，不要靠一侧的角上以免影响愈合。

(4) 引流管应缝合固定牢靠，以免日后滑脱。

【术后处理】

(1) 每日观察并保持导管通畅，记录引流量。

(2) 术后12～14d引流逐渐减少，导管周围窦道已形成，可试行夹管后拔管。

【并发症的预防和治疗】

1. 引流管堵塞

引流管应剪有侧孔，置入要到达十二指肠降段，若见引流管无胆汁、十二指肠液引出，可用生理盐水作冲洗以保证引流通畅。

2. 引流管滑脱

若发生引流管滑脱，应立即自原切口再置入导管进入腹腔，虽然不能再置入十二指肠腔内，但外接引流器，可在腔外作低负压持续引流使其局限化。

第三节　十二指肠溃疡旷置后的残端处理

【概述】 十二指肠溃疡若周围因炎症或瘢痕过多，溃疡与周围粘连成团块，难以游离，正常解剖关系失常，胆总管、肝动脉、门静脉、胰管或结肠中动脉等重要组织不易识别时，手术中可能受到意外损伤而引起严重的后果及并发症，在这种情况下不必强行切除溃疡，可采用溃疡旷置术。旷置于十二指肠残端的溃疡在没有胃酸刺激的环境条件下会逐渐愈合。

一、幽门前旷置术(Bancroft 法)

【概述】 当十二指肠溃疡水肿严重,大量瘢痕粘连时,为了能可靠地关闭十二指肠残端,切断的部位应远离溃疡的瘢痕组织,在幽门前切断,此时必须剥除胃窦部的黏膜,以消除促胃液素分泌,可进一步减少残胃胃酸分泌量防止溃疡复发。

【适应证】

(1) 溃疡周围广泛的瘢痕组织形成、十二指肠壁水肿、变硬致使残端无法行内翻缝合或缝合不可靠。

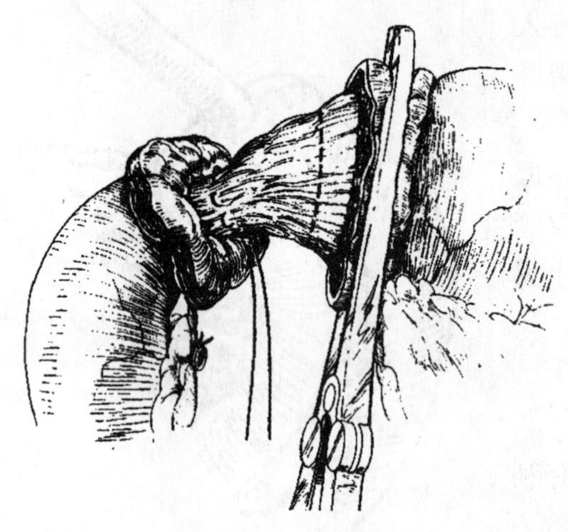

图 19-9 胃窦黏膜分离至幽门管作荷包缝合

(2) 十二指肠溃疡周围因瘢痕组织过多,形成团块,与胆管、胰腺等重要组织致密粘连,界线不清,不易识别,或因瘢痕收缩使幽门与十二指肠壶腹之间的距离缩短。

【手术步骤与操作】

(1) 胃近端的游离同胃大部切除术。在幽门管上方 3~5cm 处的胃壁处垂直上两把长的有齿血管钳,于两钳之间切断胃窦部。将近端胃向左侧翻开沿胃窦部残端的有齿血管钳做环形切开胃前、后壁浆肌层。

(2) 沿黏膜下层的疏松间隙向幽门管方向将胃窦部黏膜与浆肌层剥离、仔细止血,直至幽门管。

(3) 幽门管处用丝线做黏膜层的荷包缝合,切除胃窦黏膜后再用丝线缝合(图 19-9)。

(4) 缝合残端:残端的肌层应先从内面将前后壁肌层做间断缝合或荷包缝合(图 19-10),再行浆肌层内翻缝合(图 19-11)。

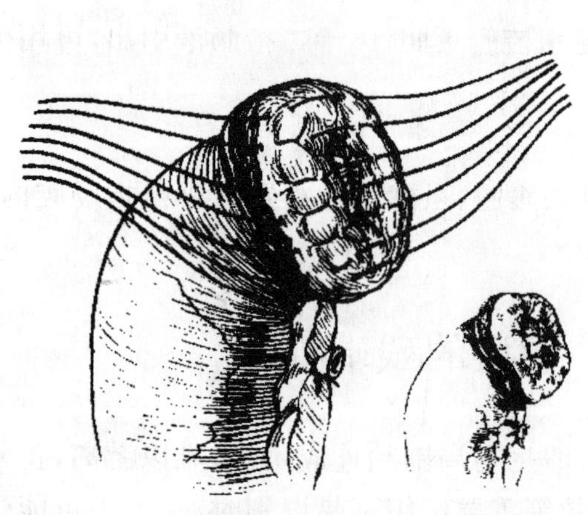

图 19-10 切断幽门黏膜作残端浆肌层缝合

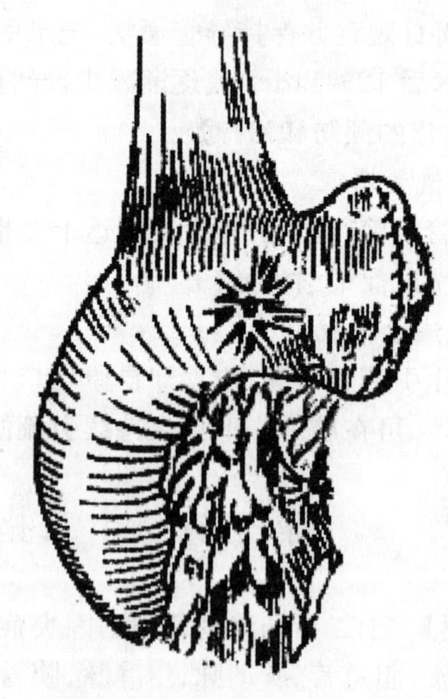

图 19-11 残端浆肌层缝合完毕

二、十二指肠残端前壁覆盖术(Nissen 法)

【概述】 十二指肠后壁穿透性溃疡时，溃疡的底部实际上是胰腺组织，底部的血管被侵蚀后可致大量出血。这时行 Bancroft 溃疡旷置术不可能取得可靠的止血效果。为防止出血，需要直接处理溃疡底部并关闭十二指肠残端。Nissen 法是常用方法之一。

【适应证】 十二指肠后壁穿透性溃疡，当溃疡远端边缘与胆总管靠近并有粘连时，分离溃疡容易导致胆总管及胰腺损伤，可按本法处理。

【手术步骤与操作】

(1) 在溃疡近端切断十二指肠肠管。

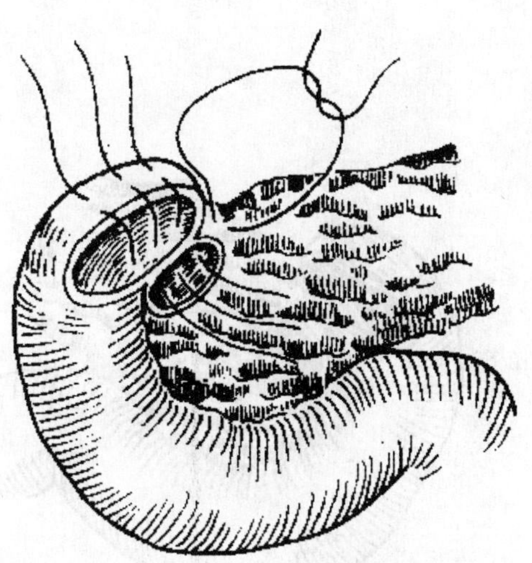

图 19-12　第 1 层缝合

(2) 先作十二指肠前壁与溃疡的远侧边缘行间断缝线，完成第 1 层缝合(图 19-12)。

(3) 再作十二指肠残端前壁浆肌层与溃疡近侧边缘间断缝，完成第 2 层缝合(图 19-13)。

(4) 残端前壁浆肌层与溃疡近侧的胰腺包膜作间断缝线，完成第 3 层缝合(图 19-14)。其结果是将十二指肠残端的前壁覆盖于溃疡上面。

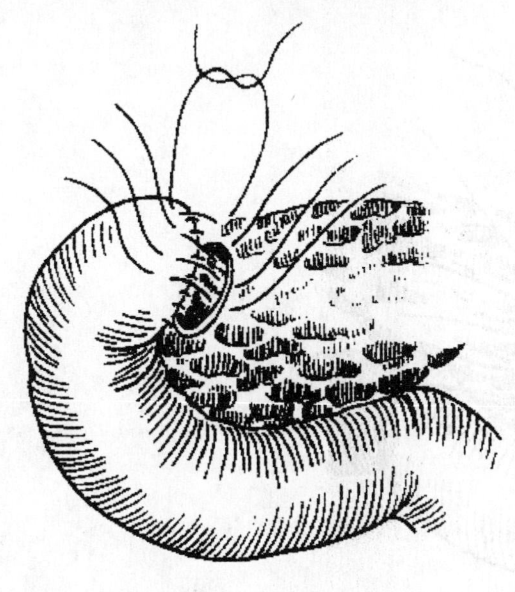

图 19-13　第 2 层缝合

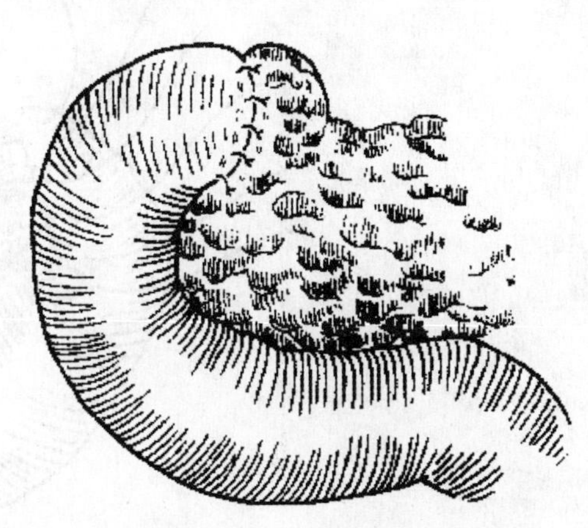

图 19-14　第 3 层缝合

三、十二指肠残端后壁覆盖法(Graham 法)

【适应证】 十二指肠后壁穿透性溃疡者。

【手术步骤与操作】

(1) 靠近幽门处切断十二指肠，在溃疡的近侧缘切开十二指肠后壁，越过溃疡在其远侧缘下方切断并再分离十二指肠后壁约 1cm 长，游离时应尽量靠十二指肠壁仔细分离以防止损伤胰腺，再切断十二指肠时，前壁要稍长于后壁(图 19-15)。

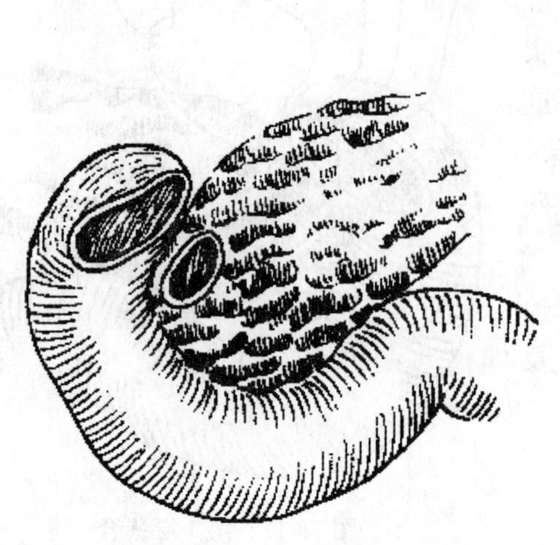

图 19-15 切开并分离十二指肠前、后壁，旷置溃疡

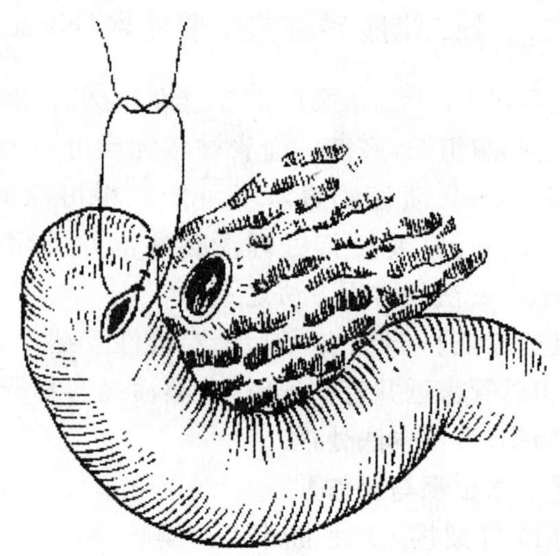

图 19-16 缝闭十二指肠残端

(2) 将十二指肠残端前壁向后壁靠拢，用细丝线行全层间断缝合(图 19-16)，随后再将十二指肠残端前壁的浆肌层与溃疡近侧的胰腺包膜用不可吸收线做间断缝合使十二指肠残端的后壁覆盖于溃疡面上，必要时再用大网膜覆盖残端(图 19-17)。

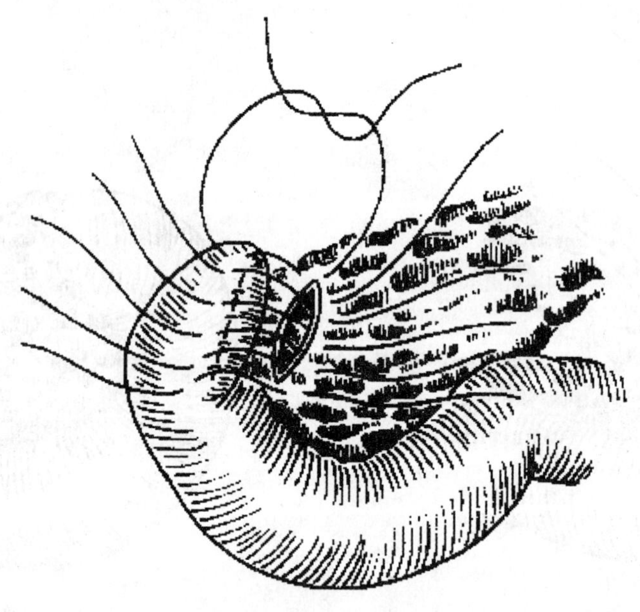

图 19-17 缝合并覆盖溃疡

【手术要点】

(1) 若因溃疡大出血作幽门前旷置手术时，应先结扎胃右动脉或胃十二指肠动脉及胃网膜右动脉。

(2) 作溃疡肠外旷置时，在暴露后壁溃疡后，应对其底面的出血点予以缝合结扎。

(3) 通常在手术局部，应放置负压球引流管引出体外。

【术后处理】

(1) 心电监护，充分供氧，持续胃肠减压，静脉补液输足热量，给予营养支持，保持水与电解质和酸碱平衡。

(2) 每日观察负压球引流管通畅情况并记录 24h 引流量，经 1 周观察日引流量逐渐减少至 5ml 时可拔管。

(3) 待胃肠功能恢复，肛门排气后，开始进食流质，逐步增加半流质以至普食。

【并发症的预防和治疗】

1. 残端漏

偶见于溃疡旷置，十二指肠残端前壁覆盖(Nissen 法)和十二指肠残端后壁覆盖(Grahem 法)，除术中缝合技巧外，可再增加大网膜覆盖，促使局部早日消炎与愈合；若见引流管流量增多，疑有渗漏时，应接上低负压吸引器，做持续吸引，多可治愈。

2. 间质性胰腺炎

由于溃疡底部侵及胰头，手术操作中可损伤胰腺组织，可能发生损伤性胰腺炎，除术中操作轻柔外，术后可给予抑肽酶、生长抑素等抑制分泌。

(高　琦)

第二十章　十二指肠良性肿瘤手术

【概述】 十二指肠肿瘤在文献上报道比较少见，但是随着纤维内镜、气钡胃肠造影诊断手段的进步，文献报道有增多趋势；十二指肠肿瘤虽属少见，但其发生率若以长度计算与整个小肠相比则显得相当高；小肠肿瘤仅占全胃肠道肿瘤的5%～6%，而仅有小肠长度10%的十二指肠中肿瘤的发生率却占小肠肿瘤的20%～25%。十二指肠肿瘤的分布以第2段为多见，其次为第3、4段，第1段较少见。据统计其中良性肿瘤仅占1/3，而恶性者占2/3，尤其是位于十二指肠乳头的腺瘤和微腺瘤有一定的癌变率，所以对此应予以重视，早期手术治疗。良性肿瘤可施行局部切除术，恶性肿瘤则需根治，应施行胰十二指肠切除(见另章叙述)。

第一节　肿瘤局部切除术

【概述】 十二指肠良性肿瘤中以腺瘤样息肉、腺瘤为最多见，占50%～60%，其次有平滑肌瘤、血管瘤、脂肪瘤，神经纤维瘤、促胃液素瘤、胰岛素瘤，以及还有更少见的，主要位于球部为十二指肠所特有的Brunner腺瘤。经内镜检查多可早期诊断、早期施行局部切除术。

【适应证】

(1) 较小而有蒂的良性肿瘤，可经纤维十二指肠镜下行圈套电凝切除。

(2) 对较大而有蒂或无蒂或疑有癌变者则应施行开腹手术。

【手术步骤与操作】

(1) 进腹后，对位于十二指肠第2段的息肉，应作Kocher切口，切开十二指肠侧腹膜与切断肝结肠韧带游离十二指肠，若肿瘤位于十二指肠第3、4段，则应向下游离胃结肠韧带，或通过横结肠系膜右侧无血管区进入暴露出肠段，在肿瘤的相对应部位的十二指肠壁上作纵行切开，牵拉切口即可显露出肿瘤，自根部钳夹、缝扎、切除肿瘤(图20-1)。

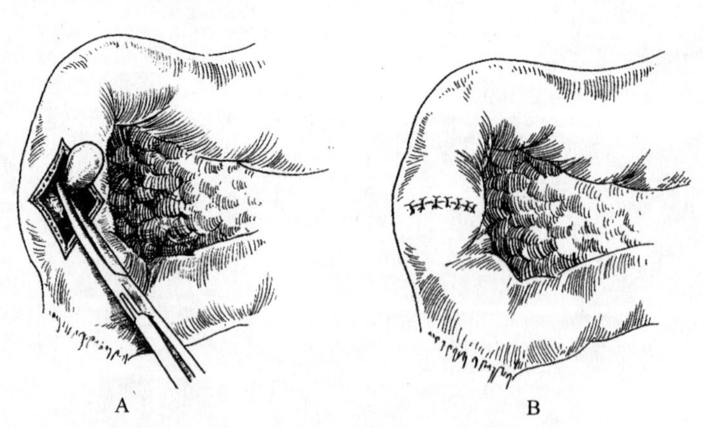

图20-1　十二指肠肿瘤切除术

A-切开肠壁、钳夹切除肿瘤；B-纵切、横缝十二指肠壁

(2) 如果肿瘤位于乳头旁，可切开黏膜将肿瘤完整切除，如肿瘤已侵及十二指肠乳头，宜行十二指肠乳头局部切除和成形术。

(3) 于十二指肠上缘约 1cm 切开胆总管，插入胆道探子至十二指肠乳头开口处伸出。

(4) 距肿瘤上缘约 1.5cm 处切开十二指肠肠壁及胆总管下端的前壁，用 1 号丝线行间断缝合。

(5) 然后环绕肿瘤边切开边作一圈的间断缝合，将整个肿瘤完全切除，注意胰管的缝合(图 20-2)。

(6) 纵切纵行双层间断缝合或纵切横行间断缝合十二指肠壁，放置“T”管引流和十二指肠旁放置负压球引流，按层关腹。

【手术要点】

(1) 十二指肠解剖位置特殊，术中应注意避免周围血管和组织的损伤。

(2) 由于十二指肠血运较差，术中应避免游离过多肠段而破坏血运从而导致术后肠瘘。

(3) 必要时需切开胆总管置入探子作十二指肠乳头定位，可指导手术操作或为防止损伤胰胆管。

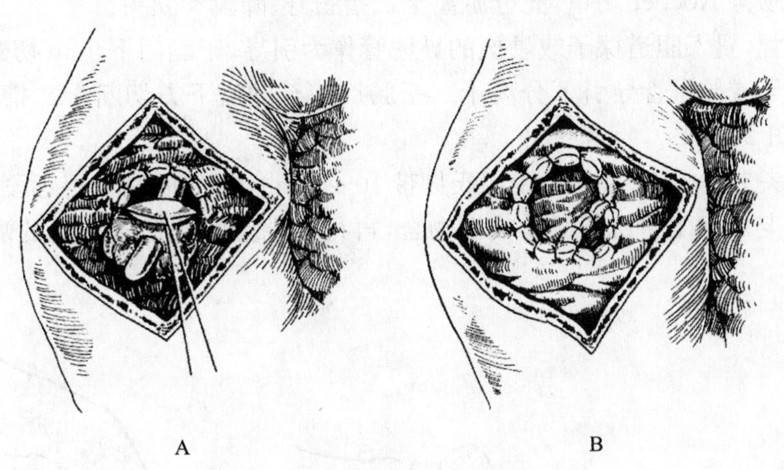

图 20-2 十二指肠乳头肿瘤切除成形术

A-切开、缝合十二指肠和胆管壁；B-肿瘤切除、缝合完毕

【术后处理】

(1) 回病房心电监护，持续供氧，观察生命指标。

(2) 持续胃肠减压，保持引流通畅，静脉输液，补充热量，保持水与电解质平衡。

(3) 静脉滴注抗生素预防和治疗感染；滴注止血剂预防出血；预防性应用抑酸剂防止应激性溃疡的发生。

(4) 保持腹内引流管通畅，1 周后引流液减少可考虑拔除；T 管引流通畅，一般于术后 4 周拔除。

【并发症的预防和治疗】

1. 缝合口出血

一般多为少量出血，给予止血药物多可获得缓解，必要时可在内镜下行电灼止血。

2. 胃潴留

患者一般情况较差者，胃动力恢较慢，需延长胃肠减压时间，推迟进食时间，并给予静脉营养支持。

3. 胆肠吻合口漏

十二指肠乳头区手术，作胆肠和胰肠缝合精确完善，若发生渗漏应持续低负压吸引，同时用生长抑素 0.1mg 皮下注射 q8h，以抑制胆胰液分泌，经 1～2 周多可治愈。

第二节　节段性十二指肠切除术

【概述】 对于较大的十二指肠良性肿瘤或广基而局限于一个部位的多发息肉，可考虑施行有病变的肠段切除术。本手术如选择适当，能达到根治性切除的目的，治疗效果不比胰头十二指肠切除术差，而且创伤小、并发症少、死亡率低。

【适应证】

(1) 十二指肠球部或十二指肠乳头以上的降段良性肿瘤或早期癌变。

(2) 十二指肠第 3、第 4 段的良性肿瘤或早期癌变。

【手术步骤与操作】

1) 乳头以上十二指肠切除术

(1) 作十二指肠旁 Kocher 切口，充分游离十二指肠升、降段和胰头。

(2) 切开胆总管，置入胆道探子或硬挺的导尿管作为引导，于幽门下 1cm 切断十二指肠。

(3) 在胆道探子或导尿管导引下分离十二指肠后壁至肿瘤下方切断十二指肠，行十二指肠-十二指肠端端吻合(图 20-3)。

(4) 或缝闭乳头上方的十二指肠，距屈氏韧带 10～15cm 处切断空肠，将远段空肠通过横结肠系膜裂孔拖到右上腹与幽门下十二指肠作端端吻合，再行近端空肠与远段空肠的端侧吻合(Roux-en-Y 吻合术，图 20-4)。

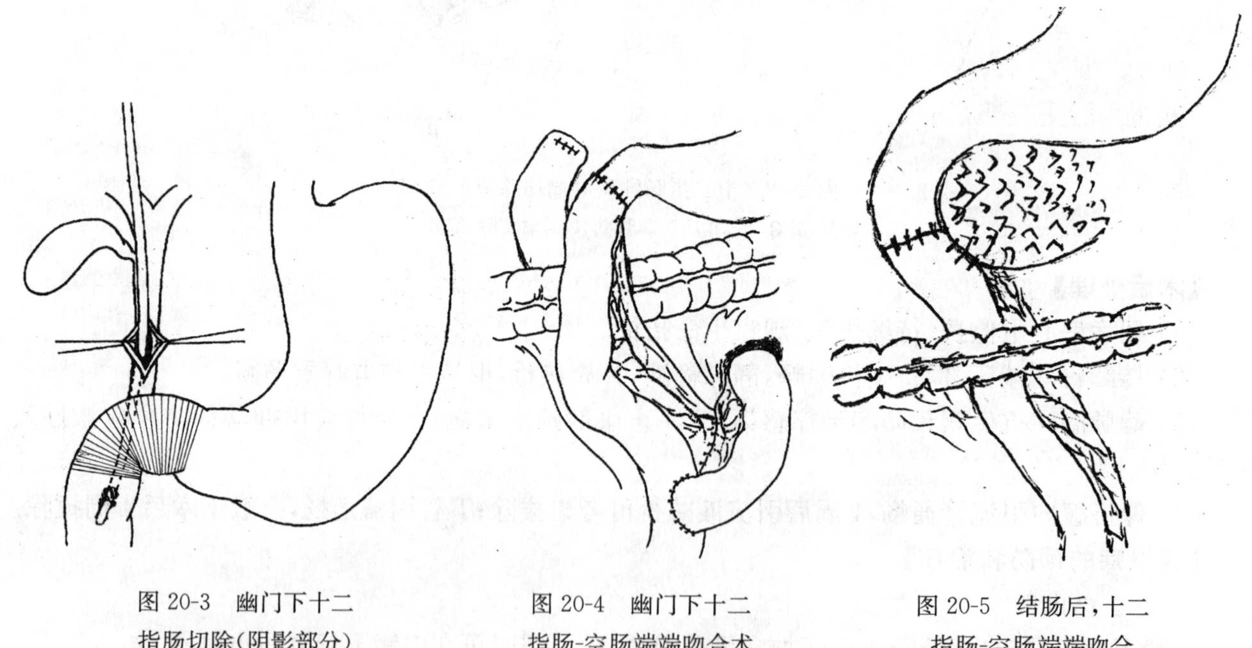

图 20-3　幽门下十二指肠切除(阴影部分)

图 20-4　幽门下十二指肠-空肠端端吻合术

图 20-5　结肠后，十二指肠-空肠端端吻合

2) 第 3、4 段十二指肠切除术

(1) 作 Kocher 切口切开十二指肠旁外侧后腹膜，充分游离并松动第 2、3、4 段十二指肠和胰头后侧。

(2) 切断屈氏韧带并距其 10cm 处切断空肠，游离近段空肠并将其经肠系膜上动、静脉后方拖到右侧腹，连同乳头以下的十二指肠水平段和升段一并切除。

(3) 将远段空肠经横结肠系膜裂孔拖到右上腹或经横结肠系膜裂孔再经肠系膜上血管后与十

二指肠行端端吻合(图 20-5),间断缝闭系膜裂孔。

3) 放置“T”管引流,吻合口旁放置负压球引流,按层关腹。

【手术要点】

(1) 手术区域血管丰富,术中应仔细操作,彻底止血。

(2) 在胆总管伸入探子引导下,分离十二指肠后壁避免损伤胆管。

(3) 行肠段吻合时,应避免有张力而影响愈合,若有困难应改作十二指肠-空肠 Roux-en-Y 吻合术。

【术后处理】 同本章第一节肿瘤局部切除术。

【并发症的预防和治疗】 同本章第一节肿瘤局部切除术。

第三节　保留胰腺的十二指肠切除术

【概述】 保留胰腺的十二指肠切除术主要应用于局限性的良性病变、癌前病变等。本手术的优点是保留胰腺功能,减少并发症的发生。若良性肿瘤已发生恶变,还需施行胰十二指肠切除术。

【适应证】

(1) 主要适应十二指肠降段良性肿瘤。

(2) 有恶变倾向的十二指肠肿瘤。

(3) 有时对不可逆的十二指肠外伤,也适用此术。

【手术步骤与操作】

(1) 进腹探查后,作十二指肠侧腹膜 Kocher 切口,充分游离十二指肠第 2、3、4 段及胰头。

(2) 切除胆囊,经胆囊管或胆总管切开置管通至十二指肠乳头部作为解剖标记。

(3) 距幽门 1cm 处横断十二指肠,沿胆总管向下分离十二指肠后壁直达降部十二指肠乳头周围。

(4) 切断乳头,暴露出胰胆管壶腹,再向下分离第 3、4 段;切断屈氏韧带,横断上端空肠。

(5) 将近侧空肠端于肠系膜上动、静脉后方拖向右上腹,并同第 2、3、4 段十二指肠逐步完整地切除。暴露出胰头和壶腹部及由胆总管伸出的导管(图 20-6)。

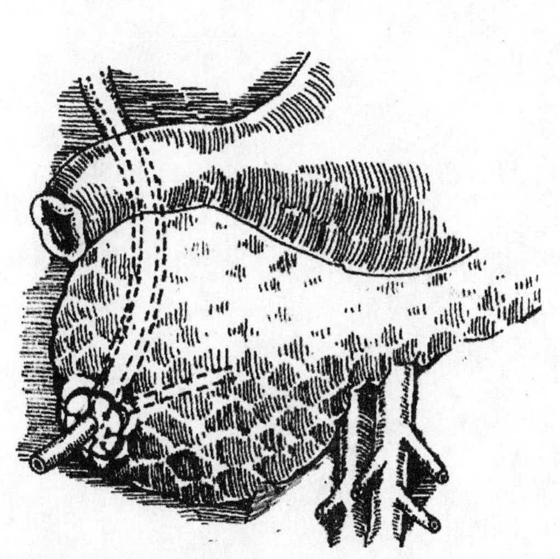

图 20-6　完成保留胰头的十二指肠切除术

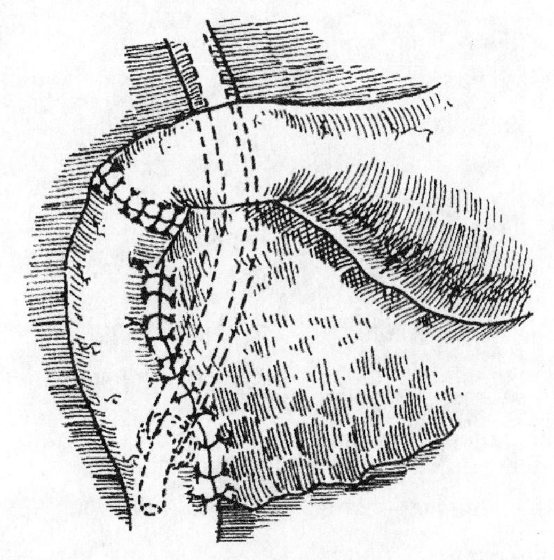

图 20-7　空肠十二指肠吻合后行胆胰管壶腹-空肠吻合

(6) 将近段空肠经横结肠系膜裂孔拖到右上腹部,与幽门下十二指肠或幽门管作端端吻合。

(7) 将吻合后的空肠围绕着胰头,并行间断缝合固定于胰头上,在适当位置切开空肠前侧壁,植入胆胰管壶腹行端侧缝合(图 20-7)。

(8) 退出胆总管伸入的导管,对胰管内伸入细塑料管并缝一针固定,然后将塑料管远端置于空肠腔内作为支架和引流,再两层缝合空肠壁,间断缝闭横结肠系膜裂孔。

(9) 亦可分别缝闭十二指肠端与空肠端后,通过横结肠系膜裂孔将远段空肠拖到上腹部,行壶腹部与空肠的端侧缝合,再缝闭结肠系膜裂孔后,作 B-Ⅱ式胃空肠吻合术。

(10) 放置"T"管引流,并于吻合口旁放置负压球引流,若患者情况较差术中可作空肠造瘘,早期予以营养支持,按层关闭腹腔。

【手术要点】

(1) 十二指肠与胰腺同为腹膜后器官,两者拥有共同的血管供应,尤其是十二指肠降部与胰头关系密切,存在较多的血管共支,术中应仔细缝扎,避免出血。

(2) 壶腹与空肠壁的缝合是手术的重要关键,应仔细缝合,预防渗漏。

【术后处理】

(1) 持续供氧,心电监护,观察生命指标。

(2) 维持有效的胃肠减压,"T"管引流和负压球引流。

(3) 静脉输液,营养支持,补充热量,维持水、电解质平衡,必要时给予白蛋白、输血,以促进伤口愈合。

(4) 静脉滴注抗生素预防和治疗感染,滴注止血剂预防出血;预防性应用抑酸剂防止应激性溃疡的发生。

【并发症的预防和治疗】 同本章第一节肿瘤局部切除术。

(杨 哲)

第二十一章　十二指肠梗阻手术

【概述】 十二指肠梗阻除肿瘤性十二指肠梗阻手术已于第三章描述外，现可分为先天性和后天性两种，前者主要有先天性十二指肠狭窄或闭锁和环状胰腺，后者又有损伤性、炎症性和解剖性等不同原因所致。尽管致病原因各有不同，而由于呕吐、不能进食，均应根据各自的原因分别采用不同手术治疗。

【适应证】

(1) 先天性十二指肠狭窄或闭锁和环状胰腺者。

(2) 十二指肠损伤或手术导致的肠道狭窄和梗阻者。

(3) 肠系膜上动脉压迫综合征或十二指肠空肠曲悬韧带综合征者。

(4) 十二指肠第 3、4 段肠壁或周围结核导致的十二指肠梗阻者。

【麻醉】 全身麻醉。

【体位】 仰卧位。

【切口】 中上腹正中切口。

【手术步骤与操作】

(一) 十二指肠-十二指肠吻合术

(1) 进腹探查后，发现十二指肠第 2 段被环状胰腺围绕束扎或因外伤狭窄引起十二指肠梗阻。

(2) 切开十二指肠侧腹膜，游离松动十二指肠第 2、3 段后，在狭窄段的近端作一横切口，而在远端的肠壁上作一纵切口，各约 3cm 长。

(3) 先用 1 号丝线作纵切口的上端与横切口下侧中点的贯穿缝线打结，再作纵切口两侧中点与横切口的两端的贯穿缝线并打结(图 21-1)。

(4) 作吻合口后排的连续贯穿缝合，再行吻合口前排的连续内翻缝合，最后行吻合口的间断浆肌层缝合。

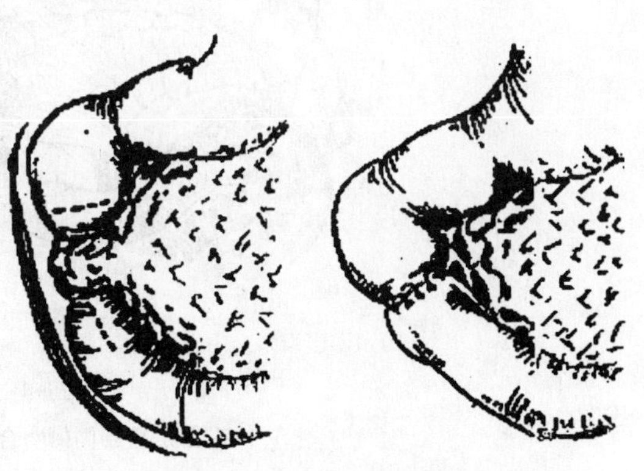

图 21-1　十二指肠-十二指肠吻合术

(二) 十二指肠-空肠 Roux-en-Y 吻合术

(1) 对于十二指肠第 2 段梗阻，若梗阻段较宽，其近、远段肠管距离较远或肠腔大小悬殊太大时，可施行近段十二指肠与空肠的 Roux-en-Y 手术。

(2) 距屈氏韧带 10～15cm 处切断空肠及系膜，将远段空肠经切开的横结肠系膜裂孔提到右上腹，与梗阻近端十二指肠作侧端吻合。

(3) 横行切开十二指肠壁，先用 1 号丝线作十二指肠壁与空肠壁的连续贯穿后排缝合，再作肠壁前排的连续内翻缝合，最后再作前排肠壁的间断浆肌层缝合。

(4) 间断缝闭横结肠系膜裂孔后，施行近段空肠与远段空肠的端侧吻合(图 21-2)。

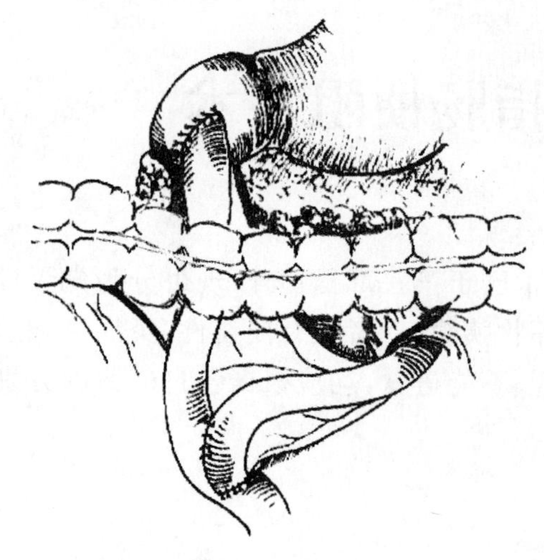

图 21-2　十二指肠-空肠 Roux-en-Y 吻合术

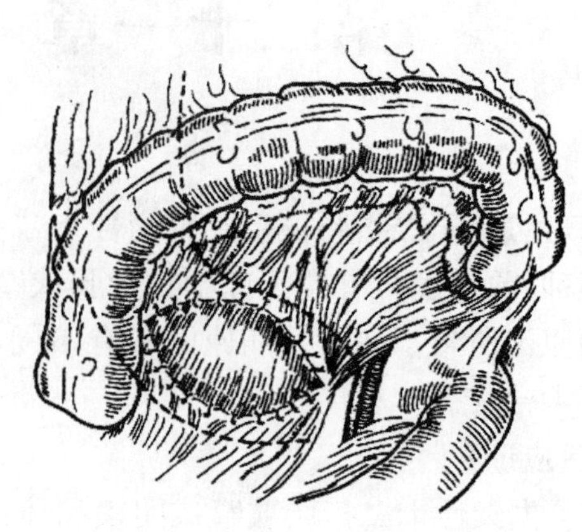

图 21-3　系膜裂孔与十二指肠壁缝合

(三) 十二指肠-空肠侧侧吻合术或侧侧 Roux-en-Y 吻合术

(1) 对于第 3、4 段十二指肠梗阻，不管其原因为何，均可施行梗阻近端扩张的十二指肠与空肠行侧侧吻合术。

(2) 在横结肠系膜右侧无血管区切开一裂孔，将扩张的十二指肠段向下牵拉，并将裂孔系膜缝合固定于肠壁上(图 21-3)。

(3) 横行切开十二指肠壁约 5cm 与近段空肠作侧侧吻合术，或与近段空肠行侧侧 Roux-en-Y 吻合术(图 21-4)。

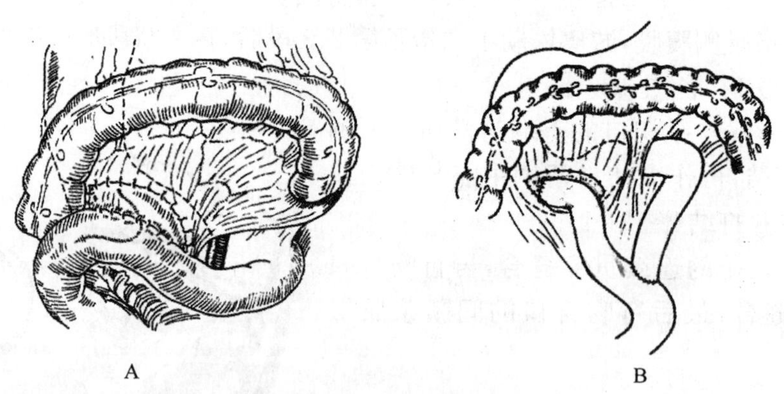

图 21-4　十二指肠-空肠侧侧吻合

A-十二指肠-空肠侧侧吻合术；B-十二指肠-空肠侧侧 Roux-en-Y 吻合术

(四) 十二指肠悬韧带切断下移术

(1) 确因十二指肠悬韧带太短而使十二指肠空肠曲悬吊过高引起的第 4 段十二指肠梗阻，可作韧带切断下移术。

(2) 沿着十二指肠空肠曲旁弧形切开后腹膜，寻及十二指肠悬韧带将其分离、钳夹、切断、缝扎，再松动游离第 4 段十二指肠使其下移 4～5cm。

(3) 解除十二指肠梗阻后，纵行缝闭后腹膜(图 21-5)。

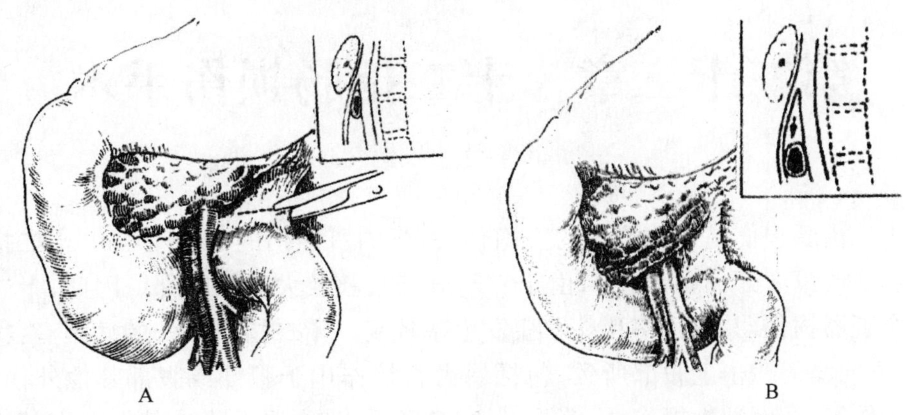

图 21-5　十二指肠悬韧带切断下移术

A-钳夹、切断十二指肠悬韧带；B-纵行间断缝合后腹膜

【手术要点】

(1) 十二指肠梗阻的部位不同原因很多，术中应探查明确原因后采取不同的手术治疗。

(2) 手术的目的主要是解除梗阻，需要作各种不同类型的捷径转流性肠道吻合术，吻合口要够大(4.5～5cm)并应可能靠近梗阻端，以减少盲段潴留与逆蠕动。

(3) 注意吻合口血供，避免吻合后有张力，局部清洗预防感染。

(4) 患者情况较差者，可在术中作空肠造瘘，早期给予营养支持。

【术后处理】

(1) 充分供氧，心电监护，观察生命体征。

(2) 维持有效的胃肠减压，记录出入量，静脉输液，补充热量维持水、电解质平衡。

(3) 静脉滴注止血剂以减少渗血，应用广谱抗生素预防和治疗感染。

(4) 72h 后肠蠕动恢复，可进流质、维持时间较长的半流质饮食。

【并发症的预防和治疗】

1. 吻合口梗阻

术后进食不要太急，应缓慢进行，逐步增量，预防吻合口水肿导致梗阻，可先行禁食、胃肠减压、消炎及营养支持等保守治疗，多能有效；如经治疗无效并经胃肠道(GI)检查明确为吻合口狭窄者则需手术治疗；切除原吻合口重新吻合或行 Roux-en-Y 吻合术。

2. 吻合口瘘

一般因吻合口局部张力过大、血运欠佳及感染所导致，术中应注意予以避免；若术后 5～7d 发生腹痛、压痛、高热等腹膜炎症状，应考虑发生肠瘘的可能，腹腔引流液含有胆汁表现为高位小肠瘘的症状，应立即禁食、持续胃肠减压、有效的腹腔低负压持续引流、保持水、电解质平衡、加强抗生素和肠外营养等治疗；保持腹腔引流管通畅最为关键，使其能逐步局限化，必要时在炎症控制的情况下，再次手术处理。

(杨　哲)

第二十二章　十二指肠损伤手术

【概述】　十二指肠损伤是一种严重的腹内伤，占腹内脏器伤的3%～5%。十二指肠损伤多发生在十二指肠第2或第3部(3/4以上)，由于它与肝、胆、胰及大血管毗邻。因此，十二指肠损伤常合并一个或多个脏器损伤，其死亡率和并发症发生率较高。十二指肠损伤的病因有：①非穿透性损伤：多见于汽车方向盘等撞击上腹部所致，包括暴力直接作用于腹部或腹部其他外伤；②穿透性损伤：如枪伤、刀刺伤等；③医源性损伤：胆道手术、右结肠手术、右肾手术或其他上腹部手术或经内镜括约肌乳头切开术(EST)手术等所致损伤。

1977年，Lucos将十二指肠损伤分为4级：

Ⅰ级损伤：十二指肠挫伤，有十二指肠壁血肿，但无穿孔和胰腺损伤。

Ⅱ级损伤：十二指肠破裂未超过周径的50%，无胰腺损伤。

Ⅲ级损伤：十二指肠破裂达到周径的50%～70%，伴轻度胰腺挫裂伤。

Ⅳ级损伤：十二指肠破裂超过50%～70%，合并严重胰腺损伤。

Ⅳ级损伤属于胰腺十二指肠联合损伤又可分为：

$Ⅳ_1$级损伤：十二指肠裂口达50%，胰腺挫裂伤，未累及主胰管。

$Ⅳ_2$级损伤：十二指肠裂口超过50%～70%，胰腺严重挫裂伤，壶腹与胰管完整。

$Ⅳ_3$级损伤：十二指肠裂口超过50%～70%，胰头、壶腹、近端胰管和(或)远端胆总管损伤。

上腹部穿透性损伤，均应考虑十二指肠损伤的可能性。钝性十二指肠损伤的术前诊断则比较困难，究其原因：①十二指肠损伤发生率低，外科医生对其缺乏警惕；②十二指肠除第1部外均位于腹膜后，损伤后症状和体征不明显，有些患者受伤后无特殊不适，数日后发生延迟性破裂，才出现明显症状和体征。因此术前确诊的关键在于提高警惕，考虑到十二指肠损伤的可能，尤其对于下胸部或上腹部钝性伤后，出现剧烈腹痛和腹膜炎，或患者在上腹部疼痛缓解数小时后又出现右上腹或腰背部痛，放射至右肩部、大腿内侧。由于肠内溢出液刺激腹膜后睾丸神经和伴随精索动脉的交感神经，可伴有睾丸痛和阴茎勃起的症状。伴低血压、呕吐血性胃内容物，直肠窝触及捻发音时，均应怀疑有十二指肠损伤。确诊为十二指肠损伤即应施行手术治疗，手术方式主要取决于诊断的早晚、损伤的部位及其严重程度。

【适应证】

(1) 上腹部损伤后出现明显腹膜刺激征象者。

(2) 诊断性腹腔穿刺有不凝血液或抽出胆汁样液体，淀粉酶明显升高者。

(3) B超探查、X线立位平片有膈下游离气体者。

(4) CT扫描显示胰周积液或胰腺实质断裂迹象者。

【术前准备】　患者在等待手术时，应积极进行术前的准备治疗，并应正确估计休克的程度，是否尚有活动性出血。术前治疗包括下列措施：

(1) 扩容输血抗休克，应在手术前及手术后继续进行，至血压稳定为止。

(2) 插入胃管抽空胃内容物，以免增加腹腔污染机会，术后亦需作持续胃肠减压。

(3) 预防性使用广谱抗菌药物，多选用第 3 代头孢菌素。

【麻醉】 气管插管全身麻醉。

【体位】 平身仰卧位。

【切口】

(1) 上腹正中或绕脐直切口。

(2) 上腹弧形向上横切口。

【手术步骤与操作】

(一) 进腹全面探查

(1) 探查十二指肠、胰腺、肝脏、胃以及大、小网膜等损伤情况外，还应注意右侧后腹膜有否胆汁染色、肠系膜根部有否血肿、小网膜与胰周有否积液；此外还可自胃管注入亚甲蓝溶液观察有否渗漏。

(2) 作 Kocher 切口，游离并向左侧翻转十二指肠与胰头，注意肠管后壁、胆管和胰腺有无损伤。提起横结肠和大网膜，观察系膜根部，若见有血肿或胆汁染色，应切开探查显露十二指肠第 3、4 段损伤。

(二) 手术方式的选择

1. 单纯肠壁修补术

适用于Ⅰ、Ⅱ级损伤，十二指肠裂口小于十二指肠周径的 50%，血运良好、缝合后无张力者。

(1) 作 Kocher 切口，切开侧腹膜，游离并松动十二指肠。

(2) 将十二指肠裂口边缘稍作修剪后，观察肠壁血供是否良好。

(3) 用细丝线对肠壁裂口作全层间断内翻缝合。

(4) 再用细丝线作间断浆肌层缝合(图 22-1)。

(5) 于十二指肠旁放置负压球引流管后，按层关腹。

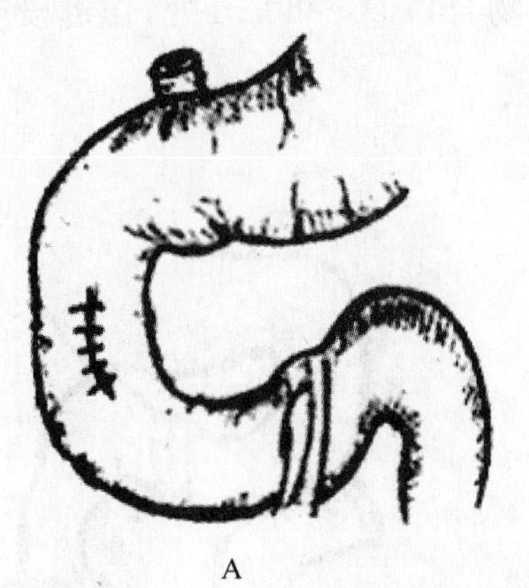

A

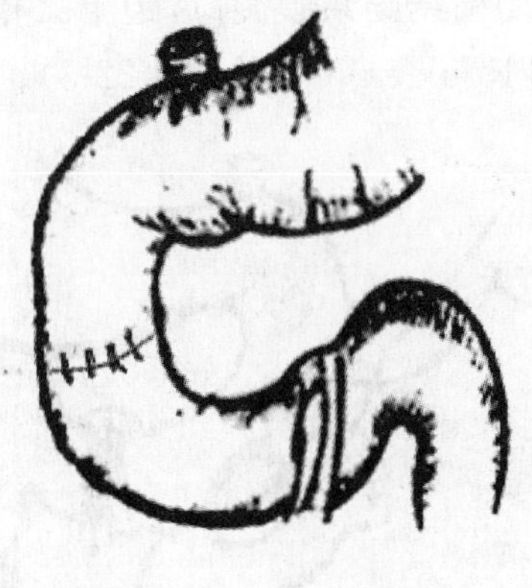

B

图 22-1　十二指肠壁单纯修补

A-纵行缝合；B-横行缝合

2. 带蒂空肠瓣修复术

适用于Ⅲ级损伤，十二指肠裂口达到十二指肠周径 50%～70%，伴轻度胰腺损伤者。

(1) 作 Kocher 切口，切开侧腹膜，游离并松动十二指肠。

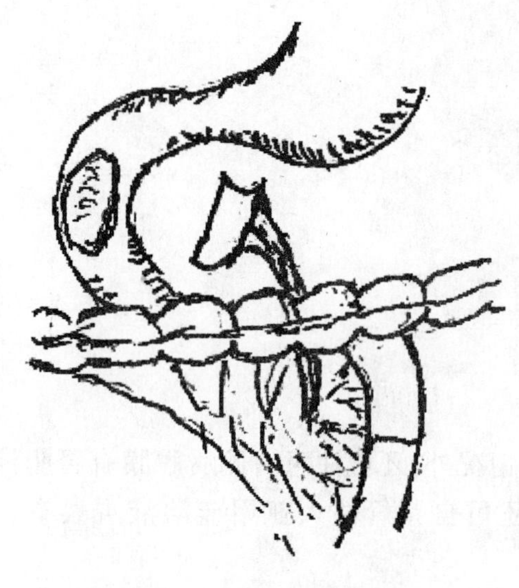

图 22-2 带血管蒂空肠瓣修复术

(2) 将十二指肠裂口边缘稍作修剪后，观察肠壁血供是否良好。

(3) 寻找距屈氏韧带 10～15cm 处，按十二指肠裂口大小切取一段带系膜血管蒂的空肠。

(4) 先作近、远段空肠的端端吻合，间断缝合系膜裂隙，然后将切取的一段带血管蒂空肠段通过横结肠系膜无血管区切开的裂孔，上拉到右上腹。

(5) 于系膜对侧将带蒂空肠段剖开形成空肠瓣，按十二指肠裂口大小修剪后，作空肠瓣与十二指肠裂口的侧侧缝合。

(6) 先施行外侧缘的全层间断或连续缝合，再作内侧缘的全层间断或连续内翻缝合；然后再施行内、外侧缘的间断浆肌层缝合(图 22-2)。

(7) 缝闭横结肠系膜裂孔，在十二指肠旁放置负压球引流管，按层缝闭腹腔。

3. 十二指肠裂口-空肠 Roux-en-Y 吻合术

亦适用于Ⅲ级损伤，裂口达到十二指肠周径 50%～70%，伴轻度胰腺损伤者。

(1) 作 Kocher 切口，切开侧腹膜，游离并松动十二指肠。

(2) 将十二指肠裂口边缘稍作修剪后，观察肠壁血供是否良好。

(3) 距屈氏韧带 10～15cm 处，切断空肠与其系膜，对远段空肠断端作两层缝闭。

(4) 将远段空肠通过横结肠系膜无血管区切开的裂孔上拉到右上腹；距空肠缝合断端 3cm 按十二指肠裂口大小切开空肠前内侧壁与十二指肠裂口作侧侧吻合。

(5) 先施行外侧缘的全层间断或连续缝合，再作内侧缘的全层间断或连续内翻缝合，然后施行内、外侧缘的间断浆肌层缝合。

(6) 间断缝闭横结肠系膜裂口，距十二指肠-空肠吻合口 50～60cm 处，作近段空肠残端与远段空肠侧壁的断侧 Roux-en-Y 吻合(图 22-3)。

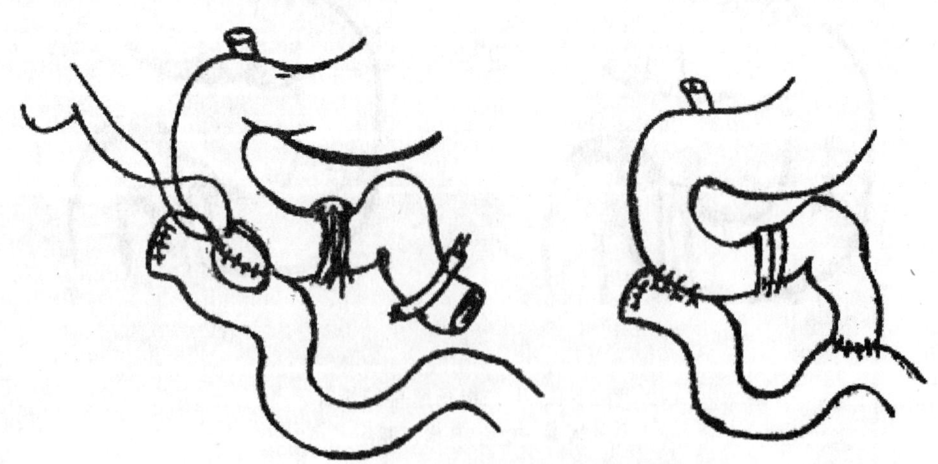

图 22-3 十二指肠裂口-空肠 Roux-en-Y 吻合

4. 十二指肠修复＋胰腺修复术

适用于IV_1损伤，十二指肠破裂<50%周径，胰腺挫裂伤，无主胰管损伤。

(1) 作 Kocher 切口，切开侧腹膜，游离并松动十二指肠或胰头。

(2) 将十二指肠裂口边缘稍作修剪后，观察肠壁血供是否良好，修整胰腺裂口。

(3) 用细丝线对肠壁裂口作全层间断内翻缝合，再作间断浆肌层缝合。

(4) 用细丝线对胰腺裂口作间断缝合(图 22-4)。

(5) 于十二指肠旁放置负压球引流管后，按层关腹。

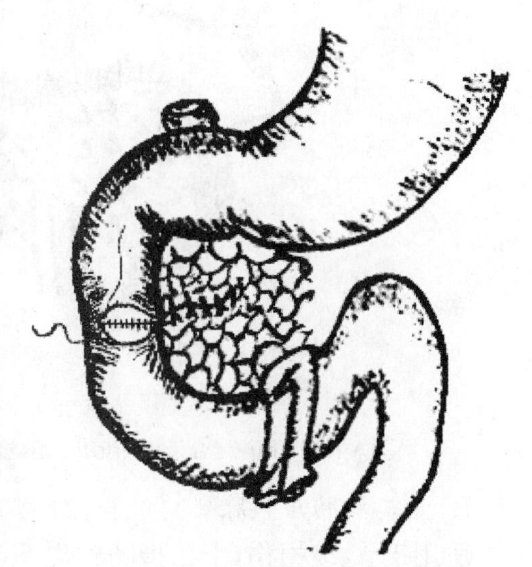

图 22-4　十二指肠修复＋胰腺修复术

5. 十二指肠节段性切除 Roux-en-Y 吻合术

适用于IV_2级损伤，裂口在乳头、壶腹部下方，第 3、4 段达到十二指肠周径 70%以上，无法施行肠壁修复，伴轻度胰腺损伤者。

(1) 作 Kocher 切口，切开侧腹膜，游离并松动十二指肠。

(2) 横断裂伤处上方的十二指肠，切除损伤的十二指肠段，双层缝闭远侧十二指肠残端。

(3) 距屈氏韧带 10～15cm 处，切断空肠与其系膜，将远段空肠通过横结肠系膜无血管区切开的裂孔上拉到右上腹。

(4) 施行十二指肠断端与远段空肠断端吻合，先用细丝线作两侧后壁全层间断或连续缝合，再作两侧前壁全层间断或连续内翻缝合，然后作吻合口前、后壁的浆肌层缝合。

(5) 间断缝闭横结肠系膜裂口，距十二指肠-空肠吻合口 50～60cm 处，作近段空肠残端与远段空肠侧壁的断侧 Roux-en-Y 吻合(图 22-5)。

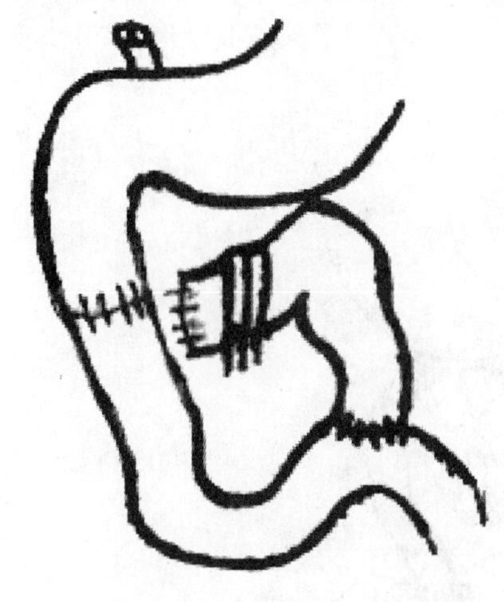

图 22-5　十二指肠节段性切除 Roux-en-Y 吻合术

6. 保留胰头的十二指肠切除吻合术

适用于IV_3级损伤，十二指肠破裂>70%～100%，尤其是在十二指肠第 2、3 段有多处破损，而胰头挫裂伤未累及乳头者。

(1) 将破损的十二指肠切除，缝闭远侧十二指肠第 4 段残端。

(2) 切开胆总管探查，置入 Bakes 胆道探条或硬挺的导尿管，找到其下端开口，确认胰管未损伤，缝闭胰头破裂伤口。

(3) 围绕导尿管周围，将壶腹断端缝合于胰头组织上，形成一个新的乳头(图 22-6A)。

(4) 距屈氏韧带 10～15cm 处切断空肠及其系膜，将远段空肠经横结肠系膜切开的裂口上提到右上腹与十二指肠第 1 段施行端端吻合(图 22-6B)。

(5) 在适当位置切开提上来的空肠壁植入新乳头，再将近段空肠端与距十二指肠吻合口 50～60cm 处的远段空肠壁作 Roux-en-Y 端侧吻合术。

(6) 在胆总管切开处置入“T”管，于十二指肠旁放置负压球引流管后，按层关腹。

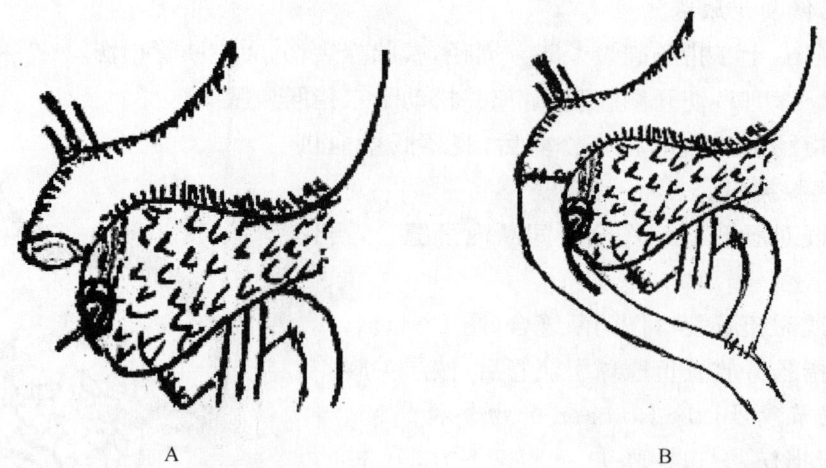

图 22-6 保留胰头的十二指肠切除吻合术

A-将壶腹断端缝合于胰头组织上形成新乳头；B-将远段空肠经横结肠系膜切开的裂口与十二指肠吻合

7. 十二指肠与胰腺裂口缝合、胆总管-空肠 Roux-en-Y 吻合术

适用于Ⅳ$_3$级损伤，十二指肠破裂＞70％～100％，胰头和远端胆总管损伤，近端胰管尚完整者。

(1) 切开胆总管探查，置入 Bakes 胆道探条或硬挺的导尿管，找到胰段胆管断裂，确认胰管未损伤，缝闭胰头破裂伤口。

(2) 缝合胰腺裂口并作十二指肠端端吻合，切除胆囊后在十二指肠球部上方切断胆总管(图 22-7A)。

(3) 距屈氏韧带 10～15cm 处切断空肠及其系膜，将远段空肠经横结肠系膜切开的裂口上提到右上腹与胆总管施行端侧吻合，再将近段空肠端与距十二指肠吻合口 50～60cm 处的远段空肠壁作端侧 Roux-en-Y 吻合术(图 22-7B)。

(4) 于十二指肠旁放置负压球引流管后，按层关腹。

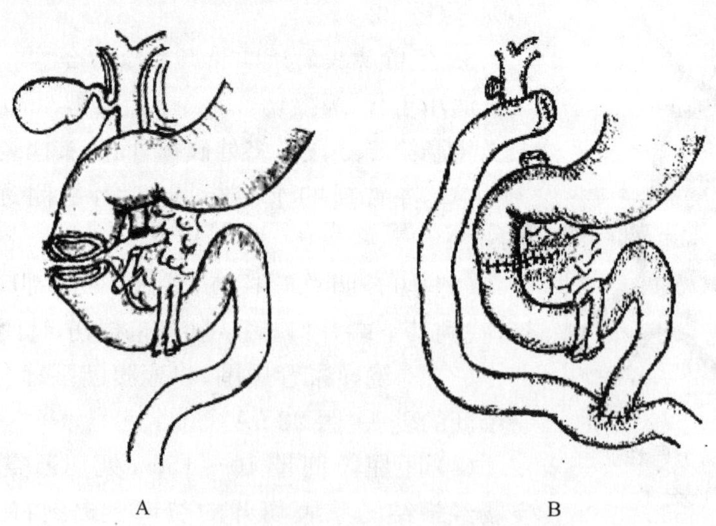

图 22-7 十二指肠与胰腺裂口缝合、胆总管-空肠 Roux-en-Y 吻合术

A-十二指肠与胰腺裂口缝合；B-胆总管-空肠 Roux-en-Y 吻合术

8. 十二指肠憩室化手术

适用于IV_2级损伤，十二指肠裂口超过50%～70%，胰腺严重挫裂伤，但壶腹与胰管尚完整，经作修复术后再施行十二指肠憩室化手术。1968年由Beme介绍于世。该手术较复杂，包括：①修复十二指肠损伤；②B-Ⅱ式胃切除术（胃窦部切除术）；③胆总管造口术；④十二指肠置管减压和腹腔引流术；⑤迷走神经切除术。与胰十二指肠切除术相比，此术式较安全，手术死亡率低（16%），术后十二指肠瘘、胰瘘发生率低（14%），为许多学者推崇应用。笔者认为该术式虽创伤稍大，但疗效良好，笔者在临床上多次使用该术式，术后未见肠瘘发生。

（1）如前述先施行十二指肠和胰腺的缝合修复。

（2）再作胃部分切除，胃-空肠B-Ⅱ式吻合，胆总管切开"T"管引流，或再放置十二指肠残端造瘘管作肠腔减压，有利于吻合口愈合（图22-8）。

（3）必要时，还可放置近段空肠造瘘管，以期早日给予肠内营养，有利于病情早日恢复。

（4）于胰腺和十二指肠旁放置负压球引流管后按层关腹。

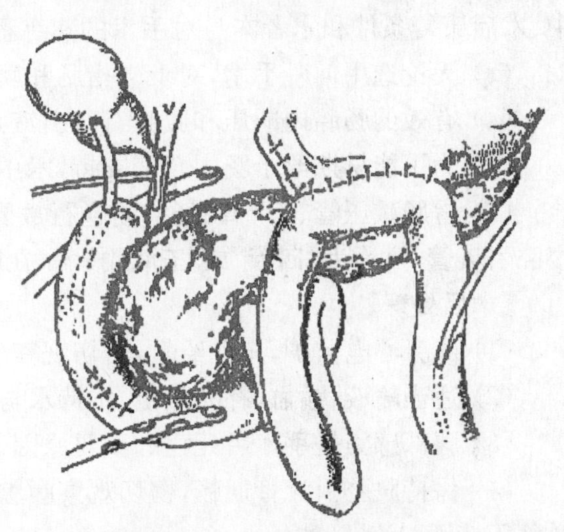

图22-8　十二指肠憩室化手术

9. 幽门隔外手术（pyloric exclusion）

亦适用于IV_2级损伤，十二指肠裂口超过50%～70%，胰腺严重挫裂伤，肝胰壶腹与胰管完整者。此术最早于1930年由Summers介绍，于20世纪70年代初首先应用于临床。1983年，Vanghan报告128例的经验，其十二指肠瘘的发生率为5.5%。该手术包括：①修补十二指肠和胰腺损伤；②经胃切口，用可吸收缝线或用7号丝线缝闭幽门环；③胃-空肠吻合。笔者认为此术更为简单、实用、创伤小、效果好，可在临床推广应用。

（1）如前述先施行十二指肠和胰腺的缝合修复。

（2）于幽门窦处切开胃前壁，用Babcoch钳抓住幽门用可吸收或不收线将其缝闭。

（3）双层缝合胃窦前壁切口后，施行胃-空肠侧侧吻合（图22-9）。

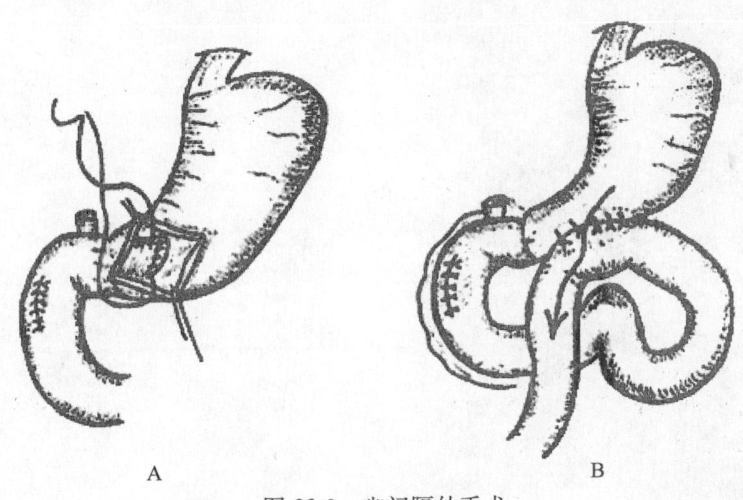

图22-9　幽门隔外手术

A-缝合幽门环；B-胃-空肠吻合

10. 胰头十二指肠切除术

用于十二指肠第2段严重碎裂殃及胰头，无法修复者；手术创伤大，死亡率在40%左右；但当十二指肠毁损伴有胰头严重损伤时，胰头十二指肠切除可能成为唯一的选择。

【手术要点】

(1) 术中应全面探查，仔细评估，以免漏诊。

(2) 十二指肠损伤程度不一，有很多术式可供选择，术者应根据患者伤情、生命体征状况以及术中、术后康复条件和术者本身对手术的熟练程度加以选择。

(3) 无论选用何种手术，对十二指肠和胰腺要仔细修复完善。

(4) 有效的肠腔内减压和腹腔有效引流是保证手术成功的关键。

(5) 为了能早期给予肠内营养支持，术中可附加放置顺行性空肠造瘘管，有利于病情早日恢复。

(6) 胃肠减压管、"T"管、经空肠逆行放置十二指肠腔内减压管和(或)顺行性空肠造瘘管以及腹腔引流管等，称为"四管"或"五管"技术，在胰十二指肠损伤的手术治疗中起着重要作用。

【术后处理】

(1) 床旁心电监护，充分给氧，密切观察生命体征。

(2) 适当输液、输血，补充热量、维持水与电解质和酸碱平衡，必要时输给白蛋白营养支持。

(3) 腹部感染是手术后死亡的重要原因，占死亡总数的43%，要给予输注广谱有效抗生素。

(4) 保持腹腔引流管通畅，密切观察腹腔引流液的质和量，若疑有胰漏或肠漏时，更应加强使用低负压持续引流。

(5) 根据具体情况，开始进食流质和(或)早日开始给予肠内高营养滴注。

(6) 若见引流液逐日减少，至5ml以下才可考虑拔除。

(黄新余)

第二十三章　十二指肠憩室手术

【概述】 十二指肠憩室是在其部分肠壁上向腔外凸出所形成的圆形或椭圆形囊袋。其发生率较高，仅次于结肠憩室，占整个消化道憩室的第 2 位。多为单发型，有 2/3 病例位于十二指肠降段，多在内侧壁十二指肠乳头附近，有的深埋在胰腺组织中，与胆总管及胰管关系密切，甚至有胆总管及胰管直接开口于憩室内。约 1/3 的憩室位于十二指肠第 3、4 段(图 23-1)。十二指肠憩室的确切发病率难以统计，因为很多憩室不产生临床症状，不易及时发现。本病多发生在 40～60 岁，30 岁以下者较罕见；男、女发病率无多大差别。

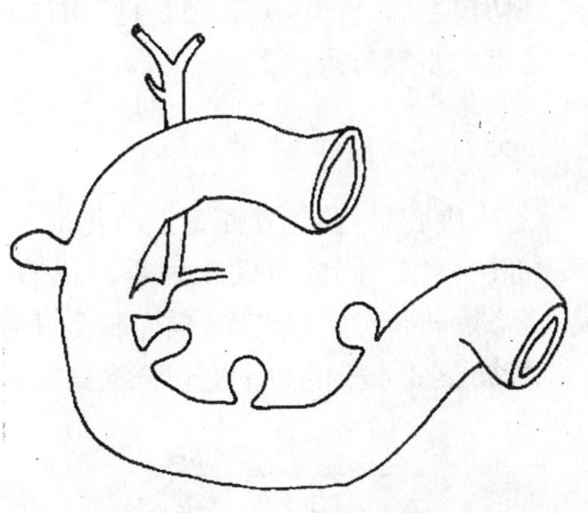

图 23-1　十二指肠憩室常见部位

十二指肠憩室的类型可分为：

(1) 先天性憩室，亦称真性憩室，很少见，为先天性发育异常所致，憩室壁的结构与肠壁完全相同。

(2) 后天性憩室，又可分为：①原发性憩室，主要是由于肠壁局部的肌层薄弱、缺陷和肠腔内压力增高所致，使肠壁局限性突向腔外而形成。②继发性憩室，常因肠腔外病变，如胃、十二指肠溃疡或胆囊炎症性粘连性牵拉或瘢痕收缩所致，多发生在十二指肠球部，又称为假性憩室。最近有学者提出新的假说，认为随着年龄的增长，迷走神经发生退行性改变，导致肠道平滑肌功能失调和憩室的形成，并提出可以通过电生理学和使用药物的途径提高患者迷走神经的活动性，达到阻止憩室形成和治疗的目的。

十二指肠憩室大多数没有症状或无典型的症状，所以无须处理。各种症状的发生常与憩室的并发症有关。若憩室发生炎症可出现腹痛，也可发生出血，甚至可出现穿孔。十二指肠憩室大多数都可以通过上消化道钡餐 X 线检查、内镜检查而明确诊断。

十二指肠憩室手术的并发症发生率较高，一旦发生，则比较严重。因此必须严格掌握手术指征。十二指肠憩室常用的手术方式有：憩室切除术、憩室内翻术及憩室旷置术。对于容易显露及游离的憩室可行切除术，对较小的憩室可行憩室内翻缝合术。十二指肠憩室的分离及切除有可能损伤胆管、胰腺或影响肠壁血运或憩室内翻缝合后可能阻塞肠管时可行憩室旷置转流术。

【适应证】

(1) 憩室颈部狭小，憩室内容物潴留而排空困难，有憩室炎的明显症状，反复进行内科治疗而无效者。

(2) 憩室并有出血、穿孔或形成脓肿者。

(3) 憩室巨大压迫十二指肠、胆总管或胰管者。

(4) 胆、胰管异常开口于憩室内，引起胆、胰系统病变者。

(5) 憩室不能排除恶变者。

【术前准备】

(1) 手术前行X线钡餐检查，确定憩室的具体部位。X片应包括正位、侧位及斜位，必要时需行内镜检查及胆道造影检查。了解憩室与胆总管及十二指肠乳头的关系，清楚地了解憩室的位置、大小和数目，有助于确定手术方式。

(2) 术前放置鼻胃管。在手术中寻找憩室有困难时，可将胃管通过幽门插入十二指肠行充气实验，有助于寻找憩室。

【麻醉】 常用全身麻醉。

【体位】 仰卧位。

【切口】 一般常用右上腹直肌切口或上腹正中切口。

【手术步骤与操作】

(一) 探查及显露憩室

进入腹腔后，首先要探查上消化道、胆道及胰腺，排除其他病变后再寻找憩室，根据术前检查诊断的部位采用不同的方式来显露。位于十二指肠降部内侧的憩室需解剖切开十二指肠降部侧腹膜，将降段与胰头后面游离，向左腹翻开寻找十二指肠内后侧缘与胰腺附着部憩室(图 23-2)。位于十二指肠第 3、4 段的憩室应切开横结肠系膜寻找，注意不要损伤结肠中动脉(图 23-3)。

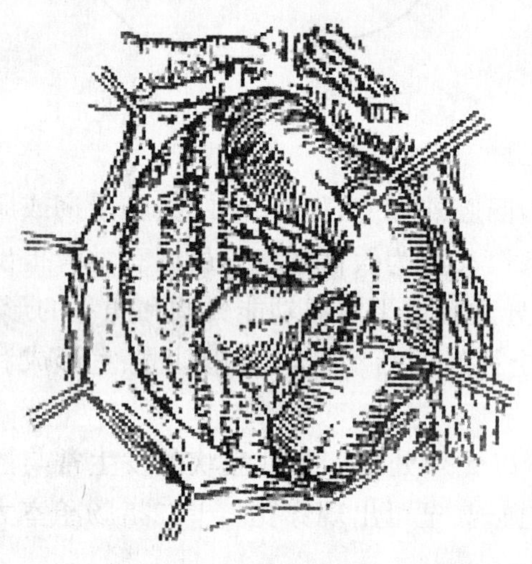

图 23-2 显露十二指肠降段内后侧憩室

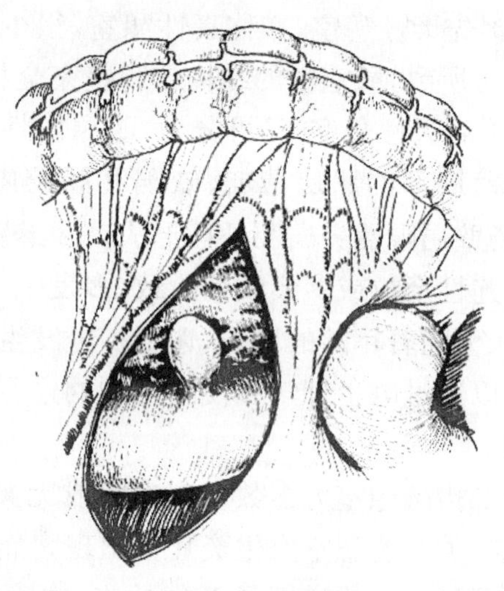

图 23-3 显露十二指肠第 3、4 段憩室

如果按上述步骤未能找到憩室，应将胃管通过幽门插入十二指肠，用肠钳夹住空肠起始部，或用手捏住十二指肠球部，然后从胃管内注入适量空气使十二指肠充气，憩室被充气而膨胀易于辨认。

(二) 手术方式的选择

1. 憩室内翻术

(1) 此术操作虽较简单而安全，不会发生肠瘘和损伤胰胆管，但对较大的憩室内翻后可引起肠梗阻，故仅适用于体积较小的憩室。

(2) 在憩室颈部四周的肠壁上做一荷包缝线，用一血管钳将憩室顶入肠腔，然后将结缝合线结扎。

2. 憩室切除术

(1) 找到憩室后，用蚊式血管钳沿憩室表面将周围组织分开，仔细游离憩室，勿撕破肠壁或损伤胰管及胆管。

(2) 完全游离憩室后，距肠壁 0.3～0.5cm 的憩室颈部钳夹、切断(图 23-4)，肠壁上的切口可用 0 号不可吸收线做全层间断缝合，再加浆肌层缝合。注意在切除时不要过分牵拉憩室，以防黏膜切除过多，缝合后引起肠狭窄。憩室切除后肠壁切口较大者应横行缝合，组织亦不要太内翻过多，憩室颈部较细者，亦可沿颈部切开浆肌层，贯穿缝合结扎黏膜与黏膜下层，然后切除憩室再缝合浆肌层。

(3) 位于十二指肠乳头附近或胆总管与胰管开口处的憩室切除后，可能会影响该部位的解剖和功能，应同时行胆囊切除。胆总管切开置 T 形管引流或附加十二指肠乳头部的成形术。

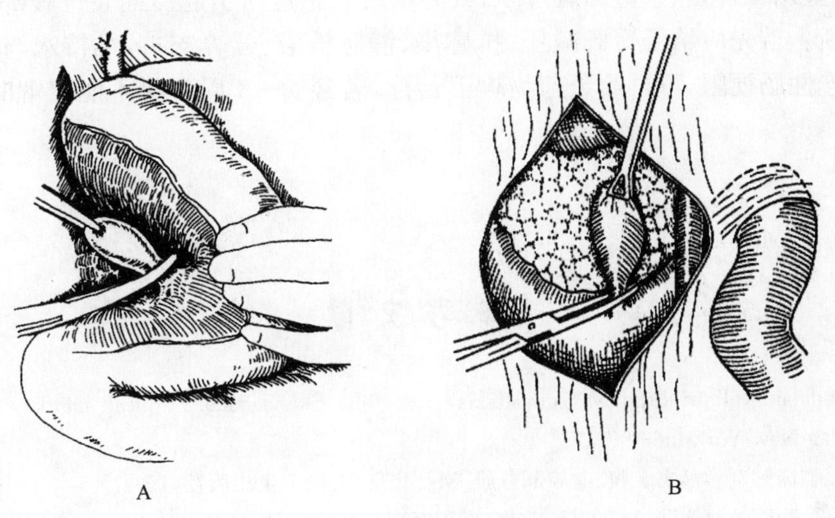

图 23-4　钳夹、切断憩室

A-十二指肠降段憩室；B-十二指肠 3、4 段憩室

3. 十二指肠憩室旷置术

对于伸入胰腺组织或靠近乏特氏壶腹部的憩室，或胰胆管开口于憩室底者，不适于作内翻和切除术时，可施行 B-Ⅱ式胃部分切除术，将憩室旷置于十二指肠。

4. 胰头十二指肠切除术

我院外科近年来诊治过 4 例胰头内十二指肠憩室合并大出血患者，1 例经保守治疗痊愈，1 例行十二指肠憩室旷置术及胃十二指肠动脉结扎术，术后 3d 再次大出血，经抢救无效死亡，2 例行胰十二指肠切除术，均痊愈出院。因此对于胰头内十二指肠憩室合并大出血的病例，先尽量选择保守治疗，如果治疗无效时，胰十二指肠切除术是有效的手术方法。

【手术要点】

(1) 憩室切除后，对肠壁切口应作横行缝合，以免造成肠腔狭窄。

(2) 术中注意不要损伤胆胰管，引起胆、胰并发症。

(3) 对于不易切除的憩室，不要勉强切除，可施行十二指肠憩室旷置术。

(4) 手术中应将胃管拉到十二指肠腔内，达到有效的减压。

(5) 若患者的营养状态不良，为了早补给营养，可放置空肠造瘘管。

【术后处理】

(1) 持续胃肠吸引减压,维持 3～5d。

(2) 静脉滴注足够热量,维持水、电解质平衡,补充营养。

(3) 观察腹部体征,注意有否肠漏、十二指肠梗阻、胰胆管炎表现。

【并发症的预防和治疗】

1. 十二指肠瘘

十二指肠憩室切除术易发生十二指肠瘘,重要的预防措施是缝合细致严密,维持有效的十二指肠腔内减压,若已发生肠漏则应加强肠旁的低负压持续引流,给予胃肠减压、抗感染、静脉输液、营养支持,维持水、电解质平衡,多能使瘘口愈合。

2. 十二指肠梗阻

可能由于憩室切除过多、憩室内翻过多,或为术后肠粘连所引起。经立位腹部平片和口服碘剂造影,可明确诊断。首先应给予胃肠减压、抗感染、静脉输液、营养支持,维持水与电解质平衡等保守治疗,若为粘连性肠梗阻,可再给予药物攻下治疗,若经 2～3 周症状不能缓解时,则应考虑手术治疗。

(黄新余)

参 考 文 献

[1] John E. Skandalakis, Panaliortis N. Skandalakis, Lee John Skandalakis. Surgical anatomy and technique[M]. Springer-verlag New York Inc,1995.

[2] 韩永,刘牧之.临床解剖学丛书·腹、盆腔部分册[M].北京:人民卫生出版社,1994.

[3] 吴咸中,黄耀权.腹部外科实践[M].2 版.北京:中国医药科技出版社,1993.

[4] 吴孟超.腹部外科学[M].上海:上海科学技术文献出版社,1992.

[5] 黄志强,金锡御.外科手术学[M].北京:人民卫生出版社,2005.

[6] 黎介寿,吴孟超,黄志强.普通外科手术学[M].北京:人民军医出版社,2005.

[7] Rao R I,Ajai K M,Michel B A,et a1. Duodenal injuries:a review [J]. Eur J Trauma Emerg Surg, 2007:231-237.

[8] 金鸿宾.创伤学[M].天津:天津科学技术出版社,2003:1195-1199.

[9] Bozkurt B,Ozdemir B A,Kocer B,et a1. Operative approach in traumatic injuries of the duod enum[J]. Acta Chir Belg,2006. 106 :405-408.

[10] 王钦尧.胆胰十二指肠区域临床外科学[M].上海:上海科技教育出版社,2007:192.

[11] 王钦尧.胆胰十二指肠区域外科手术图谱[M].上海:上海科技教育出版社,2010.

[12] 林擎天.胰腺外科学[M].南京:江苏科学技术出版社,2009:280.

[13] A new mechanism for diverticular dieases: aging-related vagal withdrawal [J]. Medical Hypotheses,2005,64(2):252-255.

[14] 邹建华,郑起,林擎天.胰腺十二指肠联合损伤的诊断和治疗[J].肝胆胰外科杂志,2009,21(3):209.

[15] 皮执民.消化外科学[M].北京:人民卫生出版社,2002:406.

[16] 汪建平,詹文华.胃肠外科手术学[M].北京:人民卫生出版社,2005:486.

[17] 邓长生.十二指肠憩室[M].北京:人民卫生出版社,2002:172-173.

[18] 赵建国,蔡兵.十二指肠憩室的诊治进展[J].中国医师进修杂志,2007,30(26):74-76.

[19] 汪建平,詹文华.胃肠外科手术学[M].北京:人民卫生出版社,2005:499.

第四篇

小肠手术

第二十四章 小肠的局部解剖

【小肠的发生与发育】 在胚胎第 3 周末，小肠起源于由胚体形成原始消化管（原肠）的中肠部分。在胚胎第 6 周后迅速发育，前肠分化为咽至十二指肠（Vater）乳头部以上的消化道，中肠分化为十二指肠（Vater）乳头部以下至横结肠右侧 2/3 的消化道，后肠分化为横结肠左侧 1/3 至肛管上段的肠道及部分泌尿系统的器官。小肠在胚胎发育中经过肠管腔化和肠管旋转两个过程，在胚胎第 5 周时由于肠腔内上皮细胞迅速增生，但肠管长度发展较慢，使细胞紧密堆积而阻塞肠腔，呈现出暂时性的充实期；胚胎第 9～11 周，充实的上皮细胞组织内发生空化而出现许多空泡，并逐步膨胀而相互融合，呈现出腔化期；至胚胎第 12 周时肠腔又再度贯通，形成了正常的消化道。因为在胚胎第 6 周时中肠增长比胚体快，使肠管向腹侧突弯而形成"U"形肠襻，其顶部为卵黄蒂与卵黄囊相通；以卵黄蒂为界在供血的肠系膜上动脉上方的肠襻为头端，在肠系膜上动脉下方的肠襻为尾端；当时因肠管生长较快而腹腔容积较小，使小肠被增大速度较快的肝脏挤出腹腔，大部分中肠经脐环突到卵黄囊内；在胚胎第 8 周时，中肠以肠系膜上动脉为轴心，开始作逆时针方向的旋转；到第 10 周时腹腔容积增大，中肠回入腹腔，并继续向逆时针方向旋转 270°，使头端肠襻（十二指肠空肠襻）从右向左在肠系膜上动脉的后方转至左侧，形成十二指肠悬韧带以下的空肠和大部分回肠；而尾端肠襻（回肠结肠襻）从左向右在肠系膜上动脉的前方转到右侧上方（图 24-1）。

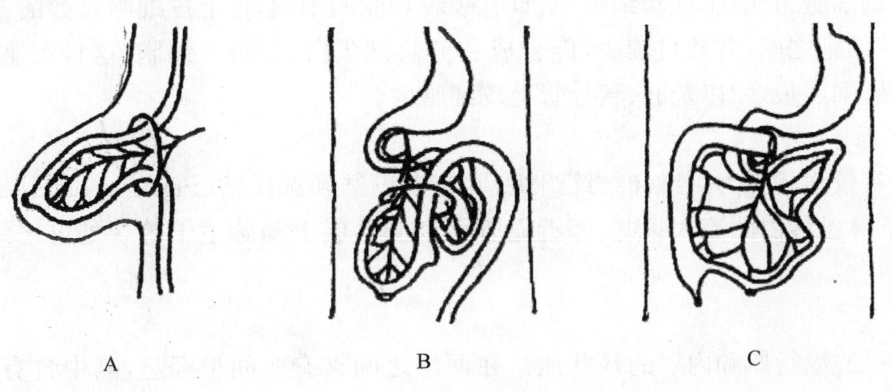

图 24-1 小肠的发育与旋转

A-胚胎第 6 周小肠进入卵黄囊；B-胚胎小肠回纳入腹腔并继续旋转；C-胚胎第 12 周小肠旋转完成

【小肠的长度、位置与形态】 小肠包括十二指肠、空肠和回肠。十二指肠长约 25cm，因其解剖位置特殊关系常与胃的解剖一起讨论或单独叙述。本章主要介绍空肠和回肠，在成人其长度为 5～7m，差异很大，一般在 6m 左右。小肠有很大的伸缩性，在活体上测量与尸体也不一样。空肠与回肠是腹腔中面积最大并有高度活动性的器官，从屈氏韧带开始位于横结肠下方，盘曲于中腹腔和下腹腔中，部分为大网膜和横结肠所覆盖；空肠与回肠之间无明显界线，一般认为近端 2/5 为空肠，远端 3/5 为回肠，通常在手术中从左上腹取出的多为空肠，从右下腹和盆腔取出的多为回肠；但从肠的结构也还可以作出一些鉴别。相对而言，空肠肠腔较宽、肠壁较厚、黏膜环形皱襞明显、肠系膜薄而血管明显可见、系膜血管弓较长而稀、淋巴结小而少、颜色稍深；而回肠则与之相反，其肠腔较窄、肠壁较薄、黏膜环形皱襞不明显、肠系膜较厚而富有脂肪，系膜血管不明显、系膜血管弓短而密、淋巴结较大成片、颜色稍淡。在X线做胃肠检查时或肠梗阻病例的卧位平片中，见到空肠环形黏膜皱襞显示出弹簧圈样征象，也可作为鉴别。

【小肠的系膜】 小肠系膜是双层腹膜包裹着空肠和回肠作为其浆膜后又合拢，相互贴近形成系膜后，并将其根部固定与后腹壁；小肠系膜内除含有血管、淋巴管和神经外，还含有不定量的脂肪，系膜根部的脂肪相对较多而接近肠段逐渐减少；小肠系膜很宽，其根部附着于第2腰椎左侧的后腹壁，自左上腹斜向右下腹跨越腹主动脉和下腔静脉到达右骶髂关节下缘水平；其体表投影在左腋顶与右腹股沟韧带中点的连线上；肠系膜根部到系膜缘肠管的距离，在空肠的起始段和回肠的末段均较短外，而跨过脊柱的中间的一大段距离较长，长度为20～25cm，再者由于系膜根部的长(宽)度短于肠管游离缘的长度，因此使小肠系膜全形酷似折合的扇面，小肠在腹腔内活动度很大。

【小肠壁的结构】

（一）解剖结构

1. 黏膜层

包括黏膜、固有膜和黏膜肌层。空肠的黏膜层有高而密的环状皱襞，越向远段则其皱襞就越低而稀，至末段回肠基本消失。故肠壁自近到远逐渐变薄，肠腔也逐渐变细。空、回肠的环形皱襞与绒毛是小肠的黏膜层与黏膜层向肠腔突出所形成的结构，在空肠中段与回肠近段最为发达；绒毛则是黏膜皱襞表面的指状突起，覆盖绒毛表面为单层柱状上皮细胞，其游离面又突出许多细小的微绒毛，这样就明显增加了黏膜的面积，比原本小肠黏膜的面积扩大600倍左右；小肠柱状上皮由3种形态和功能不同的细胞组成：①柱状细胞：是具有吸收功能的细胞，占上皮细胞总数的90%；②杯状细胞：分散于柱状细胞之间，其数目较少，能合成和分泌黏蛋白；③嗜银细胞：这种细胞广泛存在于胃肠道(十二指肠、阑尾最多)以及肝、胰导管上皮细胞内。

2. 黏膜下层

该层内含有较强的弹力纤维和结缔组织，并有淋巴结和派氏结(Peyer's patches)，尤其在回肠段为多；小肠的淋巴液由此流入肠壁、邻近血管弓和肠系膜上动脉主干等3处淋巴结，最后进入乳糜池。

3. 肌层

可分为外层的纵行肌和内层的环状肌。在两层之间夹有肌间神经丛，其中含有自主神经节细胞和神经纤维，支配这两层平滑肌活动。小肠的肌肉有节段性收缩和蠕动的两种运动功能，在肌浆蛋白因子(myogentic factor)、神经源性因子(neurogenic factor)与内分泌因子(hormonal factor)的调控下，使小肠周径呈环形收缩，上段小肠每分钟收缩15～20次，远段小肠每分钟收缩10次左右，故食物在空肠的停留时间比在回肠的时间短，为空肠经常处在空虚状态而得名，由于肠段的收缩使肠内容物充分搅拌并与黏膜大范围地充分接触；蠕动为小肠自上而下的收缩，1～2次/min，每次持续4～5min，可推移6～8cm，使食糜不断地从上段推向下段而充分被吸收。

4. 浆膜层

为腹膜的脏层，由两层小肠系膜整圈包裹着小肠壁所构成(图24-2)。

（二）生理结构

1. 小肠主要有消化和吸收的生理功能

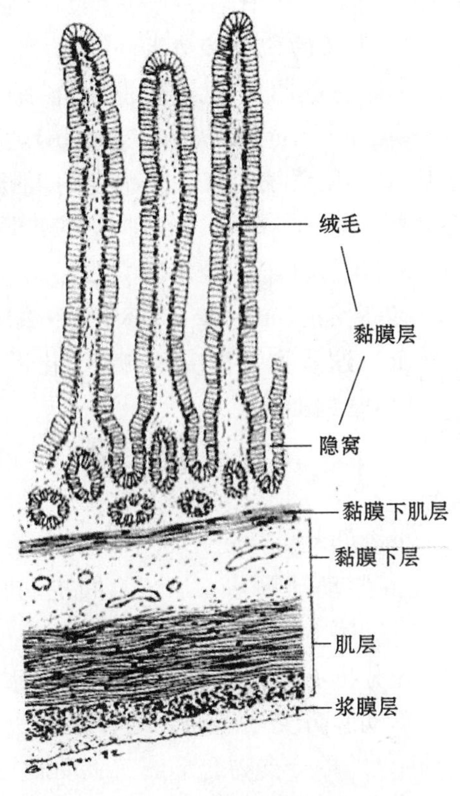

图 24-2　小肠壁的结构

除胃液、胰液和胆汁外，小肠黏膜的腺体也会分泌含有多种酶和碱性液体，一般认为空肠分泌的消化液比回肠多而回肠的吸收能力比空肠大；其中主要的分泌液是多肽酶（肠肽酶），它能将多肽转变为氨基酸而被肠黏膜所吸收；小肠黏膜上有很多绒毛，每个绒毛被多层柱状上皮细胞覆盖，其中含有一个毛细血管襻与淋巴乳糜管，使小肠吸收的面积增加到 10 万 m^2；葡萄糖、电解质、微量元素、氨基酸和 40%的脂肪酸均由此经过门静脉流入肝脏，其余 60%脂肪酸则由乳糜管吸收，经乳糜池到达胸导管；除食物外，成人每天分泌唾液、胃液、胆汁、胰液等达 8000ml 左右，再加上摄入的大量水分和电解质等均在小肠内吸收以后进入血液循环；由于小肠在消化方面重要性，所以在肠梗阻或肠瘘时必然引起严重的营养紊乱和体液平衡失调；同样，因伤、病而需要过多切除小肠者，也会引起同样变化，一般认为小肠切除超过 50%者影响比较明显，尤其是脂肪的吸收障碍最为显著而发生腹泻，对切去回盲部者后果更为严重；虽然成人小肠的长度有很大差异，多数认为残留小肠少于 100cm 者，如不经处理即会危及生命。

2. 小肠运动功能

小肠的运动是靠肠壁的环行肌和纵行肌的活动来完成的，其活动形式有 3 种：

（1）节段运动：主要是由环行肌的节律性收缩和舒张运动组成。在小肠的近段其运动频率较高，远段较低；主要是在进食后对肠内容物不断地起到分割，促进食糜与消化液的充分混合以便于消化，并使食糜与肠壁紧密接触而促进吸收。

（2）蠕动：是小肠的环行肌和纵行肌自上而下地依次发生的推进性收缩和舒张运动，使食团向远端推进，一般推进速度为 1～2cm/min。

（3）紧张性收缩：是小肠平滑肌细胞持续微弱的收缩运动，使肠管保持其基本形状，是进行其他类型运动的基础。小肠运动受肠壁平滑肌本身的电活动、壁内神经丛和外来神经（迷走神经和内脏大、小神经）的作用以及胃肠激素（促胃液素、胆囊收缩素、促胰液素、胰高糖素）和神经递质（乙酰胆碱、去甲肾上腺素）等体液因素的调节。

3. 小肠的免疫功能

小肠壁内存在大量的淋巴细胞，位于固有层疏松结缔组织中的有 B 淋巴细胞、T 淋巴细胞、浆细胞、巨噬细胞和肥大细胞；位于肠绒毛上皮细胞之间的 T 细胞；以及派伊尔结（Peyer patches）的 B 淋巴细胞和 T 淋巴细胞。它们参与小肠的体液免疫和细胞免疫。小肠是在体液免疫中产生免疫球蛋白的场所，特别是分泌型 IgA（sIgA）是由层状本体（laminal propria）的血浆细胞产生，其对微生物抗原、食物性抗原及肠道自身组织抗原均有抗体活性。小肠黏膜具有屏障功能能阻止上述抗原和毒素进入体内门静脉和淋巴系统，因此在抗感染、调节肠道菌群、过敏反应或自身免疫反应中发挥重要作用。小肠细胞免疫有 3 类,分别由 T 细胞、K 细胞和 NK 细胞介导。

4. 小肠的内分泌功能

小肠黏膜内含有大量的内分泌细胞,与胰腺的内分泌细胞共同称为胃肠胰内分泌系统(gastro-enteropancreatic endocrine system),它们的主要功能是通过胺前身的摄取和脱羧而产生多肽激素,属于 APUD 系统。现在已确定的胃肠胰内分泌细胞有 18 种,其中分布于小肠的有:D 细胞分泌生长抑素(somatostatin)、G 细胞分泌促胃液素(gastrin)、K 细胞分泌抑胃肽(GIP gastric inhibitory polypeptide)、I 细胞分泌胆囊收缩素(choleystokinin)、δ 细胞分泌促胰酶素(pancreozymin)、L 细胞分泌肠高糖素(enteroglucagon)、N 细胞分泌神经降压素、肠血管活性肽(VIP vasoactive intestinal peptide),这些物质直接影响着消化系统其他器官(胆囊、胰腺)的功能。

【小肠的血管】

(一)小肠的动脉供应

小肠的动脉血供主要来自肠系膜上动脉,其为腹主动脉的第 2 个大分支,在第 1 腰椎体中段水平,距腹腔动脉下方 1.5cm 自腹主动脉前壁发出后向下走行于胰腺的后面在钩状突下方穿出,跨过十二指肠第 3 段,在进入小肠系膜根部之前发出胰十二指肠动脉和结肠中动脉,在进入小肠系膜根部后先分出右结肠动脉和回结肠动脉,供应升结肠、盲肠和末段回肠,再分出 10～20 支小肠动脉;各小肠动脉分支之间相互吻合形成一级动脉弓,在一级动脉弓发出的分支之间再相互吻合形成二级动脉弓,再分支吻合形成三级动脉弓、四级动脉弓等;按动脉弓级别多少,可将小肠分成 4 段,上 1/4 段多为二级弓、中上 1/4 段多为三级弓、中下 1/4 段亦多为三级弓、下 1/4 段亦多为二级弓;在最后一级动脉弓上发出许多 1～5cm 长的直动脉供应肠管和系膜内淋巴结;第一空肠动脉常与胰十二指肠动脉有吻合,最后一支回肠动脉常与回结肠动脉的回肠支有吻合(图 24-3、图 24-4)。

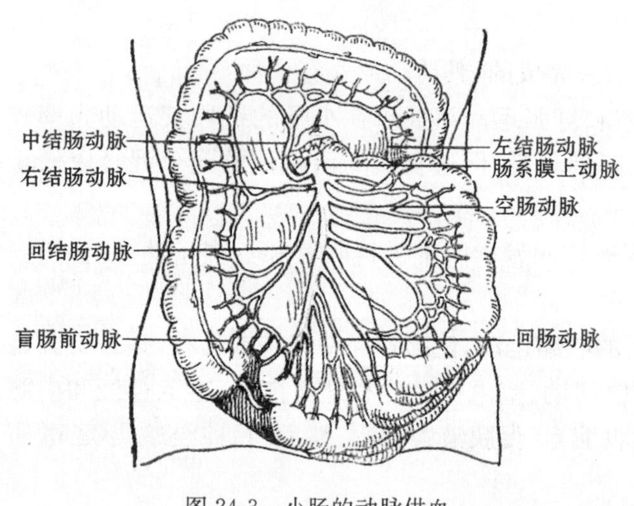

图 24-3 小肠的动脉供血

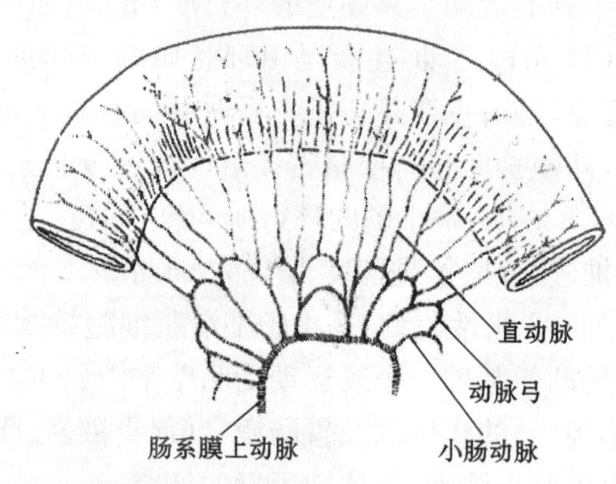

图 24-4 小肠的动脉弓

(二)小肠的静脉回流

静脉的分布与动脉大致相同,最后汇合成肠系膜上静脉;与肠系膜上动脉伴行,在胰腺颈部的后方与脾静脉汇合形成门静脉;肠系膜上静脉是门静脉的最大属支,门静脉高压症导致食管、胃底静脉曲张引起上消化道大出血时,可施行肠系膜上静脉-下腔静脉“H”血管移植分流术以减压止血;在胃网膜右静脉与结肠右静脉连合成“Henle 干”汇入点的下方到回结肠静脉汇入处的一段约有

3.5cm长、外径约有0.9cm的肠系膜上静脉，称为“外科干”，是肠-腔静脉分流术的理想部位，此段后面为下腔静脉的左前壁，两者距离仅约2.5cm，对于较为消瘦的患者，经取除局部脂肪组织后，甚至于可直接施行肠-腔侧侧吻合术而无须行血管移植(图24-5)。

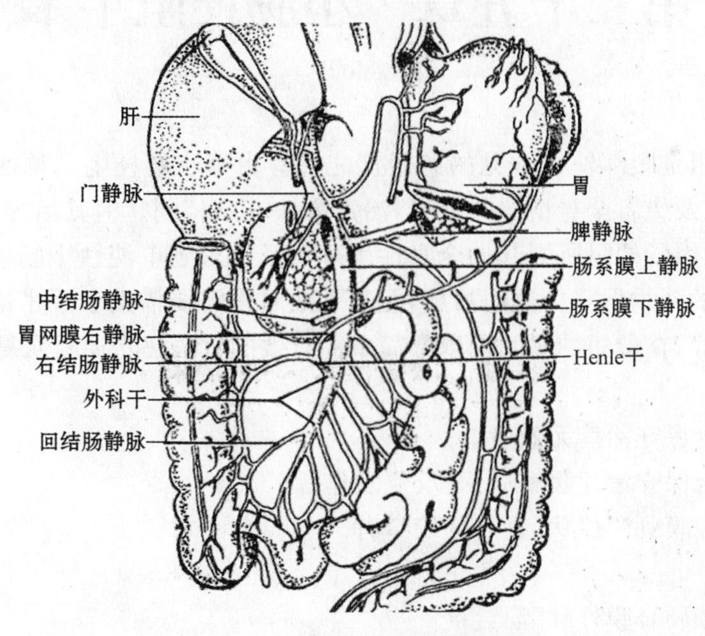

图24-5　小肠的静脉回流

【小肠的淋巴】

(一) 小肠的淋巴液引流

小肠(空肠、回肠)的淋巴液起自小肠绒毛内的中央乳糜管，经肠壁黏膜上许多淋巴滤泡(回肠黏膜上纵行分布的淋巴滤泡称Peyer淋巴集结)、黏膜层、黏膜下层和浆膜下层的淋巴管丛引流到肠段系膜侧肠壁；小肠的淋巴引流是脂肪吸收的主要途径。

(二) 小肠的淋巴结分布

自肠段系膜侧和血管弓淋巴结，沿小肠系膜血管汇入肠系膜根部淋巴结，再流到肠系膜上动脉周围淋巴结，随后引流至腹腔动脉周围淋巴结，最后到达乳糜池。

【小肠的神经】　支配小肠的神经为自主神经系统，来自腹腔神经丛的纤维沿肠系膜上动脉组成肠系膜上神经丛，其中交感神经纤维来自第9、10髓节，其节后神经纤维和属于副交感神经的迷走神经纤维，伴随着肠系膜上动脉走行分布到小肠壁内，与肠肌内的Auerbach神经丛和黏膜下Meissner神经丛相接触，刺激肠肌丛使肠段平滑肌收缩，刺激黏膜下丛则抑制平滑肌；一般认为刺激交感神经兴奋时，小肠蠕动减弱、血管收缩，刺激迷走神经兴奋时，小肠蠕动增强、腺体分泌增加、对血管影响不明显。小肠有病变时其感觉可放射到第9、10、11胸神经分布的腹壁，引起脐部附近疼痛，极少放射到腰背部。

(林擎天)

第二十五章　小肠梗阻手术

【概述】 小肠梗阻是腹部外科常见的急腹症之一。由于小肠梗阻的原因繁多，梗阻的程度不一，梗阻的性质不同以及患者全身情况的差异，治疗方法亦不相同。但其治疗原则应是尽快解除梗阻恢复肠道通畅、纠正因肠梗阻所引起的全身性生理紊乱。对于单纯性小肠梗阻，为解除梗阻有时可先应用中西医结合的药物保守疗法而治愈，但若无效时常需要借助于手术剖腹探查，并根据不同情况作相应的手术治疗；在最短的时间内以最简单而有效的方法解除梗阻恢复肠道通畅。

【适应证】

(1) 经中西医结合保守治疗无效者。

(2) 经中西医结合保守治疗缓解后，又反复发作者。

(3) 小肠梗阻有腹膜刺激症状，疑有肠绞窄者。

【麻醉】

(1) 一般常用连续硬脊膜外麻醉。

(2) 对于儿童或不合作患者可采用气管插管、静脉滴注全身麻醉。

(3) 现代多采用连续硬脊膜外麻醉加气管插管、静脉滴注全身麻醉，不但使肌肉松弛，便于探查及手术操作，还能充分供氧并可减少麻醉用药和快速苏醒等优点。

【体位】 平身仰卧位。

【切口】

(1) 上、下腹正中绕脐切口，对腹内病灶位置不明确者常采用此切口。

(2) 右或左经腹直肌切口，估计腹内病变位置而定。

(3) 按原手术切口，先切除原手术瘢痕后进腹。

第一节　肠粘连手术

【概述】 粘连性肠梗阻是最常见的一种肠梗阻，常发生在腹部手术后，也可发生在腹腔炎症感染后，并可发生在任何年龄和不同性别。粘连性肠梗阻可以是单纯性梗阻，也可以是绞窄性梗阻。造成梗阻的病变可能是粘连束带、片状粘连或以粘着的肠襻为支点引起的肠扭转。因此，粘连性肠梗阻的手术要根据病变的情况和肠管受累的程度而定。

【手术步骤与操作】 根据梗阻的原因、性质、部位及患者的全身情况，具体手术方法分节叙述于下。

（一）小肠粘连分离术

【适应证】

(1) 粘连性肠梗阻经非手术治疗无效者。

(2) 粘连性肠梗阻经非手术治疗缓解后，反复发作者。

【手术步骤与操作】

1) 进入腹腔后，不要看到粘连就盲目分离，重要的是应先找到梗阻部位，即找到扩张肠管与萎瘪肠管交界部位。

2) 一般常用的方法是用双手合抱扩张肠襻将其捧出切口，并用温盐水大纱布垫包裹保护后，自扩张的肠管向下寻找到萎瘪肠管处即位梗阻部位，作粘连分离或剪断束带以解除梗阻。

3) 若梗阻上段肠管扩张严重，可在湿纱布围裹防止污染的情况下，用粗针穿刺肠腔排出肠内积气积液，再寻找梗阻部位，有时肠管与腹壁之间有广泛粘连，需边分离粘连，才能逐步将肠管捧出。

4) 小肠粘连引起的小肠梗阻，大致有 4 种形态，手术时可按不同情况作相应处理。

(1) 粘连带牵引肠管成角时，可钳夹、切断和缝扎粘连带的两端使萎陷肠管立刻胀气以解除梗阻(图 25-1)；对于肠壁粗糙面或浆膜面缺损，可用细丝线作间断浆肌层缝合图(25-2)。

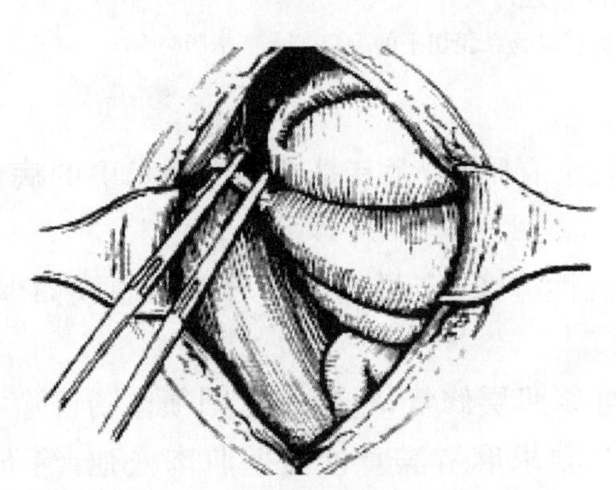

图 25-1　钳夹、切除粘连带，解除梗阻

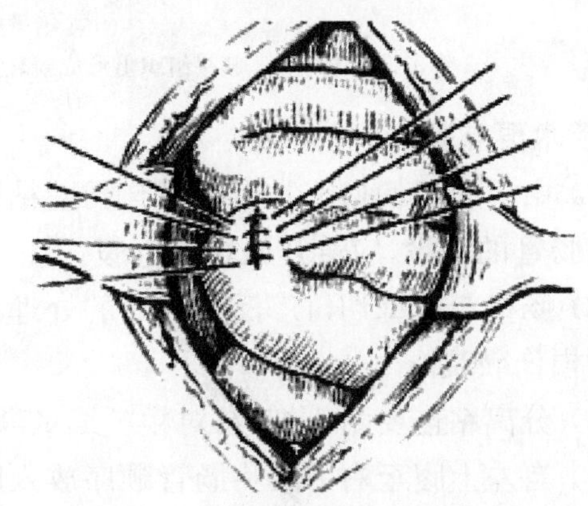

图 25-2　浆膜层缝合缺损或粗糙面

(2) 粘连带束窄肠管形成内疝时，应用手指探索出束带后，在直视下将其剪断(图 25-3)，以免将肠系膜误认为是粘连带，造成不应有的损伤；粘连带切断后，即可见肠内容物下行，梗阻以下瘪缩肠管再度充盈，说明梗阻已经解除，此时应观察肠壁受压处有否血运障碍，若已坏死应行肠切除吻合术。

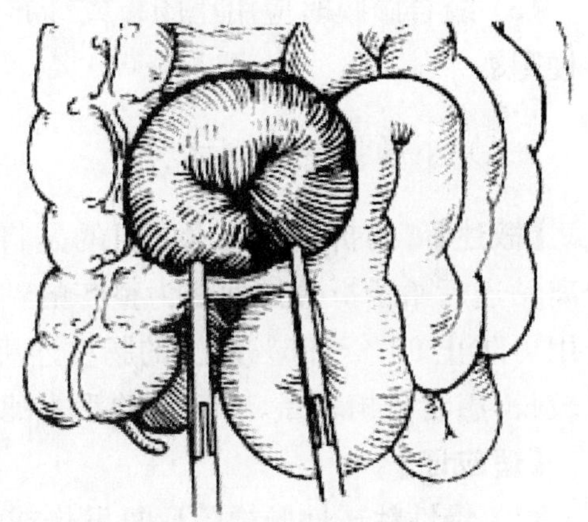

图 25-3　松解粘连带束窄

(3) 肠襻间粘连如未引起梗阻，可不作分离以免损伤肠壁，引起更多的粘连；若粘连肠管成角引起梗阻，则应行肠襻间粘连分离；粘连疏松者，可用手指钝性分离，但应注意避免撕裂肠管浆膜层；对紧密的粘连，则可用剪刀作锐性分离(图 25-4)。

(4) 肠段相互粘连成团分离困难时，可施行肠切除作对端吻合，但应尽量保留至少有 120cm 以上的肠管，以免发生术后营养吸收障碍；对不易切除的梗阻肠段，可对梗阻的上下肠襻间作侧侧捷径吻合手术，但术后仍可发生腹痛、腹胀、腹泻、厌食、贫血、消瘦等症状，故应尽量避免。

(5) 粘连松解使肠梗阻解除后，应将肠管自十二指肠悬韧带开始由上而下或自回盲部开始由下而上地顺序送回腹腔。

(6) 对肠管明显膨胀者可作肠段减压术，使肠内容物排空后再送回腹腔，逐层缝合腹壁，必要时可加作张力缝合；一般不放置腹腔引流，对于肠切除或肠减压术患者，可置胶片作皮下引流。

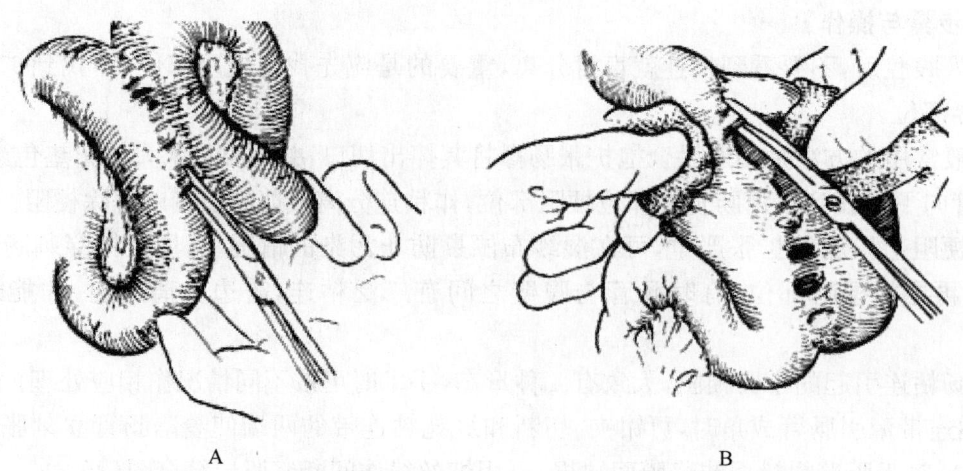

图 25-4 锐性分离肠间粘连

A-将壶腹断端缝合于胰头组织上形成新乳头；B-将远段肠经横结肠系膜切平的裂口与十二指肠吻合

【手术要点】

(1) 由于腹壁切口下常有腹膜与肠壁粘连，进入腹腔常有困难，尤其是有多次手术史的病例，常有损伤肠管的危险，应避开原切口进腹。

(2) 肠壁与腹壁切口广泛粘连时的处理可用刀、剪锐性分离，宁可削下部分壁层腹膜而保证肠壁勿受损伤破裂。

(3) 分离粘连要耐心细致，对粗糙面或浆膜缺损可缝浆肌层修复，重症患者则须作肠切除术。

(4) 自左上腹至右下腹将肠管顺序放入腹腔，关腹时要求麻醉满意使腹壁肌肉松弛，绝不要勉强置入肠管，不然可能造成肠扭转，引起再次肠梗阻。

(5) 缝合腹膜时应用压肠板或纱布垫隔开，以免缝合时误将肠壁挂上形成锐角，引起术后发生再梗阻。

(二) 小肠折叠排列术

【概述】 肠折叠排列术的目的是将因广泛肠粘连而排列紊乱使肠道通畅受阻的肠段，经手术分离粘连后给予折叠排列变为整齐的粘连以使肠道保持通畅、预防肠梗阻复发的手术；肠折叠术的作用可防止 90%～95%以上的肠粘连患者发生或复发肠梗阻，但肠折叠排列术的手术操作复杂、费时较长，患者负担较重，有一定的手术死亡率，必须慎重选择病例和适应证。

【适应证】

(1) 慢性粘连性肠梗阻反复发作或慢性结核性肠梗阻非手术疗法无效，或经多次手术松解粘连无效者。

(2) 肠梗阻急症手术时，如发现肠管广泛粘连，而患者情况允许进行较长时间手术操作者，可即行肠折叠排列术；如患者情况不佳，应先解除梗阻，但预测可能经常发作梗阻者，可待患者恢复健康后，再择期行肠折叠术。

【手术步骤与操作】

1) 进腹后应分离腹腔内所有粘连，包括腹膜与肠段粘连和肠段与肠段之间的粘连，与腹壁粘连严重者，另可切下腹膜而保护肠壁不受损伤，肠段与肠段之间粘连致密者可用剪刀行锐性分离。

2) 挤压损伤的肠管，如发现肠壁漏孔应行修补，如局部肠管损伤严重应考虑行肠切除吻合术。

3）小肠折叠排列术应自屈氏韧带下 5cm 开始至回肠末端的全部小肠进行顺序折叠；通常自左上向右下呈梯形排列，每排肠段的长度以腹腔的横径为准，为 15～20cm，太长或太短均易再引起梗阻。现将目前常用的小肠折叠排列方法介绍如下：

(1) 肠外缝合排列法（Noble 法）：自屈氏韧带处提出空肠起始部，按腹腔横径，每排 15～20cm 长度折叠肠襻，然后用 1 号丝线在距小肠边缘 0.5～1.0cm 处间断缝合各相邻肠襻之间的系膜，针距约 1.5cm，在肠段转弯处留出 3～4cm 不予缝合，以免曲折成角导致梗阻（图 25-5）。

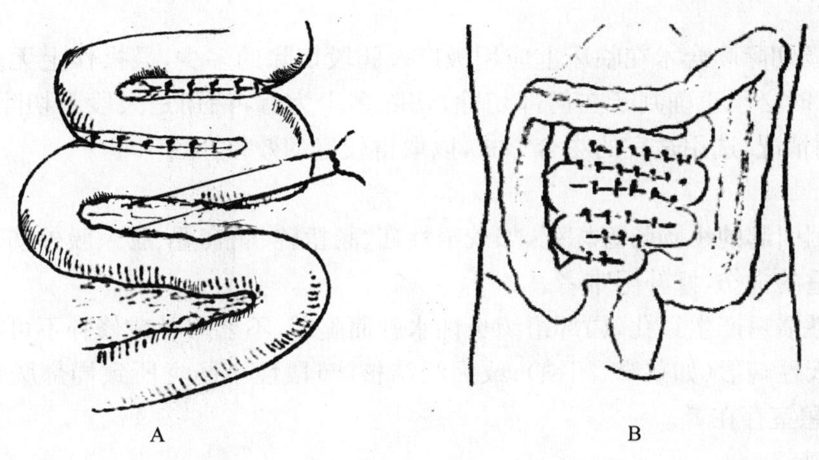

图 25-5　肠外缝合排列法
A-折叠缝合；B-折叠完毕

(2) 肠内固定排列法（White 法）：经胃前壁造口置入一根 Miller-Abbott 管，通过幽门、十二指肠到空肠，注气充盈前端气囊，一直推动气囊向下贯穿整个小肠进入回盲瓣到达盲结肠后抽空气囊，利用 M-A 管的支撑作用，使全长小肠在腹腔内不成锐角，经 2～3 周肠襻相互形成有规则的粘连固定而不发生肠梗阻，经左上腹壁另戳洞将 M-A 管头端引出体外，作缝合固定。此法亦可切除阑尾后经盲肠造口置入 M-A 管，逆行向上到达近段空肠，具有同样效果，于右下腹另戳洞引出 M-A 管头端，缝合固定在皮肤上（图 25-6）。

4）检查腹腔内无异物存留后，逐层缝合腹壁，必要时加作腹壁减张缝线，以防切口裂开。

【手术要点】

(1) 广泛分离小肠粘连，可能发生创面渗血，使用热盐水纱布垫湿敷，可保护肠管压迫止血。

(2) 手术时细心分离粘连，尽量减少对肠壁的损伤；注意缝合系膜时避免损伤血管，防止出血形成血肿而影响肠管血运。

(3) 折叠肠管的长度与腹腔的横径相适应，过长的肠襻放回腹腔后可能发生曲折，过短的肠襻可能引起旋

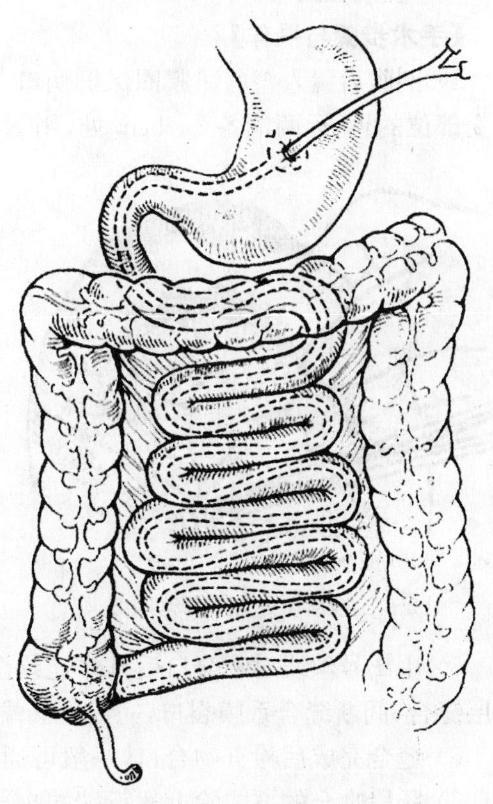

图 25-6　肠内固定排列法

转，由此均可导致再梗阻。

(4) 肠管过度膨胀时应行切开减压，尽量排空肠内气体和液体，既有利于粘连的分离，和折叠术的操作，也可减少肠襻体积，保证肠襻排列整齐。

(5) 临床实践经验说明，折叠排列术应包括全部小肠的折叠，虽然有部分肠管无粘连亦应予以折叠排列，以免此段肠管发生扭转、成角导致再梗阻。

(三) 小肠切除吻合术

【概述】 小肠切除吻合术在临床上应用极广。肠段切除的多少，虽操作上无多大区别，但其预后迥异，故在手术时必须正确判断在何部切除，切除多少为宜，特别是大段肠切除，必须慎重处理。其次，应根据不同情况，选用适宜的吻合方式，以取得较好的效果。

【适应证】

(1) 各种原因引起的小肠肠管坏死，如绞窄性疝、肠扭转、肠套叠、肠系膜外伤等。

(2) 小肠严重的损伤，修补困难者。

(3) 肠道炎性溃疡产生穿孔，局部组织炎性水肿而脆弱，不能修补或修补不可靠者。

(4) 肠管先天性畸形(如狭窄、闭锁)；或因肠结核、节段性小肠炎所致局部肠管狭窄者；或一段肠襻内有多发性憩室存在者。

(5) 小肠肿瘤者。

(6) 部分小肠广泛粘连成团，导致梗阻，不能分离或虽经分离，但肠壁浆肌层损伤较重，肠壁菲薄，生活力不可靠者。

(7) 复杂性肠瘘。

【手术步骤与操作】

1) 剖腹后置入塑料薄膜圈保护切口，小心将需要切除的肠段提出切口外，一般切除的范围是距病变部位的近、远两端各 3～5cm 处，用 Kocher 钳夹、切断肠管。

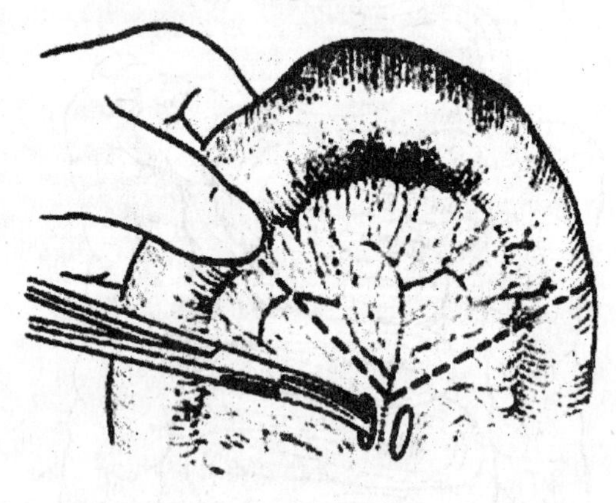

图 25-7 扇形切开肠系膜、切除肠段

2) 如为恶性肿瘤，除距肿瘤边缘的近、远两端各需 5cm 处切断肠管外，还应作向根部扇形切开肠系膜并包括区域淋巴结的广泛切除(图 25-7)。

3) 结扎系膜两侧缘系膜分支血管后，在根部钳夹、切断并用 4 号丝线贯穿缝扎远侧系膜血管。切除肠管后，将两把钳夹肠端的 Kocher 钳并拢，用 1 号丝线作两段后壁的间断浆肌层缝合，再用两把肠钳各自钳夹距切端 3～5cm 的近、远侧肠段上，切去各用 Kocher 钳钳夹的肠端(图 25-8)。

4) 检查近、远两段肠端的血运，用 1：1 000苯扎溴铵液聚维酮碘药水涂抹消毒断端黏膜。

5) 用 1 号丝线对吻合口后排作连续全层缝合，再作吻合口前排全层连续内翻缝合后，作前排浆肌层缝合，间断缝合系膜裂口，完成小肠端端吻合术。

6) 缝合完成后检查吻合口，一般可通两横指，大约 3cm(图 25-9)。

7) 肠段吻合的方式除上述行端端吻合外，还有侧侧吻合和端侧吻合术，现再分述如下：

(1) 侧侧吻合术

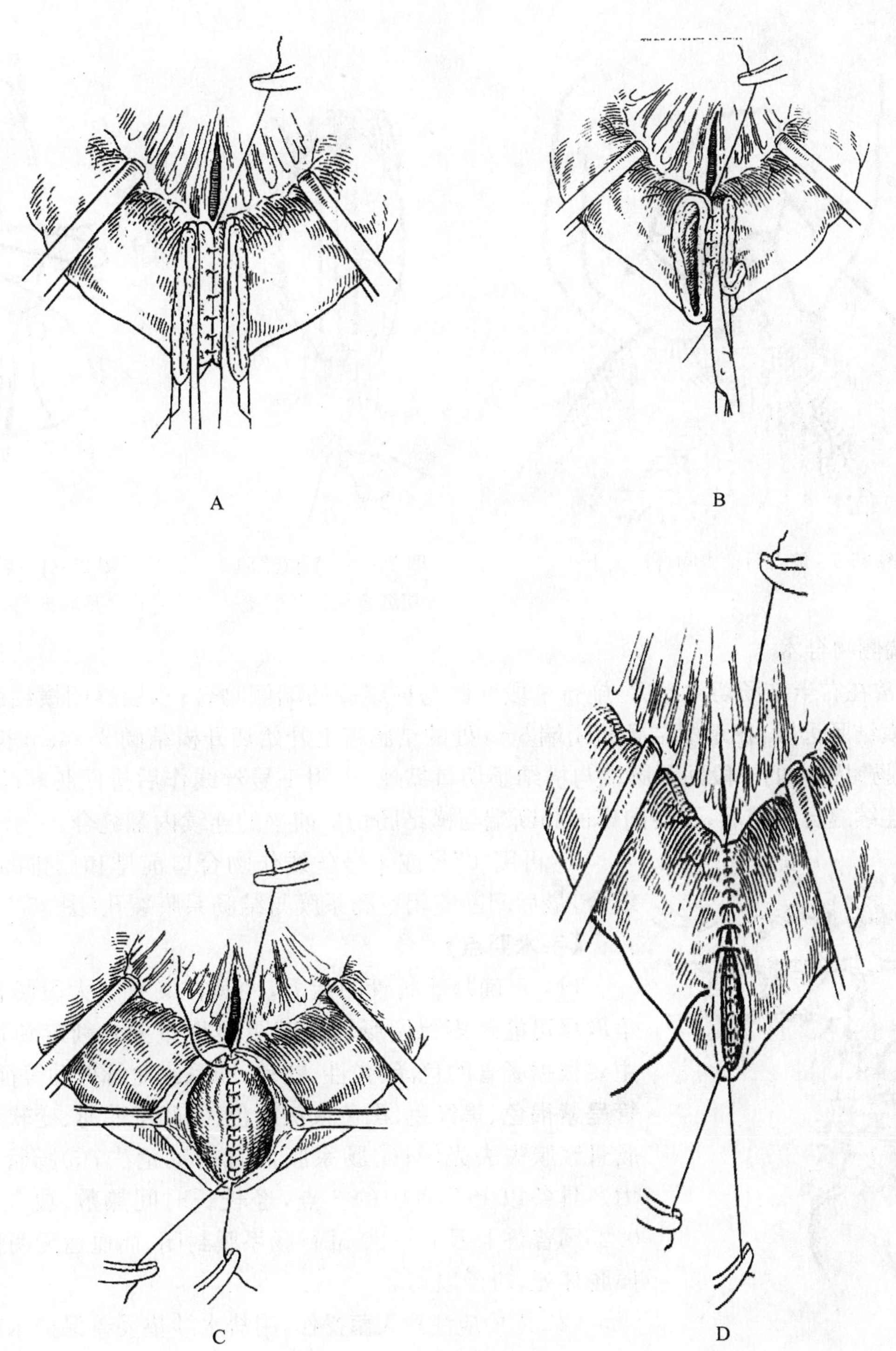

图 25-8　小肠端端吻合

A-吻合口后排间断浆肌层缝合；B-切除 Kocher 钳钳夹的肠端；C-连续全层缝合吻合口后排；D-连续全层内翻缝合吻合口前排

a. 先用两把肠钳分别夹住选定作吻合的两段肠管，将两钳并排安置后，先用丝线作两段肠壁的间断或连续浆肌层缝合，长约 6cm(图 25-10)，随后各距缝线 0.5cm 切开肠段前壁，约 5cm 长。

b. 用 1 号丝线从切口一端开始行吻合口后壁全层连续缝合，再转至吻合口前壁作全层连续内翻缝合(图 25-11)，撤除肠钳后在吻合口前壁加作一排浆肌层间断缝合。

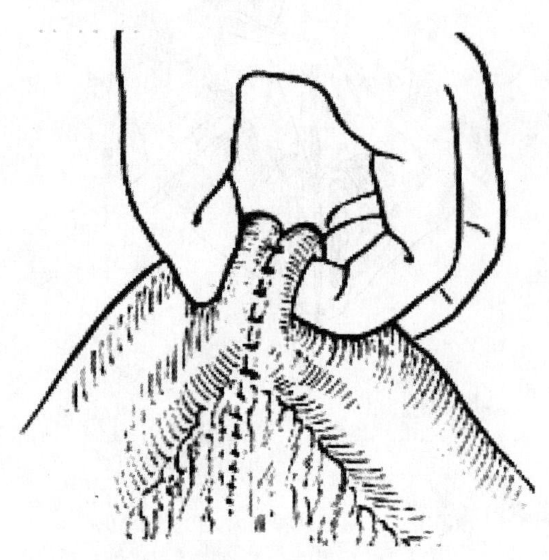
图 25-9　缝合后检查吻合口大小

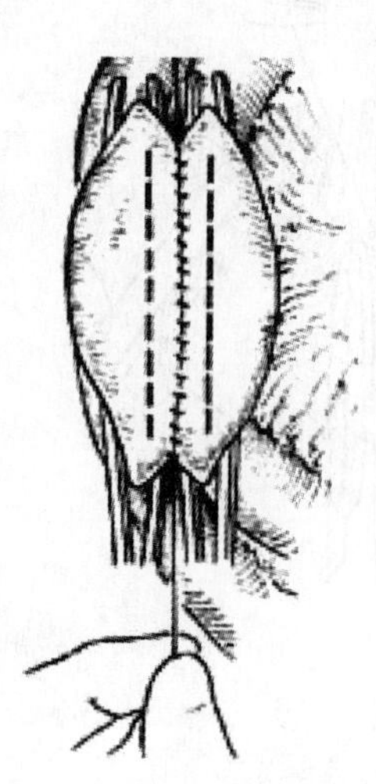
图 25-10　后壁浆肌层缝合后切开肠壁

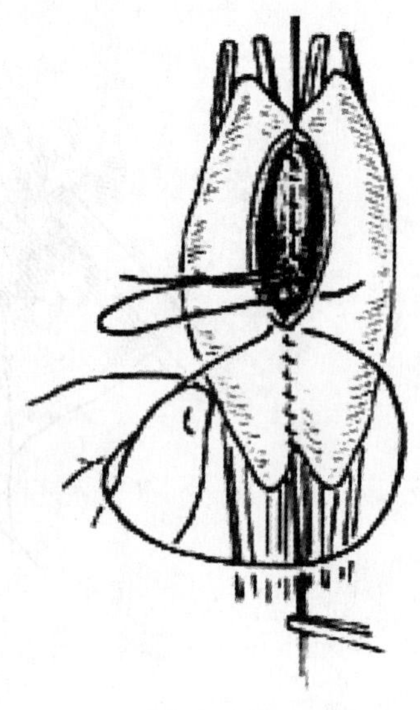
图 25-11　后排缝合后转向前排缝合

（2）端侧吻合术

a. 通常在右半结肠切除术后，施行末段回肠与横结肠的端侧吻合；双层缝闭横结肠残端后，用肠钳钳夹横结肠远段，在距横结肠缝闭端 3cm 处的结肠带上开始切开横结肠 3～4cm 长。

b. 将肠钳钳夹的末段回肠肠端与横结肠切口靠拢，先用 1 号丝线作后排回肠断端与横结肠切口的全层连续缝合打结后，再转向作回肠断端与横结肠切口前壁的连续内翻缝合。

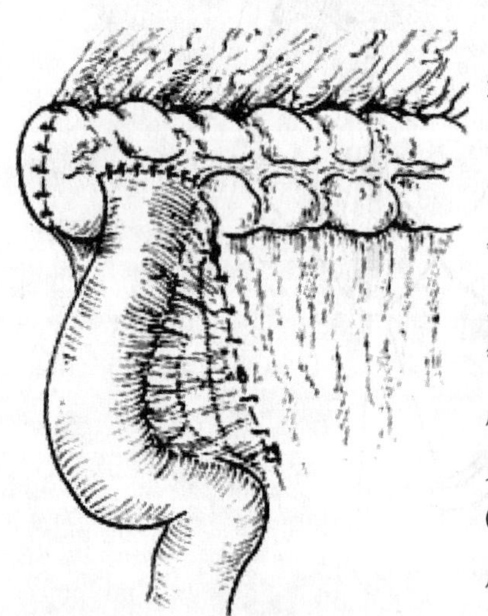
图 25-12　完成回结肠端侧吻合术

c. 再用“0”号或 1 号丝线作吻合口前排和后排的间断浆肌层缝合，最后间断缝闭空肠系膜与结肠系膜裂孔（图 25-12）。

【手术要点】

（1）正确判断肠管的活力，尤其在疑有一大段肠管坏死，必须争取尽可能地多保留肠段时就更显得重要。判定肠管是否坏死，主要根据肠管的色泽、弹性、蠕动、肠系膜血管搏动等征象，如：①肠管呈紫褐色、黑红色、黑色或灰白色；②肠壁菲薄、变软和无弹性；③肠管浆膜失去光泽；④肠系膜血管搏动消失；⑤肠管失去蠕动能力。具备以上 5 点中的 3 点，经较长时间热敷、放入腹腔内或用 0.25％普鲁卡因 15～30ml 行肠系膜封闭，而血运无明显改善时，即属肠坏死，应予以切除。

（2）术中应注意无菌操作，用盐水纱垫妥善保护术野，用肠钳夹住两端肠管；以防肠内容物外溢，污染腹腔、切口引起感染；作肠吻合前应尽量吸尽肠腔内积液，以免肠段恢复通畅后，具有毒性的积液进入并被远侧肠段吸收中毒。

（3）两端肠腔口径悬殊时，可将口径小的断端从系膜侧向对侧斜切以加宽扩大其口径，然后再进行缝合，但若差距悬殊过大则应将其断端缝闭，施行端侧吻合术。缝合吻合口时应系膜对系膜侧切勿扭转，为防止吻合口狭窄应以间断缝合为妥，或可分吻合口前、后壁各自作连续缝合而绝对不可作吻合口一圈的连续缝合。

【术后处理】

(1) 麻醉清醒、循环功能稳定后,可开始半卧位;术后应鼓励患者翻身、咳嗽、早期活动,以预防肠粘连及肺部并发症。

(2) 术后继续胃肠减压并保持引流通畅,为使肠蠕动早日恢复,除应尽早翻身活动外,对于腹胀明显时,可给予电针刺激足三里、支沟;或用新斯的明 0.25～0.5mg,双侧足三里封闭;也可用复方大承气汤灌肠。

(3) 在禁食期间,每日需静脉输注足量葡萄糖液补足热量、注意维持水和电解质平衡,并给予维生素 B_6、C 等,必要时给予输入新鲜血液或血浆、白蛋白等营养支持,保证病情顺利恢复。

(4) 在术后 1 周内,尤其是对有肠切开、穿孔、肠内容物污染腹腔者应每日静脉滴注广谱抗生素预防和治疗感染。

(5) 对于小肠折叠排列术患者,术后可应用镇痛,解痉药物,除有利于患者止痛外,还可有意识地使肠管麻痹期延长 3～5d,使粘连牢固后才让肠蠕动慢慢恢复,有利于人工形成的粘连定型。

(6) 待肠蠕动恢复、肛门排气后,拔除胃管开始进食流质、半流质,饮食进展不要太快,应循序渐进适应胃肠功能的完全恢复。

(7) 广泛粘连行肠折叠术后,肠蠕动恢复较慢,一般需 3～5d 后排气排便。如 1 周左右肠道尚未通畅,可内服油类或通里润下的中药。

【并发症的预防和治疗】

1. 腹腔感染

术中注意无菌操作,尽量减少肠管损伤和肠内容物的外溢,手术完毕应进行术中腹腔冲洗并吸尽积液,尤其是两侧膈下、肝下、肠间隙和盆腔等处,围术期合理应用抗生素预防和治疗感染;若术后发热不退,应作 B 超探查,有否上述部位的积液和积脓,必要时需在 B 超引导下作穿刺抽脓和注药,如无效再考虑手术切开引流。

2. 复发粘连性肠梗阻

鼓励患者早期活动,早期恢复肠蠕动;若腹胀明显时可肌注新斯的明 0.5mg q6～8h,肛塞 2 只开塞露,以促进肠蠕动恢复排气;若有肠梗阻时,还可自胃管注入中药大承气汤剂,本院多使用六磨饮(木香 10g、槟榔 10g、枳实 10g、大黄 10g、芒硝 15g、沉香 0.5g)多能治愈,倘若尚不能缓解梗阻,则只能再予手术处理。

3. 迟发性肠坏死

避免肠管的色泽经热敷后略为转红,系膜血管仅有轻微搏动时就作了吻合术。在手术后应严密观察,如出现休克不见好转,水与电解质平衡失调不易纠正,腹痛、腹胀加重,有呕吐、血便,全腹膜炎体征等情况,应考虑为迟发性肠坏死,必须及早再次剖腹探查,予以切除。

4. 肠瘘

在行肠切除吻合和肠修补时应观察肠壁血供、浆肌层缝合时应避免黏膜外露而影响愈合;肠瘘常发生在术后 5～7d,应密切观察腹部情况,发生肠漏后及时剖腹处理,行肠修补或切除再吻合,清洗腹腔放置引流管,加强抗生素和营养支持。

(梅家才)

第二节 肠套叠手术

【概述】 肠套叠多发生在婴儿，亦可见于成人。在成人多有肠道病变为诱因，如息肉、肿瘤。套叠最多发生在回盲部，称为回肠-结肠型、其次为小肠-小肠型（亦称回肠-回肠型）、再次为结肠-结肠型（图 25-13）；套叠可以是简单地一层套入，也可以是两次套入，致套入的肠鞘由 3 层变为 5 层；在套叠时间过长或套入肠管长度较长时，系膜血管的循环受到障碍时可发生肠坏死。

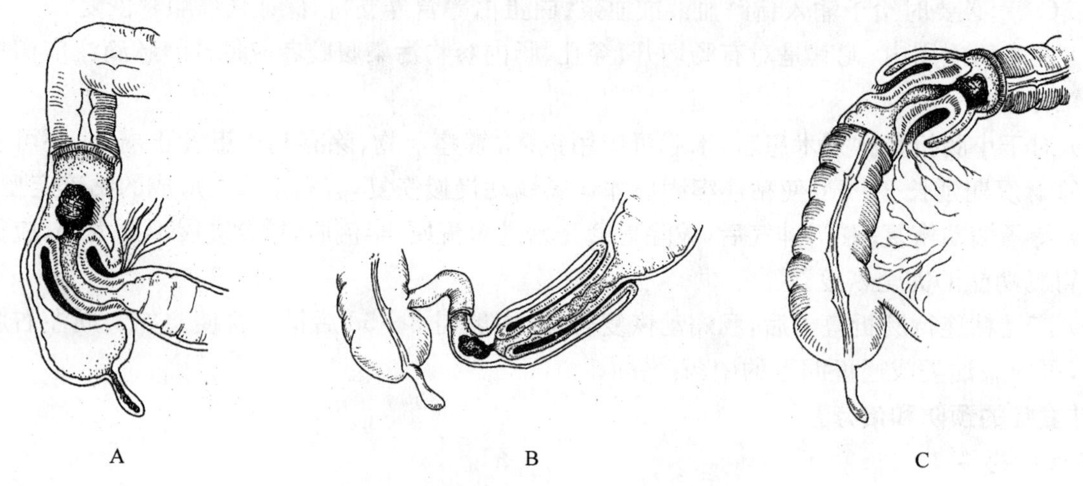

图 25-13 肠套叠类型

A-回肠-结肠型；B-回肠-回肠型；C-结肠-结肠型

【适应证】

（1）小儿肠套叠经空气加压灌肠等非手术复位未成功者。

（2）发病超过 24h，临床疑有肠坏死者。

（3）复发性肠套叠，尤其发生于儿童患者。

（4）成人肠套叠很难用非手术疗法治愈，而且多为肿瘤性引起套叠。

【手术步骤与操作】

（1）用右手伸入腹腔时，可摸到常见的回盲部或其他部位有"香肠"样的套叠肠段，查明套叠部

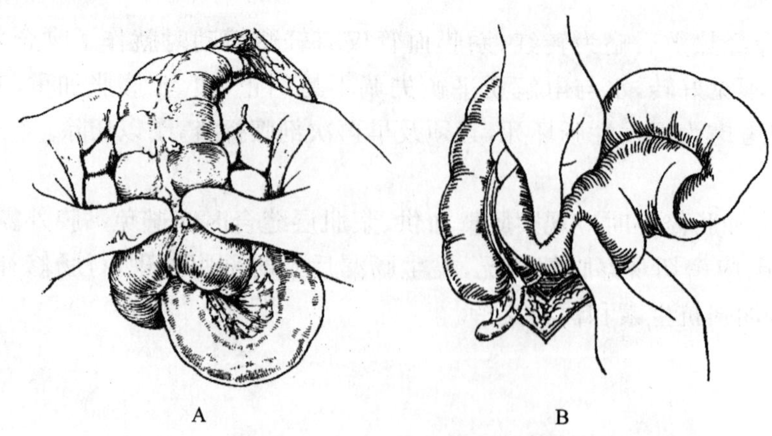

图 25-14 自顶部推挤套叠肠段

A-回肠-结肠套叠手法复位；B-回肠-回肠套叠手法复位

位及其范围后即可进行复位。

(2) 先从外观来看，无肠坏死迹象的肠套叠，可用双手拇、示指交替自其顶部向下推挤，逐步使套叠的肠段退出而复位(图 25-14)。

(3) 经温盐水纱布湿敷后，密切观察复位肠段的色泽、浆膜的损伤或病变、系膜动脉的搏动、系膜静脉有无淤血或梗塞以及肠腔内有否肿瘤等引起套叠的诱因。

(4) 退出的肠段若无坏死，即可放心放入腹腔，对游离度较大的回盲部可用丝线作一排间断缝合固定于侧后腹膜上，同时亦对末段回肠与结肠内侧行间断缝合固定，以防止再套叠(图 25-15)。

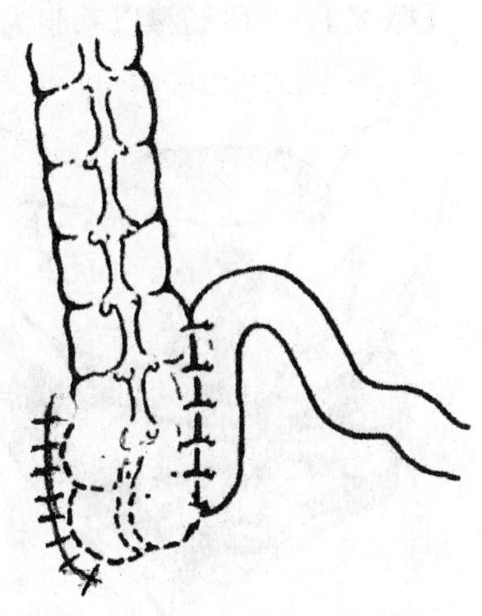

图 25-15 缝合固定肠壁预防再套叠

(5) 若见复位的肠段有广泛出血、浆膜破损、肠段坏死，或肠段根本无法挤推复位，则需施行肠切除术。

(6) 清洗腹腔，吸净积液，理顺段段，按层关腹。

【手术要点】

(1) 肠套叠复位术的手法主要是用双侧拇、示指自套叠远端顶部向近端交替推挤，但用力要持续、柔和、均匀，切忌用力猛拉，以免撕裂肠管。

(2) 套叠复位后，应注意检查肠段的活力以及肠腔内有无肿物，对已坏死或怀疑无活力或肠腔内有病变者，均应作肠段切除术。

【术后处理】

(1) 持续胃肠减压，对单纯肠套叠复位患者次日即可给予进食流质，但对施行肠切除吻合术的患者，需待肠蠕动功能恢复排气后，停止胃肠减压，给予流质饮食，以后逐步增加。

(2) 对肠套叠单纯复位的患者，大部分都有肠内毒素被吸收而引起的高热，除对症处理和补液外，应给缓泻剂或服中药“通肠汤”，促使肠内容物及早排出体外。

(3) 静脉输液补充热量、营养支持，使用抗生素预防和治疗感染。

(4) 作肠外置或肠造瘘者，必须经常更换敷料，注意保护皮肤，待病情好转，再作进一步手术。

【并发症的预防与治疗】

1. *肠套叠复发*

对于回肠-结肠型套叠复位后，对游离的回盲部应与侧后腹膜做缝合固定，对于系膜较长的小肠-小肠套叠或结肠-结肠套叠，应作折叠缝合缩短系膜，可预防套叠复发，对复发者应及时再手术处理。

2. *迟发性肠坏死*

术中对套叠复位肠管的活力判断失误，当非常难以确定肠管是否有活力时，应做肠切除术或先作肠外置术，观察后再处理。

3. *肠瘘*

见本章第一节。

(梅家才)

第三节 肠扭转手术

【概述】 一段肠襻以系膜为长轴发生旋转，因而其肠管有梗阻现象者称为肠扭转。扭转多发于小肠，其次为乙状结肠。而小肠扭转是一种严重的肠梗阻情况，可导致部分肠系膜血管或全肠系膜血管坏死。因此，应尽快解除扭转恢复肠系膜的血供。小肠扭转的患者除有肠梗阻的症状外，还可伴有早期休克表现。

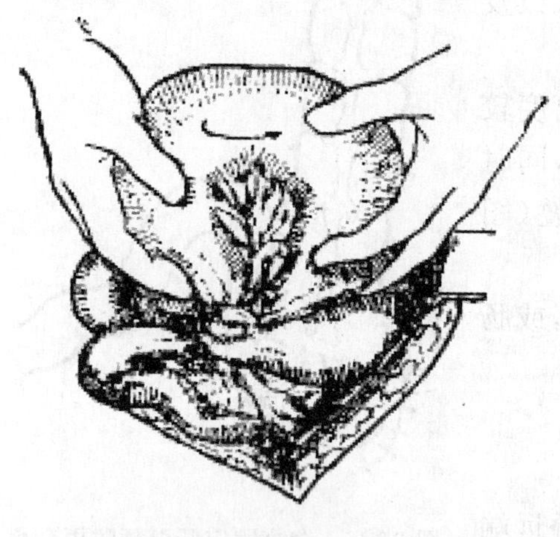
图 25-16 小肠扭转的复位

【适应证】 一经确诊为肠扭转，应即刻手术。

【手术步骤与操作】

(1) 开腹后可见有血性渗液，确诊为小肠扭转后用温湿盐水纱布仔细将其包裹，如有可能则将扭转的肠管提出腹腔，沿肠段向下检查肠管根部和肠系膜扭转的方向，进行反方向的复位(图 25-16)。

(2) 如肠管高度膨胀，提出腹腔很困难，可行肠腔减压，吸出内容物后再取出腹腔处理。

(3) 复位后密切观察肠管颜色及肠系膜血管搏动情况，确定其活力，必要时可于扭转之肠系膜处行 0.25%普鲁卡因封闭，再仔细观察，明确其坏死与否，对无活力的肠段施行肠切除。

(4) 若见扭转的肠段已发黑坏死，则不要予以复位，应立即决定施行肠段及其系膜的切除吻合术。

(5) 结肠扭转多见于乙状结肠，对其扭转复位后肠段血运良好者，为了防止术后复发，应将其系膜作一排间断缝合固定于侧腹膜上；若乙状结肠系膜过长，则应将其与长轴平衡方向作系膜折叠缝合以缩短过长的系膜，防止术后复发扭转。

(6) 倘若扭转的乙状结肠已坏死，则应作切除吻合术。但对患者病情危重时，可先缝闭远侧肠端作近端造瘘术，待病情好转稳定后，作二期结肠回纳吻合术。

【手术要点】

(1) 肠扭转复位后，可用温湿盐水纱布垫热敷，根据肠管色泽、肠段蠕动、系膜动脉搏动、静脉血栓、仔细观察肠管有无活力。

(2) 术中应清洗腹腔、吸净有大量细菌和毒素的积液。

【术后处理】 同小肠梗阻手术。

【并发症的预防和治疗】

1. 肠扭转复发

对过长的系膜，应作折叠缝合予以缩短，对乙状结肠可作与侧腹膜缝合固定，以防止再发扭转。

2. 短肠综合征

小肠扭转有因局部粘连引起的部分肠段扭转与全小肠扭转，对于后者经复位后，如需作肠切除时应谨慎观察，尽可能地多留下肠段以免广泛的小肠切除术后发生短肠综合征，导致营养吸收不良；一般情况下至少必须留有 100cm 的小肠才能存活，此时若能切取一段 8～10cm 带有系膜的小肠作近、远端倒置吻合术，可减轻短肠综合征的症状。

（梅家才）

第二十六章　美克尔憩室切除术

【概述】 美克尔憩室(Meckel diverticulum)为胚胎发育过程中,卵黄管退化闭合不全而残留下来所形成的远段回肠憩室,是最常见的一种小肠憩室。1808年,Meckel首先发现憩室来源于卵黄管残留,1812年,又对其胚胎学和临床医学做了完整的描述,故称为Meckel憩室。其发病率仅占人群2%左右,男女发病率为5∶1,一般在无并发症的情况下并无症状,但是临床上有25%可发生并发症症状。如憩室炎类似急性阑尾炎,可引起右下腹疼痛和压痛,但其压痛点偏向内侧,又因憩室黏膜上可有异位胃黏膜和胰腺细胞,可发生溃疡、出血,需要剖腹手术时才被发现。

【适应证】

(1) 急性憩室炎患者。

(2) 憩室并发溃疡、出血、肠套叠、肠梗阻或穿孔者。

(3) 因其他疾病行腹部手术发现憩室时可考虑行切除术者。

【麻醉】

(1) 多数采用硬脊膜外阻滞麻醉。

(2) 气管插管全身麻醉。

【体位】 平身仰卧位。

【切口】

(1) 右下腹正中旁切口或经腹直肌切口,长6～8cm。

(2) 脐上、下正中绕脐切口。

【手术步骤与操作】

(1) 进入腹腔后先找到回盲部,然后向近侧回肠寻找憩室,憩室多位于距回盲瓣约100cm内的小肠系膜对侧缘的回肠上。

(2) 有时憩室侧面伴有系膜附着并带有血管,应于根部作结扎、切断(图26-1)。

(3) 如憩室基底部较窄,可用直血管钳钳夹其基底部(图26-2),紧贴血管钳缘切除憩室,然后用可吸收细线行"U"间断缝合全层肠壁,再间断缝合浆肌层。

(4) 如憩室基底部较宽,则沿基底部切开肠壁切除憩室,然后用0号丝线或可吸收细线横行间断或连续全层缝合肠壁后再行浆肌层间断缝合(图26-3)。

(5) 如憩室并发肠套叠或溃疡,则需切除一段回肠后,行近、远端肠段端端吻合术。

【手术要点】

(1) 钳夹基底部或带部分肠壁以完全切除憩室。

(2) 纵切横缝或横切横缝肠壁,以免肠段狭窄通而不畅,甚至引发肠梗阻。

【术后处理】

(1) 禁食2d,持续胃肠减压保持引流通畅,肠蠕动恢复肛门排气后可进食。

(2) 每天静脉补液,加强静脉营养支持,注意水与电解质酸碱平衡。

(3) 使用广谱抗生素,防治感染。

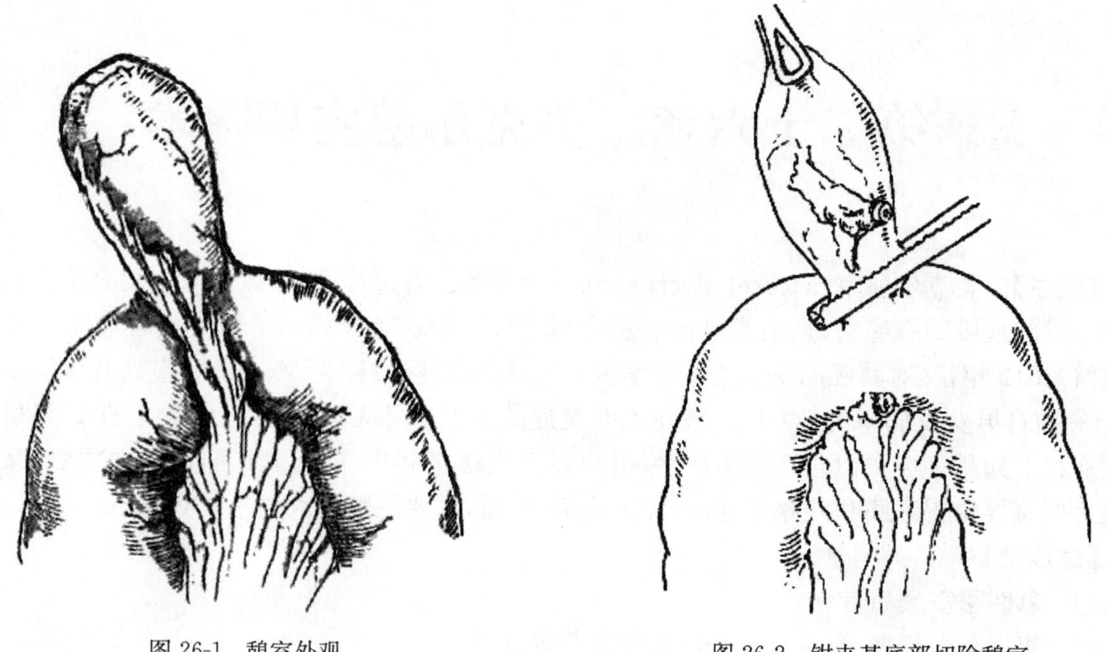

图 26-1 憩室外观　　图 26-2 钳夹基底部切除憩室

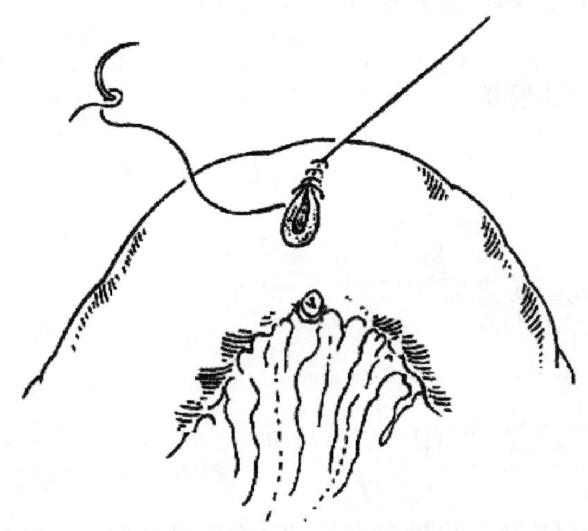

图 26-3 纵切横缝或横切横缝肠壁

【并发症的预防和处理】

1. 出血

手术缝合肠壁时未仔细止血，可引起术后便血，一般多为黑便或暗红色大便，多经使用止血剂而自行停止，倘若量多而不止者则应剖腹处理。

2. 肠瘘

仔细缝合全层与浆肌层肠壁，不能有黏膜外露影响愈合而造成肠瘘；若已发生引起腹膜炎，则需立即手术探查并作相应处理。

（王　洪）

第二十七章　小肠肿瘤切除术

【概述】 小肠的长度占消化道全长的70%～80%，有4～5m长，但是罕见发生肿瘤。据统计其发生率仅占消化道肿瘤的5%左右，其中恶性肿瘤仅占1%～2%。发病年龄多见于50～60岁，男女比例相同。小肠良性肿瘤多发生在回肠、空肠，少见发生于十二指肠；而小肠恶性肿瘤则多见于十二指肠，空、回肠较少。小肠良性肿瘤以腺瘤、平滑肌瘤最为常见，其他依此为脂肪瘤、血管瘤、神经纤维瘤、错构瘤、神经鞘膜瘤、淋巴管瘤、纤维瘤、腺瘤样息肉。小肠恶性肿瘤以腺癌、原发性恶性淋巴瘤居多，前者多见于十二指肠，后者多为于空肠、回肠。其他依此有平滑肌肉瘤、类癌、纤维肉瘤、淋巴肉瘤、脂肪肉瘤、恶性神经鞘膜瘤等。

【适应证】

(1) 小肠各种良、恶性肿瘤。

(2) 小肠肿瘤引发的并发症(梗阻、出血、穿孔、套叠、狭窄等)。

【麻醉】

(1) 多采用连续硬脊膜外阻滞麻醉。

(2) 或行气管插管全身麻醉。

【体位】 平身仰卧位。

【切口】

(1) 左或右腹正中旁切口或经腹直肌切口，长6～8cm。

(2) 脐上、下正中绕脐切口。

【手术步骤与操作】

(1) 进腹后用纱布或置入塑料薄膜圈保护切口，以防肿瘤和肠内容物污染。

(2) 全面探腹，寻及肿瘤先用纱布将其包裹以防肿瘤种植转移；再作盆腔、肝脏等处的探查，全面了解情况。

(3) 将肿瘤提出切口外，距恶性肿瘤的近、远端各5cm处用纱带穿过紧靠肠壁的系膜将肠段结扎，向阻断的肠腔内注入5-FU 50ml(1 000mg)。

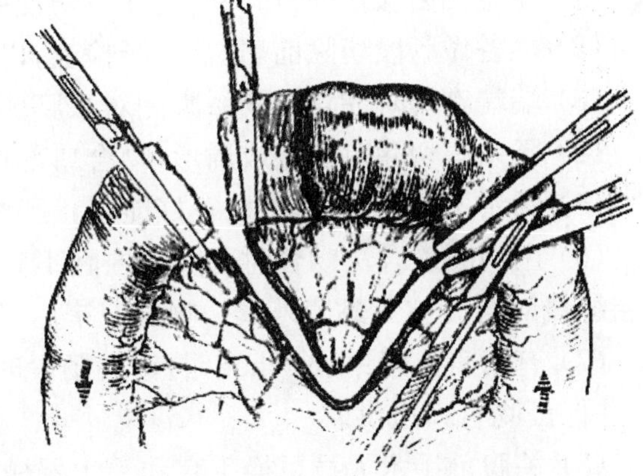

图27-1　切断肠段、系膜、取除肠段

(4) 对于恶性肿瘤，应距离病变部位的近、远两端各10cm以上处切断，连同肠系膜和区域淋巴结一并广泛切除；如为良性肿瘤，可距肿瘤两侧5cm作肠段局部切除即可。

(5) 用带齿血管钳(Kocher钳)尖端对向系膜侧呈60°交钳夹、切断肿瘤两侧肠段(如此可增大吻合口并保证肠壁血供)，扇形切断肠系膜直至根部，沿路结扎系膜血管(图27-1)，取除病变肠段。

(6) 距留下的两侧Kocher钳5cm处用肠钳夹住肠管，阻断肠腔内容物，紧贴两侧Kocher钳切除被钳夹的肠管，并用浸有消毒液(聚维酮碘或氯己啶)的纱布球擦拭清洁肠腔黏膜后，准备作端端缝合。

(7) 将两把肠钳靠拢，查看吻合的肠管有否扭转和血供是否良好；用 0 号细丝线先从肠管的系膜侧和对系膜侧对两段肠管断端各作一针全层缝合以作牵引，再用 0 号丝线作后壁全层间断或连续缝合后各与牵引线作结扎(图 27-2)，再作前壁全层间断或连续内翻缝合并与牵引线作结扎(图 27-3)。

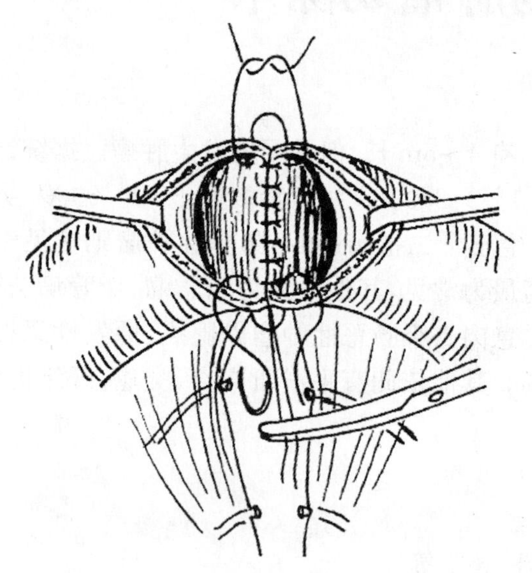
图 27-2 后壁全层间断缝合

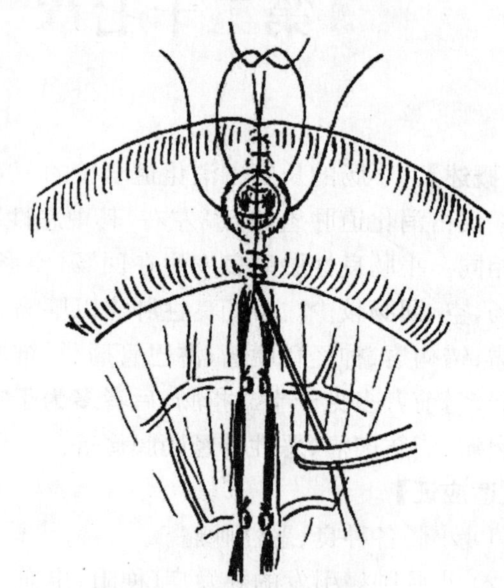
图 27-3 前壁间断内翻缝合

(8) 取下肠钳，用 0 号丝线作吻合口前、后壁间断浆肌层包埋缝合(Lembert 缝合)，针距0.3～0.5cm，进针处距第 1 排缝线 0.3cm 左右，以免内翻过多形成瓣膜而影响肠内容物通畅。

(9) 再用 0 号丝线间断缝闭肠系膜裂孔切缘，注意避免伤及血管造成出血、血肿，甚至影响肠管的血供。检查肠段无扭转后放回腹腔，逐层缝合腹壁切口。

【手术要点】

(1) 注意无菌操作，肠切除时应注意勿使肠内容物流入腹腔、污染切口引起感染。

(2) 准备做肠段切除前，先行全肠检查，以免遗漏重要其他病变。

(3) 端端吻合时注意小肠系膜侧对系膜侧，以防肠段纵轴扭转。

(4) 肠系膜切除范围应成扇形，吻合口部位肠管应有良好的血供，以保证吻合口的愈合。

(5) 肠钳不宜夹得太紧，以正好能阻止肠内容物通过为度，以免造成肠壁损伤或继发血栓形成。

(6) 用间断缝合法吻合时肠壁的内翻不宜太多，以免形成肠腔内的瓣膜。前壁应作内翻缝，浆肌层缝线对合光整无黏膜外露。吻合完毕后必须仔细检查吻合口一周，以视有无漏针。

(7) 有齿直血管钳(Kocher 钳)钳夹肠段时，尖端朝向系膜侧与肠管纵轴保持 60°角可增大吻合口，并保证吻合口血供。

(8) 关腹前手术人员更换手套和手术器械，以免发生肿瘤转移和腹腔、切口污染。

【术后处理】

(1) 术后禁食、继续胃肠减压 2～3d，至肠功能恢复正常为止。

(2) 禁食期间，每日补足输液和热量，维持水与电解质平衡失调，加强营养支持，纠正贫血。

(3) 给予广谱抗生素，预防和治疗感染。

(4) 观察腹部及全身体征，以视有无吻合口瘘发生。

【并发症的预防和处理】 参见美克尔憩室切除术。

(王 洪)

第二十八章　小肠造瘘术

一、空肠造瘘术

空肠造瘘术是一种暂时性的治疗措施，常用插管式造瘘术。

【适应证】

(1) 食管狭窄无法进食，幽门梗阻，十二指肠瘘，胃肠吻合口瘘，营养不良者。

(2) 胰头、壶腹癌致梗阻性黄疸，无法施行切除术，可行胆道-空肠架桥内引流术，行胆道内引流术又无条件时，胆汁可经胆道外引流，再自空肠造瘘返入肠腔。

(3) 急性重型胰腺炎术后估计短期内不能进食者。

【麻醉】　一般采用局麻或硬脊膜外阻滞麻醉，也可采用全身麻醉。

【体位】　平身仰卧位。

【切口】

(1) 上、下腹绕脐正中切口。

(2) 左或右经腹直肌到脐下切口。

【手术步骤与操作】

(1) 进腹后，提起横结肠，在其根部距屈氏韧带(Treitz ligament)起始部 20cm 左右处选定造瘘位置(图 28-1)。

(2) 在选定造瘘处的肠系膜对侧肠壁上，用 0 号细丝线作相距约 0.5cm 的两层荷包缝合，内层直径 1～1.5cm。肠管周围用盐水纱布垫保护后，用尖刀在肠壁荷包缝线的中央戳一小孔，吸引肠内容物；随即向肠腔远端置入一条尖端有 2～3 个侧孔的 16～18 号胶管，伸向空肠远侧 10～15cm，将

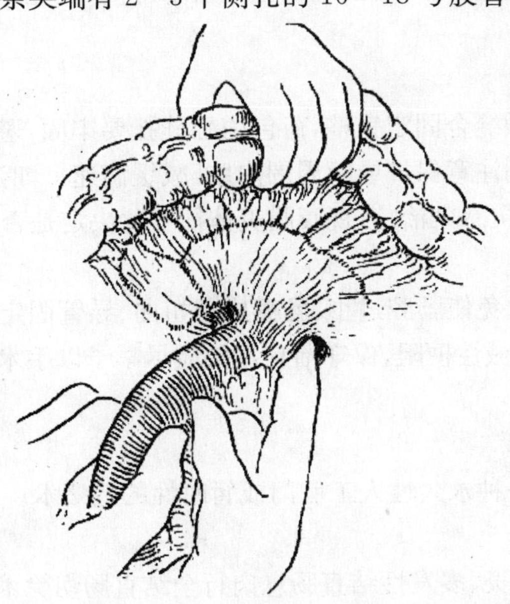

图 28-1　寻及屈氏韧带找到上段空肠

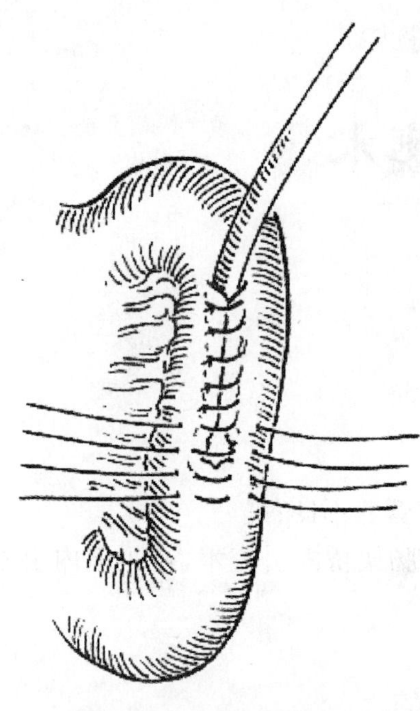

图 28-2 做荷包缝线置管后再作包埋缝合

第 1 个荷包缝线收紧结扎，同时将肠壁下压以使其内翻，然后收紧第 2 个荷包线结扎并固定造瘘管。

(3) 将导管沿肠管纵轴平置，其两旁以细线作浆肌层间断缝合，使导管连同荷包缝合口埋于两侧肠壁折叠而成的沟内，埋藏长度大约 5cm(图 28-2)。

(4) 将导管穿过大网膜，并将网膜覆盖造瘘处，经左上腹另戳孔引出胶管。将造瘘肠管的浆肌层和壁腹膜固定数针，胶管和皮肤固定缝扎一针后，逐层关腹。

【手术要点】

(1) 选择造瘘肠段时，注意距离屈式韧带 20～30cm，造瘘管须向空肠远端方向伸入。

(2) 置管时注意保护造瘘口周围以防污染。

(3) 固定造瘘管松紧适宜，使营养液输注通畅。

【术后处理】

(1) 起始还应加强静脉内营养支持，注意水与电解质酸碱平衡。

(2) 术后 24h，可自造瘘管滴注生理盐水，从 50～60ml 起，逐渐增量，后可改为米汤、营养液等。

(3) 合理使用抗生素，控制和预防感染发生。

(4) 注意造瘘管周围皮肤清洁护理，以防皮肤感染或糜烂。

(5) 如需拔除造瘘管，应在术后 3 周进行，此时导管周围已有稳固的粘连，可防止肠液外漏至腹腔而引发腹膜炎。

【并发症的预防和处理】

1. 导管堵塞

滴注液避免过于黏稠，每次滴完封管前应用生理盐水冲洗，以免导管内留有营养液残留固化后堵塞导管。

2. 造瘘口渗漏

插管口周肠壁应与腹膜做缝合固定完整，荷包内翻缝扎要牢固，避免小肠黏膜外翻。如液体外漏至腹壁外，无腹膜炎体征，则注意保护导管周围皮肤，减缓滴速。如液体内漏至腹腔引发腹膜炎，应立即暂停滴注，加强支持和抗感染治疗，视腹膜炎体征变化决定是否进腹引流。

3. 肠梗阻

包埋缝合造瘘管肠壁时避免使肠腔过小、肠襻成角扭曲、导管固定过紧等，如发生梗阻，应立刻暂停滴注并行 X 线检查，如机械性梗阻，保守治疗无效应尽早予以手术治疗。

二、回肠单腔造瘘术

末端回肠单腔造瘘术是一种永久性人工肛门或暂时性的造瘘术。

【适应证】

(1) 慢性广泛溃疡性结肠炎、多发性结直肠息肉行全结直肠切除术或永久性小肠造瘘术者。

(2) 急性结肠梗阻重危者，用以暂时解除肠梗阻。

(3) 严重小肠损伤无法一期切除者。

【麻醉】【体位】 同空肠造瘘术。

【切口】 右下腹直肌切口。

【手术步骤】

(1) 将回肠末端提至切口外，在距回盲部约15cm处拖出肠管，切断肠管处应选在其近远两端均有充分供应血液的血管弓之间，用两把有鼠齿血管钳钳夹、切断回肠，并切断、结扎系膜血管到达根部(图28-3)。

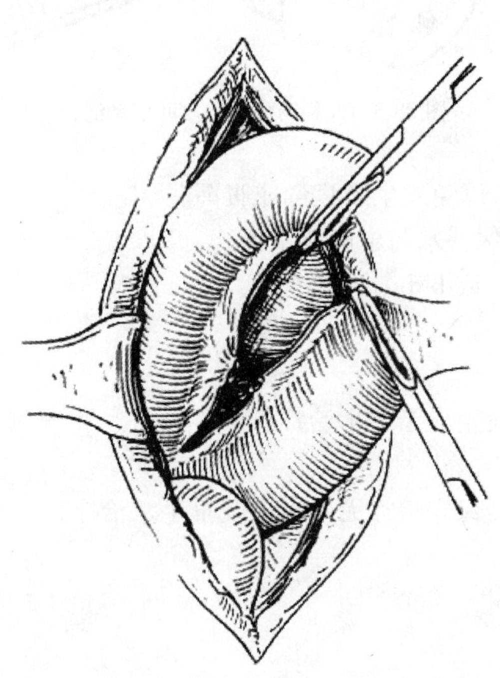

图28-3 钳夹、切断末段回肠

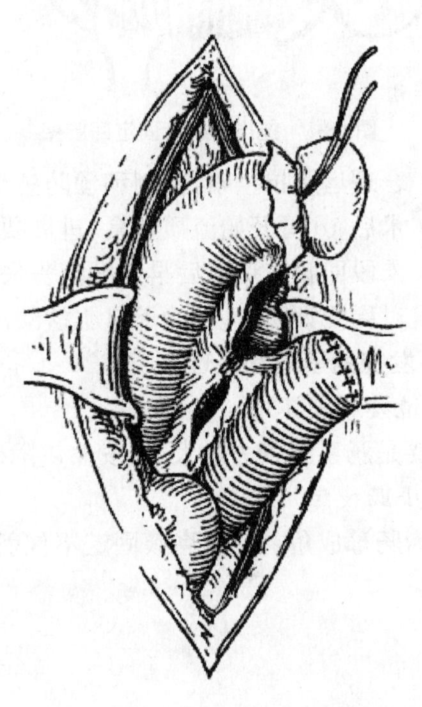

图28-4 双层缝闭远段空肠断端

(2) 近端回肠暂用纱布封闭保护并扎住。远端回肠用0号细丝线作全层连续或间断缝合，加浆肌层间断缝合(图28-4)，并固定于后腹膜以防发生肠套叠。

(3) 在右下腹部相当于脐与髂前上棘连线中点的内侧处，作一直径与末端回肠大小相当的梭形或圆形切口，切除皮肤，腹外斜肌腱膜及腹直肌前鞘，分离腹直肌肉和切开腹膜，将近端回肠引出切口约5cm，注意系膜不要有张力。在腹腔内将肠系膜的游离缘缝合于腹前壁腹膜上，以防发生内疝。将回肠末端进行排列固定，以防术后发生肠脱垂和内疝。

(4) 剪除血管钳压榨过的肠壁组织，将该肠段浆肌层用0号丝线和造瘘口周围皮肤行间断缝合数针(图28-5)，将被拖出的肠壁黏膜外翻，套住该肠段的外壁，并与切口的皮肤用0号丝线作间断缝合(图28-6)，造瘘处用凡士林纱布包裹。

(5) 逐层缝合腹壁切口。

【手术要点】

(1) 右下腹壁造瘘口的大小，以能通过两指为宜，以免造成造瘘口脱出或狭窄。

(2) 自右下腹切口拖出回肠约5cm长，应避免肠系膜张力影响血供，造成缺血坏死。

【术后处理】

(1) 造瘘口周围皮肤用氧化锌软膏保护，粪便可用造瘘袋储存。术后2周起每日或隔日用手指扩张造瘘口 1 次，以防狭窄。

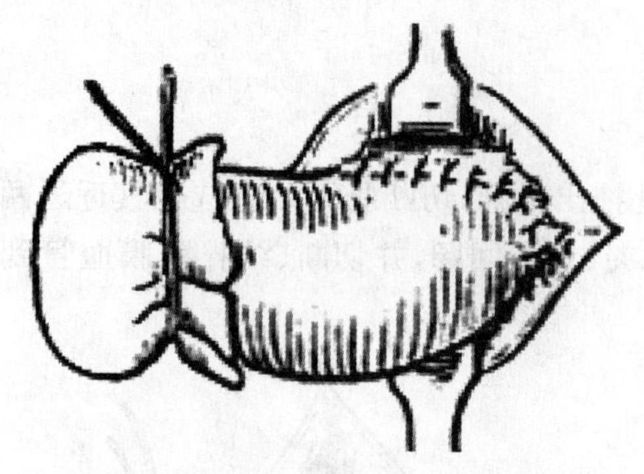
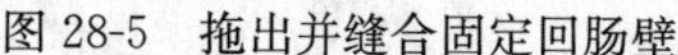

图 28-5 拖出并缝合固定回肠壁

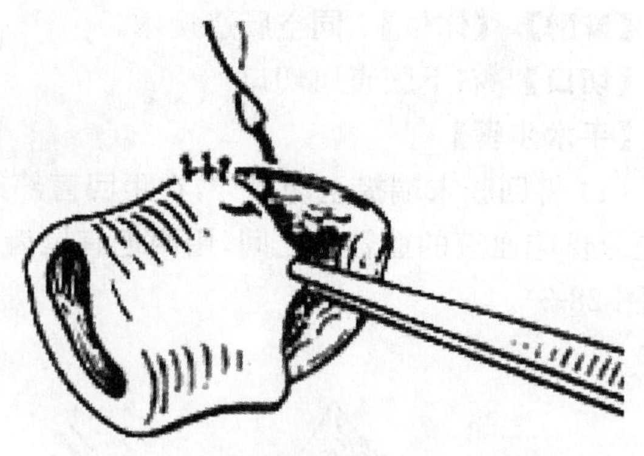

图 28-6 外翻肠黏膜与皮肤切口缝合

(2) 合理运用抗生素，控制和预防感染发生。

(3) 术后 1d 可开始流质饮食，进展要慢，忌进冷食，以免发生肠痉挛或腹泻。

(4) 末段回肠造瘘术后早期肠液丧失较多，应注意保持水与电解质平衡。

(5) 对稀便频繁者，可给予口服盐酸洛哌丁胺 1# qd 或 bid。

【并发症的预防和处理】

1. 造瘘肠段坏死

主要是肠系膜张力过大，肠段血供障碍所致，一旦发生应予手术治疗。

2. 小肠梗阻

多为肠襻成角、扭曲、系膜固定不佳引发内疝等。经保守治疗无效时应及早手术治疗。

（王　洪）

第二十九章　短肠综合征手术

【概述】 短肠综合征手术治疗方法有部分肠管倒置、制作人工肠乳头、小肠环形吻合、间置结肠、肠管纵行切开端端吻合术和小肠起搏术等方法。其中,有的手术操作复杂、并发症多,有的存在理论缺陷,应用很少。当前小肠移植术是治疗短肠综合征的理想方法。但因供体、抗排异、费用等诸多问题,临床上多采用肠管倒置术。

【适应证】

(1) 对于短肠综合征患者,如果广泛肠切除 2 年后,残留小肠>60cm,<100cm,肠道已代偿完全,但单纯依靠肠内营养仍不能满足消化吸收的需要,方可施行肠管倒置手术。

(2) 小肠被广泛切除后,残肠<100cm 者可作小肠管倒置吻合术以预防短肠综合征的发生。

(3) 结肠全切除吻合后,亦可作小肠管倒置吻合术,以预防术后频繁腹泻。

【麻醉】 采用连续硬脊膜外阻滞麻醉或采用气管插管全身麻醉。

【体位】 平身仰卧位。

【切口】 上、下腹绕脐正中直切口。

【手术步骤与操作】

(1) 进腹后,置入塑料薄膜切口保护圈以保护手术切口免受污染。

(2) 仔细分离小肠粘连,在其远段选取约 10cm 长的小肠作为倒置肠段。

(3) 在选取的小肠两端,各用 Kocher 钳钳夹,距 Kocher 钳 5～6cm 各置肠钳,阻断肠内容物。

(4) 先作一侧切断靠近 Kocher 钳边的小肠,并连同切断系膜、结扎血管直至根部;同样再作另一侧切断小肠及系膜,结扎血管直至根部,如此完成呈楔状形切取 10cm 肠段,注意观察该肠段血供。

(5) 将此带血管系膜的小肠段作上、下 180°倒置,即小肠近端对远段小肠,小肠远端对近段小肠(图 29-1)。

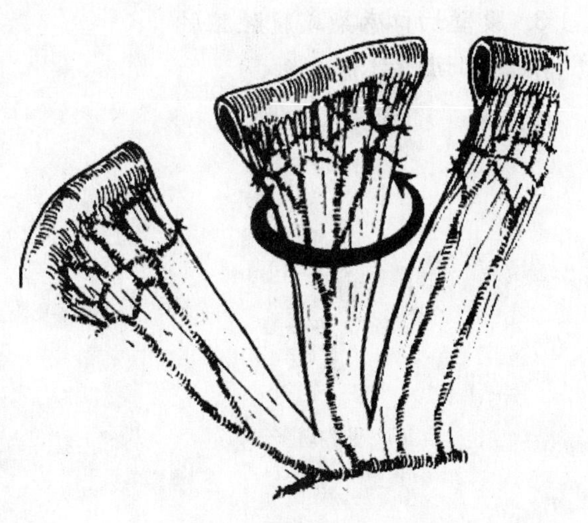

图 29-1　将此段小肠倒置

(6) 先切除一侧靠近 Kocher 钳夹的肠段边缘,取除 Kocher 钳开放肠腔与肠钳钳夹的小肠作端端吻合;用 0 号丝线对系膜侧肠管壁和系膜对侧肠管壁作全层缝线以作牵引,使肠段靠拢。

(7) 用 0 号丝线作小肠后壁连续贯穿缝合后两端各自与牵引线一起打结,再作小肠前壁连续内翻缝合后,再各自与牵引线打结,完成第 1 层小肠吻合。

(8) 再用 0 号丝线先作小肠前壁的间断浆肌层缝合(Lembert 缝线),翻转小肠再作后壁间断浆肌层缝合。

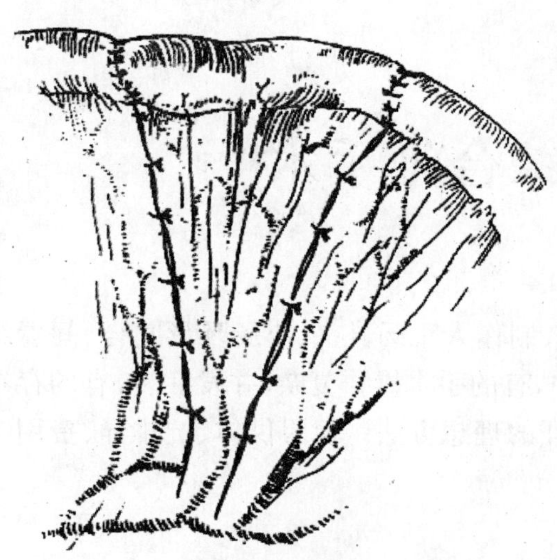

图 29-2 肠段吻合后缝闭系膜裂孔

(9) 同样方法作另一端的肠-肠吻合，取除两侧肠钳，再间断缝闭两边系膜裂孔(图 29-2)，将肠段放回腹腔，按层关腹。

【手术要点】

(1) 倒置肠段，最好选在远段小肠为佳。

(2) 切取倒置肠段不超过 15cm，以免有肠梗阻可能，但也不能短于 8cm 以免失去倒置作用。

(3) 注意小肠系膜侧对系膜侧的端端吻合，防止小肠纵轴扭转、梗阻。

(4) 倒置小肠吻合时，注意系膜血管扭曲而影响肠段血供。

【术后处理】

(1) 持续胃肠减压，待肠蠕动恢复，肛门排气后拔除，可开始进食流质、半流质，再逐步增量。

(2) 在禁食期间，每日静脉输液，补足热量，维持水与电解质平衡，加强营养支持，必要时给予输血以纠正贫血。

(3) 给予广谱抗生素，预防和治疗感染。

(4) 密切观察腹部及全身体征，注意有否吻合口瘘的发生。

【并发症的预防和处理】

1. 倒置小肠坏死

术中切取肠段时注意肠段血供，倒置肠段吻合时注意系膜血管血流，如术后 1 周左右发现肠鸣消失，有腹膜炎征象时应及时剖腹探查，作相应处理，切除肠段再吻合，

2. 吻合口瘘

多发生于术后 5～7d，在此期间应密切注意腹部情况，腹痛、发烧、腹膜炎体征时，应立即剖腹探查，作相应处理。

3. 腹壁切口感染或腹腔脓肿

应立即切开引流。

（王　洪）

第三十章　小肠移植术

【概述】 患有短肠综合征(short bowel syndrome)和终末期肠功能衰竭(end-stage of intestinal failure)的患者为维持生命不得不终生接受胃肠外营养(PN/TPN)，长期 TPN 不仅会导致感染并发症、代谢异常和肝功能损害，而且花费较高、易于感染、难以管理，患者生存质量下降、不能参加正常的社会活动。小肠移植(small bowel transplantation)是指将异体的一段或全部小肠通过血管吻合的方式植入受者体内的一种外科治疗技术，可使短肠综合征和终末期肠功能衰竭患者从根本上摆脱 TPN 的困扰，像肾移植一样使患者从长期血液透析中解脱出来一样，恢复正常的生活方式。

小肠移植可依据是否使用环孢素 A(cyclosporine A,CsA)等新型免疫抑制剂而分为两个阶段。

1. CsA 应用以前阶段

小肠移植的基本外科技术是在 1959 年由 Lillehei 首先报道的，其建立的犬自体小肠移植模型证实了施行小肠移植手术的可能性，研究发现被移植自体小肠虽然淋巴和神经连接通路遭到破坏，但仍具有正常功能，如被移植小肠来自异体则出现剧烈的排斥反应。1964 年，De-terling 首先为一婴儿施行小肠移植手术，至 20 世纪 80 年代以前共行小肠移植 7 例，术后应用常规三联免疫抑制(硫唑嘌呤、激素、抗淋巴细胞球蛋白)不能控制排斥反应(GR)和移植物抗宿主反应(GVHD)，仅有 2 例存活超过 3 周，均因无法控制的排斥反应和多源性感染而告失败。

2. CsA 应用以后阶段

进入 20 世纪 80 年代，CsA 等新型免疫抑制剂相继问世，给小肠移植工作带来新的希望，肌内注射大剂量 CsA 可以延缓同种异体犬小肠移植排斥反应的发生，静脉使用 CsA 可使组织不相容的同种异体猪小肠移植的供体小肠长期存活，这些研究发现无不增加了外科医生对小肠移植临床应用的信心。1985～1988 年又施行小肠移植 7 例，最长 1 例存活 211d，移植物有功能存活 206d，有的移植小肠虽无功能但切除植入小肠后患者生命得以保全。1988 年德国 Deltz 首例单独小肠移植成功、加拿大 Grant 施行肝-肠联合移植；1989 年，美国 Todo 的小肠-结肠移植以及 Starzl 的腹腔多脏器移植相继报告应用于临床，且移植物有功能长期存活，这极大地推动了小肠移植在 90 年代的发展。据国际小肠移植登记处资料，至 1997 年底全世界已登记的各种小肠移植和包括小肠在内的多脏器移植达 300 人次，移植物有功能存活的最长时间达 5 年以上，全世界有 31 家医院实施过该手术。至 2005 年 3 月的登记资料显示全球共有 65 个移植中心，有 1210 例病人施行 1292 次小肠移植，658 例仍存活，其中 1 例拥有良好功能已生存 16 年。至 2007 年 2 月仅美国就完成小肠移植 1307 例，Pittsburgh 大学移植中心的小肠移植术的 1 年存活率可达 92%。小肠移植的 3 种模式(单纯小肠移植、肝-肠联合移植、多器官联合移植)沿用至今。但现以多脏器联合移植取代了肝-肠联合移植的趋势。

3. 我国小肠移植研究及应用概况

80 年代中期，同济医科大学首先开展小肠移植的实验研究工作，至今已有 6 个单位开展该课题研究。自 1993 年至今，南京军区总医院和天津医科大学总医院各实施临床同种异体小肠移植 2 例，术后使用 CsA、激素及雷公藤多苷(tripterygium wilfordii,TW)进行免疫抑制治疗获得肯定效果，其中前者所做 1 例已存活 400d 以上，恢复口服无脂饮食。现在包括小肠的腹腔多器官移植方面，亦已在同济医科大学同济医院、第一军医大学南方医院开展。

【适应证】

(1) 因系膜血管栓塞或血栓形成、小肠扭转或绞窄性肠梗阻、腹部外伤累及肠系膜血管主干所造成的广泛小肠坏死。

(2) 全小肠粘连致长期慢性梗阻。

(3) 系膜根部肿瘤。

(4) 出血坏死性小肠炎。

(5) 克罗恩病。

(6) 放射性肠炎。

(7) Gardner 综合征。

(8) 广泛肠闭锁小肠旋转不良或中肠扭转。

(9) 肠微绒毛闭塞病变。

(10) 肠肌细胞及神经细胞病变。

【术前准备】

(一) 供、受体选配原则

1. 免疫学原则

供、受体间组织抗原不相容,导致机体内发生一系列的免疫反应,是影响器官移植手术成功的主要因素之一,在小肠移植中供、受体的组织相容性更显重要。引起机体发生移植免疫反应的抗原被称为移植抗原,在人类主要由 ABO 血型抗原和 HLA 组织抗原组成。在同种异体小肠移植前常用于临床的移植物免疫学选择原则有以下几种。

(1) ABO 血型相容试验:在小肠移植术前首先要检测供、受者的红细胞血型是否互相匹配,其中血型相同或血型相容均可作为血型匹配进行移植。近年来研究发现受者 ABO 血型种类可对 HLA 抗原相符程度与移植效果之间关系发生影响,O 型血受体的移植效果与供、受体的 HLA 抗原相符程度无关,而非 O 型血受体的移植效果与 HLA 抗原相符程度呈正相关,即供、受者 HLA 抗原相符程度越高移植效果越佳。

(2) 淋巴细胞毒试验:细胞毒试验可检测受体的血清与供体的淋巴细胞之间的配合程度,在室温下将供体淋巴细胞与受体血清混合,30min 后在无关补体作用下使血清中抗体与相应抗原发生反应,导致淋巴细胞死亡,经过染色,在相差显微镜下计数死亡淋巴细胞百分比,死亡细胞<10%方可进行移植。淋巴细胞毒试验是淋巴细胞交叉配合试验的一部分,与 ABO 血型相容试验具有同等重要价值,若结果阳性说明受者曾由输血或妊娠刺激而在体内预存有供体特异性抗体,小肠移植后不可避免地引发超急性排斥反应,很快造成移植物失活。因此,该反应阳性须视为移植禁忌证。在有条件的移植单位还应进一步进行群体反应性抗体检测,此项检查有助于分析判断移植物的预后。

(3) 淋巴细胞混合培养:将供体和受体的淋巴细胞放在一起培养,观察淋巴细胞转化率的试验称为淋巴细胞混合培养。试验有单相法和双相法两种,将经丝裂霉素或照射处理已不会转化但仍保留抗原特性的供体淋巴细胞和未经处理的受体淋巴细胞一起培养称为单相法;若放在一起培养的供、受体淋巴细胞均不经处理则为双相法。淋巴细胞转化率如超过 20%~30%,应放弃此次移植。由于淋巴细胞混合培养耗时太长,需 5~6d 才有结果,使其临床应用受到限制。

(4) HLA 配型:HLA 抗原系统是与器官移植排斥反应密切相关的移植抗原,在小肠移植领域中，由于术后可能出现移植物排斥(GR)和移植物抗缩主病(GVHD)双向排斥反应，供受体间的HLA配合显得更为重要。HLA系统共有HLA-A、B、C、D、DR、DP、DQ 7个基因位点，抗原已达159种之多，由于HLA系统的多基因座位和多等位基因，使得HLA呈现多态性的特征，可有上亿种之多的表现型。HLA-A、B、C及DR、DQ位点抗原可为补体依赖淋巴细胞毒技术检测，HLA-D、DP位点抗原主要通过混合淋巴细胞培养方法检测。近年来，随着分子杂交技术的引入、限制性片段长度多态性(RFLP)的研究和聚合酶链反应(PCR)的发展，已可利用等位基因特异序列的寡核苷酸(ASO)和序列特异性寡核苷酸(SSO)分析法测定特定序列的细微差别，成为HLA检测的更灵敏方法。一般资料表明，供受体HLA的相符程度与移植效果密切相关，在小肠移植中可有效避免致命性GVHD的发生而更具有重要作用，但鉴于我国的实际情况，HLA配型的科学性重于实用性，一般仅用于研究领域。

2. 非免疫学选择

(1) 供体：年龄不超过50岁，与受者体重、身材相仿，移植物体积与受体应有器官相配，最好与受体同性别。供体重要脏器功能在生前应保持完好，无肠道疾病，无血管性疾病、高血压、血液病、恶性肿瘤、肝炎、巨细胞病毒感染及其他全身性感染和局部化脓性感染。

(2) 受体：应严格把握小肠移植适应证，受者年龄不宜超过55～60岁。除肠功能衰竭及因其引起的相关疾病外，患者其他脏器功能良好，可耐受大型腹部手术，无感染性疾病。

(二) 移植物来源及获取、保存技术

1) 供体来源及移植物切取手术小肠移植的供肠既可来自于活体亲属(living relative donor)，也可来自尸体供者(cadaveric donor)，包括脑死亡供体(brain death donor)和无心跳供体(nonheart-beating donor)。

(1) 活体供体：活体供肠的主要对象多为父母及兄弟姊妹，非亲属间的活体供肠极为少见。亲属活体供肠不仅可以为患者提供一段高质量的小肠，而且同胞间移植理论上有25%的机会不应出现移植免疫反应，还可以大大缓解供体不足的矛盾，所以应予大力提倡。

供体在术前除进行常规术前检查外，还应进行消化道造影及肠系膜上动脉造影，以明确其血管走行、分支，制订手术方案。术前3d开始，供者口服诺氟沙星、甲硝唑或新霉素进行肠道准备，同时实施物理性肠道清洁，使用广谱抗生素。取右中下腹经腹直肌切口入腹，解剖近端回肠末端的小肠系膜根部，游离肠系膜血管主干，如仅行单独小肠移植可在右结肠血管以远选取可提供60～100cm小肠血供的肠系膜血管，如欲行小肠-结肠移植则可直接选用回结肠血管。在保留移植物血供条件下离断相应系膜和肠管，最后将预选的肠系膜上动、静脉分别离断。移植物离体后立即交灌注医师进行离体血管灌注，将移植物置4℃灌注液中，并以100cm静水压用4℃灌注液灌洗肠系膜上动脉，直至肠系膜静脉流出无色灌洗液，再以200～300ml器官保存液灌注。将移植物置器官保存液中备移植用。手术医师继续完成供体消化道重建。在活体小肠移植物获取手术中，必须把供体安全放在第一位，避免术后发生肠功能障碍。

(2) 脑死亡供体：是最多见的器官提供者。宣布脑死亡后可在呼吸、循环支持下细致地进行器官切取和原位灌注，移植物无热缺血损伤。

脑死亡供体手术取大十字切口入腹，离断欲做移植物用的小肠及相应系膜。打开后腹膜，于肠系膜根部离断、结扎右结肠血管、结肠中血管，于结肠上区结扎胰十二指肠下动脉。于胰颈部劈开胰腺，暴露肠系膜上动、静脉，结扎胰腺内门静脉细小分支，离断、结扎脾静脉，使门静脉游离至肝门部，肠系膜上动脉游离至腹主动脉。进一步游离腹主动脉至膈角，钳夹控制近端及腹腔动脉，离断肾血管，于肾下腹主动脉插入直径为5mm的灌注管，以4℃血管灌注液和器官保存液灌洗肠系膜上动脉，在肝门部剪开门静脉，可见有清亮灌洗液流出，小肠呈苍白色。切取肠系膜上动脉开口处的腹主动脉，连同门静脉和小肠移植物一并离体，置4℃器官保存液中备用。

若切取肝-肠移植物，应妥善保护肝屈氏韧带中的管道结构。在游离腹主动脉时解剖腹腔动脉，离断脾动脉、胃左动脉以及胃右动脉和胃十二指肠动脉，保留肝总动脉。离断肝脏周围韧带，暴露肝上下腔静脉，缝扎膈静脉。离断肾静脉及肾上腺静脉，自腹主动脉插管灌注腹腔动脉及肠系膜上动脉，离断肝上、下下腔静脉，使移植物离体保存。

(3) 无心跳供体：在无脑死亡法的国家为主要的器官提供者，无心跳供体和供体生命指标不能维持时需使用快速切取法获取移植物，所获得的移植物质量稍差。

a. 单独小肠移植物获取：供体死亡后立即抢运至手术台，腰下垫设腰桥，依无菌原则实施手术，取上至剑突、下至耻骨联合、左右各至腋中线的大十字切口入腹。入腹后，迅速找到腹主动脉，于肠系膜下动脉起始水平游离腹主动脉，向近心端插入直径为5mm的灌洗管至肠系膜上动脉开口水平以下，以9.8kPa(100cm静水压)的灌注压力向腹主动脉内灌注4℃肝素化血管灌洗液。于膈下钳夹阻断腹主动脉，使灌注液维持局部灌注。近肝侧离断肝屈氏韧带，门静脉有血水性液体流出。离断十二指肠球部，以阿米卡星、甲硝唑和乳酸钠林格液进行肠腔冲洗。打开十二指肠侧腹膜，游离十二指肠环及胰头部，离断末端回肠，沿升结肠系膜钳夹、离断肠系膜上血管的右侧分支(回结肠血管、升结肠血管、结肠中血管)。沿双侧结肠旁沟打开后腹膜，使升、降结肠游离，钳夹、离断双侧肾动脉，暴露肠系膜上动脉。游离腹腔动脉，钳夹、切断、结扎近心断端。分离屈氏韧带，游离十二指肠腹膜后段，于胰体上缘游离腹主动脉至膈肌裂孔，于被夹闭平面以下离断腹主动脉。小肠移植物及系膜血管、肝屈氏韧带、胰、脾一并切取离体，置4℃器官保存液中，将移植物置装有Eu-Ro-Collins液的转运袋，4℃条件下快速运至手术室。

b. 肝-肠移植物获取：切取肝-肠移植物亦经腹主动脉下端插管，灌注液流出道为下腔静脉。据实际操作经验，灌注后即离断肝上诸相关韧带，打开膈肌在胸腔切断下腔静脉，利用肝上下腔静脉作为灌注液流出通路，可利用位置较低的胸腔储存流出液，有效地避免液体流入腹腔而干扰手术视野。有关小肠的游离与处理方式和单独小肠移植物获取步骤大致相同，唯应注意保护肝屈氏韧带内结构完整。待灌注满意，即肝脏呈黄白色，离断肝胃韧带，离断双肾静脉，于肾静脉以下切断肝下下腔静脉，从而使包括肝脏的小肠移植物及相应组织器官整块获取，并自胆囊进行胆道冲洗。

根据笔者进行单独小肠移植物及联合肝脏的小肠移植物快速整块获取操作记录，移植物热缺血时间，即自心跳停止至使用4℃Euro-Collins液冷灌注血管开始在5min以内，在原位灌注下获取移植物的操作时间在10min以内。所获取的脏器移植物经组织电镜观察未见不可逆性组织细胞损伤。

2) 移植物保存技术：小肠是热缺血损伤的敏感器官，虽小肠黏膜有较强的再生能力，但如损伤累及黏膜下层则极易造成术后吸收及屏障功能障碍。因此，要保证移植一个具有活性和功能健全的小肠，关键在于中断血液循环后迅速降温，尽量缩短热缺血时间，使热缺血变为冷缺血。目前国际通用的单纯低温灌洗保存法则适用于小肠移植物的保存。随着器官移植的发展，器官灌洗、保存的研究一刻也没停止。自1969年Collins发明应用仿“细胞内液型”溶液进行脏器冷灌注以来，国际上运用细胞内液型溶液原理研制了多种保存液，较为通用的有Collins Q液、Euro-Collins液、Ross液和我国武汉的WHO-1号液、上海的HC-A液。临床实践证明，上述液体有一定的脏器特异性，对小肠、肝脏的保存时间远不及肾脏那样长，使用Euro-Collins液保存小肠一般可达4h。笔者的研究资料表明，保存6h的小肠在进行电镜检查中，未发现有组织细胞的不可逆损伤。1988年，美国Wisconsin大学的Belzer创制了一种新的保存液，取名为UW液，以其保存小肠可使保存时间延至10h。该液价格较贵，需要进口，为节省用量也可先用4℃含肝素的乳酸钠林格氏液进行血管床灌洗，待静脉流出液清亮后改用UW液预充并保存。

获取移植物后应尽快转运至受体手术室，减少冷缺血时间。在运输途中应保持保存液的温度在4℃，也应注意不要温度太低使保存液冻结而造成移植物冻伤。

3）手术室中移植物修剪对快速整块切取的移植物进行术前修剪十分重要，整个修剪过程应在维持4℃的器官保存液中进行，注意防止所修整血管过分骨骼化。

对单独小肠移植物需进行门静脉及肠系膜上动脉两个血管的修剪。首先劈开胰头、胰颈交界部，钳夹、切断、结扎包括脾静脉的各门静脉属支，游离门静脉至肠系膜上静脉。游离肠系膜上动脉，钳夹、切断、结扎胰十二指肠下动脉，保留含肠系膜上动脉的腹主动脉3cm根据吻合需要再作修剪。于屈氏韧带以下离断小肠，切除十二指肠及胰、脾。用血管灌洗液再次灌注肠系膜上动脉，同时夹闭门静脉可见其充盈，无漏液。

对联合肝脏的小肠移植物修剪应先解剖肝动脉，结扎胃左动脉、脾动脉及由肝总动脉发出的胃右动脉、胃十二指肠动脉，暴露门静脉-肠系膜上静脉，结扎相应属支。缝扎膈静脉，修整肝上、肝下下腔静脉断端，注意肝屈氏韧带的完整性，切断胆总管，清除多余器官和组织，切除胆囊。保留含腹腔动脉和肠系膜上动脉的腹主动脉4cm根据吻合需要再做修剪。

（三）受体术前准备

受体手术前应对患者一般状况、营养状态、重要脏器功能及免疫功能、病原微生物感染情况有详尽了解，以估计其对手术的承受能力，有针对性地进行术前治疗，提高手术成功率。

1. 重要的术前检查

除常规术前检查外，对小肠移植受者还应完成以下评估。

（1）免疫功能检查

a. 细胞免疫：测定淋巴细胞CD1、CD4、CD8、CD20各亚群的百分比及CD4/CD8比值。

b. 体液免疫：测定IgG、IgM、IgA以及C3、C4的水平。

（2）病原微生物检查

a. 血、尿、痰、咽拭子培养。

b. 疱疹类病毒检查：血清单纯疱疹病毒抗体、巨细胞病毒抗体检查，有条件单位可行尿巨细胞病毒PCR检测。

c. 肝炎病毒：包括各型肝炎抗体、抗原的血清检测，如有条件也可使用PCR方法检测HBV-DNA和HCV-RNA。

（3）影像学检查

a. 消化道造影：观察现有小肠的长度、黏膜情况、有无肠腔扩张和狭窄，回盲瓣功能。

b. B型超声波：了解肝、脾情况，门静脉直径、走行，腹腔内有无液性暗区。

c. 血管数字减影：肠系膜上动脉血管数字减影可清晰显示结肠中动脉、右结肠动脉、回结肠动脉及小肠动脉影像，在短肠时小肠动脉数目减少、肠动脉移位。

（4）营养状态评估及营养不良纠正

a. 营养状态评估：通常应用的营养状态评价指标包括以下几项。

Ⅰ. 实际体重/理想体重,肌酐/身高指数。

Ⅱ. 血清白蛋白、转铁蛋白含量。

Ⅲ. 淋巴细胞计数及细胞免疫状态测定。

Ⅳ. 氮平衡试验:氮平衡=24h摄入氮量(g)÷6.25-24h尿内尿素氮浓度(g/L)×24h尿量-24h粪便氮量(g)-3g

Ⅴ. 血氨基酸分析。

b. 营养不良术前治疗:积极改善患者一般状况,按营养支持原则进行静脉营养,应特别注意纠正电解质及酸碱平衡紊乱,如有中度以上贫血应予输血。

2. 术前应用免疫抑制药和肠道准备

(1) 术前3d开始,静脉滴注[CsA 4mg/(kg·d)、口服TW 1.5mg/(kg·d)]接受免疫抑制治疗。

(2) 同期口服诺氟沙星和甲硝唑进行准备。

【麻醉】 气管插管、静脉复合麻醉。

【体位】 平身仰卧位。

【手术步骤和操作】

(一) 单纯小肠移植术

1) 开腹后首先进行腹腔内探查,了解腹腔粘连情况,小肠确实长度及形态,肠系膜血管情况及结肠有无病理变化。根据手术程序设计,分离受体参加吻合的相应血管,在预吻合部位充分暴露。置入修整后的移植物,经确切定位后,进行供肠血管与受体血管吻合,先吻合动脉再吻合静脉。一般可先于吻合口两侧边角设置牵引线,以无损伤血管缝线连续外翻完成血管吻合,血管吻合时间控制在30min以下为宜。完成静脉吻合打结前开放动脉供血,使移植物内高钾性保存液及酸性代谢产物经静脉开口流至体外。恢复血运后移植小肠迅速红润,小动脉搏动有力,数分钟后移植小肠可出现阶段性蠕动。完成血管吻合后,可于移植小肠近端行营养性肠造瘘,或一期恢复消化道连续性、远端做皮肤造瘘以备观察之用,或近、远端移植小肠分别行皮肤造瘘、待二期恢复消化道连续性。

迄今为止,小肠移植还无固定具体术式,血管吻合部位、移植肠的数量及部位等仍是国际小肠移植界讨论的重要议题。

(1) 血管吻合部位与静脉回流方式:小肠移植可有不同的血管连接方式不同。就动脉而言,可将移植小肠的肠系膜上动脉与相应的受体肠系膜上动脉行对端吻合(图30-1),或以肠系膜上动脉为端、受体肠系膜上动脉为侧行端侧吻合(图30-2)。

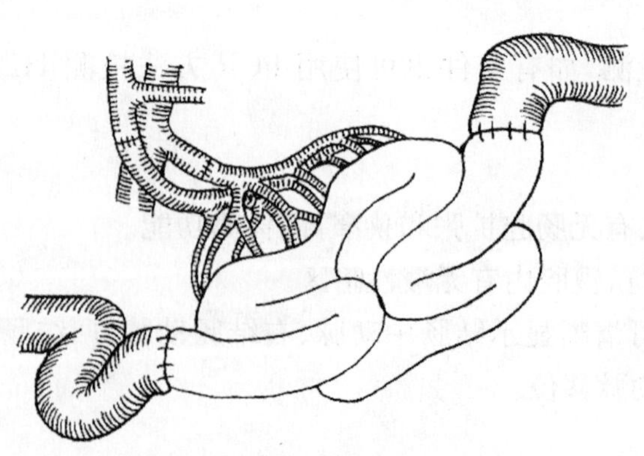

图30-1 肠系膜血管对端吻合

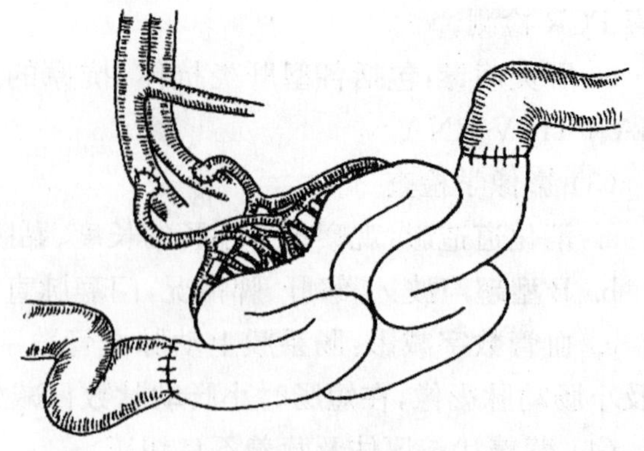

图30-2 肠系膜血管端侧吻合

笔者曾在1例临床小肠移植中采用前者方法完成血管吻合，认为在手术操作上并无困难。移植肠的系膜血管也可端侧吻合于受体的肾下腹主动脉上，如肠系膜上动脉过细，可采用带腹主动脉瓣肠系膜上动脉进行血管吻合(图30-3)，肠系膜上静脉与肾下下腔静脉吻合(图30-4)。另外，还有文献报道可将移植肠血管动静脉吻合至受体的脾血管或髂血管上(图30-5、图30-6)。

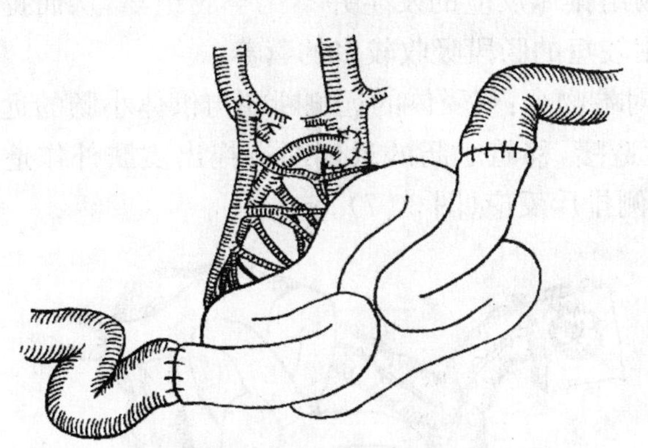

图30-3　带瓣肠系膜上动脉-肾下腹主动脉吻合、门静脉-门静脉吻合

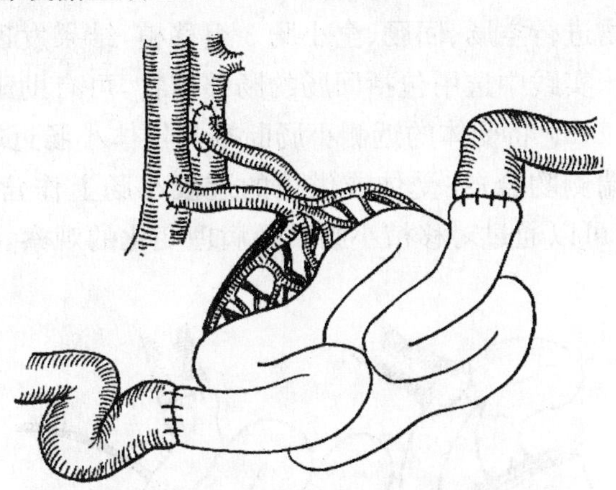

图30-4　肠系膜上静脉-肾下下腔静脉吻合

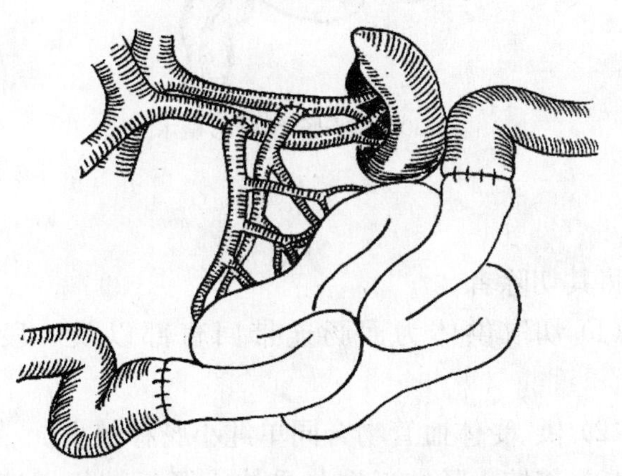

图30-5　移植肠血管与脾血管吻合

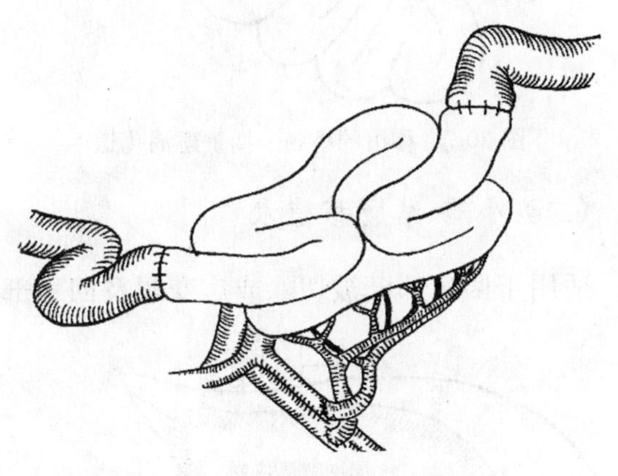

图30-6　移植肠血管与髂血管吻合

不同方式的动脉吻合对移植结果不会造成明显影响，而静脉回流方式不同则影响小肠移植结果。根据移植物静脉血是否经过肝脏过滤，小肠移植静脉连接而分为门静脉-门静脉回流及门静脉-腔静脉回流两种术式。前者是将移植肠的肠系膜上静脉/门静脉对端或端侧吻合至受体的肠系膜上静脉或门静脉，有研究认为因其可保证肝脏营养，经肝滤过异位的细菌及毒素，可延迟排斥反应的发生，是一种符合生理学要求的移植方式。腔静脉回流可将移植小肠静脉吻合至受体腔静脉或髂静脉，相当于肠-腔分流术后的静脉血回流。有实验证明，此种吻合后可造成受体血氨增高以及血中多种氨基酸升高。不可否认，门静脉转流手术难度大，危险性高，术后易发生内疝及扭转，而腔静脉转流手术操作方便，技术要求不高。有资料表明在受体肝功能健全的条件下不会对受体产生明显的生化及临床影响，我国南京军区总医院完成的1例临床小肠移植即采用腔静脉回流方式，患者存活已近2年而未见肝功能的进一步损害。

(2) 移植小肠的选取部位及移植肠量：由于小肠含淋巴组织，移植过长的小肠会带给受体大量抗原，并作为强烈的刺激物引发难以控制的移植免疫反应，术后早期死亡率较高。有实验表明，虽然GR的严重程度与移植小肠数量无关，但GVHD的发生和严重程度却与移植小肠长度及淋巴组织含量高度相关。因此,除特殊需要外,节段小肠移植(segmental intestinal transplantation)是小肠移植的常用术式,临床大量资料也表明移植 1m 以上小肠即可维持患者营养,如为减少术后便次过多可同时移植部分盲肠。节段小肠移植选取肠管的位置关系到术后营养的吸收及免疫反应的发生。通常认为回肠有较空肠更好的吸收功能,但肠系膜淋巴结主要集中于回肠。在以大鼠为实验动物进行空肠、回肠、全小肠 3 组移植,结果发现回肠组排斥反应的发生并不比空肠组早,从而提示临床实践中选用包括回肠的肠移植物,可有助于利用较短的肠段吸收较多的营养。

(3) 将受体的近侧小肠断端与供体小肠近端作对端吻合;将受体的远侧断端与供体小肠的远段行端侧吻合;在受体或供体的近段小肠上作营养性造瘘,移植小肠的远侧断端拖出皮肤外作造瘘口,可以通过对移植小肠黏膜病理变化的观察,以监侧排斥反应(图 30-7)。

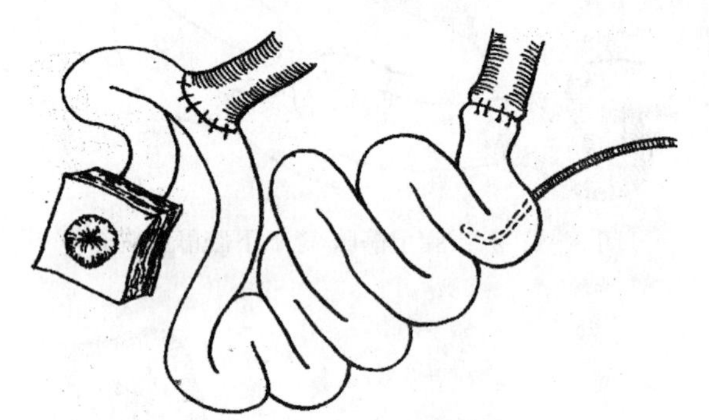

图 30-7 移植的小肠一期重建消化道

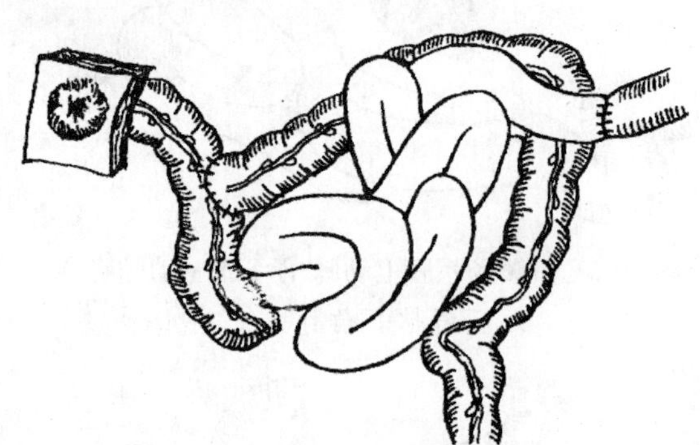

图 30-8 小肠-结肠移植术

(二) 小肠-结肠移植术

适用于回盲部已被切除或病变累及回盲部需要将其切除者。

(1) 切取供体为回肠连带回盲部以及一段升结肠。

(2) 供、受体血管吻合同单纯小肠移植术。

(3) 移植小肠的近端与受体小肠近端行端端吻合,受体的升结肠与移植的盲结肠行端侧吻合,移植的结肠端拖出皮肤外作造瘘,以观察其排斥反应(图 30-8)。

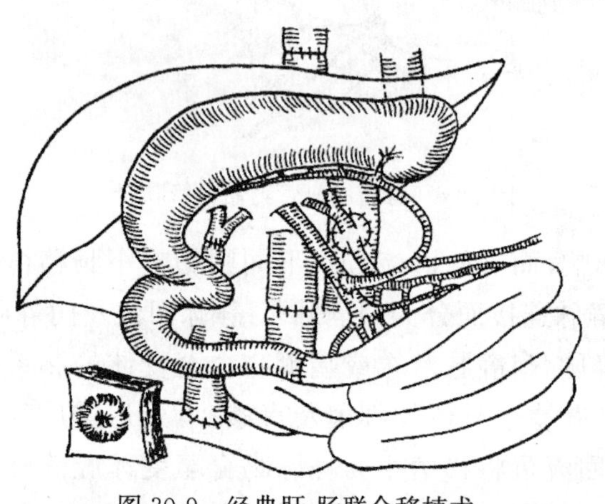

图 30-9 经典肝-肠联合移植术

(三) 肝-肠联合移植

适用于终末期小肠功能衰竭,并因长期肠外营养导致肝功能衰竭者。联合肝脏的小肠移植目前在我国尚无成功报道。

(1) 受体手术首先行病变肝脏切除,对肝裸区的膈面进行仔细止血。将移植物置入腹腔,完成移植物与受体间肝上、肝下下腔静脉吻合,然后将带有腹腔动脉和肠系膜上动脉的腹主动脉袖片端侧吻合于受体的肾下腹主动脉上,受体门静脉端和供体门静脉侧进行吻合。恢复血运后,小肠及肝脏色泽即转正常,胆总管断端有胆汁流出。胆汁引流可通过胆管-空肠 Roux-en-Y 吻合方式进入肠道,也可行供、受体胆管的直接对端吻合,并置 T 形管引流(图 30-9)。

(2) 有关消化道重建方法与单独小肠移植相同。

(四) 腹腔多脏器移植术

是指一次移植 3 个或更多的腹腔脏器,移植的脏器包括肝、胰、胃、十二指肠、小肠,移植最多的脏器是肝、胰和肠,这许多脏器联合进行移植仅有一个总的血管蒂(动脉、静脉),在各脏器之间好像是一串葡萄。适用于终末期肠功能衰竭引起的一系列器官并发症而且采用肝-肠联合移植无法治疗病例;其次是腹腔内广泛转移的晚期恶性肿瘤,如胰腺、十二指肠恶性肿瘤、类癌伴有肝和肠系膜转移、晚期胆管癌或伴有肝和肠系膜转移者、侵及十二指肠和结肠系膜的肝癌、广泛转移的胃癌等。

上腹部“人”字形切口进腹,根据病变情况切除,如全肝切除、胰腺切除、肠系膜上血管及其供血器官切除。置入移植物后作供、受体间肝上、肝下下腔静脉吻合或背驮式肝移植以及将带有腹腔动脉干和肠系膜上动脉的腹主动脉片与受体肾下腹主动脉前壁作端侧吻合,使移植物获得血液循环。然后重建消化道,若移植物带有胃者作胃-食管吻合,一般推荐将移植小肠在 Treitz 韧带远侧切断后作吻合,再作胆管吻合或胆-肠 Roux-en-Y 吻合。受体消化道远端与供体小肠远端作端侧吻合,供体小肠远端造瘘可作为观察小肠情况(图 30-10)。

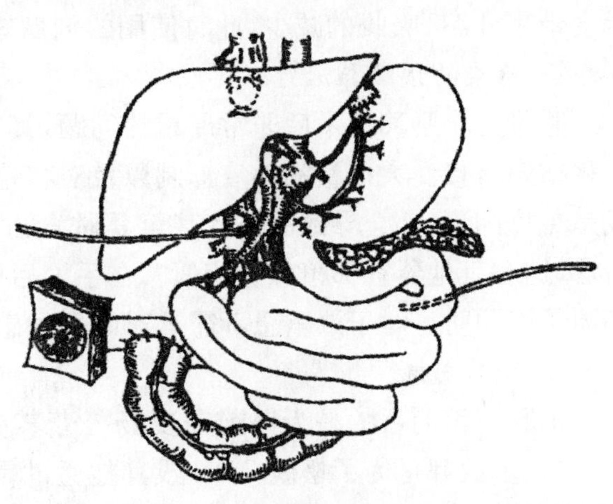

图 30-10 腹腔多脏器移植术

【手术过程中的特殊要求】

(1) 麻醉后,即开始静脉滴注抗生素。

(2) 术中静脉滴入 CsA 5mg/kg、甲泼尼龙(methylprednisolone, MP) 500mg、前列腺素 E_1 0.6μg/(kg·h),维持至移植肠血流开放。

(3) 移植肠血流开放时,适量快速输入同型血液,同时滴注碳酸氢钠以纠正酸血症。

(4) 重建消化道时,静脉输注葡萄糖酸钙溶液。

【手术要点】

(1) 血管吻合最好要在 30min 内完成。

(2) 移植小肠的静脉不能过长,血管吻合要对位良好,以避免发生扭曲,静脉吻合口的位置应略高于动脉吻合口为宜。

(3) 肝-肠联合移植术中要注意肝床裸区的仔细止血,避免术后出血。

(4) 做肝移植时,胆管不要过分游离,以免造成管壁血供障碍。

【术后处理】 小肠是一个巨大的淋巴库和细菌库,在术后可发生各种类型的移植免疫反应和各种病原微生物感染,加之小肠移植手术本身的打击,患者术后多极为衰弱,对其进行有效的围术期监护是十分必要的。除与移植、营养、移植物功能有关的监测外,术后患者置于相对无菌的移植专用病室,由专人进行医护,密切监视其心率、呼吸、血压、血气、尿量等生命体征变化,进行有效的对症处理。

在围术期治疗中,免疫抑制治疗、继发感染防治、营养支持、脏器功能维护以及其他并发症的治疗这 5 个方面相互影响、互为因果,构成术后治疗的中心环节。

1. 免疫抑制剂的应用

临床小肠移植结局的改善和免疫抑制剂的发展联系在一起。在欧洲和美国的第 1 例成功小肠移植都应用了以 CsA 为基础的免疫抑制剂；不幸的是，这一药物现在看来是不适合的。钙通道抑制剂（常为 TAC）的应用给小肠移植带来了巨大变革。如今，主要的治疗目的为在应用免疫抑制的同时带来最小的并发症和最大的受益。大多数移植中心以基线免疫抑制的 3 倍用量治疗术后患者，方案由钙通道抑制剂（常为 TAC）、皮质激素和抗增殖药物（硫唑嘌呤、霉酚酸酯）组成。TAC 在手术后立即给予静脉内输注，在肠能动性建立、移植肠吸收功能较好后转为口服。传统诱导因子（如抗淋巴细胞免疫球蛋白、环磷酰胺、OKT3）的使用变化较大，但 IL-22 受体抗体的使用增多。和以前不带有诱导因子的免疫抑制策略相比，达昔单抗（赛尼哌）使排斥反应明显减少。移植小肠的排斥会带来 TAC 吸收的减少，此时使用的剂量应该随着变化。

2. 感染的预防与治疗

感染是小肠移植术后非常严重的问题，其术后死亡的病例中，有 50%以上是感染所致。由于小肠移植患者接受大剂量的免疫抑制以及对移植小肠的不适应，移植小肠受到任何刺激，无论是缺血或是免疫因素，都会导致菌血症甚至是脓毒血症。对待感染需要联合应用强效抗生素和抗真菌药治疗，这和其他器官移植患者相似。在手术后应立即给予广谱抗生素，对于有医院内感染史的患者必须予以预防。对于严重患者需针对好发的感染源进行常规监测。

3. 营养支持

小肠移植的目的是为以前需要肠外营养支持的患者提供肠内营养。每个移植患者都有其目的，但大多数都是为了摆脱 TPN 或其他通过胃造瘘或空肠造瘘进行的肠内营养。肠内营养供给需要等到肠能动性恢复，并且移植肠吸收功能较好时才开始。热量供给需要从胃肠外营养缓慢过渡到肠内营养，并且以完全靠进食提供营养为最终目的。

4. 水、电解质平衡的维持

小肠移植术后患者的水与电解质平衡变化极大。由于对移植肠的术前处理会导致肠黏膜的部分坏死，在移植后早期，患者会从移植肠中丢失大量的水分，同时丢失的碳酸氢盐也极多。在排斥发生时，患者也会丢失大量的液体而导致脱水。

5. 监测移植小肠的功能

移植后进行回肠造口有利于对移植肠功能进行监测，可以通过它进行内镜检查和活检。在术后的早期阶段，必须每天监测移植肠的功能。移植肠造口常用于观察肠管的组织、颜色、脆弱度，造口流出的物质需测定量的多少、性状是否血性及其酸碱度。内镜的评估需要经由移植肠的回肠造口或通过胃肠造口，各移植中心有自己的方法来进行肠黏膜活检。

【并发症的预防和治疗】

1. 出血的并发症

（1）腹腔内出血：多发生在肝-肠联合移植术后，因其术前即可能有凝血机制障碍、术中侧支循环丰富、手术创面大输血过多、术中止血不够彻底等等均可导致术后腹内出血的因素；术后血性引流液在短时间内即达 500ml 以上而无减少的趋势，在紧密的心电监护下，心率增快、血压不稳，中心静脉压下降时，应考虑立即剖腹止血。

（2）胃肠道出血：常因大手术后应激性胃黏膜溃疡出血所致，大剂量皮质激素的使用也是因素之一，术后常规应用 H_2受体拮抗剂和其他抗酸药物，以及使用二磷酸果糖以提高胃肠道黏膜细胞的供氧，可预防术后胃肠道出血。

2. 肠道的并发症

（1）胃肠功能紊乱：为术后早期常见的并发症，可发生在受体或移植的小肠上，表现出肠蠕动亢进、排空障碍、肠梗阻，经相应处理可逐步恢复。

(2) 小肠吻合口瘘：良好的血供是保证吻合口正常愈合的重要因素，术中应注意对血运不佳的肠段端予以修剪；缝合技术要精细，肠段浆膜应对合完整，避免有黏膜外露；术中、术后预防和治疗感染亦很重要；倘若发现吻合口瘘，应及时剖腹处理。

(3) 肠造瘘口回缩：拖出皮肤外的肠管应有 3cm 长，不可有张力并有良好的血供；局部感染也会影响组织的愈合；更主要的是要观察肠段回缩有否坏死的排斥反应，需用纤维肠镜伸入肠段观察情况。

3. 血管的并发症

良好的血管吻合是保证移植物存活的首要关键；血管吻合口要宽大，对位要正确，端侧吻合时角度适当、保证血流畅通无阻，术中与术后维持足够血容量和灌注压，避免发生吻合口狭窄和发生血栓形成，必要时输注低分子右旋糖酐等抗凝剂。

4. 胆道的并发症

(1) 胆瘘：通常与缝合技术和胆管壁血供不足有关，常在术后早期发生；胆管壁不作过多游离和保留太长而影响血供不足；对供、受体胆管口径悬殊者，应作修剪、成形使口径相当；用可吸收细线作间断缝合，针距适当，不能太密或太大，一般针距和边距均保持在 1mm 为妥；若发现胆瘘，应积极作低负压吸引下多治愈。

(2) 胆管狭窄：吻合口狭窄范围较局限，常因胆管口径小而未作管壁切开成形吻合所致，多于术后中、后期发生，狭窄段胆管上端呈现扩张，B 超、磁共振胰胆管造影术(MRCP 检查)可明确诊断，因胆汁引流不畅可导致胆泥形成，引起寒战、高热、腹痛、黄疸等胆管炎症状，需积极控制炎症后，择期手术治疗；若因移植物热缺血时间过长或因排斥反应，引起弥漫性胆管长段狭窄则处理十分困难，往往需要再次施行移植术。

(王志刚)

参考文献

[1] 韩永坚，刘牧之. 临床解剖学丛书・腹、盆腔部分册[M]. 北京：人民卫生出版社，1994.

[2] 黄志强，金锡御. 外科手术学[M]. 北京：人民卫生出版社，2005.

[3] 黎介寿，吴孟超，黄志强. 普通外科手术学[M]. 北京：人民军医出版社，2005.

[4] John E. Skandalakis, Panaliortis N. Skandalakis, Lee John Skandalakis. Surgical anatomy and technique[M]. Springer-verlag New York Inc, 1995.

[5] 吴咸中，黄耀权. 腹部外科实践[M]. 北京：中国医药科技出版社，第 2 版，1993.

[6] 吴孟超. 腹部外科学[M]. 上海：上海科学技术文献出版社，1992.

[7] 皮执民. 消化外科学[M]. 北京：人民卫生出版社，2002.

[8] 黎介寿. 普通外科手术学[M]. 北京：人民军医出版社，2007：316-347.

[9] 黄莛庭. 腹部外科手术并发症[M]. 北京：人民卫生出版社，2000：346-368.

[10] 张启瑜. 钱礼腹部外科学[M]. 北京：人民卫生出版社，2000：278-394.

[11] 沈魁. 实用普通外科手术学[M]. 沈阳：辽宁教育出版社，1996：374-387.

[12] Meguid M M. Campos A C. Hammond W G. Nutritiolml support insurgical practice. Part Ⅱ [J]. Am J Surg, 1990，159(4)：427-443.

[13] 朱维铭，李宁，任建安，等. 短肠综合征的康复治疗[J]. 中华医学杂志，2001，81(14)：868-870.

[14] 朱维铭.短肠综合征的治疗进展[J].中国实用外科杂志,2004, 24(1):20-22.
[15] 朱维铭.短肠综合征手术治疗的方法与评价[J].中国实用外科杂志,2005, 25(11):698-699.
[16] 朱维继,吴汝舟.实用外科手术学[M].北京:人民卫生出版社,2005:566-606.
[17] 黄志强,金锡御.外科手术学[M].北京:人民卫生出版社,2005:775-786.
[18] 汪建平,詹文华.胃肠外科手术学[M].北京:人民卫生出版社,2005:666.
[19] 黎介寿.普通外科手术学[M].北京:人民军医出版社,第2版,2005:357.
[20] 罗世成,时德.小肠移植与肠道细菌移位[J].中国普外基础与临床杂志,2002,9(4):288-290.
[21] Ogita K, Hopkinson K, Nakao M, et al. Stress responses in graft and nativre intestine after rat heterotopic small bowel transplantation[J]. Transplantation 2000, 69(11):2273.
[22] Kellersman R, zhong R, Kiyochi H, et al. Reconstruction of the intestinal lymphatic drainage after small bowel transplantation in pig[J]. Transplantation,2000, 69(1): 10.
[23] 朱维铭,李宁,黎介寿.肠管倒置术治疗短肠综合征的评价[J].中国实用外科杂志,2004,24(9):546-548.
[24] Suden D. Cost and quality of life after intestinal transplantation. Gastroentrology. 2006,130: S155-S162.
[25] Beath SV. Closure and summary of ninth international small bowel transplantation symposium. Transplant Proc 2006, 38: 1657-1657.
[26] 夏穗生.小肠移植的沿革与新发展.消化外科[J].2002:1(5):307-310.
[27] 李元新,李宁,李幼生,等.小肠移植围手术期处理的进展[J].中国外科杂志.2008:46(8):636-637.
[28] 李元新,李宁.单独小肠移植和腹腔多脏器移植进展[J].中国实用外科杂志.2008:28(1):65-68.

第五篇

结 肠 手 术

第三十一章　结肠的局部解剖

【结肠的发生与发育】　结肠是由来自内胚层原肠的中肠和后肠演变而来的。其中小肠和盲肠、阑尾、升结肠到横结肠中段是由中肠发展的，而横结肠左半、脾曲、降结肠、乙状结肠、直肠和肛管上段则由后肠发展的。肠管是由胃以下的原始消化管(原肠)演变的，原肠是一条直管，其背部系膜连于后腹壁。由于肠管的生长速度比系膜较快，所以使肠管向腹侧突出形成U形弯曲的中肠襻(midgut loop)，其顶端连于卵黄蒂，肠系膜上动脉为其中轴。以卵黄蒂为界将中肠分成头侧和尾侧，在尾侧近卵黄蒂处有一个小突起，称为盲肠突(cecal bud)，为大肠和小肠的分界线，是盲肠和阑尾的原基(图31-1)。在胚胎第6周，由于肝、肾的发育以及肠襻的生长迅速，而腹腔的容积相对较小，致使肠襻突入脐带内的胚外体腔，即脐腔(umbilical coelom)，形成生理性脐疝。在此同时，肠襻以肠系膜上动脉为中轴作逆时针90°的旋转，使肠襻由状位转为水平位，其头支以上转向右侧，尾支以下则转向左侧。胚胎第10周，腹腔容积增大，肠襻返回腹腔后脐腔即闭锁。在腹腔内肠襻再逆时针继续旋转到180°，其头支转向左侧演变为空肠、回肠，占据腹腔中部；而尾支则演变成结肠，居于腹腔的周边。盲肠突最初位于肝下，以后降到右髂窝，随之形成升结肠。盲肠突的近段发育成盲肠，远段形成阑尾。降结肠的尾段移走于中线，随后形成乙状结肠。

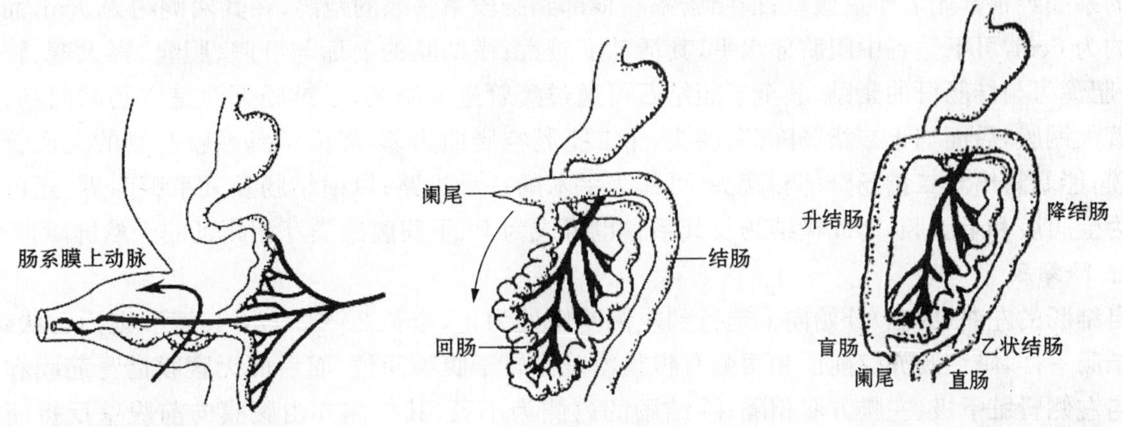

图31-1　结肠的胚胎发育

【结肠的位置、分段与形态】　结肠起始位于右侧髂窝，自回盲瓣开始到达位于左侧髂窝处的乙状结肠为止，全长共约135cm，其交界处为直肠的开始。整个结肠又可分为盲肠、升结肠、横结肠、降结肠和乙状结肠等几部分，形似一个"门"字，环绕着空肠和回肠。结肠有别于小肠，除了肠段的管径比较粗大外，还有3个特征：①结肠带：是3条结肠纵行肌增厚所形成的，沿着结肠纵轴走行的3条带状结构；②结肠袋：由于3条结肠带短于肠管的长度，使结肠肠管呈现节段性的皱缩而形成的袋状样结构；③肠脂垂：是在肠壁的浆膜下，沿着结肠带分布而大小不等的脂肪突起，在乙状结肠最多而明显。

1. 盲肠

为位于右髂窝内最粗短的一段，长6～8cm，其直径大约7.5cm，随后结肠的口径就逐渐变小；盲肠的大部分有腹膜包裹，为腹膜内器官比较游离，在盲肠的左侧壁上有一个从回肠末端突入的开口，其形态类似上、下唇样结构，称为回盲瓣，起着调节小肠内容物进入结肠的速度和阻止结肠内容物返流进入回肠的作用。因此，在临床上不要轻易地将回盲部切除，在短肠综合征的病例中，有否回盲瓣的存在，对营养物质的吸收效果就大不一样；在结肠梗阻的病例，则要记住有回盲瓣的存在，会形成闭襻性肠梗阻；又因回肠末端几乎呈直角方向进入盲肠，所以当强烈蠕动时回肠可套入盲肠，形成常见的回、结肠型肠套叠。

2. 升结肠

升结肠的全长随着盲肠位置的高低而有不同，平均大约 15cm；其表面解剖位置在右髂嵴水平到右侧第 10 肋间与腋中线交界处；升结肠仅在前面与两侧有腹膜被盖属于腹膜间位，而其后面借疏松结缔组织固定于后腹膜，自上而下与髂筋膜、腰方肌筋膜和右肾下极毗邻，升结肠外伤引起后壁穿孔时可发生严重的后腹腔感染；有时升结肠遗留有系膜可与盲肠一起游离和移动，可导致肠扭转或回盲肠套叠，甚至右肾下垂；当游离的升结肠向下牵拉肠系膜上动脉时，可使十二指肠水平段被压迫于动脉与脊柱之间而发生肠系膜上动脉压迫综合征，在处理时可将升结肠向上缝合固定于后腹壁；升结肠的外侧由腹膜向前腹壁反折而成为结肠旁沟，此沟向下经右髂窝通到盆腔，向上可通到肝周围间隙，为阑尾脓肿或其他脓肿扩展到该间隙的重要途径；升结肠内侧为小肠，其内侧缘上端的后壁是十二指肠的降部，下端的后壁可见腰大肌和输尿管，在施行右半结肠切除术时，应特别注意避免损伤。

3. 横结肠

自结肠右曲（肝曲）横向走行到结肠左曲（脾曲），全程长约 50cm；横结肠全段包裹有腹膜，并具完整的系膜经根部附着于后腹壁；横结肠系膜根部到肠段系膜缘的距离，在其两侧约为 5cm，而中段稍长约为 6cm，可下垂到中腹脐部水平，其活动度较大；横结肠的上面与肝脏、胆囊、胃大弯、脾脏相毗邻，胆囊可与结肠肝曲紧贴，甚至于胆结石可通过瘘管进入结肠，横结肠下面是空肠和回肠，前面接连着大网膜，后面与十二指肠降部、胰头、十二指肠空肠曲为邻，经横结肠系膜右侧的无血管区切开系膜，能暴露出十二指肠降部和胰头，可作为手术的一种进路；以横结肠及其系膜为界，还可将腹腔分为上腹腔和下腹腔，为此横结肠及其系膜也可成为上、下腹腔感染互相蔓延的天然屏障。

4. 降结肠

自结肠的左曲（脾曲）开始向下走行到左侧髂嵴处为止，全长 20～25cm，其续下则为乙状结肠；同升结肠一样，降结肠亦仅前面和两侧有腹膜覆盖也属于腹膜间位，而后面无腹膜借肾筋膜和腹内筋膜与左侧肾脏下极、左腰方肌相隔；降结肠的内侧为小肠，其外侧亦由腹膜向前腹壁反折而成为降结肠旁沟。此沟向下经乙状结肠外侧直到盆腔，向上由于隔结肠韧带所隔而不与膈下间隙相通。

5. 乙状结肠

起自左侧髂嵴水平，止于第 2 和第 3 腰椎之间的平面，为降结肠的延续，下达直肠上端；整段肠管均有腹膜包裹并有完整的系膜，呈“乙”字形突向于左下腹腔，全长大约 40cm，甚至长达 50cm，其末端的直径仅为 2.5cm，是结肠最细的部分。乙状结肠的表面解剖位置，常平行于左侧腹股沟韧带的上方，仔细扪诊时可发现肿瘤的存在；乙状结肠根部的后面为左髂总动脉分叉处和左侧输尿管越过髂外动脉，当施行左半结肠切除时应密切注意其存在并避免损伤；乙状结肠系膜的宽窄（6～10cm）和长短（1～10cm）不一，这种情况不但与乙状结肠的活动度有关，过长可能引起乙状结肠扭转，过短又影响施行乙状结肠造瘘术的进行。

【结肠的结构】

1. 解剖结构

与其他肠段一样，结肠壁的结构亦由黏膜层、黏膜下层、肌层和浆膜层组成。

(1) 黏膜层：结肠黏膜为单层柱状细胞，在细胞之间还夹有大量杯状细胞，黏膜不形成皱襞，而且无绒毛，所以其表面光滑。

(2) 黏膜下层：该层有成片的淋巴组织。

(3) 肌层：其内侧为较厚的环肌，外侧的纵肌不是平均分布，而是等距离地集中成为3条纵行的宽带排列于结肠壁上，在宽带之间很菲薄。

(4) 浆膜层：为包裹在结肠表面的腹膜，除横结肠和乙状结肠的肠管整圈均有腹膜被盖外，升结肠和降结肠仅在前面和两侧盖有腹膜外，后面无浆膜而近贴于后腹壁。

2. 生理结构

结肠有分泌、吸收和运动的生理功能。

1) 分泌功能：结肠主要是分泌黏液，能保护肠壁不受机械损伤和细菌侵蚀，并对黏膜有滑润作用，尤其是在降结肠以下分泌较多，以利于储存在结肠内的粪便能顺利通过和排出。

2) 吸收功能：结肠具有吸收水分、电解质的功能。在正常情况下，绝大多数的水分在盲肠到横结肠段被吸收，钠是结肠吸收最多的阳离子，每天大约有196mmol钠进入结肠，99%可被吸收；除了大部分胆汁酸已在回肠被吸收外，其余的5%～20%也是在结肠被吸收；在结肠内每天可产生200～300mmol/L的氨，其中的90%被结肠吸收；据统计成年人每天有600～1 000ml的液体进入大肠，其中只有150ml作为粪便排出。在一般情况下，肠内容物在盲肠、升结肠部位还是液态、糊状，到了横结肠变成软块状，到了降结肠就从半软块形成固体；所以右半结肠以吸收水分为主，如果右半结肠蠕动降低，吸收水分较多，到了横结肠已成粪块，常会导致便秘；如果左半结肠蠕动增强，吸收分能力降低，常会发生稀便或腹泻；临床上施行结肠切除手术后，回肠可逐渐代偿吸收水分的功能，腹泻可逐渐缓解，不会发生永久性代谢障碍。

3) 运动功能：结肠运动有节段性推动、顺行性蠕动、逆行性蠕动等3种形式。

(1) 节段性推动：这种是振幅很小的活动，将一个结肠袋的内容物推进到下一个结肠袋，其推动的频率为每分钟3～8次，以盲肠、升结肠频率较高，远段结肠就逐渐降低；借助这种形式的运动可肠内容物推向肛门。

(2) 顺行性蠕动：这种是一长段(30～45cm)结肠的环状肌收缩，结肠袋消失，肠段变细，每次持续2～3秒后恢复原状，称为团块蠕动，是结肠内容物的主要传送形式，结肠通过这样逐段的团块蠕动，使肠腔内的粪便排至直肠。

(3) 逆行性蠕动：结肠的逆行性蠕动，可在X线透视下，用少量钡剂作低位灌肠，可观察并证实，结肠有逆行蠕动功能，钡剂可在2～3h后逆行到脾曲，甚至横结肠和升结肠，这一现象为治疗性药物灌肠提供了依据。

3. 内分泌、免疫功能

见第四篇第二十四章，小肠生理功能一节。

【结肠的血管】

(一) 结肠的动脉供血

一般说来，横结肠、肝曲、升结肠、盲肠的血液供应来自肠系膜上动脉分出的结肠中动脉、右结肠动脉和回结肠动脉；而降结肠、乙状结肠则由肠系膜下动脉分出的左结肠动脉和乙状结肠动脉供应(图 31-2)。

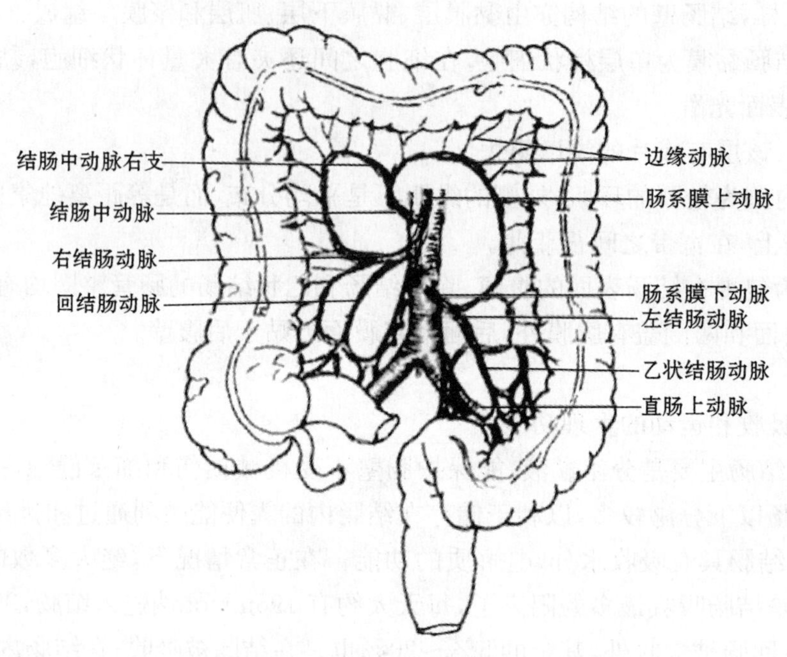

图 31-2　结肠的动脉供血

1. 肠系膜上动脉

(1) 结肠中动脉：该动脉主要起于肠系膜上动脉，但极少数也可起于腹腔动脉、肠系膜下动脉或直接起自腹主动脉，主要分布横结肠的血供；一般距胰腺下缘 1.3cm 处为一个单干起于肠系膜上动脉的右侧壁，极少数结肠中动脉缺如，也或有双干或三干者，也有与右结肠动脉共干者；动脉发出后越过十二指肠水平段的前面，于右上方进入横结肠系膜；成人单干结肠中动脉起点处的外径平均为 2mm，长 2.4cm，随后根据分支的高低及分支间的吻合情况，可将单干结肠中动脉分为 3 型：

Ⅰ型：在横结肠系膜内分出 2～3 支，形成 1～3 级动脉弓，右支分布于横结肠右 1/3 和结肠肝曲，左支横贯横结肠系膜，分布于横结肠左 2/3，并与左结肠动脉的升支相吻合。

Ⅱ型：发出后立即分成左右两支，右支分布于横结肠右半，左支分布于横结肠左半。

Ⅲ型：发出后向右上方走行到横结肠近边缘处才分出左、右支，在分支之间缺乏动脉吻合。

结肠中动脉与其他结肠动脉常有吻合：①其右支与右结肠动脉的升支在肝曲处有吻合；②右支还与回结肠动脉的结肠支吻合；③左支与左结肠动脉的升支吻合；④左支与副结肠中动脉吻合。所以手术中不慎损伤结肠中动脉时，不一定会影响其血供，要仔细观察肠段的血色，以决定是否要作肠段切除术。

(2) 副结肠中动脉：若由肠系膜上动脉发出双干结肠中动脉时，其中走向左侧的一支称为副结肠中动脉；副结肠中动脉有时与右结肠动脉共干，其左、右分支分别与左结肠动脉升支和结肠中动脉的左支吻合；有副结肠中动脉的病例，在手术时若结肠中动脉左支受损伤，对横结肠血供影响不大，但是这种吻合使横结肠系膜左侧的无血管区变小，故在施行结肠后胃空肠吻合时应予注意。

(3) 右结肠动脉：主要分布升结肠的血供，其起源变异很多，大多数是独立起于肠系膜上动脉；但也有与结中动脉共干，或与回结肠动脉共干；也有两支右结肠动脉，甚至缺如者。

(4) 回结肠动脉：为肠系膜上动脉发出的第 3 个分支，主要分布末段回肠和盲肠的血供；与右结肠动脉的分支以及回肠动脉的分支均有吻合。

2. 肠系膜下动脉

在第3腰椎水平，相当于腹主动脉分叉上方3～5cm处的腹主动脉前壁发出3.5cm长后，再分出左结肠动脉、乙状结肠动脉和直肠上动脉。

(1) 左结肠动脉：为降结肠的供血动脉，一般为一支由肠系膜下动脉发出，随后分出升支和降支，升支可越过结肠脾曲结肠中动脉的左侧分支吻合，降支向下走行与乙状结肠动脉的分支相吻合；该动脉极少起自肠系膜上动脉，也可能与乙状结肠动脉共干，亦有缺如者则由副结肠中动脉的左支代替。

(2) 乙状结肠动脉：为肠系膜下动脉的第2分支，少数亦可由左结肠动脉发出，随后分出升支和降支，升支与左结肠动脉的降支相吻合，降支与直肠上动脉的分支吻合。

3. 边缘动脉

是由回、结肠动脉开始，沿着升结肠、肝曲、横结肠、脾曲、降结肠、乙状结肠的内侧缘到直肠上端的各结肠动脉分支之间相互吻合而形成的大动脉环(图31-2)，是距各段结肠肠管旁1cm的一个大动脉弓；该动脉弓位于结肠系膜中，肥胖者因埋在脂肪里而难以寻见，但有由动脉弓发出的边缘动脉支分布到各结肠段的肠壁；在作结肠段切除时应注意这些边缘动脉以保证肠壁血供；此外，有5%～10%的病例在结肠脾曲处的左结肠动脉与横结肠之间无吻合支，故在作直肠癌、乙状结肠癌根治术时，应于根部结扎切断肠系膜下动脉之前，应先作阻断血流以观察降结肠的血液供应情况。再者，因有边缘动脉弓的存在，使只要保留一根结肠中动脉，可切取升结肠－横结肠的肠段作带血管蒂的结肠代食管手术；也可保留右结肠动脉和回结肠动脉，作带血管蒂的回盲结肠代胃手术。

（二）结肠的静脉回流

各段的结肠静脉均与动脉伴行；左半结肠的静脉（直肠、乙状结肠、升结肠）汇入肠系膜下静脉经肠系膜上静脉或脾静脉，最后注入门静脉；右半结肠的静脉（回结肠、阑尾、盲肠、升结肠、横结肠）则经肠系膜上静脉直接回流到门静脉(图31-2)。

【结肠的淋巴】

1. 结肠的淋巴液引流

从结肠各段肠壁淋巴液到淋巴管，再循序沿着各自的血管走行，到达以下4组淋巴结；然后经肠系膜上动脉根部和肠系膜下动脉根部淋巴结至腹腔动脉旁淋巴结，再注入胸导管。各组淋巴结之间以及邻近的淋巴结均有广泛联系，回盲部的淋巴还可经胰腺前面到达幽门下淋巴结，亦可与右侧卵巢的淋巴管有联系。

2. 结肠的淋巴结分布

有4组淋巴结：①结肠上淋巴结：位于结肠壁上的肠脂垂内；②结肠旁淋巴结：位于结肠系膜缘，伴着边缘动脉分布；③中间淋巴结：沿着结肠右、中、左动脉分布；④中央淋巴结：沿着肠系膜上动脉和肠系膜下动脉分布(图31-3)。

【结肠的神经】

1. 结肠的运动神经

由交感神经和副交感神经系统支配。

(1) 盲肠、升结肠和横结肠的交感神经的节前纤维来自胸髓6～10侧角，经内脏大神经至腹腔神经节和肠系膜上神经节，其节后神经纤维分布到肠壁平滑肌和腺体；其副交感神经的节前纤维来

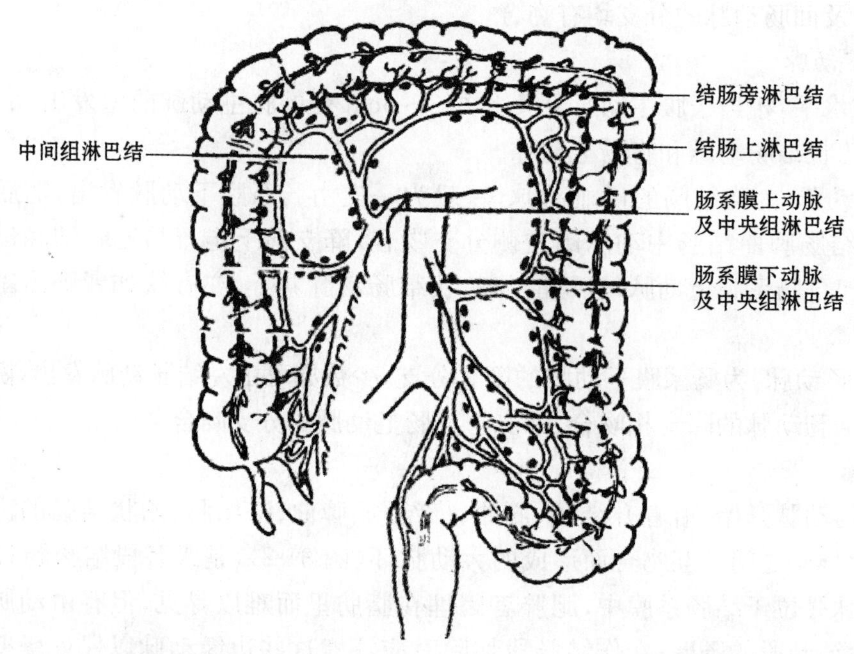

图 31-3 结肠的淋巴结分布

自迷走神经背核，经左、右迷走神经，由腹腔神经丛和肠系膜上神经丛分布到肠壁平滑肌和腺体。

(2) 降结肠和乙状结肠的交感神经节前纤维起自腰髓 1～2 侧角，加入肠系膜下神经节，其节后神经纤维经肠系膜下丛和腹下丛分布到肠壁平滑肌和腺体。其副交感神经的节前纤维起自骶髓 2～3 侧角，由骨盆内脏神经分布到肠壁平滑肌和腺体。

2. 结肠的感觉神经

交感神经支配着结肠的感觉。右侧交感神经支配盲肠、升结肠、横结肠及其系膜和邻近腹膜，若作右侧交感神经切除，则这些部位的痛觉消失；盆腔入口直肠以上的左半结肠及系膜的感觉则由左侧交感神经支配，如作左侧交感神经切除后，刺激上述部位则不会引起疼痛。

（林擎天）

第三十二章　结肠癌根治术

【概述】 结肠癌是常见的恶性肿瘤，占胃肠道恶性肿瘤中第2位，常发生于50岁左右的人群，但随着年龄增长其发病率亦随之增高。发病部位除直肠发病率最高外，其他部位结肠癌依此为乙状结肠、盲肠、升结肠、降结肠、横结肠。家族性息肉病、腺瘤样息肉、溃疡性结肠炎、结肠血吸虫性肉芽肿等均与结肠癌的发病有密切关系。据统计我国结肠癌的发病率比欧、美国家低，而且发病者多为城市患者；但近30～40年来，随着我国经济的发展，人民生活水平的提高，肉类荤食的增加，多纤维素食减少，城市与农村的发病率均有所上升，近代我国每年体检工作已较普遍，但是就诊患者中仍多为中、晚期病例。虽然在消化道癌肿中，要算结肠癌的预后最好，术后5年生存率可达48%～55%，而胃癌仅20%～30%，食管癌仅10%～20%。据统计结肠癌切除术后复发多在2年之内，故术后应定期随访，及时发现还可再次手术治疗；有50%的病例手术后可发生肝转移，而有25%的病例在第1次手术时可能已有肝脏微转移而未被发现；若为孤立性肝转移(20%)可施行肝部分切除术，有70%以上为多发性转移而无法手术，只能采用静脉或介入化疗、免疫治疗和中医中药治疗。

【适应证】

(1) 局限性早、中期结肠癌患者。

(2) 无转移的中、晚期结肠癌患者。

(3) 结肠癌虽已有肝或盆腔转移，但无腹水而且估计癌块尚可施行切除，尤其是有肠梗阻趋势者，亦应考虑手术治疗。

(4) 晚期结肠癌伴有梗阻症状者，虽癌肿无法根治，亦应剖腹探查施行姑息性切除术或肠造瘘术。

【术前准备】

(1) 详细了解情况患者全身情况，有贫血、低蛋白血症或出凝血功能障碍应予以纠正，糖尿病应给予控制，心肺肝肾功能不全者应积极处理。

(2) 胸片、B超检查以了解有无肺、肝转移。

(3) 肠道准备3d，进食流质、口服肠道消炎和泻药，如无肠梗阻者于术前1d可给予20%甘露醇250ml(分2～3次口服)以通大便，效果较好。

(4) 术前2d每晚灌肠一次，术前晚予生理盐水500ml清洁灌肠，术当日放置胃管、导尿管。

(5) 肠道准备过程中，每天应给予静脉滴注，补充足够热量与液体量。

【体位】 平身仰卧位。

【麻醉】

(1) 连续硬脊膜外麻醉。

(2) 气管插管、静脉滴注全身麻醉。

(3) 近代常联合使用上述两种麻醉，不但可充分供氧、增加麻醉效果，还可减少麻醉剂用量和加快苏醒。

【切口】

(1) 上端从剑突下5cm开始，作正中绕脐，上、下长度各半的切口，下端达髂前上嵴水平。

(2) 如为左侧结肠癌肿,可作左侧正中旁或左侧经腹直肌切口。

(3) 如为右侧结肠癌肿,可作右侧正中旁或右侧经腹直肌切口(图 32-1)。

【手术步骤与操作】

结肠癌的淋巴转移,常随着癌肿部位的血管伴行,故手术中应作扇形切除系膜并沿着主要血管到达根部予以结扎、切断,清扫淋巴结。

结肠癌肿可向近、远两侧黏膜下浸润 5cm 距离,故其切端应在 6cm 以上,一般手术切除的范围须按肿瘤所在的部位而决定;对于盲肠癌、升结肠癌、结肠肝曲癌、阑尾腺癌等应施行根治性右半结肠切除术(图 32-2),对于结肠脾曲癌、降结肠癌、乙状结肠癌须施行根治性左半结肠切除术(图 32-3),对于横结肠中段癌则须施行根治性横结肠切除术(图 32-4),对于早期乙状结肠癌亦可施行乙状结肠切除术(图 32-5)。

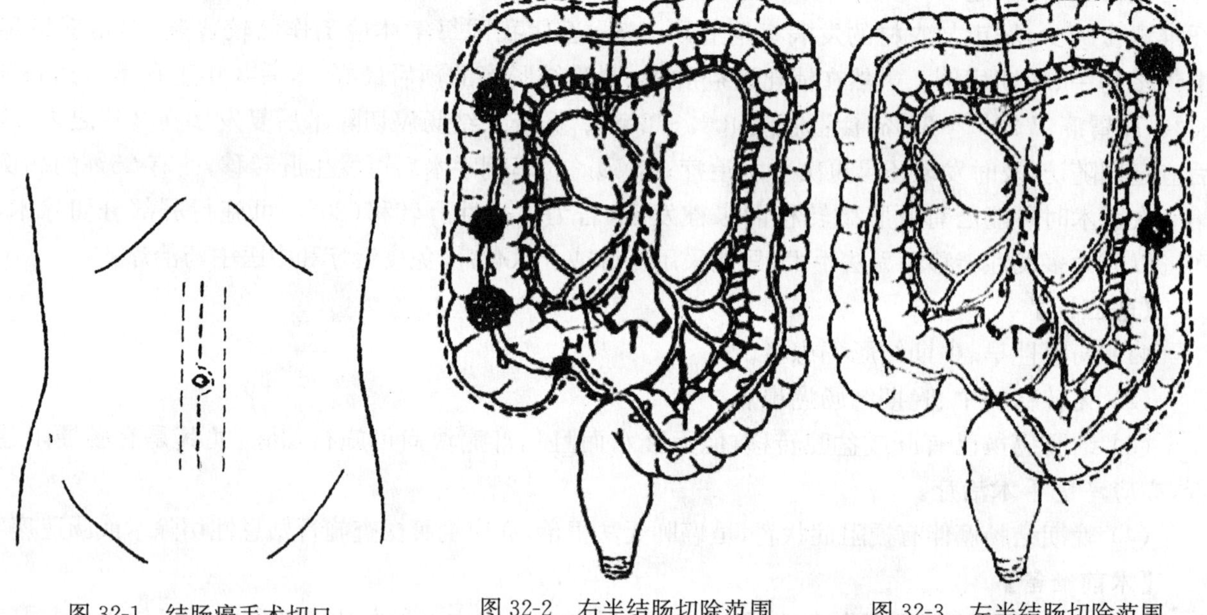

图 32-1 结肠癌手术切口

图 32-2 右半结肠切除范围

图 32-3 左半结肠切除范围

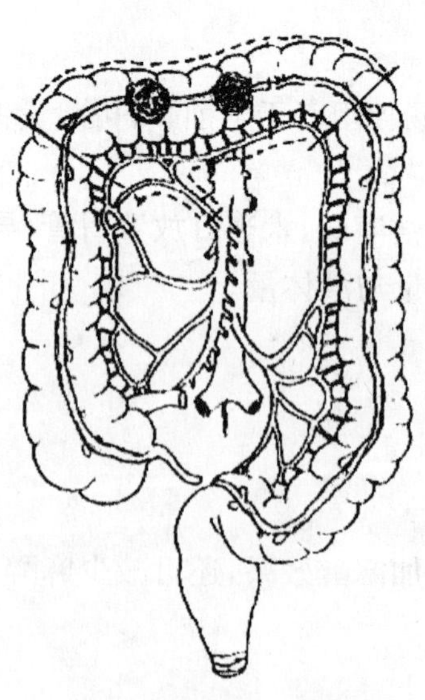

图 32-4 横结肠癌切除范围

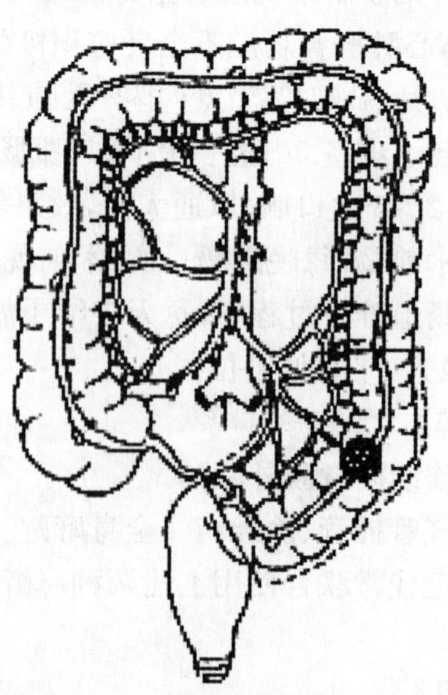

图 32-5 乙状结肠癌切除范围

（一）右半结肠切除术

除盲肠癌、升结肠癌、结肠肝曲癌和有淋巴结转移的阑尾腺癌外，也适用于盲肠、升结肠严重损伤、盲结肠结核以及慢性回结肠套叠和右侧结肠多发性息肉等疾病，但不需扇形切除肠系膜和清扫淋巴结。

(1) 进腹后置入切口保护圈，先从远到近探查肝、胆、脾、胃、盆腔、直肠、小肠及系膜和腹主动脉旁等处有无转移灶，最后检查结肠原发病灶的大小、活动度以及其与周围组织和器官的关系，判断切除的可能性。

(2) 向左、右侧拉开切口，显露出右侧结肠与肿瘤，并沿着结肠旁沟自髂窝到结肠肝曲切开侧腹膜，游离出整段右半结肠(图 32-6、图 32-7)。

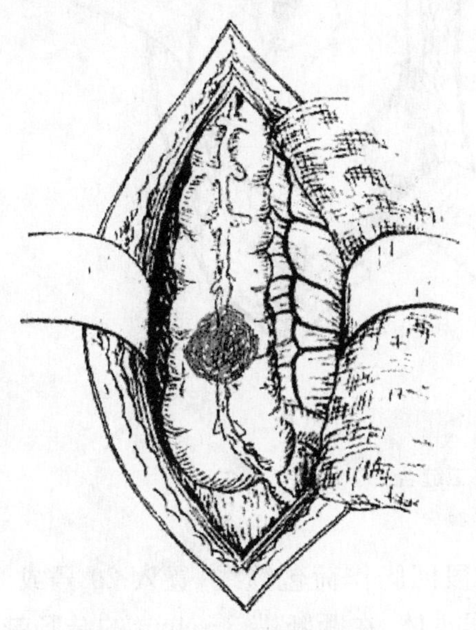

图 32-6 显露右侧结肠与肿瘤

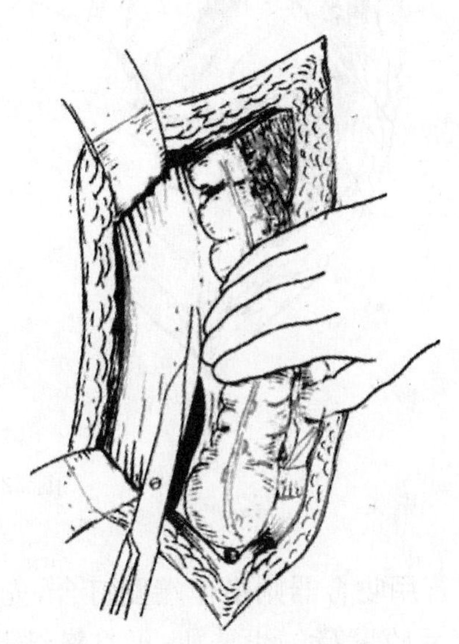

图 32-7 切开结肠旁沟侧腹膜

(3) 在肿瘤远侧结肠段 6cm 处和末段回肠 10cm 处各用一根细纱带，于近肠壁处经穿系膜，整圈结扎肠段后，对肿瘤段肠腔内注入 5-FU 1g＋0.9%生理盐水 10ml 或替加氟 1 000mg＋0.9%生理盐水 10ml 后，缝闭针孔。

(4) 在游离结肠段并向左翻牵拉时，注意不要损伤系膜后面的输尿管和十二指肠。

(5) 游离肝曲时应对肝结肠韧带作结扎、切断，再沿着横结肠上缘切断、结扎胃结肠韧带到达横结肠中段处。

(6) 先距回盲瓣 10～15cm 处，逐步切开、结扎肠系膜血管，直至根部结扎、切断右结肠动脉和回结肠动脉，再向横结肠中段方向，逐步切开、结扎肠系膜血管和结肠中动脉右侧支。

(7) 对末段回肠和结肠中段处，各用两把带钩血管钳(Kocher 钳)钳夹、整块切除右半结肠(图 32-8)。

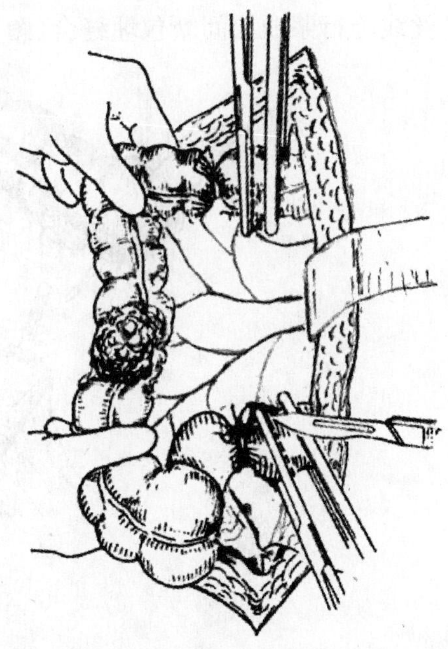

图 32-8 钳夹、切除右半结肠

(8) 施行手工缝合时，应斜行切断末段回肠或纵行切开系膜对侧肠壁，使断端口径接近横结肠而作端端缝合，先用 1 号丝线对两侧肠段的上、下端各缝 1 针牵引线，作后壁全层连续或间断缝合，然后再作前壁全层连续或间断缝合，最后施行前、后壁浆肌层的间断缝合（图 32-9A，B）。

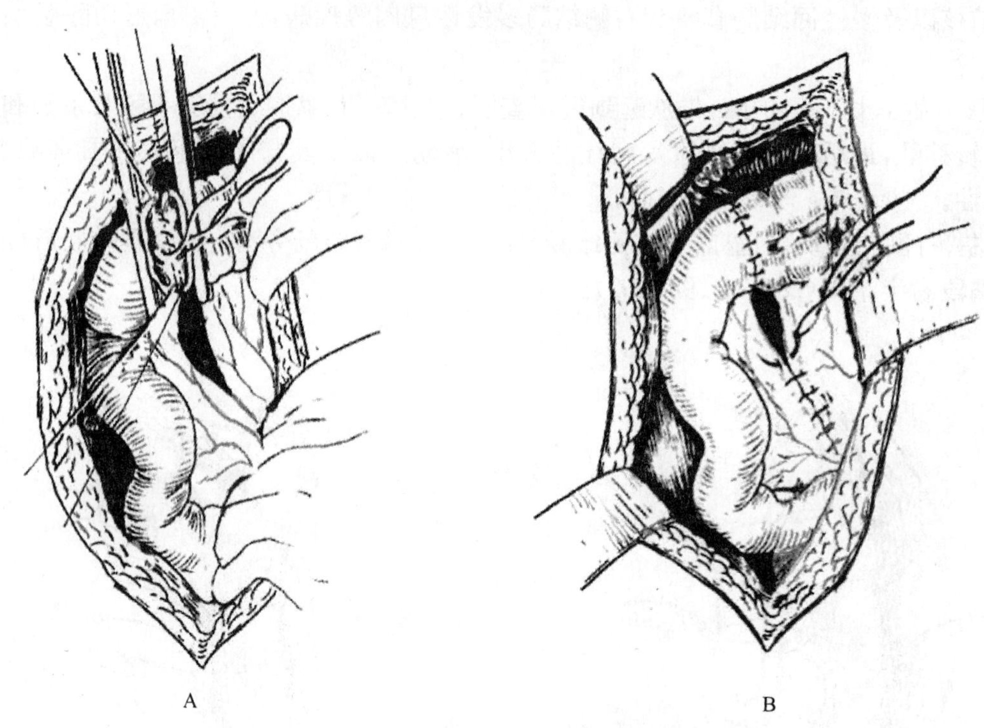

图 32-9　回肠与横结肠手工缝合

A-缝合肠段；B-缝闭肠系膜

（9）若用吻合器则多作端侧钉合，先用 4 号丝线对末段回肠作荷包缝线，置入 29 号或 26 号弹头型钉座后收紧荷包线结扎；再自横结肠断端伸入吻合器主体，在距断端 3～4cm 的结肠带处穿出中心杆与钉座的杆连接对合，并逐步旋紧吻合器作钉合后退出，用闭合器关闭横结肠断端，再用 1 号丝线施行浆肌层间断包埋缝合（图 32-10A，B）。

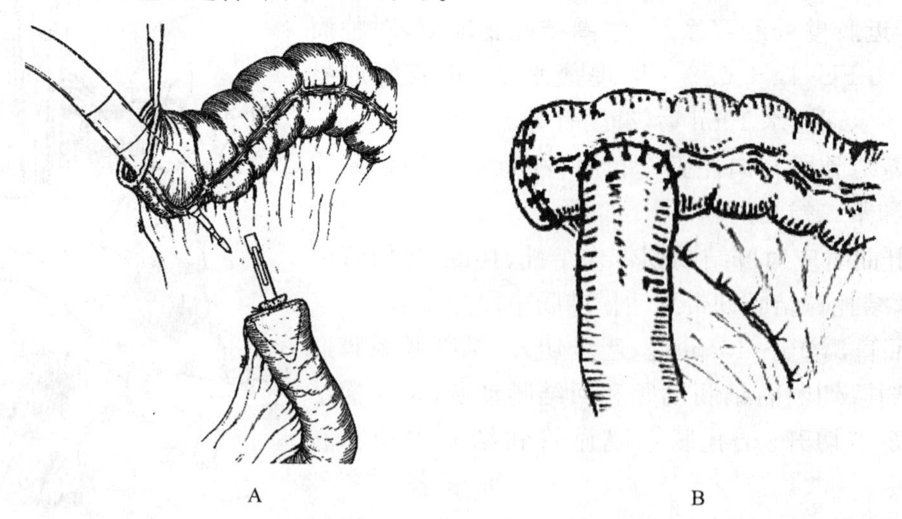

图 32-10　回肠与横结肠吻合器钉合

A-钉合回-结肠；B-缝闭肠系膜

（10）丝线间断缝闭系膜裂孔，用温蒸馏水清洗后腹腔并仔细止血；将末段空肠系膜后壁与右侧侧腹膜作间断缝合，覆盖后腹壁缺损并可固定回肠避免过度游离而翻转。

（11）一般不需放置后腹膜引流，可在腹腔内留注 5-FU 等化疗药物，逐层关腹。

（二）左半结肠切除术

除降结肠癌、乙状结肠癌、结肠脾曲癌外，亦适用于乙状结肠扭转坏死、左侧结肠多发性息肉或多发性憩室出现有并发症者。

（1）同右半结肠切除术进腹置入切口保护圈后进行探查。

（2）拉开切口，暴露左侧结肠与肿瘤，沿着结肠旁沟自髂窝到结肠脾曲切开侧腹膜并游离出整段左半结肠（图 32-11、图 32-12）。

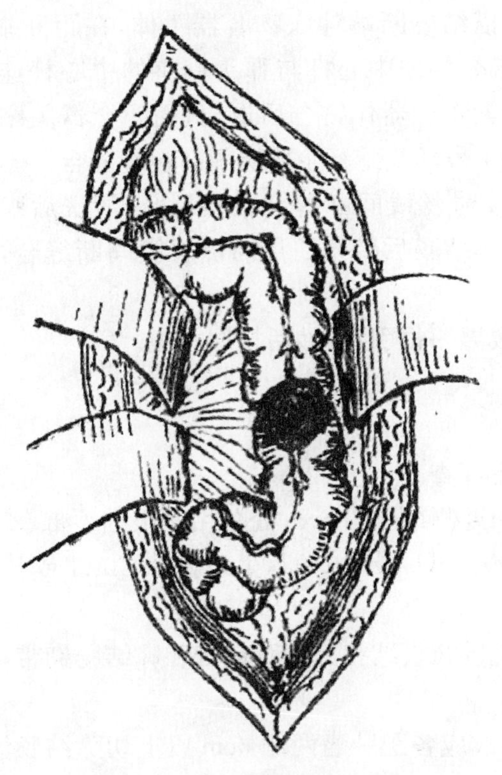

图 32-11　显露左侧结肠与肿瘤

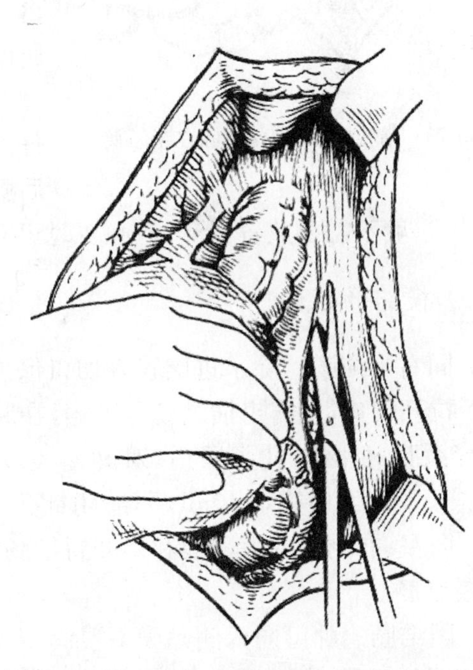

图 32-12　切开结肠旁沟侧腹膜

（3）在肿瘤远侧和近侧结肠段 6cm 处各用一根细纱带，于近肠壁处经穿系膜，整圈结扎肠段后，对肿瘤段肠腔内注入 5-FU 1g＋0.9％生理盐水 10ml 或替加氟 1 000mg＋0.9％生理盐水 10ml 后，缝闭针孔。

（4）在游离结肠段并向右翻牵拉时，注意不要损伤系膜后面的输尿管与精索或卵巢血管。

（5）游离结肠脾曲时，应切断、缝扎脾结肠韧带，再沿路向右钳夹、切断、缝扎胃结肠韧带，切除大网膜到横结肠中段。

（6）于后腹正中扪及并切开腹主动脉搏动之前的后腹膜，距主动脉分叉上方 3cm 处可见到肠系膜下动脉根部，自此处开始向下作淋巴结清扫，在其左侧附近处可找到并钳夹、切断、缝扎肠系膜下静脉。

（7）在肠系膜下动脉根部钳夹、切断、结扎或保留直肠上动脉而钳夹、切断、结扎乙状结肠动脉和左结肠动脉；上自横结肠中段，下起乙状结肠下端扇形切除相应的肠系膜，包括于末段结扎、切断

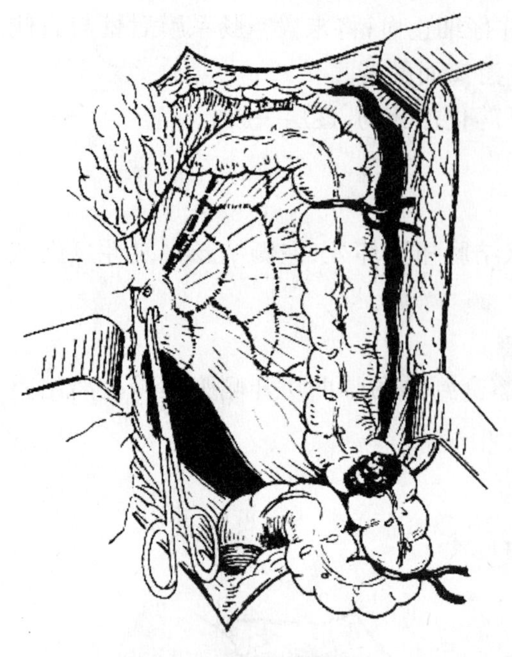

图 32-13 结扎血管、准备切除左半结肠

结肠中动脉的左支血管(图 32-13)。

(8) 对横结肠中段和乙状结肠远端,各用两把带钩血管钳(Kocher 钳)钳夹、整块切除左半结肠;游离松动结肠肝曲,使两端肠段靠拢而在无张力下进行吻合。

(9) 施行手工缝合时,先用 1 号丝线对两侧肠段的上、下端各缝 1 针牵引线,作后壁全层连续或间断缝合,然后再作前壁全层连续或间断缝合,最后施行前、后壁浆肌层的间断缝合。

(10) 若用吻合器则多作端侧钉合,先用 4 号丝线对远端结肠作荷包缝线,置入 29 号弹头型钉座后收紧荷包线结扎;再自横结肠断端伸入吻合器主体,在距断端 3～4cm 的结肠带处穿出中心杆与弹头钉座的中心杆连接对合,并逐步旋紧吻合器作钉合后退出,用闭合器关闭横结肠断端,再用 1 号丝线施行浆肌层间断包埋缝合。

(11) 用 4 号丝线间断缝合系膜裂孔,清洗后腹腔并仔细止血后,作结肠后壁浆肌层与侧腹膜间断缝合,覆盖后腹膜缺损。

(12) 一般不需要放置引流,但必要时可对后腹膜放置一根引流,然后按层关腹。

(三) 横结肠切除

(1) 同右半结肠切除术进腹置入切口保护圈后进行探查。

(2) 拉开切口,暴露出横结肠与肿瘤,在肿瘤远侧和近侧结肠段 6cm 处各用一根细纱带,于近肠壁处经穿系膜,整圈结扎肠段后,对肿瘤段肠腔内注入 5-FU 1g＋0.9%生理盐水 10ml 或替加氟 1 000mg＋0.9%生理盐水 10ml 后,缝闭针孔。

(3) 向左、右侧切除大网膜和切开胃结肠韧带;钳夹、切断、结扎肝结肠韧带和脾结肠韧带,游离出整段横结肠。

(4) 因结肠癌肿可向两侧黏膜下浸润 5cm 的距离,故应各距肿瘤两侧 6cm 以上切除结肠为妥,按此距离对横结肠系膜作“V”形切开,直到结肠中动脉根部清扫淋巴结并钳夹、切断、结扎和缝扎动、静脉(图 32-14)。

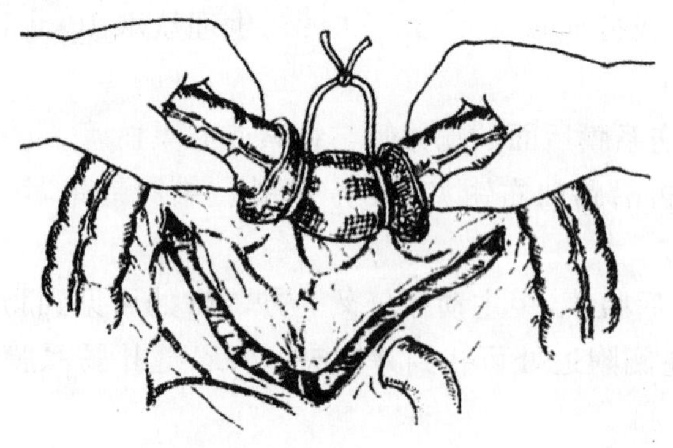

图 32-14 切开系膜、切除横结肠

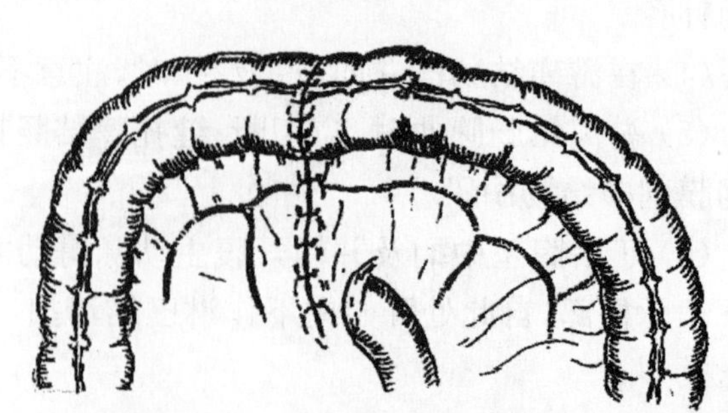

图 32-15 横结肠端端缝合

（5）整块切除横结肠及相应系膜、大网膜和淋巴结后，将升、降结肠作适当游离靠拢，施行端端手工缝合或端侧吻合器钉合（图 32-10），再用丝线间断缝闭系膜裂孔（图 32-15）。

（6）同样清洗、止血、放药，一般不需引流，按层关腹。

（四）乙状结肠切除术

（1）同右半结肠切除术进腹置入切口保护圈后进行探查。

（2）拉开切口，暴露出乙状结肠与肿瘤，在肿瘤远侧和近侧结肠段 6cm 处各用一根细纱带，于近肠壁处经穿系膜，整圈结扎肠段后，对肿瘤段肠腔内注入 5-FU 1g＋0.9％生理盐水 10ml 或替加氟 1 000mg＋0.9％生理盐水 10ml 后，缝闭针孔。

（3）提起乙状结肠，自直肠腹膜反折处开始，向上切开乙状结肠侧腹膜直到降结肠，并将乙状结肠连同系膜向内侧牵拉游离，注意避免损伤输尿管与生殖血管。

（4）于后腹正中扪及，并切开腹主动脉搏动的左前侧后腹膜，距主动脉分叉上方 3～4cm 处可见到肠系膜下动脉根部，自此处开始向下作淋巴结清扫，在其左侧附近处可找到并钳夹、切断、缝扎肠系膜下静脉。

（5）自肠系膜下动脉处开始，作扇形切开乙状结肠系膜，一般可保留直肠上动脉和左结肠动脉，而在根部钳夹、切断、结扎乙状结肠动脉并整块切除肠段、系膜和淋巴结。

（6）游离降结肠并向下牵拉拢直肠，施行手工的端端缝合，或吻合器的断侧吻合；亦可经肛门施行吻合器的端端吻合，随后丝线间断缝闭系膜裂孔。

（7）同样清洗、止血、放入化疗药后，缝合侧腹膜覆盖后腹膜缺损，再按层关腹。

【手术要点】

（1）严格遵守“无瘤技术”操作，减少医源性癌细胞扩散。

（2）游离结肠肝曲和结肠脾曲时，应钳夹、切断、结扎肝结肠韧带和脾结肠韧带，避免用力牵拉撕裂肝、脾包膜。

（3）游离右半或左半结肠时，注意不要伤及后腹腔的十二指肠、输尿管和生殖血管；游离横结肠时，不要伤及根部的胰腺和十二指肠。

（4）对良性病变，可在肠段边缘钳夹、切断、结扎血管和切除系膜，不必作扇形或“V”形切除系膜和根部结扎、切断血管。

（5）对术野应用温和无菌蒸馏水作清洗和仔细止血，尽量减少癌细胞残留。

（6）做吻合时应仔细观察肠端血运情况，并充分松动两侧肠段，使顺利靠拢，避免有张力而影响组织愈合。

【术后处理】

（1）送 ICU 心电监护，密切观察心率、血压和呼吸。

（2）持续胃肠减压、留置导尿管，每日 24h 计量。

（3）术后当日应使用止血剂，可用巴曲酶 1 支，静脉推注，以后再用氨甲环酸（PAMBA）200mg 和维生素 K_1 20mg 作静脉推注，q2h×5 次。

（4）每日静脉补足液体与热量，维持营养和保持水、电解质平衡。

（5）每日静脉滴注广谱抗生素，预防手术切口或腹腔感染。

（6）一般于术后 3d（72h）肠蠕动恢复，肛门排气后可拔出胃管，进食流质，2d 后可半流质，再逐步增加饮食。

(7) 术后 10～14d,全身情况恢复,可开始化疗、免疫治疗、中医中药治疗。

【并发症的预防和治疗】

1. 出血

(1) 切口出血:术中对切口应仔细结扎止血,发现切口血肿应及时切开引流、换药。

(2) 腹内出血:术后应密切观察血液动力学变化,心率增快、血压不稳或降低、疑及腹内出血时,应做腹腔穿刺,抽出游离不凝血液可明确诊断,应及时剖腹探查止血。

2. 感染

(1) 切口感染:术后经常检查切口,如有高热不退应疑及切口感染,更应注意检查,确定感染、化脓者应及时切开引流、换药。

(2) 腹腔感染:若高热不退、白细胞计数升高、腹腔局部压痛、B超探查有局部积脓,则应考虑剖腹,切开引流。

3. 肠梗阻

术后 3～4d 应有肛门排气,胃肠道恢复通畅,饮食逐步正常;倘若患者腹胀、呕吐,腹部听诊肠鸣音已恢复并有亢进者,经腹部卧位和侧卧水平位 X 线摄片可见肠腔扩张和液平者,首先应疑及粘连性肠梗阻;此时应再度放置胃管持续减压,静脉滴注补液,在确定腹内无肠绞窄时,可肌注新斯的明 0.5mg q6h,或抽空胃液后,由胃管注入浓煎中药六磨饮(木香 10g、槟榔 10g、枳实 10g、大黄 10g、芒硝 15g、沉香 1.5g)等保守治疗,可加强促进肠蠕动使肠道积气与积液强力通过,使肠道恢复通畅;若经 3d 治疗无效或有肠绞窄的情况时,则应剖腹探查解除梗阻。

4. 吻合口漏

预防肠漏应注意:①肠端要有良好的血运;②肠段吻合口要无张力;③缝合技术要熟练牢靠;④浆肌层缝合包埋完整;⑤绝对避免肠黏膜外露成为吻合口漏的突破口。该并发症多发生于术后 5～7d,表现为局部压痛、局限性或弥漫性腹膜炎、发高热和白细胞计数升高等,应及时剖腹探查,根据肠漏部位以及全身和局部的具体情况,施行吻合口切除再行吻合、漏口修补引流和近端肠造瘘或吻合漏口外置等手术。

(林擎天)

第三十三章　顽固性便秘手术

【概述】 便秘是指在1周内排便少于2次，是最常见的慢性消化道症状。如果这种症状超过2年者可称为慢性便秘，而且用药物等非手术治疗很难奏效者则为顽固性便秘。1908年，Arbuthnot Lane首次提出经腹手术治疗，并报告了39例用次全结肠切除＋回肠-乙状结肠吻合或回肠-直肠吻合术治疗慢性顽固性便秘，1911年，Chapple也报告50例手术治疗结果，虽然均有一些并发症须进一步处理，并有死亡病例，但给外科手术治疗慢性顽固性便秘奠定了基础。1990年，Pemberton将慢性顽固性便秘分为4类：①结肠慢运输型便秘（slow-transit constipation，STC）结肠运行非常缓慢，盆底肌肉功能正常；②盆底肌功能不良型便秘（pelvic flood dysfunctive constipation，PFDC）结肠运行正常而盆底肌肉功能异常，引起直肠前壁膨出，又称为出口梗阻型便秘；③STC＋PFDC型便秘，为两者混合型，即结肠运行异常缓慢，盆底肌肉功能亦有异常；④肠易激综合征型便秘（IBS）。除最后一类不需手术治疗，属于内科治疗范围外，以上3类均可通过手术治疗取得实效，尤其是第1类者效果较好。

第一节　结肠慢运输型便秘手术

【适应证】

（1）有长期（2年以上）慢性便秘史，常依靠服用泻药排便者。

（2）口服X线标志物或钡剂，经历5d X线显示在结肠内不能完全排空或尚有大部未能排出者。

（3）检查肛管有足够张力以控制排便，经X线排便造影无出口梗阻表现和直肠向前膨出者。

（4）无精神焦虑、抑郁症状者。

【术前准备】 参见第五篇第三十二章结肠癌术前准备第3、4、5点。

【麻醉】

（1）连续硬脊膜外麻醉。

（2）气管插管、静脉滴注全身麻醉。

（3）近代常联合使用上述两种麻醉，不但可充分供氧、增加麻醉效果，还可减少麻醉剂用量和加快苏醒。

【体位】 头低脚高、仰卧位，若准备作吻合器钉合则应采用头低脚高、截石位。

【切口】 上中腹正中绕脐到耻骨上的直切口。

【手术步骤与操作】

（一）次全结肠切除、盲肠直肠吻合术

（1）进腹探查，确定无其他病变后即可开始进行结肠切除手术。

（2）先从右侧髂窝开始切开盲肠和升结肠的侧腹膜直到结肠肝曲，再钳夹、切断、结扎肝结肠韧带，全部切除大网膜、切断结扎胃结肠韧带到结肠脾曲；然后向内侧游离右半结肠和向下游离整个横结肠。

(3) 再从左侧髂窝开始切开乙状结肠和降结肠的侧腹膜直到结肠脾曲，钳夹、切断、结扎脾结肠韧带，使横结肠和左、右半结肠得到充分游离。

(4) 在保留回结肠血管的情况下，沿着肠系膜切开，依此钳夹、切断、结扎右结肠、中结肠、左结肠、乙状结肠等血管。

(5) 在保留盲肠 6cm 处和直肠上端处，各用两把长的带钩血管钳(Kocher 钳)钳夹、切断升结肠和乙状结肠远端，切取整个肠段(图 33-1)。

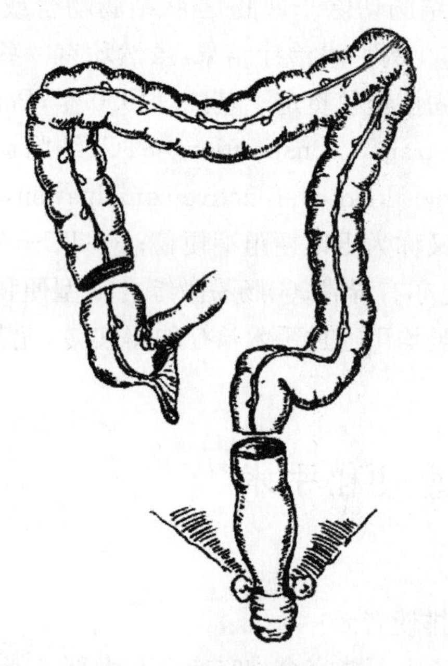

图 33-1 结肠切除范围

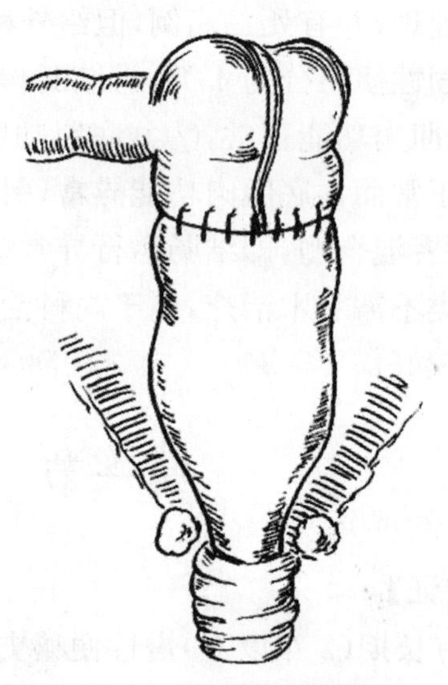

图 33-2 盲肠直肠端端吻合

(6) 将保留的盲肠，按逆时针方向旋转 180°，行盲肠-直肠端端缝合，先用 1 号丝线行连续或间断的前、后壁全层缝合，再行间断前、后壁浆肌层缝合(图 33-2)。

(7) 若用吻合器钉合，则用 4 号丝线对盲肠端作荷包缝合，置入 29 号或 32 号弹头型钉座后收紧缝线结扎；然后用闭合器钉合或用 4 号丝线缝合直肠残端，再从截石位的肛门伸入 29 号或 32 号吻合器主体，从关闭的直肠残端中央伸出中心杆，连接钉座的杆并旋转收紧吻合器钉合(图 33-3)。

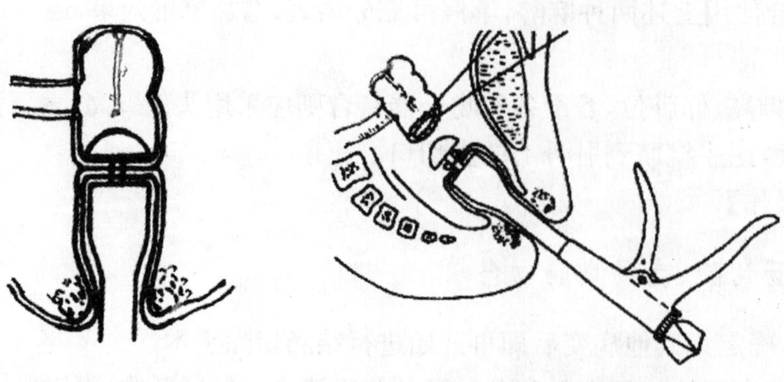

图 33-3 盲肠直肠吻合器钉合

(8) 对手术野做仔细检查、止血后，用生理盐水 500ml 作盆腔冲洗，缝闭回肠系膜裂孔和盆腔腹膜。

(9) 放或不放盆腔引流，按层缝闭切口。

（二）全结肠切除、回肠直肠吻合术

(1) 初始步骤同次全结肠切除术步骤 1～3。

(2) 近末段回肠处切开肠系膜，依此钳夹、切断、结扎回结肠、右结肠、中结肠、左结肠、乙状结肠系膜血管。

(3) 距回盲瓣 10cm 的回肠处和直肠上端处，各用两把长的带钩血管钳(Kcher 钳)钳夹、切断末段回肠和乙状结肠远端，切取带有末段回肠的整个结肠段。

(4) 将末段回肠断端直接与直肠行端端吻合；但是现在多数要作末段回肠“J”型肠襻与直肠作吻合术，以增大贮袋、避免和减轻腹泻、提高手术效果。

(5) 将末段回肠按 8～10cm 长短并排折叠，在回肠折叠段的顶端开一个小口，然后将一把 8～10cm 的切割钉合器拆开两半，分别自小口伸入两侧肠襻后将钉合器靠拢再合并为一，就可作边切割边钉合，使两段肠管形成一个大的肠腔，即“J”襻(图 33-4)。

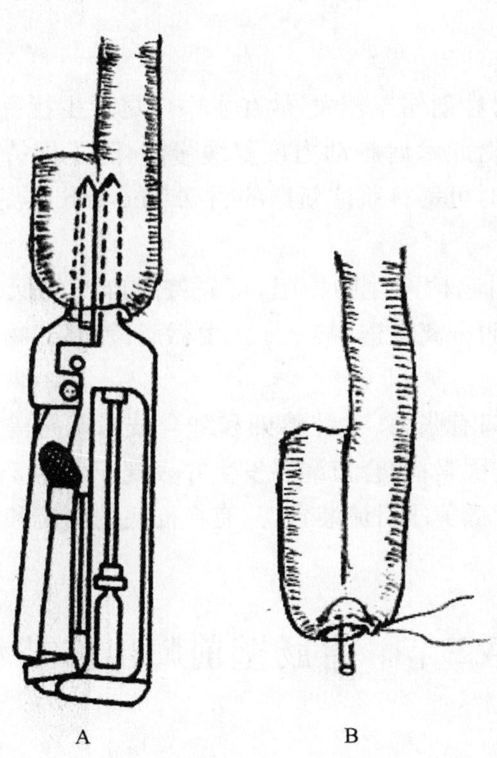

图 33-4　“J”襻制作

A-切割器制作“J”襻；B-形成“J”襻顶端置入弹头

(6) 对回肠折叠肠段(“J”襻)的顶端小口用 4 号丝线作荷包缝线，对其中央置入 29 号或 32 号吻合器弹头钉座收紧缝线；再对回肠断端用 1 号丝线两层缝闭或闭合器钉合后再间断包埋缝合。

(7) 用闭合器钉合或用 4 号丝线缝合直肠残端，再从截石位的肛门伸入 29 号或 32 号吻合器主体，从关闭的直肠残端中央伸出中心杆，连接回肠上的弹头钉座杆，并旋转收紧吻合器作钉合后退出吻合器。

(8) 对术野作仔细止血和盆腔冲洗后，缝闭回肠系膜裂孔和盆腔腹膜。

(9) 放置盆腔引流后，按层缝闭腹壁切口。

【手术要点】

(1) 游离和切除结肠时，应注意在右侧上方不要损伤位于腹膜后的十二指肠，在两侧不要损伤和输尿管及生殖血管。

(2) 分离肝结肠韧带和脾结肠韧带时，应不要太靠近肝、脾作钳夹、结扎止血，避免损伤肝、脾被膜引起出血。

(3) 可靠近肠段断离肠系膜血管切除结肠，不必在血管根部操作。

【术后处理】

(1) 持续胃肠减压 3d，肛门排气后拔管，进食流质、半流质以至正常饮食。

(2) 禁食期间每天静脉补液，保持热量、营养和水、电解质平衡。

(3) 使用抗生素预防感染，直至体温正常。

(4) 术后 5～7d，如无肠漏发生即可拔除盆腔引流管。

(5) 术后若有稀便频繁，可口服盐酸洛哌丁胺 qd 或 bid。

【并发症的预防和治疗】

1. *肠麻痹*

此手术不算复杂但是相对性创伤比较大，故在术中应尽量少扰乱小肠，然而由于肠肌层神经反射障碍可导致小肠蠕动无力，对此术后肠动力恢复缓慢者，除了保持胃肠减压外，应加强静脉补充营养，保持水、电解质平衡，同时可每日肌注新斯的明 0.5mg q6h 以促进肠蠕动恢复。

2. *肠梗阻*

多为术中广泛解剖分离引起粘连性肠梗阻，可先按肠麻痹的保守治疗，大多数病例可恢复通畅；但若治疗无效则须再次剖腹分离粘连，甚至于需要做肠段切除、吻合以解除梗阻。

3. *吻合口漏*

由于肠端血供不良、吻合口有张力、盆腔感染和缝合技术问题等均可成为吻合口漏的诱因，故术中应尽量注意避免存在此类因素；吻合口漏多发生并表现于术后 5～7d，故此时应注意观察；若见有漏则应对盆腔引流管作持续低负压引流装置，只有在彻底的引流和加强营养的支持下才能在 4～6 周内快速愈合。

第二节 直肠壁前膨出修补术

【适应证】

(1) 有慢性顽固性便秘史，但除外结肠慢运输型便秘者。

(2) 直肠有巨大的向前膨出，直径>2.5cm 者。

(3) 患者有用手法挤压帮助排便史者，手术效果更好。

【术前准备】 参见第五篇第三十二章结肠癌术前准备第 3、4、5 点。

【麻醉】

(1) 硬脊膜外麻醉。

(2) 骶麻。

【体位】　俯卧位，两下肢下垂 45°并稍作外展，用宽胶布粘贴两侧臀部向外拉开，使肛门显露充分。

【手术步骤与操作】

(1) 用双侧手指作缓慢地扩肛直至可伸入 4 个手指，并维持 5min 使肛门、肛管松弛后，伸入肛管直肠扩张镜，或用两把狭窄的“S”拉钩(Ferguson 拉钩)向两侧拉开，显露出直肠下段肠壁。

(2) 于齿状线上方的直肠黏膜下注射少许 1∶1 000 肾上腺素溶液协助止血，然后作纵向切开 5～7cm 深达黏膜下层，暴露出肌层并深及白色组织的阴道壁(图 33-5)。

(3) 用直血管钳纵行钳夹切口两侧的黏膜，然后根据直肠前膨出的宽度分别用电刀向两侧黏膜下分离出各约 2cm 的黏膜瓣。

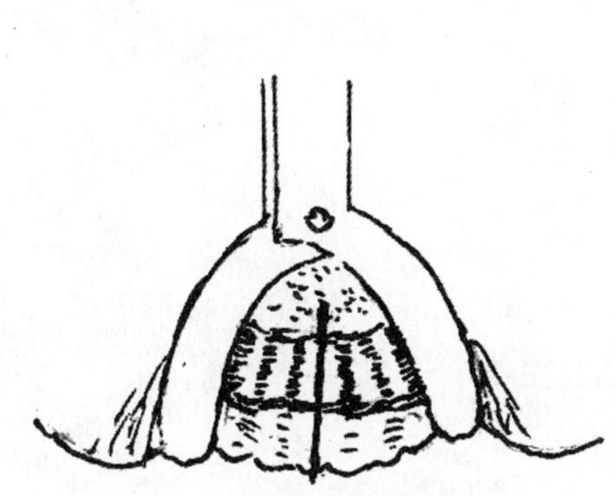

图 33-5　作黏膜纵切口

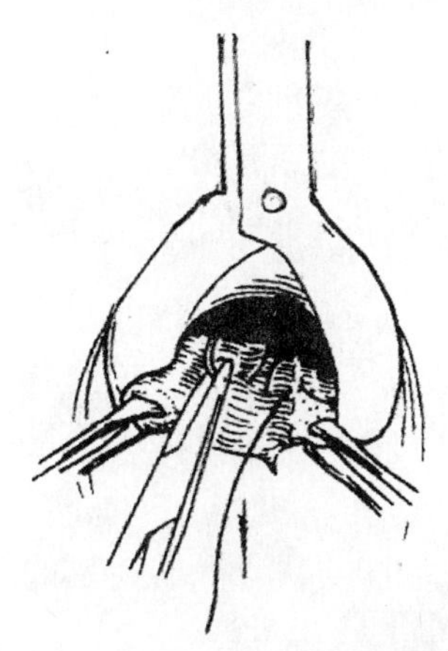

图 33-6　分离黏膜并缝合肌层与黏膜层

(4) 用 2-0 可吸收的铬制缝线，先作纵行间断缝合两侧肌层 5～6 针，再切除两侧多余的黏膜瓣，间断缝合黏膜切口(图 33-6)。

(5) 自肛管置入裹有凡士林油纱布的橡皮管，可维持肛门排气并保护黏膜切口。

【手术要点】

(1) 肛管扩张应足够松弛，以便于手术操作。

(2) 切开和分离直肠黏膜下肌层深达阴道壁，要层次清晰。

(3) 要用可吸收缝线缝合肠壁，应避免缝针穿过阴道壁。

(4) 术者可用示指伸入阴道作为引导，协助分离、止血和缝合。

(5) 术中仔细止血，缝合时切口下不能留有死腔。

【术后处理】

(1) 可进流质饮食 2d，随后半流质以至恢复正常。

(2) 全身使用抗生素 3～5d。

(3) 3d 后可在每天和大便后，用 1∶5 000 高锰酸钾溶液做坐浴。

(4) 为了软化大便，每天可口服轻泻药，如酚酞片 1 片 qd。

【并发症的预防和治疗】

1. 黏膜切口感染

术中应注意分离黏膜不要太薄以免黏膜坏死感染；彻底止血以免局部血肿感染；缝合勿留有死腔以免积液感染；局部有脓肿则要切开引流换药，每天清洗伤口、高锰酸钾溶液清坐浴。

2. 直肠阴道漏

术中缝针不能穿过阴道壁，分离直肠黏膜时可伸入示指到阴道内作为引导以避免阴道壁损伤，若有阴道壁损伤应及时用可吸收缝线缝合；若已有直肠阴道瘘，则应在急性炎症控制后，做修补手术；切开、分离直肠黏膜肌层和阴道壁层，然后分别用可吸收缝线，作间断缝合。

（林擎天）

第三十四章　结肠息肉手术

【概述】 结肠黏膜向肠腔内突出的实质性病变称为结肠息肉。可表现为有蒂和广基两种形态，又可分为单发性息肉、2枚以上的多发性息肉和有100枚以上的弥漫性息肉病3种类型。息肉的病理分类较复杂，常见的有：①腺瘤样息肉(包括乳头状腺瘤)；②炎症性息肉，为肠黏膜长期受到炎症刺激的结果；③错构瘤性息肉；④增生性息肉，多见于中老年，常呈半球形无蒂的增生结节，为肠上皮过度成熟而更新的时间延长所致；⑤息肉病。其中息肉病又分有：a. 多发性肠息肉-黑色素斑综合征(Peutz-jeghers综合征)，多见于儿童和青年，常有家族史，可布满整个消化道，但以小肠为最多，伴有口唇及其周围、口腔黏膜或手指上有黑斑(黑色素沉着)为特点；b. 家族性息肉病，与遗传因素有关，开始出现于青年时期，有恶变倾向很大，多布满在结肠和直肠，很少累及小肠；c. 息肉病合并多发性骨瘤和多发性软组织肿瘤(Gardner综合征)，亦和遗传有关，多在30～40岁出现，息肉多散布在结肠，亦有恶变倾向。一般的息肉，除新生儿外，可发生于任何年龄，但其发生率在40岁以后明显增加，为11.7%～17.2%，50～60岁年龄段人群的发生率更高，并且以腺瘤样息肉增加显著。结肠息肉可出现腹痛、腹泻、便血等症状，据此经纤维结肠镜检查可发现有30%～40%的检出率，小息肉(直径<0.5cm)和有蒂息肉的癌变率较低，宽蒂和广基的中息肉(直径0.5～1.0cm)和大息肉(直径>1.0cm)恶变率较高，尤其是见到息肉顶上有溃疡者，几乎100%恶变。无症状的小息肉，尤其是炎症性息肉，可随访定期复查；有蒂的中、大息肉均可在内镜下摘除，送病理检查；若为广基的息肉则需剖腹手术摘除或肠段切除；若为多发性息肉，应根据数量和分布情况，考虑节段性肠段切除或次全和全结肠切除术；本章将分述如下。

一、内镜下息肉摘除术

在结肠镜下用高频电刀或电微波刀或激光刀摘除，或作凝除而避免剖腹手术，对年轻患者一次可摘除10～20枚，对于年老只要无严重高血压或冠心病亦可在镜下操作。

【适应证】

(1) 单个或多个有蒂息肉，蒂<2cm者。

(2) 蒂虽稍宽，但息肉直径<2cm者。

(3) 息肉虽无蒂，但为小息肉<2cm者，亦可在镜下凝除。

【术前准备】

(1) 检查血常规，出、凝血时间全套。

(2) 术前1d吃流质，口服泻药(50%硫酸镁100ml+5%葡萄糖盐水或温开水500～1000ml)。

(3) 术前2h温生理盐水一次。

【麻醉】

(1) 一般无须麻醉。

(2) 对于神经紧张患者可考虑静脉慢注镇静药，进行无痛操作。

【体位】 一般多采用左侧、屈膝卧位。

【手术步骤与操作】

（一）圈套息肉摘除法

(1) 由助手将内镜自肛口伸入，主手操纵镜头方向，寻及息肉。

(2) 吸出周围粪水、黏液与肠腔内气体，以防肠内易燃气体引起爆炸。

(3) 将套圈丝套在息肉颈部，悬空提起息肉后收紧圈丝，同时将高频电仪开到2.5～3.5混合电流档后击发电源，每次2～3秒，经1～2次，即可摘除息肉（图34-1）。

(4) 取出息肉，送作活检。

(5) 若息肉较大者，可分作多次通电切割，更可使蒂内血管凝固，以防出血。

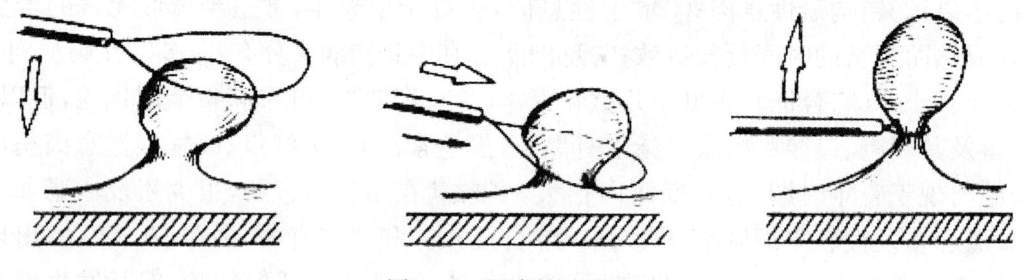

图34-1 圈套摘除息肉

（二）活检钳夹电切法

(1) 对直径<0.5cm的小息肉可用活检钳夹整个息肉。

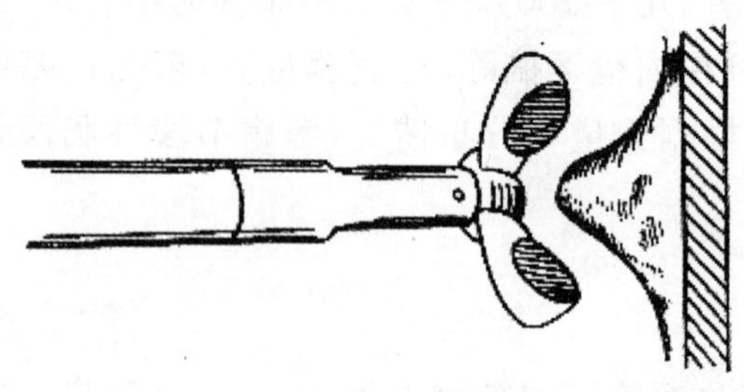

图34-2 活检钳夹除息肉

(2) 将息肉提起后，再通电即可摘出息肉。

(3) 活检钳内的息肉，受到电流影响较小，取出可送作活检（图34-2）。

（三）电流凝固息肉法

(1) 将高频电凝器开到凝固电流2～3档处。

(2) 用电凝头对准息肉顶部后击发电源，使息肉发白、凝除。

【手术要点】

(1) 收紧圈套丝与电击，适当配合，避免过度造成肠壁损伤。

(2) 电灼时应提起息肉，使黏膜拉长，以免电流损伤基底部肠壁。

(3) 对准息肉顶部电凝时，息肉凝固发白不要超过息肉的2/3，以免凝固过深，有导致肠壁穿孔危险。

【术后处理】

(1) 进食半流质，观察腹部与通便情况，以了解有无肠穿孔与便血。

(2) 对多枚息肉摘除后，可适当使用抗生素和止血剂。

【并发症的预防和治疗】

1. 结肠出血

对宽蒂息肉电凝不足，有些老年有动脉硬化患者更应注意，一般多为渗血，对于出血量不多者，可静脉滴注止血剂，保守观察；若便血鲜红量多时，应及时在镜下寻找出血点电凝止血。

2. 结肠穿孔

多数为电凝过度所致，术中应谨慎操作；若观察到腹痛，压痛等腹膜刺激症状时，应及时剖腹作肠修补术。

二、经腹腔息肉切除术

【适应证】

(1) 宽蒂或无蒂而广基息肉者。

(2) 多发性息肉者。

(3) 息肉病者。

(4) 患者无严重心、肺、肝、肾功能不全。

【术前准备】

(1) 检查血常规，出、凝血时间全套。

(2) 术前1d吃流质，口服泻药(50%硫酸镁100ml+5%葡萄糖盐水或温开水500～1 000ml)。

(3) 术前2h温生理盐水灌一次。

(4) 若在术前考虑到术中徒手触摸肠壁，难以发现息肉者，可请内镜科医师会诊，预约在术中作纤维镜检协助下息肉定位。

【麻醉】

(1) 连续硬脊膜外麻醉。

(2) 气管插管全身麻醉。

【体位】

(1) 平身仰卧位。

(2) 需在内镜下协助定位者，采用平卧截石位。

【切口】 绕脐上、腹正中切口。

【手术步骤与操作】

(一) 肠壁切开息肉摘除术

(1) 进腹后经探查扪到或在内镜协助下找到结肠息肉处，经结肠带切开肠壁，用卵圆钳夹住息肉，将其拖出肠外。

(2) 在息肉根部先用4号丝线作结扎后，再作一针缝扎，切除息肉(图34-3)。

(3) 用1号丝线纵行全层缝闭肠壁，再行间断浆肌层包埋缝合。

(4) 再行全面镜检以预防漏诊后退出结肠镜。

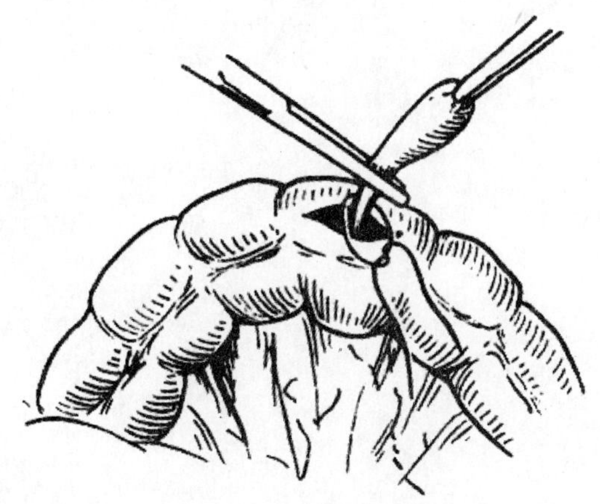

图34-3 切开肠壁摘除息肉

(二) 节段性肠切除术

对广基大息肉，或局限肠段内有多枚息肉者，可考虑作肠段切除术。

(1) 病灶位于横结肠者，游离并靠近结肠向左、右切断大网膜，在息肉肠段的上、下端，各用两把Kocher

钳钳夹结肠段，靠近肠壁切断缝扎结肠系膜，切除肠段后准备作结肠端端吻合。

（2）先用两把肠钳各自夹住上、下两侧肠段，然后将两把 Kocher 靠拢用 1 号丝线对两端肠段后壁作间断浆肌层缝合，然后切去被钳夹的两侧断端；再作后壁全层连续缝合。

（3）缝合转向前壁，先作全层连续内翻缝合，再作前壁间断浆肌层包埋缝合，最后间断缝闭系膜裂口（图 34-4）。

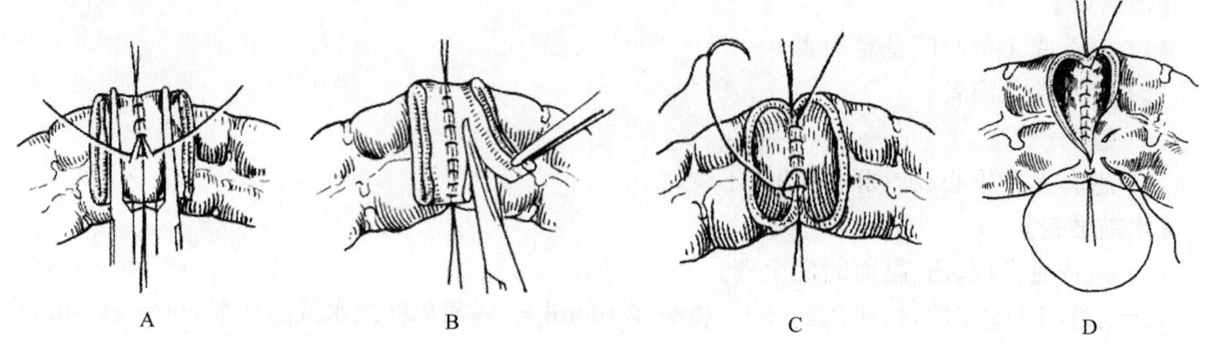

图 34-4 肠段切除吻合术

A-间断缝合后壁；B-切去被钳夹的两侧断端；C-全层连续缝合后壁；D-转向前壁缝合

（4）若为左、右侧结肠，则应先切开并游离侧腹膜后，再施行肠段切除、吻合。

（三）次全或全结肠切除术

对于弥漫性结肠息肉病，应施行次全或全结肠切除术，参见第五篇第三十三章第一节。

（王 维）

第三十五章　结肠造瘘术

【概述】 西方文献中有关肠造瘘的记载已有500年的历史，但用于治疗目的，有计划的肠造瘘术仅有200多年。16世纪时，肠造瘘的形成是肠道疾病或外伤的自然转归之一，也称为自然性造瘘。16世纪以后医生开始采用肠造瘘术治疗腹部外伤和肠梗阻，这是腹部肠造瘘治疗的开端。1961年，Turnbull(美)首先提出了造瘘治疗与护理是一门新的学科的概念，即"肠造瘘治疗学"，培养出世界上第一位专业造瘘治疗师Norma Gill，并相继成立了国际肠造瘘治疗师协会(WCET)和完成《肠造瘘图谱》一书，将肠造瘘发展成为一门独立的学科。

肠造瘘术可分为小肠和结肠造瘘，临床常见为结肠造瘘。结肠造瘘的目的是使粪流改道，又可分为暂时性和永久性两种。永久性用于：①低位直肠癌根治性手术，如Miles手术；②左半结肠以下的晚期癌肿，不能切除者。暂时性多用于肛门、直肠或结肠严重损伤；急性结肠梗阻，某些结肠良性病变如复杂性肛瘘、阴道或直肠瘘等。

结肠造瘘术(colostomy)的部位分盲肠、横结肠和乙状结肠，后两者是常用的造瘘类型，又分单腔和双腔造瘘。低位直肠癌根治性手术后，常采用乙状结肠单腔造瘘；晚期直肠癌未能切除者，采用乙状结肠双腔造瘘；左侧结肠病变未能切除者，采用横结肠双腔造瘘。此外，还有隐性肠襻结肠造瘘(hidden loop colostomy)，如晚期结直肠癌不能根治而患者无梗阻症状，又不宜做捷径吻合术，但估计病期发展最终将出现梗阻者，为避免再次剖腹手术，提高患者生活质量，可行该种术式。

临床上常可见到结直肠癌引起的肿瘤性结肠梗阻的病例，8%～23%的结直肠癌患者表现有不全性或完全性结肠梗阻症状，而在结肠梗阻的患者中有50%病例是因癌肿引起的，其中有10%的患者表现为急性结肠梗阻。在这些肿瘤性结肠梗阻的治疗中除有些患者情况良好可施行一期肿瘤切除和即时吻合术外，还有些患者常需施行暂时性或永久性结肠造瘘术，但其选择施行暂时性或永久性结肠造瘘术以及其造瘘的部位则需根据当时患者的具体病情而决定。一般认为其具体情况有：

(1) 暂时性结肠造瘘术：①肿瘤已一期切除和吻合，但为了保证吻合口的愈合，可暂作吻合口近端的造瘘术，待吻合口愈合后，二期闭合造瘘口；②肿瘤可一期切除，但存在一期吻合的不利因素(如肠段明显水肿、近远端肠段口径悬殊太大)而作远侧肠端闭合施行近端暂时造瘘，待全身和局部情况好转后，施行肠吻合术(Hartmann手术)；③肿瘤可切除，但当时全身情况不允许，只能先作近端双腔造瘘术，先将粪流改道，待全身情况允许时再施行肿瘤切除和吻合术。

(2) 永久性结肠造瘘术：①低位直肠癌肿，肿瘤与会阴部已切除，只能施行永久性近端结肠单腔造瘘术(Miles手术)；②主要是结直肠癌肿无法切除时，只能施行永久性近端结肠双腔造瘘术。

第一节　盲肠造瘘术

【概述】 盲肠造瘘术(cecostomy)是一种暂时性的部分造瘘术。盲肠造瘘术目的在于对远端结肠解压、通过造瘘口进行术中灌洗和术后注药等。分为缝合法和置管法，置管法进一步分为荷包置管和经阑尾置管法。按手术方式分为剖腹盲肠造瘘术(laparocecostomy)、经皮穿刺盲肠造瘘术(percutaneous cecostomy)、经皮内镜盲肠造瘘术(pecutaneous endoscopic cecostomy)和腹腔镜盲肠造瘘术(lapararoscopic cecostomy)。

【适应证】

(1) 结肠完全性单纯性梗阻,病情不允许根治者,可作盲肠造瘘术,但排便不如结肠造瘘完全。所以多用于临时性减压,待病情好转后再作根治手术。

(2) 结肠吻合(或修补)术前或术后,需要减压以保证吻合口的愈合者。

【麻醉】

(1) 连续硬脊膜外麻醉。

(2) 气管插管、静脉滴注全身麻醉。

【体位】 平身仰卧位。

【切口】 右下腹斜切口(阑尾切口),长约 5cm。

【手术步骤与操作】

(1) 右下腹斜切口,进入腹部后,提出膨胀的盲肠,周围用盐水纱布保护。用不吸收 4 号丝线在盲肠前结肠带处做两个同心荷包缝合,彼此相距 1cm,在荷包缝合中央戳一小切口(图 35-1)。

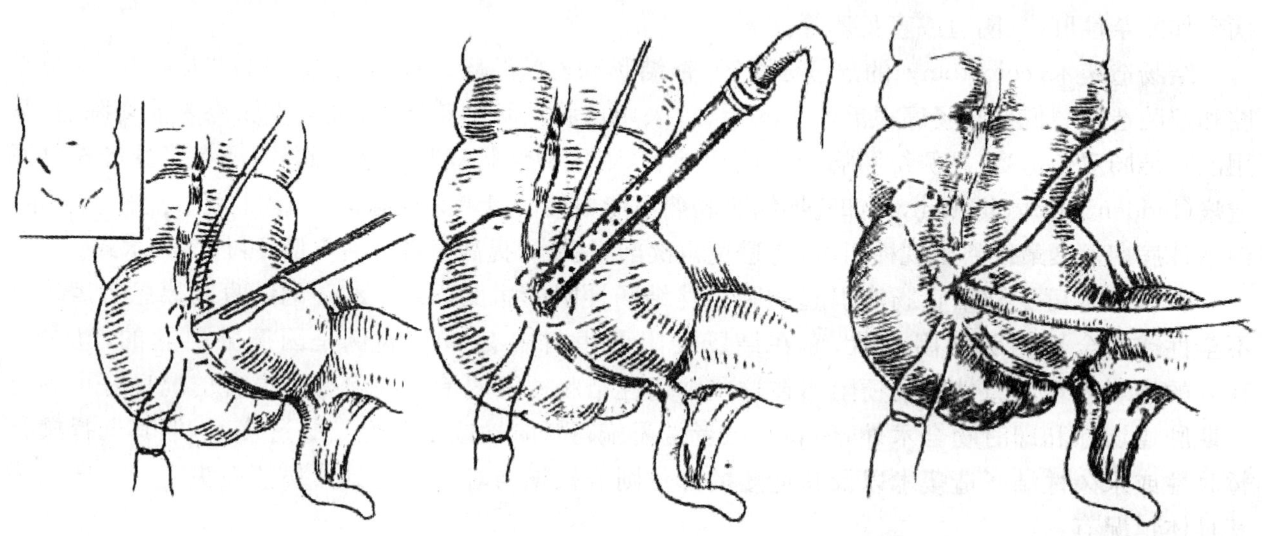

图 35-1 荷包缝合后切开盲肠袋　　图 35-2 置入双套管吸引器　　图 35-3 置入蕈状导管

(2) 从切口伸入双套管吸引器,吸出肠内容物(图 35-2)。

(3) 取出吸引器,置入一个蕈状导管,结扎第一个荷包缝线,剪去线尾(图 35-3)。

(4) 再结扎第二荷包缝线,使盲肠壁内翻,将线尾穿过腹膜后打结,使盲肠壁固定在腹膜上,造口管从腹壁切口或右下腹另一戳口引出(图 35-4)。

(5) 逐层缝合腹壁切口,将造口管固定于皮肤上(图 35-5)。

(6) 准备术后切开盲肠减压时,可将盲肠壁浆肌层与皮肤真皮层作一圈间断缝合(图 35-6),最后将盲肠壁的浆肌层与腹壁皮肤作间断缝合数针,以此缝线与凡士林纱布条作结扎,最后再用凡士林纱布条覆盖(图 35-7)。

(7) 也可在切除阑尾后放置造瘘管,显露盲肠及阑尾,术野周围用盐水纱布垫保护,钳夹、切断阑尾系膜,结扎阑尾动脉,在阑尾基部结肠带周围用 1 号丝线作两圈荷包缝合,内圈直径约 1.5cm,在根部横断阑尾,残端不结扎,通过残端向盲肠内置入吸引器吸去肠液,其余步骤同前

（图 35-8、图 35-9）。

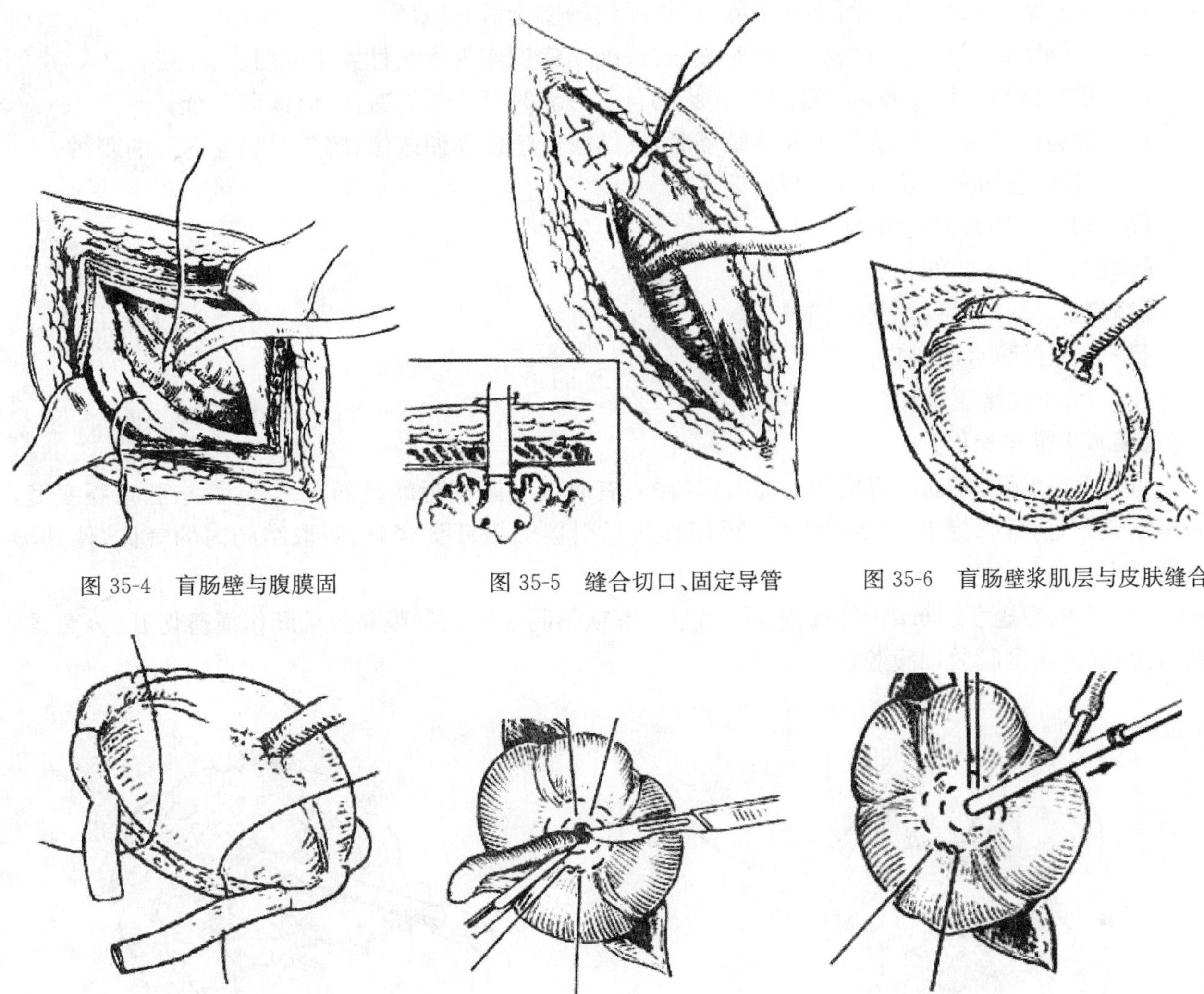

图 35-4　盲肠壁与腹膜固

图 35-5　缝合切口、固定导管

图 35-6　盲肠壁浆肌层与皮肤缝合

图 35-7　盲肠壁围以凡士林纱布

图 35-8　结扎阑尾动脉，切除阑尾

图 35-9　吸除肠内容物后，置入造瘘管

【手术要点】

盲肠与切口做缝合固定时，只能是浆肌层缝合，切勿缝透结肠壁，以免引起渗漏，造成腹腔或切口感染。

【术后处理】

（1）将造瘘管接上引流瓶，挂于床旁，每日观察引流量。

（2）若造瘘管被黏稠的粪便阻塞，可用生理盐水作冲洗。

（3）按病情不需继续造瘘时（至少 1 周后），即可将导管拔除，造瘘口可在数日内自愈。

第二节　横结肠造瘘术

【概述】　横结肠造瘘术（transverse colostomy）是一种暂时性的部分造瘘，少数情况可作为永久性人工肛门，一般多用襻式造瘘。多数学者认为横结肠造瘘术比盲肠造瘘术安全而有效，可以完全减压，完全转流粪便；但造瘘口较大位置较高，护理不便。

【适应证】

(1) 左侧结肠急性梗阻,暂不能根除,可作横结肠造瘘暂时减压。

(2) 左侧结肠癌并发急性梗阻,暂时减压,或晚期病例作为永久性人工肛门。

(3) 左侧结肠外伤性破裂,或结肠、直肠吻合不可靠时可作暂时减压,以保证愈合。

(4) 溃疡性结肠炎,病变限于左半结肠者,横结肠造瘘使粪便改道,解除对病变部位的刺激。

(5) 结肠、包括直肠切除术的第一期手术。

【麻醉】 采用硬膜外麻醉。

【体位】 平身仰卧位。

【切口】

(1) 右上经腹直肌切口。

(2) 上、下绕脐正中切口。

【手术步骤与操作】

(1) 切开腹膜进腹后,将横结肠提出切口外,有时因梗阻使近端结肠极为膨大,结肠系膜变短,肠襻比较固定,难以提出;遇此情况时,可用连接吸引器的粗针头穿刺,吸取结肠内的气体,使其萎瘪后提出。

(2) 用生理盐水纱布垫围护结肠,将确定外置横结肠上的大网膜靠近结肠作横行切开、分离、结扎出血点,将大网膜放回腹腔(图 35-10)。

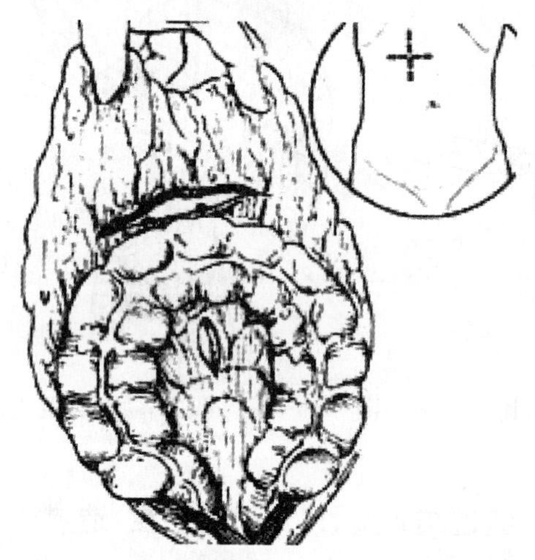

图 35-10 紧靠结肠横行切开大网膜

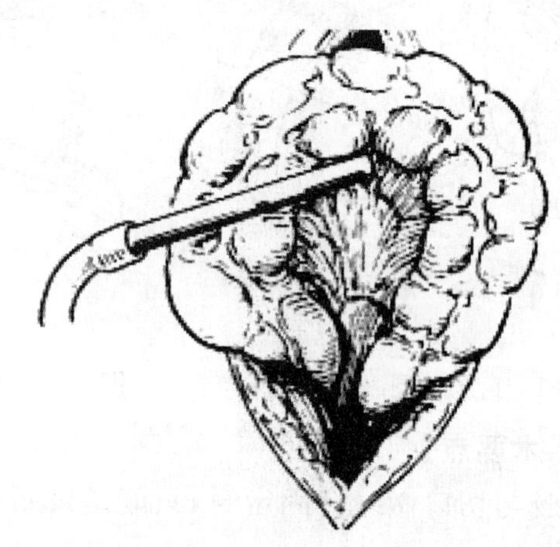

图 35-11 结肠系膜侧无血管区置入玻璃棒

(3) 在外置横结肠系膜无血管区切一小口,用一短玻璃棒穿过,玻璃棒两端用一段胶管套住固定(图 35-11),以防肠管缩回腹腔。

(4) 如切口过大,可逐层缝合腹壁,将外置肠管壁浆肌层与腹膜用 1 号丝线作间断缝合固定,再与皮肤作间断缝合(图 35-12);最后用手指探查切口松紧度,一般切口与肠壁间隙以能容一手指为合适。

(5) 若结肠膨胀较重则需即时减压,可在外置肠襻上切一小口,向近端置入蕈状导管,用细丝线作荷包缝合封闭(图 35-13),导管外端连接引流瓶;最后用凡士林纱布包裹外置肠襻的周围及肠壁,并将玻璃棒垫起。

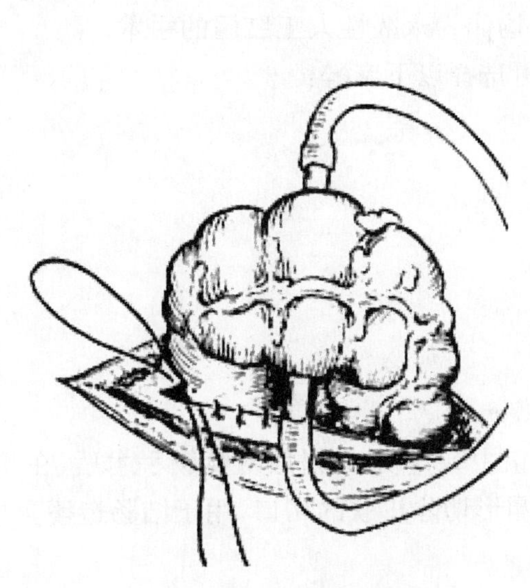
图 35-12　缝合切口，固定外置肠段

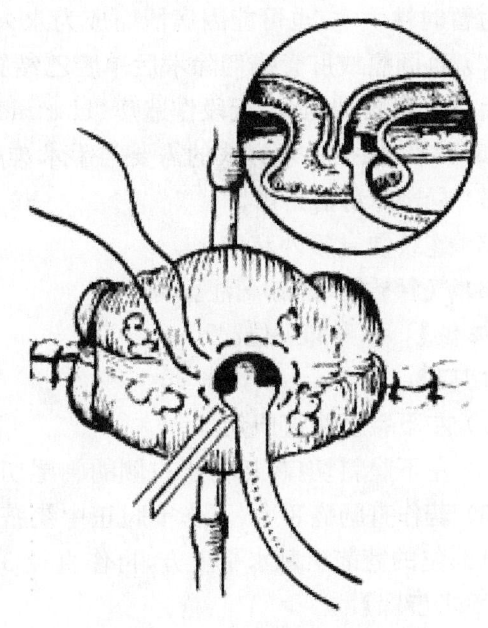
图 35-13　切开肠壁，置入引流管

【手术要点】

(1) 同盲肠造瘘术。

(2) 用玻璃棒固定外置结肠系膜时，应及时用橡胶管套住玻璃棒两端，注意避免玻璃棒滑脱或破损。

【术后处理】

(1) 术后 3d，沿结肠带纵行切开肠段前壁，或作外置肠段前壁的横切口，用凡士林纱布覆盖。

(2) 术后 10d 左右，估计肠壁与切口已愈合，可拔去玻璃棒。

(3) 若局部愈合良好，原发病灶解除一个半月后，可根据需要将瘘口关闭、肠段还纳。

(4) 若作为永久性人工肛门，则可在 2 周后切断横结肠，形成双筒造瘘口；近端可顺利排出粪便，远端瘘口空虚而逐渐缩小。

(5) 起始排便次数较多，一天 5～6 次，以后可逐步减少，必要时可口服“盐酸洛哌丁胺”qd 或 bid 使粪便成型、减少排便次数。

（张　频）

第三节　乙状结肠造瘘术

【概述】　乙状结肠造瘘术(sigmoidostomy)为最常用的暂时性双腔乙状结肠造瘘术，其优点是：① 手术操作简单，快速，不易污染，可使左半结肠完全减压；②手术可用局麻下或全麻下作小切口进行；③造口关闭容易，闭合手术可在腹腔内或腹腔外进行；④若胀气严重可立即穿刺减压，一般在 2～3d 切开，肠壁周围有粘连，肠液不会有漏入腹腔的危险。缺点是造口较大，不易护理。还有一种是永久性单腔乙状结肠造瘘术，多用于结直肠癌肿手术。

【适应证】

(1) 外伤性直肠破裂、直肠的感染，骨盆、会阴部严重裂伤，常拖出乙状结肠作襻式造瘘术，一般是作为暂时性手术，也可能因病情而成为永久性的手术(人工肛门)。

(2) 直肠癌或肛管癌切除术后单腔乙结肠造瘘(Miles 手术)，或不能切除的直肠、肛管癌，切断肠管后将远段肠端闭合，近段作造瘘(Hartment 手术)，均作为永久性人工肛门的手术。

【麻醉】 根据手术方式的需要与手术难度的预计可选择以下麻醉：

(1) 局部＋静脉麻醉。

(2) 连续硬脊膜外麻醉。

(3) 气管插管、静脉滴注全身麻醉。

【体位】 平身仰卧位。

【切口】

(1) 左下腹经腹直肌切口。

(2) 左下腹斜切口，相仿于右侧的阑尾切口，长 5～7cm。

(3) 若作直肠癌手术，可作下腹正中绕脐直切口或正中旁直切口，进腹对直肠手术后，在相当于腹直肌部位的髂前上棘水平上方，再作直径 3～5cm 椭圆形切除皮肤的切口，用于结肠造瘘。

【手术步骤】

(1) 左下腹切口，逐层进腹，必要时须切开侧腹膜提出乙状结肠，靠近肠壁纵行切开乙状结肠系膜约 3cm 宽，结扎止血，经此裂孔用 4 号丝线将两侧腹膜缝合 2～3 针，然后再将结肠系膜及肠壁的脂肪垂或浆肌层与两侧腹膜作间断缝合(图 35-14)。

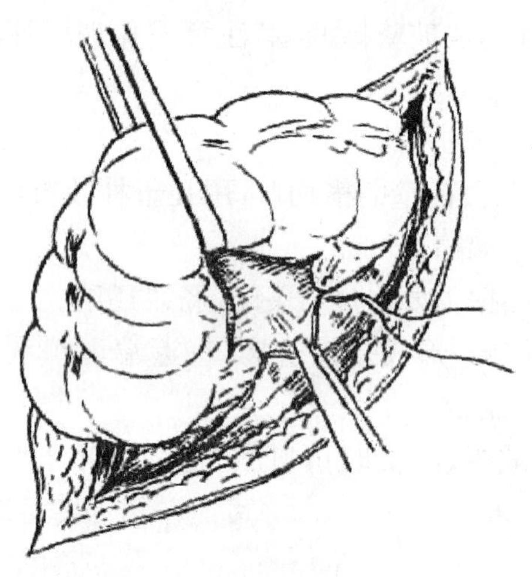

图 35-14 切开侧腹膜拖出乙状结肠

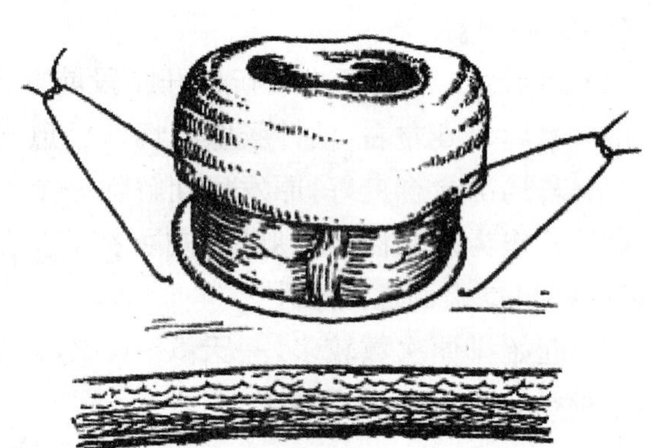

图 35-15 肠段断端与皮肤作间断外翻缝合

(2) 再将皮肤切口与肠壁浆肌层作间断缝合，并缝闭两切端过长的肌层和皮肤切口，亦可在肠襻下放置一带橡皮管的玻璃棒防止肠段回缩。

(3) 若作永久性乙状结肠造瘘(人工肛门)，则钳闭、切断乙状结肠，将远侧端用 1 号丝线作全层缝合或闭合器钉合后，再间断浆肌层包埋缝合，作足够的纵行切开系膜并结扎止血后，将远侧肠段送回腹腔。

(4) 将钳夹的近端肠段拖出切口 3～5cm，对肠壁浆肌层与腹膜和肌层、皮肤用 1 号丝线作间断缝合固定，然后再缝闭两侧过长的腹膜、肌层和皮肤切口；用凡士林纱布覆盖肠段再加盖敷料后，带钳送回病房，待 3d 后再开放。

(5) 亦可松开近端肠段的钳夹，即时用 1 号丝线施行皮肤与肠段断端的间断缝合，使肠段黏膜外翻(图 35-15)，覆盖凡士林纱布和敷料。

【手术要点】

(1) 作乙状结肠襻式(双腔)造瘘术,必要时应切开侧腹膜使肠段拖出皮肤时切口无张力。

(2) 施行乙状结肠单口式造瘘术,多系永久性人工肛门,术中应注意造瘘切口的大小。一般造瘘切口与肠壁的间隙,以能容一个手指宽度为合适。过松将引起术后肠管膨出,过紧可发生人工肛门狭窄。

(3) 在拖出肠管时,应注意系膜方向不要扭转,以免造成梗阻。

【术后处理】

(1) 对于双筒造瘘术,若腹胀不严重,可在 3d 后纵行或横行切开肠段前壁;若因病情关系而作为永久性造瘘时,可在 10d 以后横断肠管,剪除过多的肠壁,使之成为两个分开的瘘口。

(2) 对于明显腹胀者,可在肠段前壁切开小口,置入胶皮导管并作荷包缝合固定,提早开放减压。

(3) 对于钳闭断端回病房的单腔造瘘患者,可在术后 3d 松开钳闭,装上储粪袋。

(4) 外置结肠开放后,初期粪便可能较稀且排便次数多,但以后可逐渐转干;亦可给予口服"盐酸洛哌丁胺"使大便早日成型,排便次数减少。

(5) 及时更换储粪袋、保护局部皮肤清洁、避免外翻的肠黏膜受摩擦出血,经 2 周后,每日或隔日用手指扩张人工肛门 1 次,以防造瘘口狭窄。

第四节　造瘘并发症的预防和治疗

结肠造瘘术后有一定的并发症,在施行手术时即应重视规范操作,避免并发症的发生,若已发生则应按具体情况予以及时处理。常见的术后并发症有以下几种,兹作分述如下:

1. 造瘘口出血

常见于术后 24～48h 内,因切口的皮下止血不彻底或近造口端的系膜血管出血;经检查后即应拆开切口予以钳夹、结扎或电灼止血。若发现仅为造口断端或肠壁渗血,则可用 1∶1 000 肾上腺素浸湿的纱布外敷即可止血。

2. 造瘘口坏死

断端肠造口缺血性坏死比襻式造口多见。坏死通常在系膜对侧距离造口几厘米处,多为局限性,轻者留置观察,待其坏死脱落;重者需要切除,重新造口。预防措施:①术中应该保护好肠段血供;②腹壁切口不宜过小,防止术后挤压造口;③做襻式造口时,避免玻璃棒压迫动脉影响肠壁血供。

3. 造瘘口回缩

首先对外置肠段要充分游离,避免拖出外置时有张力,其次对襻式造瘘的玻璃棒不能过早取除;倘若回缩于皮下,甚至退缩到腹腔,则必须再手术处理。

4. 造瘘口狭窄

早期常为造瘘部位的皮肤切口太小,后期则常与造瘘口周围皮肤或皮下感染后瘢痕收缩有关;手术时即应注意皮肤切口的设计,并预防切口感染至关重要,手术 2 周后即可早日、定期地用手指或玻璃棒施行瘘口扩张术,可预防其发生;倘若过度狭窄引起排便梗塞,则需手术纠正。

5. 造瘘口旁疝

与造口位置选择不当有关,多见于乙结肠造瘘口旁疝,因其位置在腹直肌旁的腹薄弱处,亦多发生在经原切口造瘘者,也有的呈现整个造瘘口周围膨出;患者多无明显临床症状,少数巨大造口旁疝可影响肠功能排空。早期症状轻微者，用合适的腹带可预防其发展；后期如疝囊巨大，出现症状，影响正常生活，为预防嵌顿等急腹症，需要行手术治疗。

6. 造瘘口周围皮炎

造口器材使用不当、肠段分泌物的刺激均可导致损伤性皮炎或接触性皮炎；应正确选择和使用造口器材、局部皮肤的清洁工作以及使用保护皮肤的消炎软膏均可予以控制。

第五节 结肠造瘘关闭术

【概述】 因外伤、感染或吻合口漏而施行的襻式结肠造瘘术后，由于原发病灶已经治愈不再需要造瘘时，可将造瘘口关闭复位。但是对关闭造瘘口不可视为一种简单手术而导致失败，应具备一定的条件和准备工作才可施行而保证手术成功。

【适应证】

(1) 原发病灶已完全治愈。

(2) 造瘘口周围组织与腹腔内已无明显炎症。

(3) 结肠造瘘时间已超过 3 个月，最好是半年以后手术。

(4) 患者全身情况良好，无贫血或低蛋白血症。

【术前准备】

(1) 术前 2d 开始进食流质，静脉滴注葡萄糖，补充热量。

(2) 术前 1d 开始静脉滴注广谱抗生素。

(3) 术前晚和术日晨各作一次生理盐水灌肠。

【麻醉】 连续硬脊膜外麻醉。

【体位】 平身仰卧位。

【切口】 瘘口周围梭形切口。

【手术步骤与操作】

(1) 用纱布团将瘘口塞紧，用粗丝线将其间断缝合固定于肠壁上，以防止肠内容物外漏污染术野。

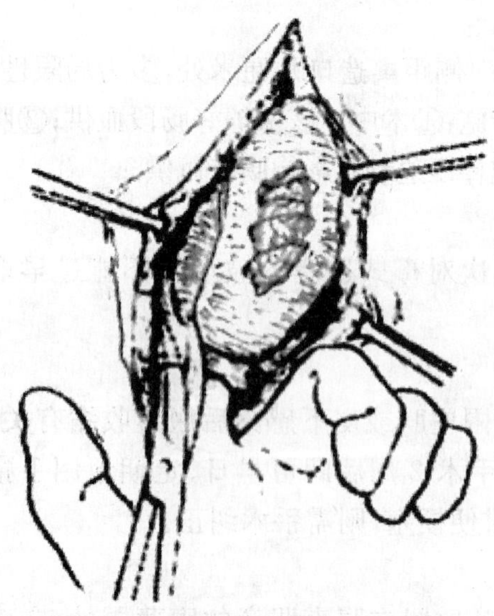

图 35-16 进腹分离肠段与腹膜粘连

(2) 自瘘口周围作梭形皮肤切口，切开皮下、肌层，电灼止血，逐渐分离至腹膜。

(3) 用组织钳提起瘘管，先将腹膜切一小口，用手指小心探查并分离切口附近的粘连；然后扩大腹膜切口，对造瘘肠管与腹膜的粘连完全游离后，将其提出切口(图 35-16)。

(4) 各距造瘘口 3～5cm 处，Kocher 钳钳夹、切断其两侧的结肠段后施行端端吻合，先用 1 号丝线作两侧后壁的浆肌层间断缝合；用肠钳钳夹两侧肠段后，切除两侧 Kocher 钳夹的断端，再作后壁的全层间断或连续缝合。

(5) 用 1 号丝线作吻合口前壁的全层间断或连续的内翻缝合，再作前壁的间断浆肌层缝合。

【手术要点】

(1) 结肠肠壁薄而脆，肠腔内细菌多，因此在结肠手术操作过程中，更应轻柔细心，注意无菌操作，以免污染腹腔。

(2) 外置肠襻及其周围瘢痕应切除至柔软的肠壁，否则术后容易发生狭窄。

(3) 如果术时发现远端肠道有病变如狭窄、肠结核等，则不应该只考虑闭合造口。

【术后处理】

(1) 继续每日静脉滴注广谱抗生素预防感染。

(2) 待肠蠕动恢复，肛门排气后，开始进食。

(3) 禁食期间，除静脉输入葡萄糖外，根据病情需要给予输血或白蛋白，以促进组织愈合。

【并发症的预防和治疗】

1. 切口感染

虽然术后积极抗菌治疗，仍有感染的可能，术后应经常检查伤口，若有红肿要及时热敷、理疗，若已化脓则应及时切开伤口放脓、换药。

2. 腹腔感染

虽较少见，还是要注意观察，若术后腹部明显压痛伴有高热，应及时作B超探查，若见局部积脓，则应作切开引流。

3. 吻合口漏

腹腔感染很大部分是吻合口漏引起，给予口服亚甲蓝溶液(1～2 支亚甲蓝加50～100ml 生理盐水)可明确诊断；若证实为吻合口漏，则应及时禁食、静脉输液、营养支持，除及时切开引流外，还应适当放置引流管，作持续低负压引流。倘若漏口较大，还需考虑再拖出肠段造瘘。

(张　频)

第三十六章　巨结肠手术

【概述】 先天性巨结肠(congenital megacolon)又称为肠管无神经节细胞症(aganglionosis),1886 年 Hischsprung 对此病作了详细描述,所以又可称为 Hirschsprung 病(Hirschsprung's disease,HD),是由于胚胎发育过程中神经嵴细胞迁移发育成肠神经系统过程停滞所致,它是以部分性或完全性结肠梗阻,合并肠壁内神经节细胞缺如为特征的一种消化道畸形(图 36-1),是婴、幼儿常见的先天性疾病,成年人则比较少见。

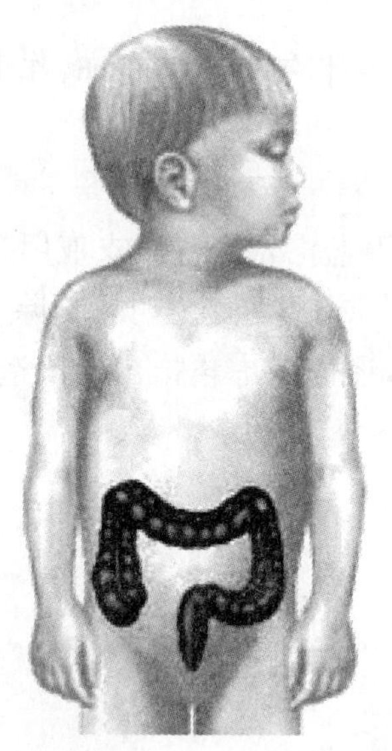
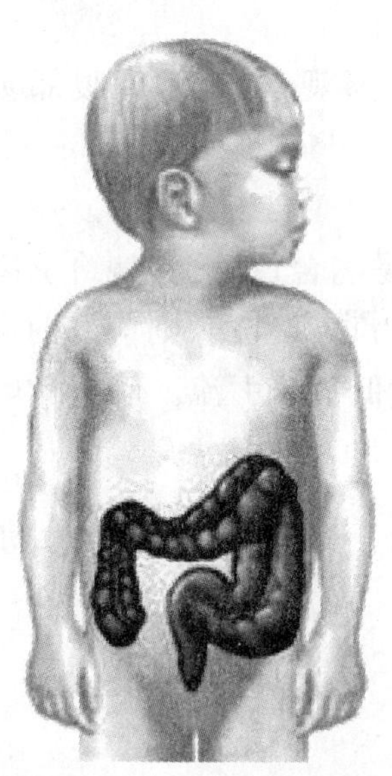

图 36-1　正常结肠与巨结肠

【病因】 从胚胎第 5 周起,来源于神经嵴的神经管原肠神经节细胞,沿迷走神经纤维由头侧向尾侧迁移,整个移行过程,到胚胎第 12 周时完成。因此,先天性巨结肠是由于在胚胎第 12 周前神经管原肠神经节细胞发育停滞所致,停滞越早,无神经节细胞肠段就越长。尾端的直肠和乙状结肠是最后神经母细胞进化的,故是最常见的病变部位。先天性巨结肠基本的病理改变是受累肠管的远端肠壁肌间神经丛(Auerbach 丛)和黏膜下神经节丛(Meissner 丛)神经节细胞先天性缺如,副交感神经纤维则较正常显著增生,使病变肠段失去蠕动,经常处于痉挛状态,形成一种功能性肠梗阻,天长日久,梗阻部位的上段结肠扩张,肠壁增厚,形成先天性巨结肠。

【分型】 狭窄的无神经节细胞区 75%是从肛门开始至乙状结肠的远端。约有 80%的病例无神经节细胞区仅局限于直肠远端,称之为短段区。个别病例比此种病理肠段更短,仅占直肠末端的 3～4cm,即内括约肌部分,称为超短段区。约 20%的病例无神经节细胞区的病理肠段,可延伸至降结肠、脾曲,甚至横结肠大部分,称之为长段型巨结肠。尚有 20%的病例是整个神经节细胞完全缺如,称为全结肠无神经节细胞症(total colonic aganlionosis,TCA)。极个别病例的病理肠段甚至可达回肠乃至空肠,称为全结肠-回肠(或空肠)无神经节细胞症。

【发病率】 本病发病率为 2 000～5 000 个新生儿中有 1 例,仅次于直肠肛门畸形,在新生儿胃肠道畸形中居第2位。据上海地区(1966～1975年)资料,消化道畸形的发生率占先天性畸形的24.67%,而本病占消化道畸形的第4位。据Passarge等报道414例,男女之比为5∶1～10∶1,并有明显的家族发病倾向,有关资料表明本病可能为多基因遗传。

【临床表现】 本病为先天性疾病,在新生儿时期即可出现临床症状。最主要的临床症状表现为以下3点:①胎便排出延迟,顽固性便秘腹胀;②营养不良,发育迟缓;③巨结肠伴发小肠结肠炎(腹胀严重,呕吐有时腹泻,由于腹泻及扩大肠管内大量肠液积存,产生脱水、酸中毒、高热、脉快、血压下降等表现)。新生儿时期结肠壁很薄,远端肠段痉挛梗阻,致使整个结肠扩张,同时由于回盲瓣功能不全,以致小肠亦受累扩张,临床呈现全腹膨胀,严重呕吐,不能进奶。2～3个月后,回盲瓣功能趋于完善,扩张的肠段仅限于结肠,小肠功能恢复正常,不影响进食并停止呕吐。以后随着年龄增加,肠壁肌肉亦渐增强,靠近痉挛段的肠管因受阻力最大,逐渐高度扩张并肠壁肥厚。一方面,可加强其局部的推进力量;另一方面,扩大的肠壁增大了容量,从而减轻了近端肠管的压力,于是近端结肠恢复正常,最后形成局限性巨结肠。上述改变产生的症状,与痉挛的强度和痉挛肠段的长度有关,强而长者则梗阻严重,新生儿时期即出现严重症状以至威胁生命;反之,弱而短者则梗阻不严重,新生儿时期症状可不明显,年龄大后才出现巨结肠症状。

【诊断】

1. 病史及体征

90%以上患儿出生后36～48h内无胎便,以后即有顽固性便秘和腹胀,必须有经过灌肠、服泻药或塞肛栓才能排便的病史。常有营养不良、贫血和食欲缺乏。腹部高度膨胀并可见宽大肠型,直肠指诊感到直肠壶腹部空虚不能触及粪便,超过痉挛段到扩张段内方触及大便。

2. X线检查

腹部立位平片多显示低位结肠梗阻。钡剂灌肠侧位和前后位照片中可见到典型的痉挛肠段和扩张肠段,排钡功能差,24h后仍有钡剂存留,若不及时灌肠洗出钡剂,可形成钡石,合并肠炎时扩张肠段肠壁呈锯齿状表现,新生儿时期扩张肠管多于生后半个月方能对比见到(图36-2)。

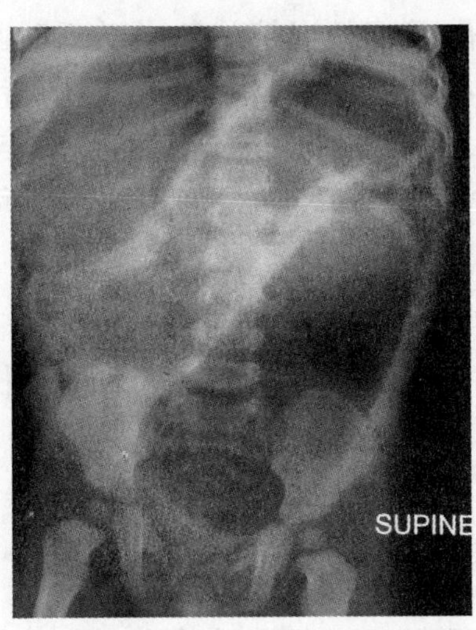

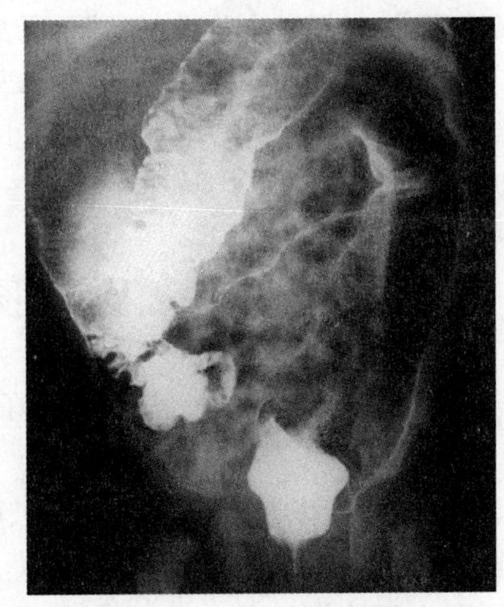

图36-2　巨结肠X线片所见

3. 活体组织检查

取距肛门4cm以上直肠壁黏膜下层及肌层一小块组织,检查神经节细胞的数量,巨结肠患儿缺乏节细胞。

4. 肛门直肠测压法

测定直肠和肛门括约肌的反射性压力变化，可诊断先天性巨结肠和鉴别其他原因引起的便秘。在正常小儿和功能性便秘，当直肠受膨胀性刺激后，内括约肌立即发生反射性放松，压力下降，先天性巨结肠患儿内括约肌非但不放松，而且发生明显的收缩，使压力增高。此法在10d以内的新生儿有时可出现假阳性结果。

5. 直肠黏膜组织化学检查法

此法是根据痉挛段黏膜下及肌层神经节细胞缺如处增生、肥大的副交感神经节前纤维不断释放大量乙酰胆碱和胆碱酯酶为依据，经化学方法可以测定出两者数量和活性均较正常儿童高出5～6倍，有助于对先天性巨结肠的诊断，并可用于新生儿。

【鉴别诊断】

(1) 新生儿先天性巨结肠要与其他原因引起的肠梗阻如低位小肠闭锁、结肠闭锁、胎便性便秘、新生儿腹膜炎等鉴别。

(2) 较大的婴幼儿、儿童应与直肠肛门狭窄、管腔内外肿瘤压迫引起的继发性巨结肠，结肠无力(如甲状腺功能低下引起的便秘)、习惯性便秘以及儿童特发性巨结肠(多在2岁以后突然发病，为内括约肌功能失调所致)等相鉴别。

(3) 并发小肠结肠炎时与病毒、细菌性肠炎或败血症肠麻痹鉴别。

【治疗】

1. 保守治疗

用各种方法使能达到每天或隔天排便一次，如：①口服蜂蜜、蓖麻油、液状石蜡、果导片、番泻叶、大黄等滑肠、缓泻剂；②每日或隔日用开塞露作肛塞；③温生理盐水灌肠；④行气通下中药。将这些方法交替或联合使用，但是日久容易失效；所以只能对一些轻症患者，一般饮食、发育、营养状况均在正常范围以及家长不愿手术者先用此法处理。

2. 手术治疗

包括：①结肠造瘘术：对于发生急性肠梗阻、肠穿孔，全身情况较差者，作为暂时性治疗措施，造瘘位置应在无神经节肠段近端，亦即巨结肠近端5cm处，由左下腹引出，其远侧缝闭，待情况好转再作根治术时一并切除；②巨结肠根治术：一般在1周岁以后即可考虑施行根治手术，一般年龄越小作根治术的危险越大，应根据患者营养状况、医疗单位技术条件而定；下节将介绍常用的几种手术方法。

第二节　巨结肠常用的根治术

【适应证】 先天性巨结肠患者，一般情况较好者。

【术前准备】

(1) 血常规、出凝血时间以及全面了解心、肺、肝、肾功能情况。

(2) 纠正贫血，维持水、电解质平衡。

(3) 术前2周即应开始作肠道准备，每日口服轻泻药、温生理盐水灌肠(婴、幼儿200ml/次)，灌入量与流出量应进出相当，必要时可转动体位、按摩腹壁帮助其排出。

(4) 术前2d开始进食流质。

(5) 术前晚清洁灌肠。

(6) 术日静滴抗生素，放置鼻胃管。

（7）必要时须配血备用。

【麻醉】 通常采用气管插管、静脉滴注全身复合麻醉。

【体位】 采用仰卧垫起臀部、截石位。

【切口】 腹部切口选择左下腹旁正中切口，切口上端超过脐孔 3cm。

【手术步骤与操作】

（一）Duhamel 手术（巨结肠切除，直肠后结肠拖出术）

（1）左下腹旁正中切口逐层进腹后，用湿纱布推开小肠，检查巨结肠扩张肥厚肠管情况，狭窄肠管部位，并确定切除范围。

（2）沿直肠两侧纵行切开腹膜，于直肠膀胱凹处切开腹膜反折，再向下分离并避免损伤两输尿管（图 36-3）。

（3）游离直肠上部及扩张的乙状结肠，于耻骨平面钳夹、切断直肠，对远段直肠残端用丝线作两层内翻缝合或用肠道闭合器钉合后再用丝线作包埋缝合。

（4）随后向上分离巨结肠到降结肠及脾曲，切除扩大的结肠并用丝线缝闭正常结肠段远端，留着结扎丝线备用（图 36-4）。

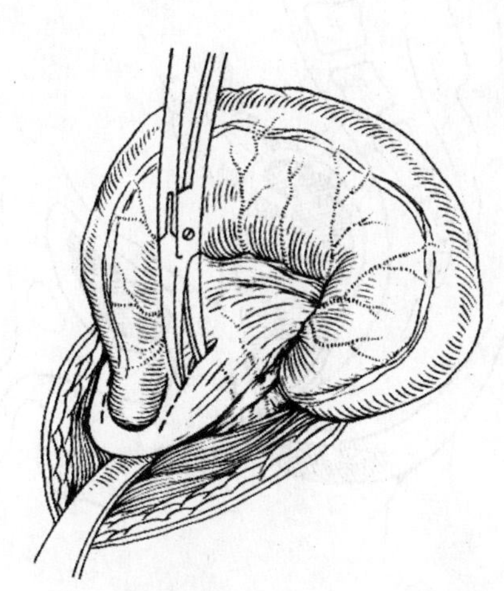

图 36-3　沿直肠两侧切开腹膜到达返折

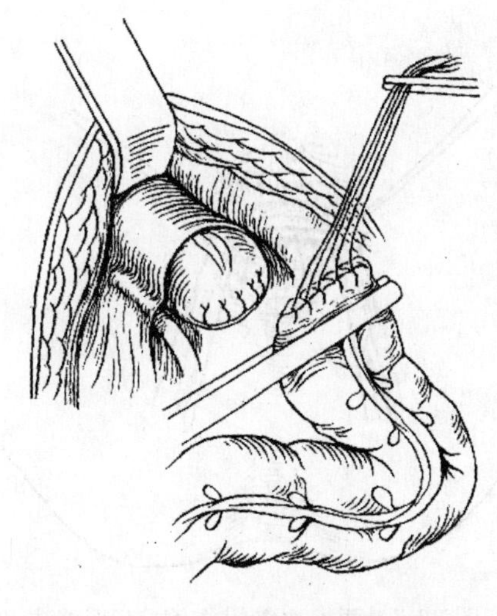

图 36-4　切除巨结肠，缝闭两侧断端

（5）于骶前间隙分离直肠后壁到达肛门皮下，分离直肠侧韧带时注意缝扎血管，分离后可用干纱布填塞压迫，可作止血。

（6）手术转至会阴部，先扩张肛门，在肛管皮肤黏膜交界处的两侧（截石位 3、9 点）各缝一根丝线作为牵引张开肛门，用尖刀在齿状线上缘切开直肠后半圈黏膜、黏膜下、肌层，直达骶前间隙。

（7）沿此切口向上分离直肠后进入原骨盆通道，以长弯血管钳经此通道夹住结肠残端预留的缝线，将结肠由此通道顺行拖出肛门外（图 36-5）。

（8）切开结肠后壁将结肠后半圈全层与肛管作均匀的间断缝合，随后切除多余结肠（图 36-6）。

（9）用两把血管钳呈倒“V”形钳夹肛管、直肠后壁与结肠前壁（图 36-7）。

（10）术后 6～8d，两钳间肠壁坏死，前后肠管贯通形成一新的肠腔，前壁为原无神经节细胞的直肠，具有压力感受功能，后壁为拖下的正常结肠，可正常蠕动协助排便（图 36-8）。

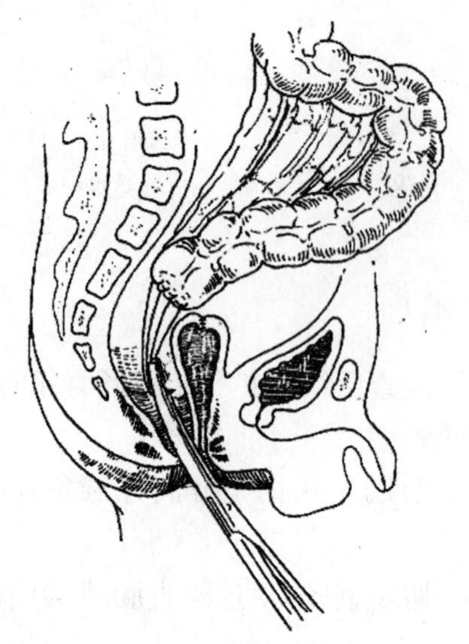
图 36-5　自骶前通道拖下结肠到肛门

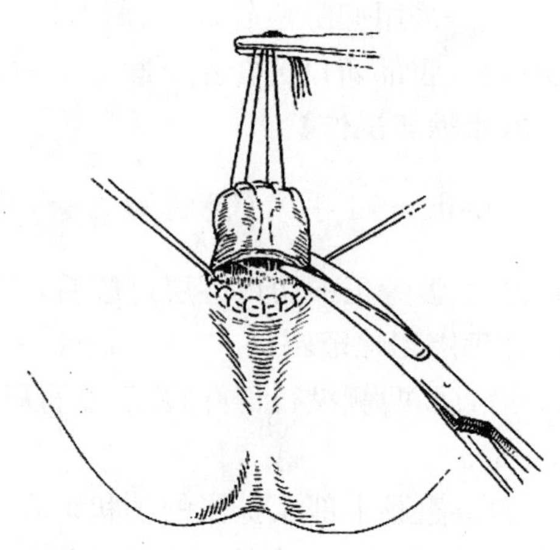
图 36-6　后侧缝合后，切去多余结肠

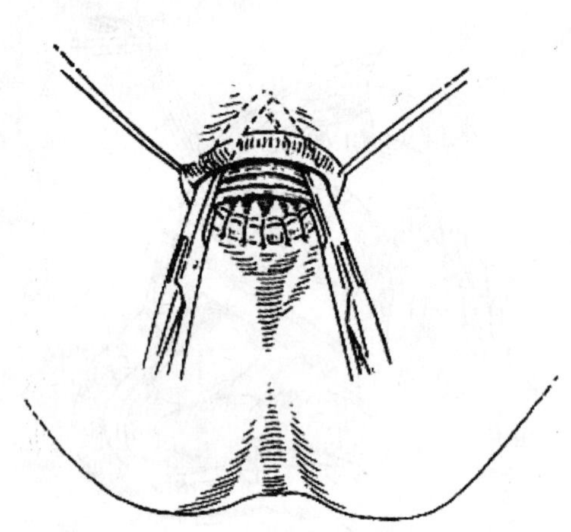
图 36-7　两把血管钳作倒“V”形钳夹

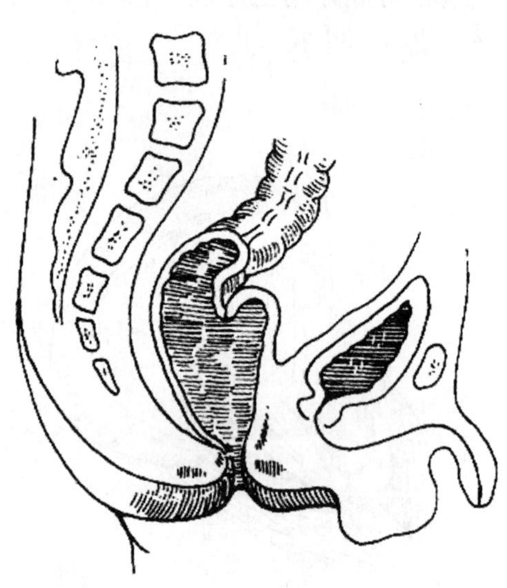
图 36-8　术后侧面观

(11) 亦可用两把切割钉合器，呈倒“V”形伸入直肠后壁与结肠前壁之间作切割钉合，使两个肠腔立即切开而贯通，此方法更为方便安全。

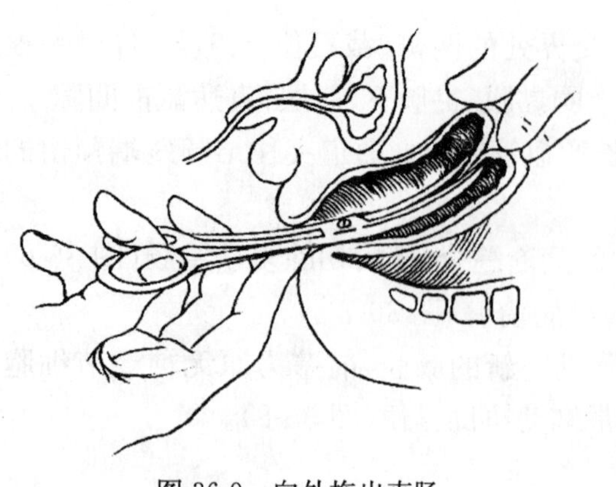
图 36-9　向外拖出直肠

(二) Swenson 手术(拖出型直肠结肠切除术)

(1) 开腹后在盆腔直肠周围切开腹膜、沿直肠向肛门分离，结扎切断血管及直肠侧韧带，分离直至皮下；向上切开侧腹膜到脾曲，再分离乙状结肠、降结肠系膜，切除巨大结肠，暂时缝闭两断端。

(2) 扩肛后用长弯血管钳自肛门伸入夹住直肠内侧残端，将直肠拖出外翻至肛门外(图 36-9)。

(3) 在直肠前壁靠肛门处作一横切口插入长弯血

管钳至盆腔分离之通道，夹住近端结肠缝线，将其拖出肛门外(图 36-10)。

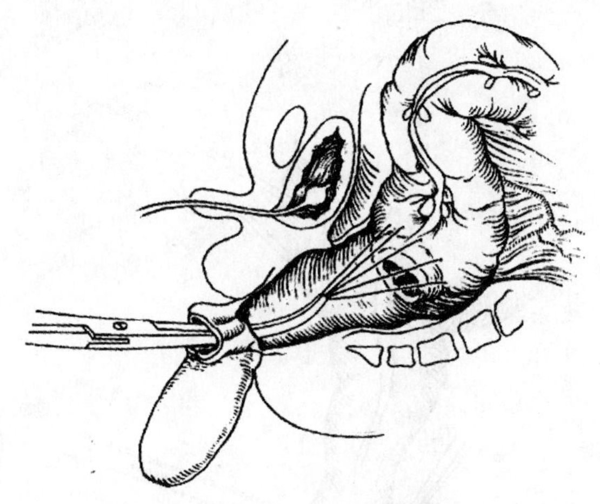
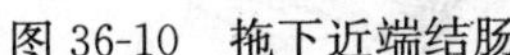
图 36-10　拖下近端结肠

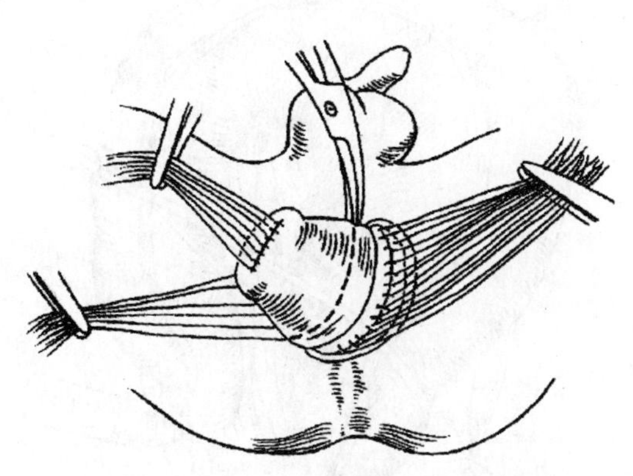
图 36-11　切断直肠与结肠做间断缝合

(4) 保留直肠前壁 3cm，后壁 1cm，先作直肠后壁与拖下结肠后壁的间断浆肌层缝合，再切开直肠后壁，切开拖出结肠的后壁作间断全层缝合，完成结直肠的后壁吻合；切除直肠与结肠的多余肠管，先作直肠前壁与结肠前壁的间断全层缝合，然后作间断浆肌层缝合(图 36-11)，完成全周吻合(图 36-12)。

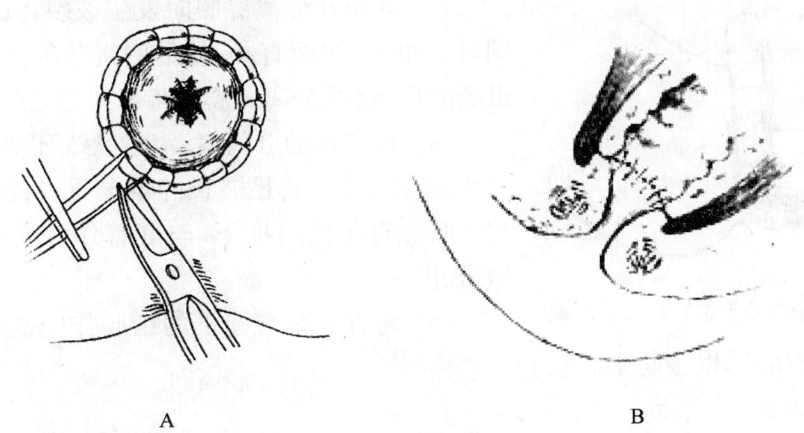

图 36-12　完成全周结直肠吻合
A-正面观；B-侧面观

(5) 改良 Swenson 手术，传统 Swenson 手术切除病变肠管在腹腔内进行，使腹腔不可避免地造成污染；改良 Swenson 手术将游离的肠管自肛门套叠式拉出，即不在腹腔内切断肠管，而是在肛门外直视下行切除和吻合。

(三) Soave 手术(直肠黏膜剥除，鞘内结肠拖出术)

(1) 进腹探查后，切开左侧侧腹膜，游离巨结肠，然后作巨结肠切除同 Duhamel 手术。

(2) 在作结肠切除前，在直肠近段先用 0.5%普鲁卡因、肾上腺素溶液自浆膜环形注入直肠黏膜与肌层之间，使黏膜与肌层分开，可在剥离时减少出血(图 36-13)；切开浆肌层时要保护黏膜完整性，可用蘸有肾上腺素的小纱布球作钝性及锐性的分离黏膜，逐步向下到达齿状线处切断

(图 36-14)；此时可由助手进行扩肛后，自肛门伸入手指，以了解是否分离已达到齿状线水平。

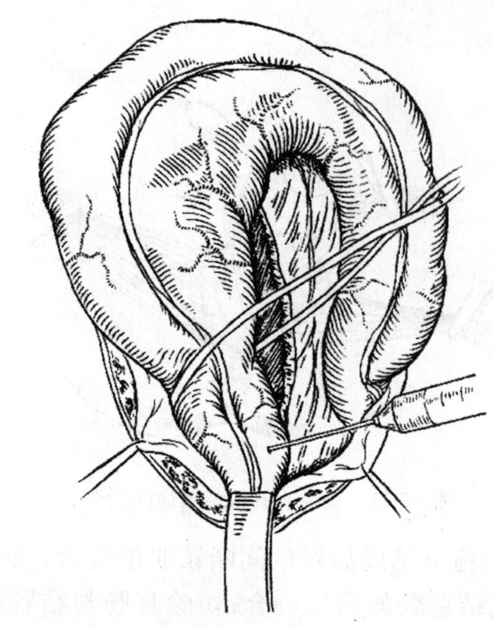
图 36-13 在直肠黏膜与肌层间作注射

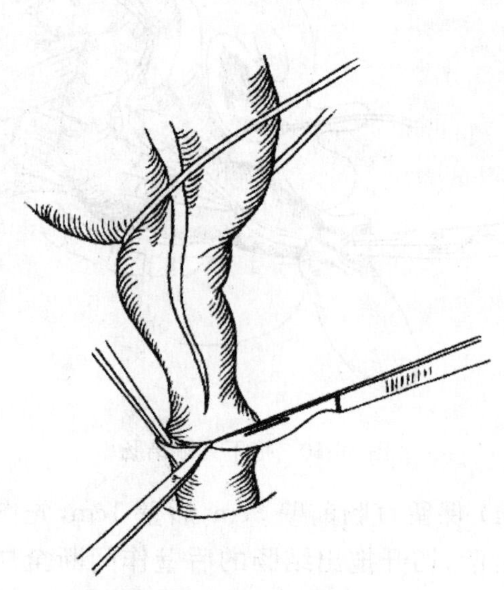
图 36-14 环形切开直肠浆肌层

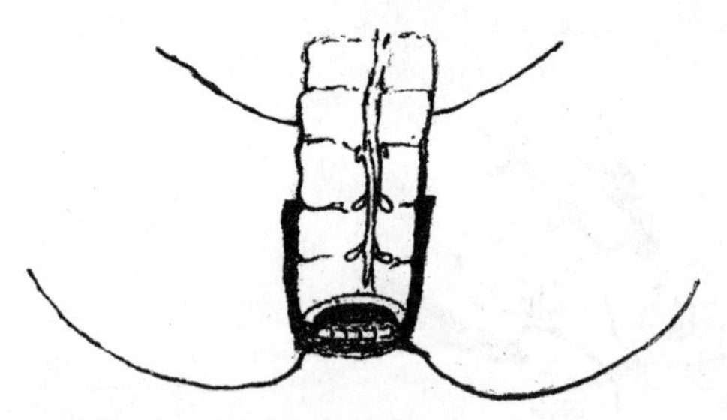
图 36-15 经直肠鞘内拖下结肠缝合正面观

(3) 如果在分离黏膜时发生破裂，流出粪液污染盆腔，则马上钳夹、切断直肠，使远侧直肠敞开，用聚维酮碘伏消毒肠腔后，继续分离黏膜至齿状线后，手术转至会阴部。

(4) 在扩张的肛门口，沿齿状线环切将直肠黏膜切除，近代多在肠段游离足够长的情况下，将已切除巨结肠的近端结肠经直肠鞘内拖下，与肛管作一期全层的前、后间断缝合(图 36-15)。

(5) 将直肠鞘与拖下的结肠作间断缝合固定，可将直肠鞘的后壁作纵行切开，以预防术后肠管痉挛狭窄。

(四) Rehbein 手术(经腹结肠切除，结肠直肠吻合术)

(1) 沿直肠四周剪开腹膜，向远端分离直肠，直至距肛门婴儿 3～5cm、儿童 5～7cm，在此高度切断并缝闭直肠断端，然后游离乙状结肠、降结肠直至脾曲，切除巨大结肠。

(2) 拖下结肠与直肠作端端缝合，用 4 号丝线先作结、直肠后壁的全层间断缝合，再作结、直肠前壁的全层间断内翻缝合，再加间断浆肌层缝合(图 36-16)。

(3) 近代多用吻合器钉合法，用关闭器钉合直肠端，再用 4 号丝线对结肠断端作荷包缝线，置入吻合器弹头

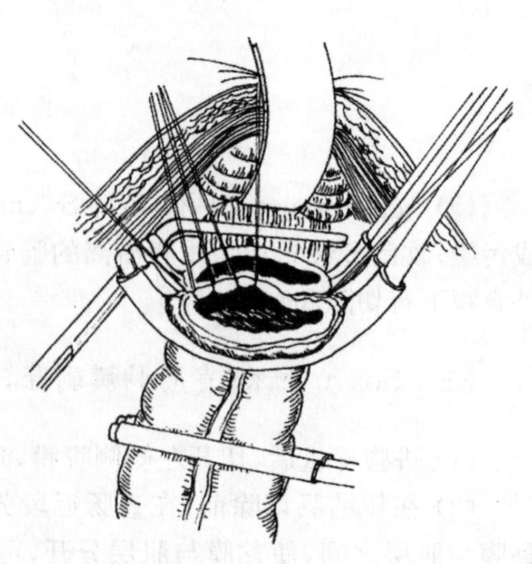
图 36-16 手工缝合法

钉座后收紧缝线(图 36-17)。

(4) 手术转向会阴部，由助手扩肛后自肛口置入吻合器主体，主刀在盆腔引导下，旋转主体上的旋钮，伸出中心杆自直肠闭合端的中点顶出。

(5) 将弹头钉座的中心杆拉下与主体中心杆连接，然后由助手再转动旋钮，使结、直肠靠拢，到主体上的标记处击发钉合，再反向转动旋钮退出吻合器。

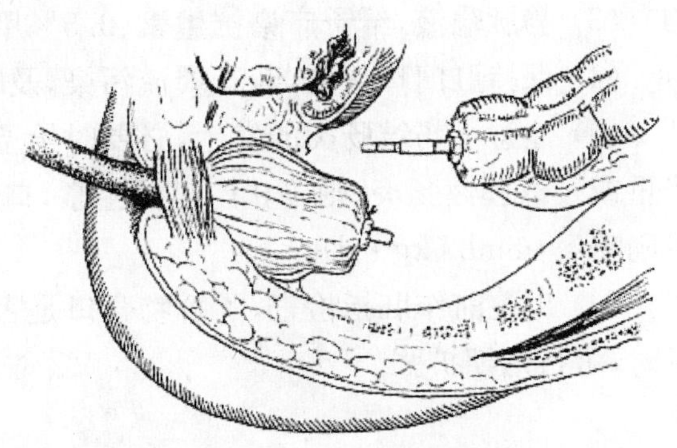

图 36-17 吻合器钉合法

(6) 缝合盆腔与侧腹膜后，按层关腹，从肛门置入裹有凡士林纱布的橡皮肛管，其顶端须超过吻合口 5～8cm，以保证术后排气及分泌物通畅，达到吻合口在无张力情况下顺利愈合。

【手术要点】

(1) 巨结肠切除长度要足够，以保证拖下的结肠神经节细胞及蠕动功能良好，通常用肉眼观察应切除到：①肠管直径正常；②肠壁柔软较薄而红润；③结肠壁无增厚皮革化，结肠袋存在，无增宽及分裂现象；④肠管蠕动功能好。若在正常肠段与扩大肠段交界处，切取一块 1cm×1cm 全层肠壁作快速切片活检，以确定切除位置，更为准确。手术时应尽量多切除些肠段，常规游离脾结肠韧带到横结肠左半，以保证有足够长度拖下作无张力吻合。

(2) 术中注意无菌操作，防止腹腔盆腔污染，除术前要做清洁洗肠并使用抗生素保留灌肠外，术中无论施行 Duhamel、Swenson、Soave、Rehbein 等术式，都必须注意应在腹腔内切除扩大的肠管或在盆腔内进行吻合，肠钳阻断肠段断端应用聚维酮碘溶液消毒，避免污染腹腔、盆腔以及术后感染，引起盆腔炎与脓肿。

(3) 观察游离肠段的色泽、血管搏动、肠壁蠕动等血供情况，保证肠管的活力有利于组织愈合；要顺直拖下结肠，避免扭转影响血流并造成排便不畅、部分梗阻。

(4) 游离并切断结肠以及在直肠周围手术的过程中，应避免损伤输尿管；输尿管损伤是非常严重的并发症，主要原因是由于手术者未看清输尿管位置，盲目切开腹膜分离、剪断或撕裂所致。输尿管损伤或切断后，如立即发现应及时修补或端端吻合，吻合前内置支架管 1 周后拔除。3 个月后复查静脉肾盂造影，如有吻合处狭窄梗阻应及时给予适当治疗。轻度狭窄可经膀胱镜插管扩张，严重者需切除狭窄段重新吻合，切不可拖延长久，以造成肾盂积水、肾功能损害。有时输尿管切断后当时未发现，以致形成术后腹腔积尿或包裹性尿囊肿，为了明确诊断可在 B 超指引下穿刺抽液检查，一经确诊应及时行输尿管修补或输尿管膀胱移植术。

(5) 为了预防术后发生尿潴留，直肠两侧应在 0.5～1cm 之内作分离；在骶前间隙紧贴直肠推开疏松组织至齿状线水平；直肠侧韧带只需分离切断上 1/3，游离过多易引起出血和损伤盆丛神经。

(6) 对年龄较大的儿童，骨盆较深，手指难以达到齿状线水平时，可用长弯血管钳夹纱布球向下分离至齿状线，以保证否肛门外结肠与肛管吻合。

(7) 作骶前间隙分离时，层次清楚，避免出血，盆腔少量渗血可用于纱布填塞止血，关腹时再次检查渗血是否停止，防止积血感染或造成术后失血性休克。

【术后处理】

(1) 对于 Duhamel 术后，应将双腿向两侧分开，保护和固定肛门口的血管钳，以免转动、疼痛。

(2) 术后禁食，鼻胃管减压 3d，待肠功能恢复后拔除，开始进食流质。

(3) 静脉输液，给予广谱抗生素、0.5%甲硝唑 5～8ml/(kg·d)，5～7d。

(4) 保持肛门口清洁，若有粪流污染，及时清洗、更换敷料。

(5) 注意小肠结肠炎的发生，必要时给予温盐水灌肠，抗生素、甲硝唑、泼尼松保留灌肠；如症状严重或疑假膜性肠炎，则停止广谱抗生素，口服或静脉给予万古霉素 50～100mg/(kg·d)及 0.5%甲硝唑 5～8ml/(kg·d)。

(6) 出院前作肛指检查，了解吻合口是否宽大、平滑及前后壁高度，如由于吻合不当出现环形狭窄时，可行短期扩张。

第六节　并发症的预防和治疗

一、早期并发症

1. 出血

巨结肠根治手术后，很少见有严重的出血，术前就已存在的凝血功能障碍、脓毒血症、术中未充分止血等均可能是潜在的原因，血肿在术后早期将增加感染和吻合口并发症的风险。通过仔细的操作，这种并发症是可以被避免的。盆腔分离后可能少量渗血，如术后大量出血，血容量降低而发生休克者，多为肠系膜动静脉结扎不牢，术后结扎滑脱所致，所以强调重要血管必须缝、扎 2 道，在分离盆腔痔上、痔中动静脉亦应妥善结扎切断，尤其是一些术式需全部游离直肠或两侧及后方者，应仔细止血，关腹时应再次检查盆腔、后腹膜分离处、肝下、胃、脾等处有无大量渗血，如有出血必须加以处理。

2. 切口裂开

切口裂开的发生率低于 3%。技术方法正确、仔细的止血、良好的营养支持、避免缺血、避免张力过高、避免感染等就可以预防切口裂开的发生。对于营养不良者术中应作切口减张缝线，术后加强营养补充。

3. 感染

感染与否的主要因素有以下 6 点：①术前肠道准备；②围手术期抗生素的应用；③术前营养支持；④细致的术中止血；⑤手术时间；⑥无菌的手术器械。

现将常见的感染问题分述如下。

(1) 切口感染：从手术类型来说，巨结肠手术属于可能污染的手术，感染的风险比较低；Skinner 回顾分析了 2 500 例巨结肠手术，切口感染的比率为 1.7%～19.2%。术中注意保护切口，术后应严密观察切口情况，若发现切口红肿应及时热敷、理疗，并加强抗生素治疗；若切口已有波动则应彻底打开切口、畅通引流、每日勤换敷料可早日愈合。

(2) 吻合口周围感染与盆腔脓肿形成：发生率低于 5%～7%。除术前清洁灌肠和用抗生素保留灌肠外，术中操作亦很重要，对吻合的远段肠端腔内黏膜要彻底消毒，对于近段肠端腔内黏膜消毒外，应注意避免肠腔内容物泄漏污染周围组织导致感染形成脓肿，一些学者均认为术后的 2～3d 内畅通的腹腔引流可以降低吻合口周围脓肿的发生风险。吻合口漏亦为感染和脓肿的原因，B 超、CT 平扫是有力的诊断方法。治疗的关键为切开引流。

4. 吻合口瘘

吻合口瘘是最为严重的早期术后并发症，现代的发生率为 1%～10%不等。发生此并发症的危险因素包括：吻合段肠端缺血、吻合口的张力、吻合操作不当、吻合口周围感染、吻合远端的梗阻以及全身营养状态差等。Duhamel 手术在决定下拖肠管前必须确认末端肠管血供良好。下拖过程中系膜不可旋转扭曲或牵拉过紧，以致损伤血管。吻合时一旦发现肠管血供不良，必须切除该肠管，直至血供良好处方可吻合；倒“V”形钳夹结肠直肠壁时，钳夹顶端应距直肠盲端缝合线 0.5cm，以免其顶端坏死穿孔成瘘。一旦出现吻合口瘘，并已扩散到盆腔或腹腔，估计单纯禁食、引流、抗感染不能控制者，应及时剖腹做近段肠造瘘转流术，待吻合口瘘痊愈后再复位。

5. 结肠回缩

结肠回缩的发生率不到 10%，早期 Swenson 手术因近端结肠游离长度不够充分，勉强拖下吻合，术后结肠回缩吻合裂开。遇此情况只有暂行回肠造瘘，并等待回缩停止，根据回缩之长短、愈合情况再决定治疗方法。手术中应强调充分游离结肠到脾曲以上，使拖出结肠在无张力情况下进行吻合，此并发症已大大减少。

6. 污粪、失禁

巨结肠术后早期发生污粪、失禁高达 30%～40%，患儿排稀便时常常有少量粪便污染内裤，尤其是夜晚熟睡，粪水溢出污染被褥。轻者偶有发生，重者每晚出现。甚至肛门失禁，失去控制能力。污粪多数在半年后好转，1 年左右痊愈。

二、后期并发症

1. 小肠结肠炎

巨结肠根治术后发生小肠结肠炎者占 10%～18%，其原因尚未完全明了，学者们认为与狭窄段痉挛梗阻、细菌繁殖毒素侵蚀肠黏膜，以及免疫功能异常有关。小肠结肠炎可发生于围手术期或数月以后，特别是术前已有结肠炎者术后更易发生。一旦出现小肠结肠炎症状：腹泻、稀臭水样粪便、腹胀、发热，应及时给予广谱抗生素静脉滴注、纠正酸碱平衡及脱水，必要时亦可给予庆大霉素、甲硝唑、泼尼松保留灌肠或低压回流灌肠。严重的小肠结肠炎常可引起败血症、脱水、休克、DIC 及死亡，应提高警惕引起重视，积极处理。

倘若患儿腹胀、肠型、大便稀臭合并有鲜血排出，纤维结肠镜检常可见黄豆大小的溃疡性结肠炎以及肠壁出现大量黄色假膜斑块的假膜性肠炎等是术后另一类型的肠炎，死亡率可高达 50%。大便培养可发现顽固性梭状芽胞杆菌，做血清或大便毒素检查多呈阳性。其有效治疗方法是口服或静脉给予万古霉素 50～100mg/(kg·d)或甲硝唑，而广谱抗生素无益且有害。

2. 便秘复发

根治术后约有 10%左右的患儿可能发生便秘，其原因如下：

(1) 狭窄段切除不足：巨结肠的根本病因是由于结肠末段缺乏神经节细胞，丧失蠕动功能造成功能性肠梗阻。近端结肠扩大肥厚，继发性神经节细胞变性，以致加重梗阻及全身症状。倘若病变肠段切除不足或由于某一术式而保留过长(5～7cm)，术后必然发生无神经节细胞肠管痉挛狭窄、便秘。若诊断为切除不足者，应进行扩肛治疗。无效者行肛门入路内括约肌切除术。

(2) 近端扩大的肠管切除不足：患儿病程越久，则近端结肠继发性扩大变性越长而严重，肠壁神经节细胞出现空泡变性功能丧失。所以手术时应尽量切除病变肠段，保证拖下肠管功能正常。倘若切除不足，症状复发，不但治疗不易，再次手术损伤及并发症更多。个别病例，术时拖下肠管病理检查正常，术后症状复发，再次活检时发现神经节细胞缺乏或消失，其原因可能与术中损伤或缺血有关，因此必须注意术中预防措施。

(3) 肠炎反复发作：患儿术后小肠结肠炎，反复发作经久不愈，大量细菌毒素吸收，肠壁神经节细胞变性退化失去蠕动功能。梗阻和肠炎互为因果，导致便秘复发。必须强调对肠炎应及时诊断给予有效治疗，防止症状复发。

(4) 类缘性疾病：一些类源性疾病，其临床症状酷似巨结肠症。如神经节细胞过少症(hmy-poganglionosis)，神经节细胞未成熟症(immaturity of ganglia)，神经节细胞发育不全症(hypogene-si)等。这些疾病往往不易鉴别，过去多以先天性巨结肠症而手术。当术后复发，再次检查病理切片时方被诊断。其治疗方法是直接切除全部病变肠管，如病变范围广泛则预后不佳。

(5) 合并神经系统病变：巨结肠合并有先天愚型和神经性耳聋以及中枢神经病变者，治疗效果不佳，易出现便秘复发症状。

3. 吻合口狭窄

其发生率约在10%，多因手工端端缝合不当所致，吻合口周围感染亦为狭窄的原因之一。常规定期扩肛，可避免其发生。

4. 术后肠梗阻

根治术后发生肠梗阻约占9.6%～12.7%，国内报道占1.5%。

(1) 粘连性肠梗阻：引起梗阻的原因多为术后肠粘连，极少数为术后肠套叠。肠管被大段切除后，易引起肠管粘连导致肠梗阻。

(2) 内疝或其他机械性梗阻：肠系膜根部缺损应仔细封闭，以防形成内疝。肠管整理检查有无憩室等。当结肠大量切除时应注意肠系膜勿旋转扭曲。

早期出现症状者给予保守治疗：胃肠减压、禁食、中药灌胃等，多数可以达到缓解症状而治愈，如保守治疗无效应及时手术。

5. 泌尿系并发症

(1) 尿潴留：多数可在短期内恢复，少数持续时间较长。Swenson手术因盆腔广泛分离，易损伤盆丛神经，造成术后膀胱收缩无力致尿潴留。预防这一并发症的方法主要是减少盆腔损伤，尤其是新生儿应贴近肠壁分离，减少拉钩向两侧挤压牵拉，避免拉钩在盆壁上压榨神经分支造成损伤，一旦发生尿潴留，应留置导尿管，定时钳夹开放，辅以针灸、理疗等措施，多可顺利恢复。

(2) 尿道、输尿管损伤性狭窄：主要是术中分离直肠前方时不慎切开或剪断尿道、阴道损伤，术前在尿道、阴道内放置导尿管以作标志可避免损伤。如在术中发现尿道损伤，应立即修补并行膀胱造瘘多可治愈。如术后发现损伤，则根据断裂程度、损伤部位而决定经腹或会阴途径修复。损伤修复后应定期复查；若发现尿道、输尿管狭窄，先做机械性扩张，倘若效果不佳，尤其是输尿管狭窄导致肾盂积水，严重时影响肾功能，应早日施行修复手术。

6. 盲袋和闸门综合征

盲袋和闸门综合征是Duhamel手术特有的并发症，发生率在6%～17.5%，其原因主要是在倒"V"形钳夹直肠结肠间隔时，两侧Kocher钳钳夹过低，使肠隔本身位置低下形成闸门，直肠断端形成盲袋。肛门收缩时粪便向前进入盲袋，久而久之盲袋内形成一大粪石向前压迫膀胱，导致尿频尿急。向后压迫结肠引起梗阻。闸门低下致使括约肌不能收紧关闭肛门亦可导致污粪。遇此情况时需重新钳夹去除直肠结肠间隔，保持排便通畅。

(艾开兴)

参考文献

[1]　韩永坚,刘牧之.临床解剖学丛书·腹、盆腔部分册[M].北京:人民卫生出版社,1994.

[2]　黄志强,金锡御.外科手术学[M].北京:人民卫生出版社,2005.

[3]　黎介寿,吴孟超,黄志强.普通外科手术学[M].北京:人民军医出版社,2005.

[4]　John E Skandalakis, Panaliortis N Skandalakis, Lee John Skandalakis. Surgical anatomy and technique[M]. Springer-verlag New York Inc, 1995.

[5]　吴咸中,黄耀权.腹部外科实践[M].北京:中国医药科技出版社,第2版,1993.

[6]　吴孟超.腹部外科学[M].上海:上海科学技术文献出版社,1992.

[7]　汪建平,詹文华.胃肠外科手术学[M].北京:人民卫生出版社,2005:835-844.

[8]　黄乃健.中国肛肠病学[M].济南:山东科学技术出版社,1996.

[9]　郑树.结直肠肿瘤—基础研究与临床实践[M].北京:人民卫生出版社,2006.

[10]　皮执民.消化外科学[M].北京:人民卫生出版社,2002.

[11]　喻德洪.现代肛肠外科学[M].北京:人民军医出版社,1997:472-477.

[12]　陈达恭.肛肠疾病手术图谱[M].北京:人民卫生出版社,1992.

[13]　黄志强.腹部外科手术学[M].长沙:湖南科学技术出版社,2004.

[14]　俞德洪.肠造口治疗[M].北京:人民卫生出版社,2004:115-140.

[15]　黄莛庭.腹部外科手术并发症[M].北京:人民卫生出版社,2000:401-408.

[16]　张启瑜.钱礼腹部外科学[M].北京:人民卫生出版社,2000:430-454.

[17]　林擎天.全结肠或全结肠直肠切除、回肠J-袋直肠或扛管吻合术[J].消化外科,2003. 2(4):247-249.

[18]　江龙建.降低结肠癌术后复发和转移的体会[J].消化外科,2003. 2(4):265-267.

[19]　王吉甫.胃肠外科手术[M].北京:人民卫生出版社,2000:800.

[20]　顾晋.肿瘤性肠梗阻的诊断和治疗[J].中国实用外科杂志,2008,28(9):703-706.

[21]　Hennekine Mucci S, Tuech J J, Brehant O. Management of obstructed left colon carcinoma [J]. Hepatogastroenterology,2007. 54(76):1098-1101.

[22]　Baccari P, Bisagni P, Crippa S. Operative and long-term results after one-stage surgery for obstructing colonic cancer [J]. Hepatogastroenterology,2006. 53(71):698-701.

[23]　Hennekine Mucci S, Tuech J J, Brehant O. Emergency subtotal/total colectomy in the management of obstructed left colon carcinoma [J]. Int J Colonrectal Dis,2006, 21(6):538-541.

[24]　Barrs A, Buter J, Pinedo H M. Making use of the primary tumor[J]. Bioessays,2003,25:79-86.

[25]　Michelassi F, Hurst R. Restorative proctocolectomy with J - pouch ileaanal anastomosis[J]. Arch Surg,2000,135(3):347-353.

[26]　Mowschenson PM, Crichlow JF, Peppercom MA. Ileal pouch operation:long-term outcome with or without diverting - ileostomy[J]. Arch Surg,2000,135(4):463-466.

[27]　van Duijvendijk P, Slors J F M, Taat C W, et al. Quality of life after total colectomy with ileorectal anastomosis or proctocolectomy and ileal pouch - anal anastomosis for familial adenomatous polyposis[J]. Bri J Surg,2000,87:590-596.

[28]　Saltz L B, Minsky B. adjuvant therapy of cancer of the colon and rectum[J] Surg Clin North Am,2002,82:1035-1058.

第六篇

阑尾手术

第三十七章　阑尾的局部解剖

【阑尾的发生与发育】 胚胎发育到第5周末，在肠襻的尾枝上发生一囊状膨大，称为盲肠突，此即为盲肠和阑尾的原基，突出的尖端发展成阑尾，其近段在胚胎的5个月以后发展为盲肠（图37-1）。随后肠襻继续增长，并以肠系膜上动脉为轴心发生逆时针方向的旋转。在这个旋转过程中，盲肠和阑尾可能有多种异常位置。若旋转后下降不全，则盲肠可停留在肝下；若下降过多，则盲肠可达到盆腔；若结肠向反方向旋转，则盲肠可至左侧；若升结肠较游离而不固定，则盲肠和阑尾可游动到中腹部或到左腹（图37-2）。

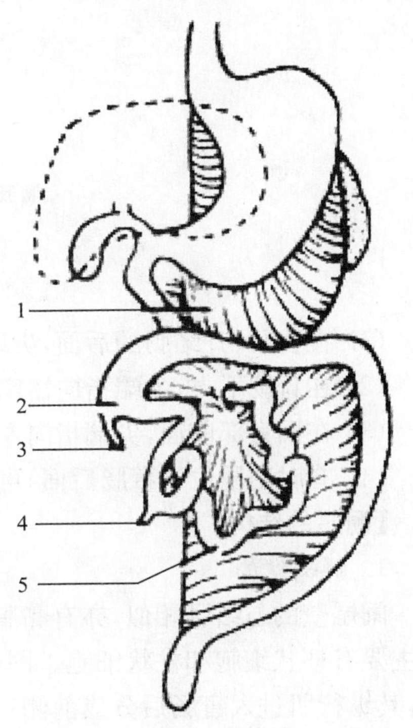

图37-1　阑尾、盲肠的胚胎发育

1-网膜囊；2-盲肠；3-阑尾；4-卵黄蒂；5-小肠

【阑尾的形态与位置】 阑尾是一条细长的盲管，平均长7～9cm，但是也有短仅3cm和长至20cm者，管径约0.5cm，也可粗达1cm，而管腔狭小，直径为0.2～0.3cm，管腔的远侧为盲端，近端开口于盲肠下端的后内侧壁，回盲瓣的下方。一般可沿着结肠带向回盲部追溯很容易找到阑尾基底部。阑尾为腹膜内器官，其系膜和小肠系膜一样，但是短于阑尾的长度，所以阑尾常呈现蜷曲状。阑尾开口的下缘有一个不很明显的半月形黏膜皱襞，称为阑尾瓣（Gerlach瓣），可防止粪块或异物进入阑尾腔内，若其功能不全或瓣膜缺如，则因粪块坠入腔内可引起梗阻性阑尾炎。阑尾可有双阑尾，阑尾基底部与盲

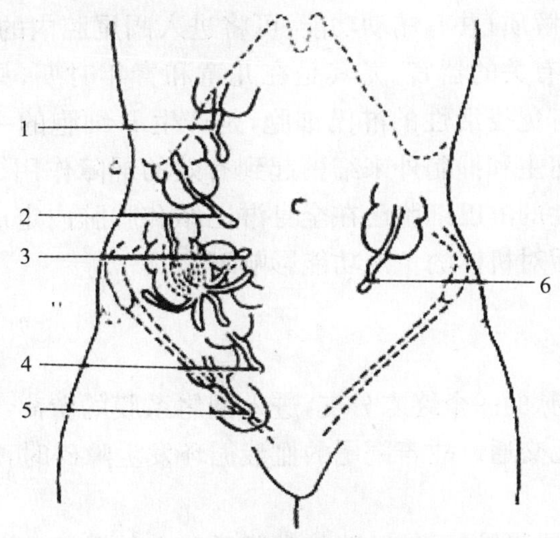

图37-2　阑尾、盲肠的正常和异常位置

1-右肋下位；2-肝下位；3-几种正常位置；4-盆腔位；5-游离盲肠；6-盲肠、阑尾转位

肠位置的关系比较固定，但是阑尾的尖端可以其基底部为中心指向各个不同的方向(图 37-3)。

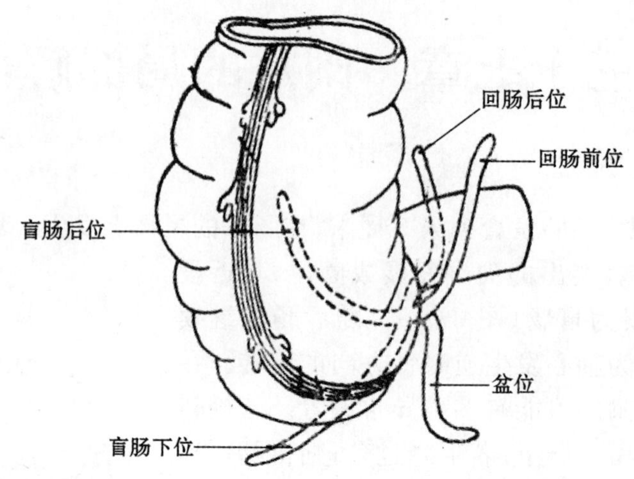

图 37-3 阑尾尖端指向的方向

(1) 在盲肠、升结肠的后面，尖端向上。

(2) 在盲肠下方，尖端指向髂窝或骨盆。

(3) 在回盲部前面，尖端指向左上腹。

(4) 有时阑尾位于盲肠后面，可部分或全部在腹膜外。

【阑尾的结构】

1. 解剖结构

阑尾壁的与结肠相似，亦有黏膜层、黏膜下层、肌层和浆膜层；其黏膜层光滑而无绒毛，黏膜上皮主要有杯状细胞和柱状细胞。固有膜内肠腺较少，但是也可发生腺癌。肌层也是外纵肌和内环肌，其纵行肌进入盲肠后分成前侧、右后侧和左后侧连向 3 条结肠带。除了阑尾在盲肠后位外，其游离的阑尾均有腹膜被盖。

2. 生理结构

阑尾也能吸收水分和电解质；并有蠕动功能，可将进入阑尾腔内的内容物和粪粒排出。近代研究认为阑尾也是一个与免疫有关的器官，尤其是在儿童和青年时期，具有发达的淋巴组织，其内有许多滤泡，能分化和传输具有免疫活性的淋巴细胞，是产生 B 细胞的一个场所，参与细胞免疫和分泌肠道免疫球蛋白，对保护宿主和抑制外来细菌起到有效的屏障作用。阑尾虽有免疫功能，但是到成年以后，此种具有免疫活性的淋巴细胞已在全身淋巴结和脾脏内定居，而代替了阑尾淋巴滤泡的功能，故此时施行阑尾切除后对机体的免疫功能影响不大。

【阑尾的血管】

1. 阑尾的动脉供血

阑尾动脉是由回结肠动脉的一个终末分支，进入阑尾系膜的游离缘后，可分成若干小分支到达阑尾壁，其与盲肠的血供并无交通。故若阑尾的血液循环发生障碍时，就会发生坏死和穿孔。

2. 阑尾的静脉回流

阑尾的静脉血液是经阑尾静脉、回结肠静脉和肠系膜上静脉回流到门静脉。化脓性阑尾炎时，细菌栓子可沿着静脉回流到门静脉，引起化脓性门静脉炎和发生肝脓肿。

【阑尾的淋巴】

1. 阑尾的淋巴液引流

阑尾壁内有丰富的淋巴网，其淋巴组织和淋巴小结很发达，淋巴液集合到淋巴管后沿着动脉的分布的走向逆行回流。

2. 阑尾的淋巴结分布

第1站淋巴结是回结肠淋巴结，然后可沿着升结肠并可到达肝曲的结肠系膜淋巴结(图37-4)。

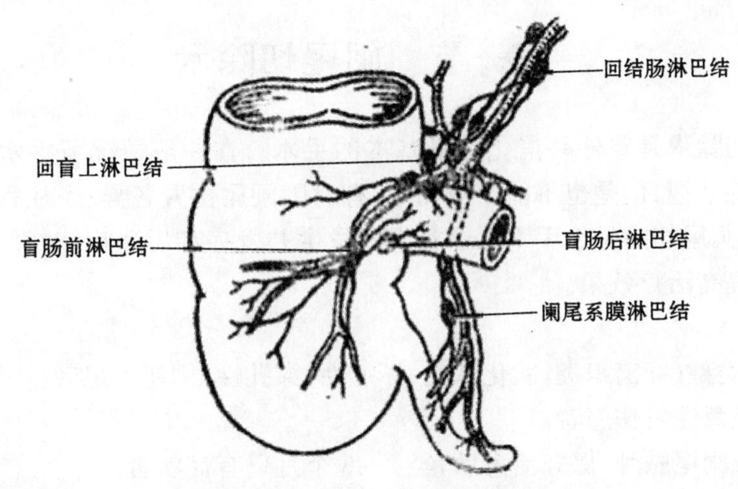

图37-4　盲肠、阑尾的淋巴管、淋巴结

【阑尾的神经】　阑尾接受腹腔动脉神经丛发出的迷走神经和交感神经纤维，并由肠系膜上动脉周围的交感神经支配。

（林擎天）

第三十八章　阑尾手术

第一节　阑尾切除术

【概述】 阑尾切除术是普外科消化道最基本的手术。在一般情况下手术操作比较容易，低年资住院医师均应熟练掌握；但是也不能一概而论，有时因阑尾位置各异、炎症程度不同，手术操作也很困难；绝不可认为阑尾切除是小手术不予重视而发生并发症和后遗症；对每一个手术都应从零开始，必须予以重视，提高治疗效果。

【适应证】

(1) 急性、各种类型(蜂窝织炎性、化脓性、坏疽性、穿孔性)阑尾炎患者。

(2) 慢性阑尾炎急性发作患者。

(3) 阑尾包块或阑尾脓肿，保守治愈后，经 2～3 个月仍有症状者。

(4) 小儿、老人、孕妇阑尾炎，因抵抗力差、易穿孔而难以局限化，故主张尽早施行阑尾切除术。

(5) 慢性阑尾炎患者。

(6) 阑尾黏液囊肿、良性肿瘤患者。

【麻醉】

(1) 腰椎麻醉。

(2) 连续硬脊膜外麻醉。

(3) 也可作局部麻醉，但若为小孩应采用全身麻醉。

【体位】 平身仰卧位。

【切口】

(1) 右下腹麦氏(McBurney)切口，在脐孔与髂前上嵴连线的中、外 1/3 交界点上，作一与此连线垂直的其上为 1/3 下为 2/3 共长 5～6cm 的切口(图 38-1)。

(2) 如诊断不明确或估计手术比较复杂时，可采用右下腹经腹直肌的剖腹探查切口，必要时还可向上、下延长切口。

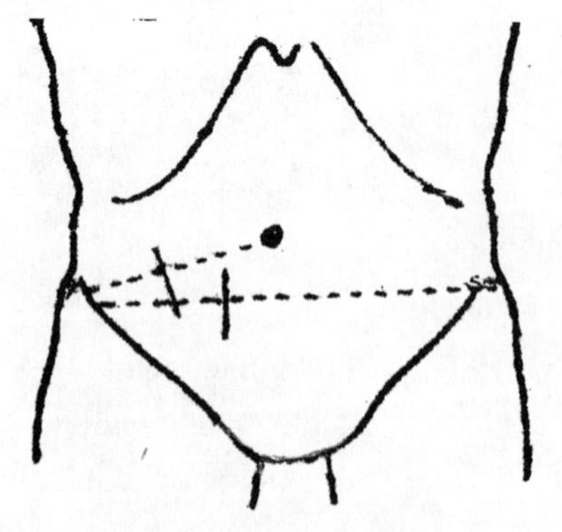

图 38-1　麦氏与兰氏切口

(3) 兰氏(Lenz)切口，在两侧髂前上嵴连线的中、外 1/3 交界的兰氏点上，作一沿皮纹的横切口；此切口虽不常用，但因手术后切口瘢痕较小而美观，对炎症较轻的阑尾炎较适用(图 38-1)。

【手术步骤与操作】

(一) 顺行性阑尾切除术

(1) 切开皮肤、皮下组织，暴露出腹外斜肌腱膜。

(2) 按纤维方向切开腹外斜肌腱膜，然后主刀和助手各持一把直血管钳，交替地插入腹内斜肌和腹横肌内撑开并扩大肌纤维裂口直到腹膜(图 38-2、图 38-3)。

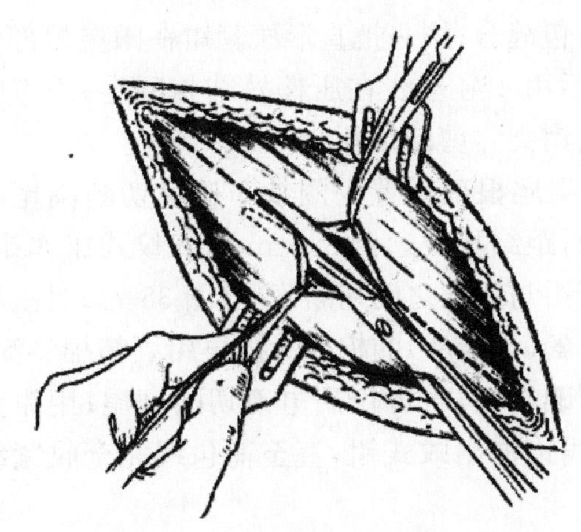

图 38-2 剪开腹外斜肌腱膜

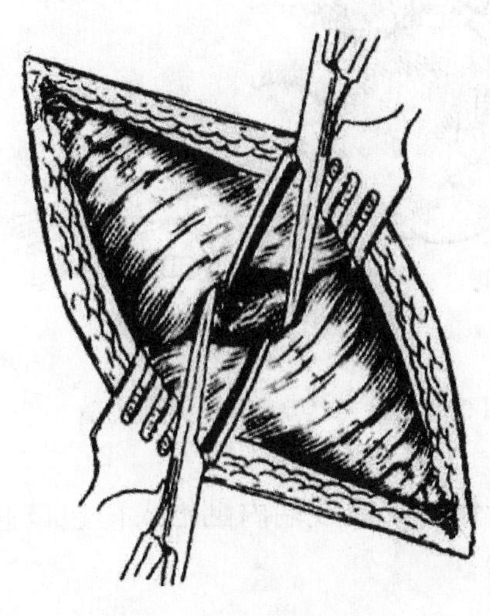

图 38-3 血管钳交替撑开肌层

(3) 用两把直角拉钩置入肌纤维裂口,作相反方向拉开肌肉,使充分暴露出腹膜;主刀和助手各用一把血管钳,相互交替地钳夹提起腹膜以避免夹住腹内组织;然后按皮肤切口方向切开腹膜,进入腹腔(图 38-4)。

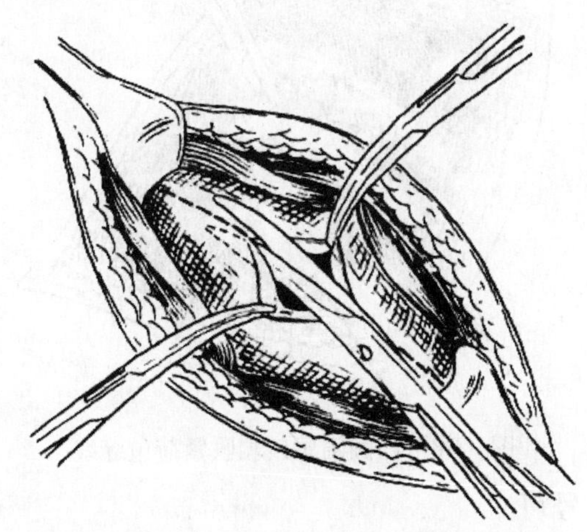

图 38-4 拉开肌层、切开腹膜

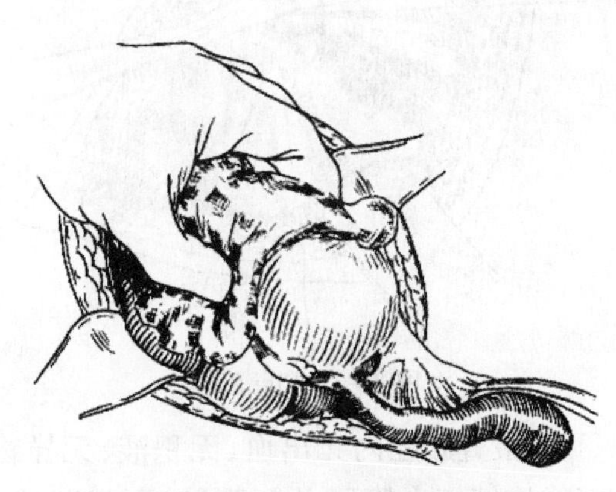

图 38-5 提出盲肠、找到阑尾

(4) 在切开腹膜前可用吸引管对着切口,以备切开腹膜后吸去腹内渗液或脓液,避免污染。将切开的腹膜边缘钳夹于保护皮肤切口的纱布上,随后用阑尾拉钩牵开切口,显露术野。

(5) 用手术纱布伸入切口将大网膜和小肠推向内侧,可在髂窝处寻及有结肠带和脂肪垂的盲肠;用卵圆钳夹取盲肠将其提出并转交给左手捏取到切口外,可沿着结肠带向下寻找到阑尾,用阑尾钳或 Allis 钳越过阑尾夹住系膜将阑尾提出,送回盲肠(图 38-5)。

(6) 若因炎症或盲肠活动度关系而不能提出盲肠时,用右手示指伸入切口触摸,可感到由于炎症引起增厚的阑尾系膜和增粗的阑尾,用手指可将阑尾勾出或在左示指的导引下用阑尾钳夹住系膜将阑尾取出。

(7) 在充分显露阑尾及系膜的情况下,用两把弯形血管钳穿过阑尾根部系膜无血管区,作钳夹、切断、结扎阑尾血管;若阑尾系膜较宽或肥厚,可将其作分次钳夹、切断和结扎,使阑尾根部完全游

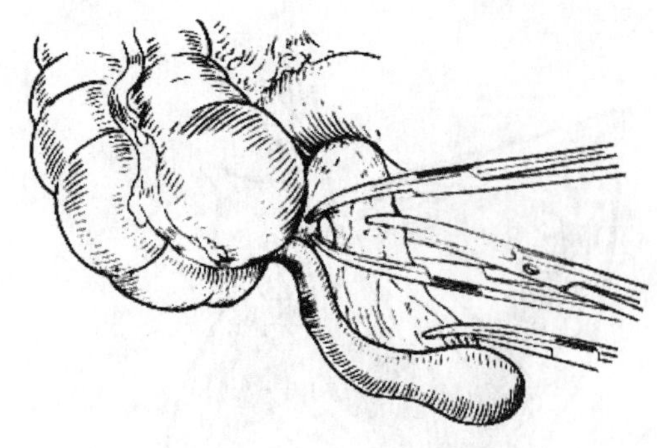

图 38-6 钳夹、切断、结扎阑尾血管

离(图 38-6)。

(8) 在距阑尾根部 0.5cm 处的盲肠壁上,用 1 号丝线作一圈荷包缝合;用一把直形血管钳在阑尾根部作钳夹压榨,然后用 4 号丝线在压榨处结扎阑尾,用直蚊式钳靠近线结钳夹并剪断结扎线。

(9) 在阑尾根部安置一圈纱布避免切断阑尾时污染周围组织,距结扎线远侧 0.5cm 用直蚊式钳作钳夹,然后在血管钳与线结之间切断阑尾(图 38-7);对阑尾残端用醮有苯酚(石炭酸)的棉签涂搽再用酒精棉签涂抹,或用聚维酮碘棉签,也可仅用电刀切断阑尾;用钳夹线结的血管钳将阑尾残端内翻推入荷包口并边收紧荷包线边抽出蚊式钳,直至荷包线完全收紧结扎(图 38-8)。

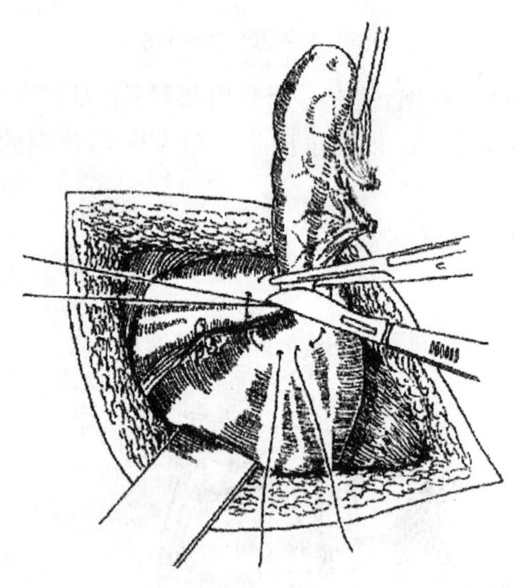

图 38-7 切除阑尾

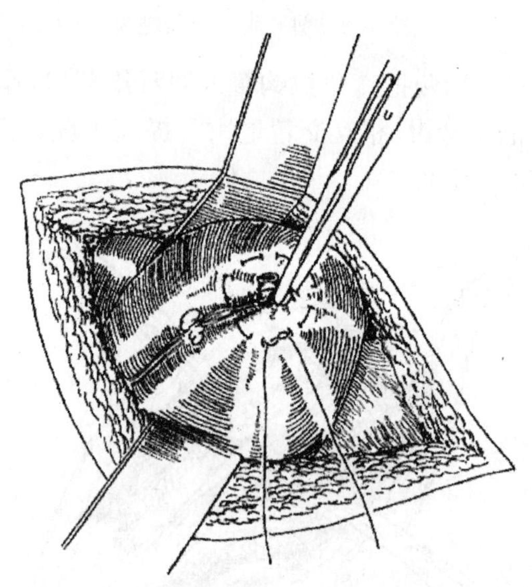

图 38-8 内翻阑尾残端收紧荷包缝线

(10) 检查腹腔内无出血、无积液、无异物后,用 2 号可吸收缝线连续缝合腹膜关闭腹腔,再间断缝合肌层和腹外斜肌腱膜,最后用 1 号丝线缝合皮下组织与皮肤。

(二) 逆行性阑尾切除术

(1) 前部分同顺行性阑尾切除术 1～6 点。

(2) 提出盲肠,只能见到阑尾根部,可用弯形血管钳穿过阑尾根部系膜,对阑尾稍作压榨后再引过丝线作根部结扎阑尾。

(3) 在结扎线远侧 0.5cm 处用直血管钳钳夹阑尾,再用蚊式钳夹住线结后,于血管钳与结扎线之间切断阑尾(图 38-9)。

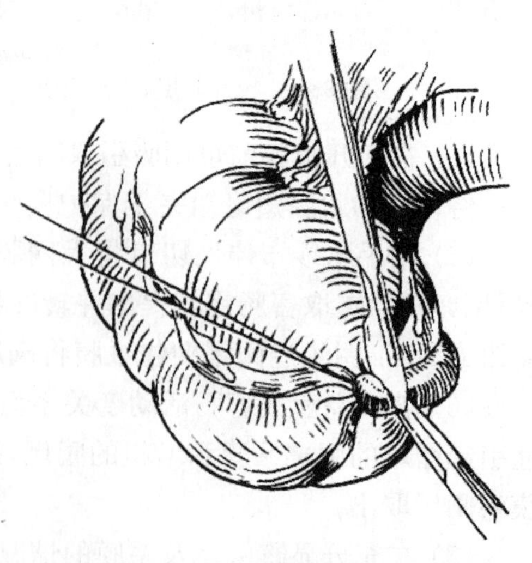

图 38-9 先在根部切断阑尾

(4) 对两侧阑尾断端均用醮有苯酚和酒精的棉签或用

醮有聚维酮碘的棉签涂搽，也可仅用电刀切断阑尾后，先作盲肠荷包缝合包埋阑尾残端。

(5) 再用两血管钳，逐步分段地钳夹、切断、结扎阑尾系膜和血管，直至完整地切取出阑尾(图 38-10)。

(6) 倘若阑尾于盲肠后位，则需切开盲肠侧腹膜，将盲肠翻向内侧才能显露出阑尾，然后再按逆行性方法切除阑尾。

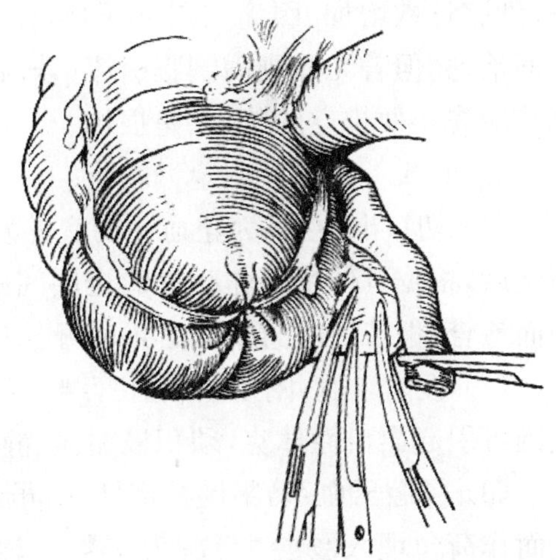

图 38-10 逐步钳夹、切除阑尾

【手术要点】

(1) 麦氏切口是阑尾切除术的标准切口，但是由于阑尾位置多变，使切口位置不准确造成手术困难，故临床上还应根据腹部压痛点最明显处，对切口做适当的调整，或上、下延长扩大切口以达到最佳的显露。

(2) 阑尾根部和盲肠底部炎症水肿明显时，阑尾残端结扎后荷包埋入有困难者，可用 1 号丝线对盲肠底作间断浆肌层缝合，包埋阑尾残端。

(3) 阑尾根部有坏死时，仅作结扎线并不牢靠，需用可吸收缝线作贯穿阑尾残端的缝扎，然后再作荷包缝线包埋或间断缝合包埋阑尾残端。

(4) 手术中如见阑尾无明显炎症改变，则要疑及腹腔内另有炎症病灶，必须作腹腔探查；如见到：①腹腔内有气体、食物残渣、黏液或胆汁，则需要探查胃十二指肠和胆囊，以排除溃疡病穿孔、急性胆囊炎；②对于女性患者腹腔内有新鲜血液或血性渗出液时，则需要探查以排除卵巢、输卵管病变；③阑尾正常而腹内有渗出液者，应提出 100cm 范围内的回肠并观察肠系膜，以排除克罗恩病，美克尔憩室炎，肠系膜淋巴结炎等；对于这些情况应及时扩大切口作相应处理。

(5) 如阑尾炎为盲肠后位，则应施行逆行行阑尾切除术。

【术后处理】

(1) 术后 6h 即可进食流质；第 2 天半流质，再逐步增加饮食。

(2) 饮食尚未恢复正常的情况下，可给予静脉补液增加营养。

(3) 静脉滴注或肌注抗生素，预防感染。

(4) 鼓励早期下床活动，促进肠蠕动恢复，预防不良位置的肠粘连。

(5) 对妊娠早期阑尾切除术后，应给予镇静药、使用黄体酮。

(6) 放置皮下引流片者，可于术后 48h 拔除；腹内引流者则应根据引流量，可于 72h 后逐步拔除。

【并发症的预防和治疗】

1. 感染

(1) 切口感染：是最常见的并发症，尤其是多见于化脓性、坏疽性、穿孔性阑尾炎手术后；术中应重视保护切口，术后应密切观察切口，倘若术后 3d 仍见体温升高，应检查切口有否红肿、压痛与波动；对早期轻症者可加强抗生素应用与局部理疗，已有波动者应及时将切口敞开引流，每日清洗、换药。

(2) 腹内感染：由于坏疽、穿孔性阑尾炎手术中污染，局限性或弥漫性腹膜炎虽经抽除脓液，但是残留炎症未得到彻底控制而发生感染引起脓肿，此类阑尾切除术后应加强广谱抗生素的使用；腹内脓肿可局限于右髂窝、膀胱直肠窝或子宫直肠窝、小肠间隙、甚至于右膈下；术后 5d 体温反而升高、细胞计数增加、腹痛与局部压痛，作B超检查、腹部CT，可明确诊断；先加强抗感染治疗多可控制而治愈，但若无效则需剖腹引流；若为盆窝脓肿可先作指诊、然后在直肠镜下穿刺置管引流；在穿刺前应先小便排空膀胱，以免损伤。

2. 出血

(1) 切口出血：多为止血不彻底常发生切口血肿，应及时将切口敞开取出血块，再作抗生素溶液清洗后，根据具体情况作疏松的全层间断缝合，并在切口中散入抗生素药粉拉拢伤口，有望避免感染而愈合；但若已有感染则必须敞开伤口换药。

(2) 腹内出血：阑尾系膜血管结扎不牢而松脱，血管退缩后常引起局部血肿，若血管开放出血不止则可引起出血性休克，须积极输血、静脉补液并再次剖腹止血。

(3) 肠腔出血：乃阑尾根部坏死，虽经结扎包埋，而在肠腔内脱落引起便血，或阑尾残端未予结扎而作荷包埋入肠腔所致；大多数经输血和使用止血剂能治愈，但若病情危重时亦应积极剖腹处理。

3. 粪瘘

多发生于根部坏疽、穿孔性阑尾炎术后和盲肠壁炎症水肿严重者，常在术后5d发现切口感染、脓肿，经敞开切口放出粪臭脓液、排出大便，此时炎症常已包裹局限，只要积极作局部清洗、换药，经4～8周可自行愈合；但对2～3个月仍不闭合者，则须考虑手术治疗。

4. 肠梗阻

阑尾坏死、穿孔引起急性弥漫性腹膜炎后常可发生肠粘连，倘若肠段排列不顺，影响肠腔内容物运输通畅，就可发生粘连性肠梗阻；此时腹痛、腹胀、呕吐、肠鸣音频繁而增强、肛门排气消失，经拍摄X线立、卧位平片可确诊，通常多为粘连性部分性肠梗阻；但即使是完全性肠梗阻，只要无肠绞窄情况，还是先用非手术的保守治疗，持续胃肠减压、静脉滴注补液等全身支持治疗下，使用肌内注射新斯的明0.5mg q6h和(或)胃内容物抽空情况下，自胃管注入中药煎剂“六磨饮”(木香、槟榔、枳实、大黄、芒硝、沉香)一贴，夹住胃管2～3h后再开放减压，用1～2贴后可使肠梗阻缓解；倘如无效或症状加重者，则应考虑手术治疗。

第二节 阑尾脓肿切开引流术

【适应证】 阑尾脓肿经保守治疗无效，右下腹炎症肿块逐渐扩大、疼痛和压痛明显、高热持续不退、血检白细胞总数及中性粒细胞明显升高，应考虑施行剖腹切开引流手术。

【麻醉】

(1) 连续硬脊膜外麻醉。

(2) 局部麻醉。

【体位】 平身仰卧位。

【切口】 右下腹炎症包块隆起、压痛最明显处作一5cm长的直口。

【手术步骤与操作】

(1) 切开皮肤、皮下组织、筋膜、分离肌层，用直角拉钩置入肌肉裂隙作相反方向牵拉，到达并显露出增厚的腹膜。

(2) 一般脓肿壁常为侧腹膜、盲肠、升结肠、小肠等包裹而成，增厚的腹膜即为脓肿的前壁；但在切开脓腔之前，应先行触摸在波动明显处作试验性穿刺。

(3) 抽出脓液后用弯形血管钳沿着穿刺针方向进入，或作小切口用示指进入脓腔，再扩大切口吸尽脓液，或取出坏死组织和粪石。

(4) 用温生理盐水或稀的淡聚维酮碘溶液作反复冲洗脓腔后吸尽。

(5) 根据脓腔大小，放置 1～2 根引流管，直接由切口引出。

(6) 用可吸收缝线疏松地间断缝合肌层、筋膜、皮下组织和皮肤。

(7) 若阑尾脓肿位于盆底，可考虑经直肠壁或阴道壁作穿刺后切开引流；先用肛门扩张器或肛门镜窥视下作长针穿刺抽得脓液后，再用尖刀沿穿刺针切开，然后用血管钳插入脓腔，并撑开扩大切口引出脓液，最后用一根尖端剪有侧孔的橡胶管置入脓腔内，其远端由肛门或阴道引出(图 38-11)。

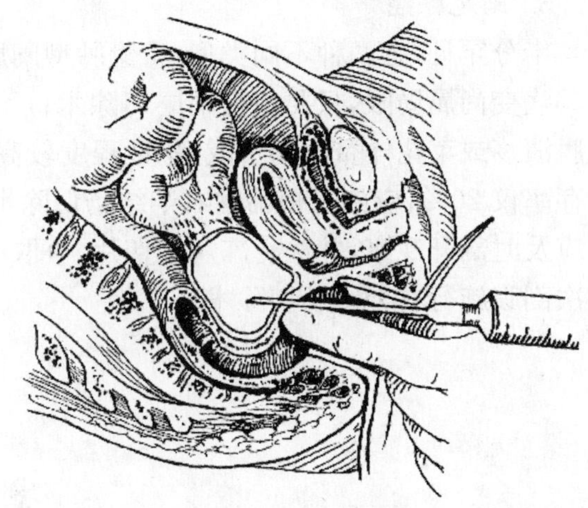

图 38-11　经直肠盆底脓肿引流术

【手术要点】

(1) 切开腹膜前应作试验性穿刺，抽得脓液后沿着针管进入脓腔，以免损伤其周围肠段。

(2) 进入脓腔前，应备吸引管于切口旁，以防切开后脓液一涌而出，大量污染周围组织。

(3) 用手指伸入脓腔，以手感进行分离比较安全。

(4) 若作盆底脓肿切开引流，则要先行小便排空膀胱后穿刺，以免损伤膀胱。

【术后处理】

(1) 术后回病房 6h 后可进流质，明日半流质以后软饭、普食。

(2) 每日继续应用抗生素，再根据细菌培养与药敏结果调整抗生素。

(3) 根据脓液分泌量，每天换药 1～2 次；再逐步拔出、剪短引流管直至拔除。

(4) 换药过程中，若发现有粪汁则为粪瘘，因周围已局限，可加强清洗、换药，一般经 6～8 周可愈合；但若经 3 个月尚未治愈者，要考虑施行手术处理，回盲部切除术或右半结肠切除术。

【并发症的预防和治疗】　粪漏或肠梗阻：均见本章第 1 节。

第三节　阑尾肿瘤手术

1. 阑尾黏液囊肿

为阑尾根部有梗阻的情况下，阑尾黏膜内尚有功能的黏液细胞分泌出的黏液被潴留而充满在阑尾腔内，然后随着腔内压力的不断增高，压迫黏液细胞萎缩才停止分泌，形成了不同大小的黏液囊肿。大者在右下腹可扪到包块，小者可能因急性阑尾炎或阑尾脓肿而就诊。B超和 X 线钡餐或 X 线钡灌，对诊断可能有助于诊断。其治疗方法主要是阑尾切除术。但术中应送冷冻病理切片，若报告为阑尾黏液瘤，则为真性肿瘤而且有恶性可能，应施行右半结肠切除术；若为恶性已有大网膜、卵巢或腹膜种植，亦应对大网膜、卵巢腹膜作切除术；因其为低度恶性肿瘤，有时对复发者只要有可能可作多次切除。

2. 阑尾类癌

是胃肠道类癌中最常见的部位，多位于阑尾远侧或尖端形成肿块，以青年、女性为多见；癌细胞主要在黏膜层或黏膜下层，但亦可浸及肌层或浆膜下层，少数也可有阑尾系膜淋巴结转移或肝转移；然而其恶性程度较低，病程发展亦较慢，对于病变局限在阑尾本身者，仅作单纯阑尾切除术已足够；即使有阑尾系膜淋巴结转移者，作阑尾加阑尾系膜全切除术的 5 年生存率也可达到 96.3%，但应施行右半结肠切除术为妥；如果病灶较大，直径＞2cm、病变位于阑尾根部或有盲肠壁浸润时，甚至于已有肝转移者均应施行右半结肠切除术。

3. 阑尾腺癌

十分罕见，有两种不同类型：①囊肿型阑尾腺癌；②结肠型阑尾腺癌。前者亦称恶性黏液囊肿，若其病变尚属局限，只要施行阑尾切除术；后者更为罕见，但多见于老年人，其病变类似结肠腺癌，黏膜溃疡或菜花样赘生物形成，恶性程度较高，可发生淋巴结或血行转移，若单作阑尾切除术，5 年生存率仅 20%，应施行根治性右半结肠切除术，5 年生存率可达 65%。对老年人的阑尾病变有怀疑者应及时剖开观察，并送冷冻病理切片，争取一次性手术处理，若在术后才证实为腺癌者，亦应及早再次剖腹施行右半结肠切除术。

（乐　淳）

参考文献

[1] 韩永坚，刘牧之. 临床解剖学丛书·腹、盆腔部分册[M]. 北京：人民卫生出版社，1994.
[2] 黄志强，金锡御. 外科手术学[M]. 北京：人民卫生出版社，2005.
[3] 黎介寿，吴孟超，黄志强. 普通外科手术学[M]. 北京：人民军医出版社，2005.
[4] John E. Skandalakis, Panaliortis N. Skandalakis, Lee John Skandalakis. Surgical anatomy and technique[M]. Springer-verlag New York Inc, 1995.
[5] 吴咸中，黄耀权. 腹部外科实践[M]. 北京：中国医药科技出版社，第 2 版，1993.
[6] 吴孟超. 腹部外科学[M]. 上海：上海科学技术文献出版社，1992.
[7] 皮执民. 消化外科学[M]. 北京：人民卫生出版社，2002.
[8] 黄乃健. 中国肛肠病学[M]. 济南：山东科学技术出版社，1996.
[9] 郑树. 结直肠肿瘤—基础研究与临床实践[M]. 北京：人民卫生出版社，2006.
[10] 黎介寿，吴孟超. 普通外科手术学[M]. 北京：人民军医出版社，2005：365-388.
[11] 黄志强. 腹部外科手术学[M]. 长沙：湖南科学技术出版社，2004：414-419.
[12] 汪建平，詹文华. 胃肠外科手术学[M]. 北京：人民卫生出版社，2005：678-687.
[13] 黄志强，金锡御. 外科手术学[M]. 北京：人民卫生出版社，2005：792-797.
[14] 王毅本，刘济明，柳玉文. 阑尾残株炎的病因分析和手术处理[J]. 外科理论与实践，2000，5(2)：75.

第七篇

直肠手术

第三十九章　直肠的局部解剖

【直肠的发生与发育】 直肠、肛管均由内胚层、中胚层和外胚层发生而来。在胚胎第4～6周时后肠的末端膨大形成一个穴肛，以后又分成前、后两部，前部向腹侧突出形成尿囊，后来演化成尿生殖器官。位于尿囊后面的后肠膨大的为泄殖腔则演化成直肠，但其尾侧还是个盲端。在此同时，与泄殖腔尾端相对应处的外胚层向后肠的末端方向陷入，其凹陷处即为原始肛。在泄殖腔尾端与原始肛之间为一层薄膜(泄殖腔膜或穴肛膜)所隔开而封闭。胚胎发育到第5周后在尿囊与后肠形成的泄殖腔壁之间有由中胚层组织共同组成的尿直肠襞，并逐渐向尾侧推进，最后与泄殖腔壁相连，形成一层厚的组织隔板，将泄殖腔分隔成腹、背互不相通的两个腔，腹侧为尿生殖窦，背侧为直肠；泄殖腔膜也被分隔为腹侧的尿生殖窦膜和背侧的肛膜。这样一来，尿生殖器官与直肠就完全分离，如分离不全而两者之间有相通，就发展成各种畸形。胚胎发育到第8周肛膜破裂，后肠与肛管打通，肛窝形成了肛管与肛门，齿状线上的肛乳头即为肛膜的遗迹。若肛膜未破则形成肛门闭锁畸形(图39-1)。

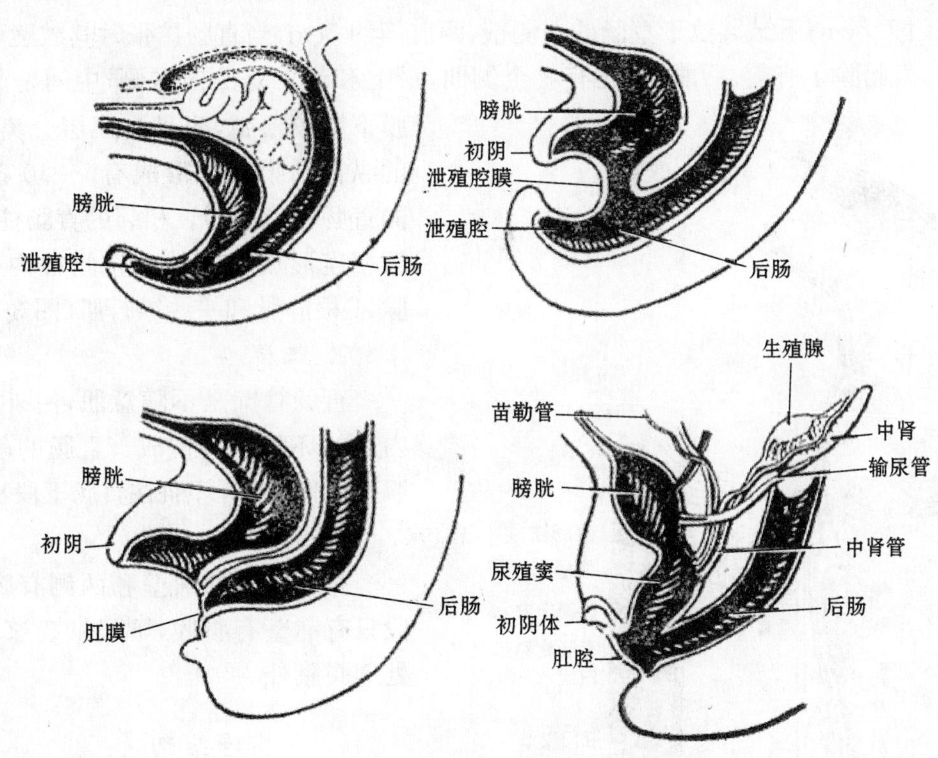

图39-1　直肠、肛管的胚胎发育

【直肠的位置、形态与毗邻】 直肠是乙状结肠的延续，两者的交界处位于第3骶椎的前面，距肛缘15cm，然后沿骶前凹下行到尾骨尖下方大约2.5cm处与肛管相接，全长12～15cm；其上、下两端固定于正中线位置，中部则突向左前方；直肠的上、下段较窄，中段扩大形成直肠壶腹部；直肠上段的前面和两侧有腹膜覆盖，后面为结缔组织、淋巴、血管与后腹膜间隙相连的直肠系膜；而直肠中段只有前面为腹膜覆盖，然后腹膜就向前方反折覆盖于膀胱或子宫形成直肠膀胱窝或直肠子宫窝；其后壁与直肠下段完全位于腹膜外。男性的直肠前壁隔一层筋膜（直肠膀胱筋膜或称前列腺会阴筋膜）与膀胱底、精囊、输精管末端、前列腺等为邻，直肠膀胱筋膜与盆筋膜相延续分为前、后两层，前层包在精囊、前列腺的后面，称为前列腺鞘；后层紧贴前列腺前壁并与腹膜反折以下的两侧盆壁筋膜折叠而成的直肠侧韧带相延续，借助直肠侧韧带将直肠连于骨盆侧壁。女性的直肠前壁隔一层直肠阴道筋膜与子宫及阴道后壁毗邻。直肠膀胱筋膜或直肠阴道筋膜前层与后层之间有潜在性间隙，称为骨盆直肠间隙。在直肠切除术中，分离直肠前壁应在两层筋膜间隙中进行，以避免穿破直肠壁。盆筋膜脏层包裹直肠后壁形成直肠深筋膜，盆筋膜紧贴骶骨骨膜称为骶前筋膜，脏层与壁层之间的潜在性间隙称为直肠后间隙，手术分离直肠后壁时也应该在此间隙中进行，以免撕破骶前筋膜损伤骶骨神经丛及骶前静脉丛引起难以控制的大出血。

【直肠的结构】

（一）解剖结构

1. 黏膜层

直肠的黏膜较厚而血管丰富，有上、中、下 3 个半月形皱襞，在直肠扩张时尤为显著，它们由黏膜、黏膜下层和环状肌、纵肌层共同构成，称为直肠瓣，亦称为 Houston 瓣。最上的皱襞接近直肠与乙状结肠交界处的直肠左侧壁，距肛门约 11cm；中皱襞在腹膜反折平面，又称为 Kohlrausch 瓣，位于直肠的右侧壁，约距肛门 7.5cm；下皱襞位于直肠的左侧壁，距肛门约 5cm，当直肠扩张时其皱襞可消失，排空后又可恢复。直肠除了有前、后曲外，还有 3 个侧曲，最上和最下是凸向右侧，中间是凸向左侧；黏膜下层较松弛，容易与肌层分离。直肠下段的纵行黏膜隆起形成有5～10 条、长约 1cm 的直肠柱（肛柱）。相邻的直肠柱基底部与肛瓣相连形成齿状线。直肠柱内含有 1 根动脉、1 根静脉和一些纵行肌（图 39-2）。

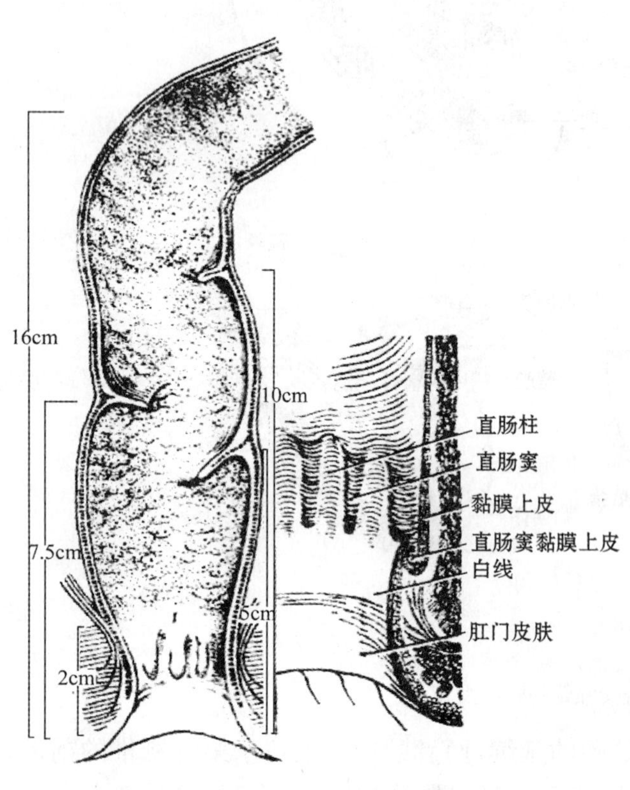

图 39-2 直肠的黏膜结构

2. 肌层

直肠管壁是不随意肌，由外层纵行肌和内层的环状肌所构成。直肠的前、后方的纵肌比两侧较厚，环肌在直肠下段比上段发达。

3. 浆膜层

直肠上段的前壁和两侧有腹膜覆盖，中段只有前壁有腹膜，下段缺乏浆膜层而完全处于腹膜外。

（二）生理结构

直肠能吸收水分、氯化钠、葡萄糖、氨基酸、胆盐和一些药物（如可的松、吗啡），黏膜的杯状细胞可分泌碱性黏液，能保护黏膜和滑润粪便。直肠内蓄积粪便和气体，使直肠膨胀引起便意。

【直肠的血管】

(一) 直肠的动脉供血

直肠的血液供应主要是来源于直肠上、中、下动脉和骶中动脉(图 39-3)。

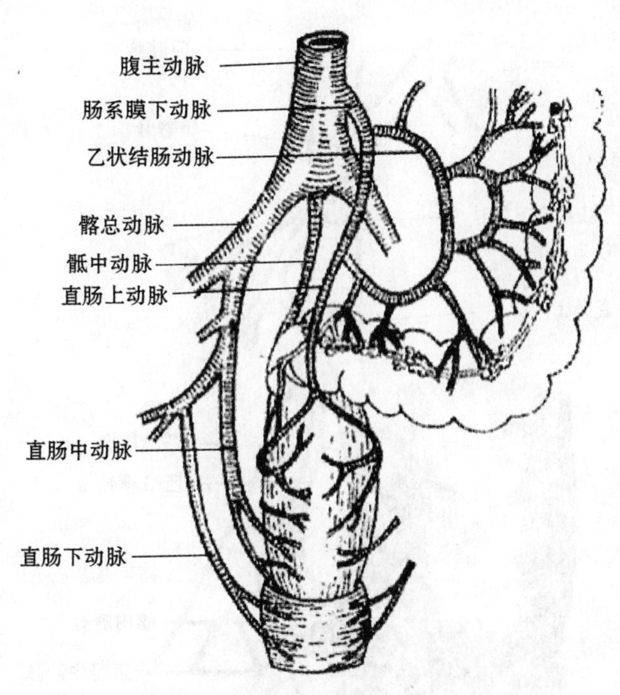

图 39-3　直肠的动脉供血

1. 直肠上动脉

为肠系膜下动脉的终末分支,在直肠上段的后面再分成左、右两支,供应直肠的大部分。

2. 直肠中动脉

为髂内动脉前干发出的分支,在骨盆直肠间隙内沿直肠侧韧带上方进入直肠分布直肠中、下段,与直肠上、下动脉均有交通。

3. 直肠下动脉

亦称肛门动脉,由阴部内动脉发出,经过坐骨直肠窝的后外部供应直肠下端、肛周皮肤、肛管及其括约肌。

4. 骶中动脉

由腹主动脉分叉上方的后壁发出,在腰椎前面紧靠骶骨下行,分布于直肠下端与肛管。

(二) 直肠的静脉回流

从肠壁内的静脉丛开始,形成结肠小静脉离开肠壁,再汇合成较大的静脉,与相应的动脉伴行。

1. 直肠上与直肠中静脉

主要是汇集齿状线上黏膜下的静脉丛(内痔静脉丛),组成数支小静脉,在直肠中、下段之间穿过肌层,在直肠两侧及后方合成直肠上静脉,进入肠系膜下静脉,再汇入脾静脉到门静脉;该静脉壁薄而无瓣膜,走行路程又长,易受直肠壁收缩或干硬粪块的压迫以及腹压增加的影响而发生静脉回流障碍,形成内痔。

2. 直肠下静脉

主要汇集齿状线以下肛管皮下及其周围各个间隙的静脉丛(外痔静脉丛),组成数支小静脉回流到:①阴部内静脉;②经外括约肌浅、深部之间进入髂静脉;③在内、外括约肌间沟(肛管白线)附近与直肠上静脉丛相交通(图 39-4)。

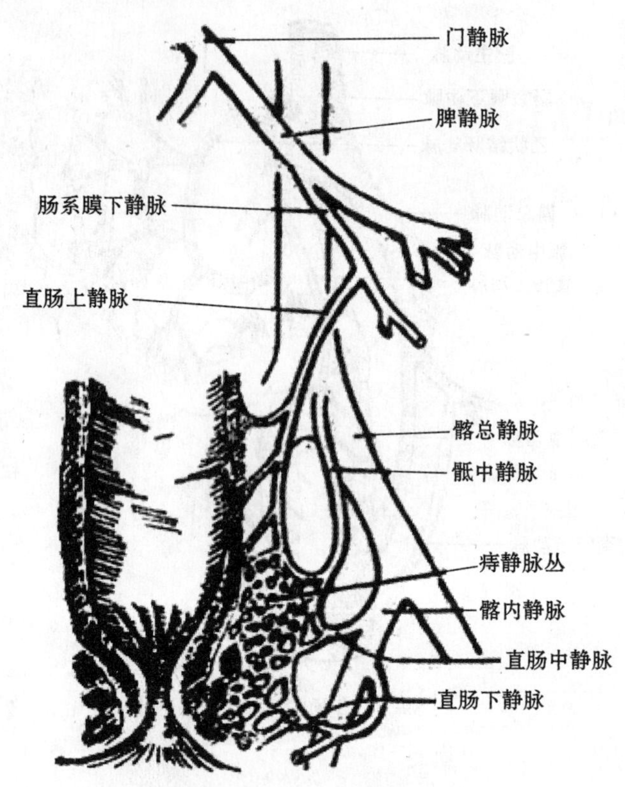

图 39-4　直肠的静脉回流

【直肠的淋巴】

(一) 直肠的淋巴液回流

位于直肠黏膜下、肌层及浆膜下肠壁内的淋巴管丛与肠壁外的淋巴丛相交通,再经肠壁外淋巴丛沿直肠动脉回流到直肠后淋巴结以及左半结肠的各级淋巴结,如乙状结肠跟部淋巴结及肠系膜下动脉根部淋巴结等。

(二) 直肠的淋巴结分布

(1) 直肠上段淋巴管随着与直肠上血管上行,汇入乙状结肠动脉旁淋巴结,再进入肠系膜下动脉周围淋巴结;或随左半结肠血管伴行向上,汇入腹主动脉周围淋巴结;亦可先汇入乙状结肠的结肠上淋巴结和结肠旁淋巴结,然后再汇入腹主动脉周围淋巴结。

(2) 直肠中段淋巴管随着两侧直肠中动脉经盆壁到髂内淋巴结,部分淋巴结可位于肛提肌的上方和侧韧带内。

(3) 直肠下段淋巴管向下经直肠后的周围淋巴结,沿肛门、会阴皮肤淋巴丛、肛门括约肌和坐骨直肠窝脂肪到腹股沟淋巴结或髂内血管周围的淋巴结。

一般说来，腹膜内的直肠淋巴是沿着直肠上动脉和肠系膜下动脉的走行向上回流，最后到达腹主动脉周围淋巴结；腹膜外的直肠淋巴则是向侧面和下方引流，到达髂内动脉旁或腹股沟淋巴结。直肠癌时，若向上引流的淋巴管被癌栓阻塞，则可向两侧及腹股沟淋巴结转移(图 39-5)。

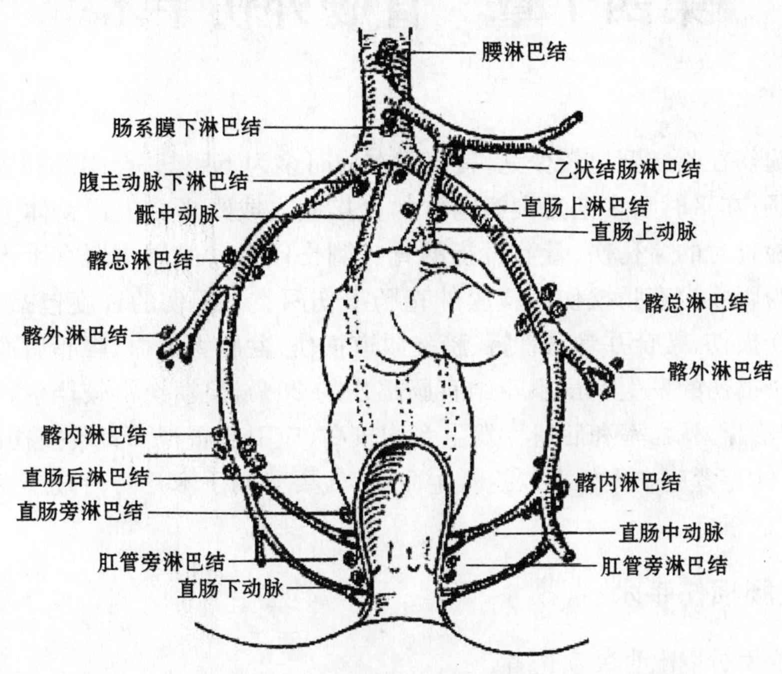

图 39-5　直肠的淋巴回流和淋巴结分布

【直肠的神经】　直肠的交感神经来自腹主动脉前神经丛及腹下神经丛(其上丛又称为骶前神经丛)，交感神经纤维均伴随着相应的动脉及其分支走行到肠管，传送神经冲动可抑制肠管的蠕动和内括约肌收缩；直肠的副交感神经也来自第 2～4 骶髓，并组成盆腔神经丛，发出分支随着直肠下动脉走行分布到直肠，传出冲动促使直肠蠕动及内括约肌松弛。

(林擎天)

第四十章　直肠外伤手术

【概述】 直肠损伤在临床上比较少见，其原因在战时多为下腹部、会阴部和臀部的穿通性枪弹或刀刺损伤累及直肠；在平时则多见为尖锐物体的直接刺入或跌坐在尖锐物体上引起的穿透性戳伤，还有结、直肠镜检查时的穿孔伤、骨盆骨折的骨片刺伤以及盆腔周围器官手术时误伤等。按直肠损伤的部位可分为腹膜内直肠损伤和腹膜外直肠损伤两类。损伤的程度包括黏膜撕裂、穿透伤和直肠及肛管的广泛损伤，常合并骨盆骨折、膀胱尿道损伤、盆腔大出血、腹膜后血肿和会阴部广泛软组织损伤等。直肠损伤的发生率虽不及结直肠损伤的 20%，但损伤常较严重，处理复杂，并发症多，如不及时诊断和治疗，死亡率和后遗症发生率均较高，应引起重视。直肠损伤的治疗原则，应根据具体情况而定，有休克者应先作处理以挽救生命，然后要早期手术并防治腹膜炎或腹膜外间隙感染，减少并发症和死亡率。

一、腹腔内直肠损伤手术

【适应证】 腹膜反折以上直肠损伤者。

【麻醉】

(1) 连续硬脊膜外麻醉。

(2) 气管插管、静脉滴注全身麻醉。

(3) 连续硬脊膜外加气管插管、静脉滴注全身麻醉。

【体位】 截石位。

【切口】

(1) 下腹正中或加绕脐切口，下端直达耻骨上方。

(2) 左侧旁正中切口。

(3) 左侧经腹直肌切口。

【手术步骤与操作】

(1) 由于术中误伤直肠，可用 1 号丝线立即施行缝合修补；或因结、直肠镜检查时穿孔伤，若能及时剖腹手术，腹腔无明显污染者，亦可立即修补伤口；一般作间断全层内翻缝合，或再加作一层间断浆肌层褥式(Lambert)缝合。

(2) 进腹后见腹、盆腔有明显污染时，应使用大量生理盐水作反复冲洗盆腹腔；对远段肠道亦应作灌洗以清除粪便。

(3) 按肠壁损伤情况施行肠壁缝合修补术；对于肠壁严重破损无法修补者，可施行肠段切除后行端端吻合和乙状结肠或横结肠造瘘术；或因污染严重不宜施行切除吻合者，可作远段肠端缝闭、近段肠端造瘘的 Hartmann 手术，待伤口愈合后再作择期吻合手术，关闭造瘘口。

(4) 仔细探查腹腔，无其他脏器合并损伤时，在盆腔放置负压球或双套管引流后，按层关腹。

【手术要点】

(1) 探查要全面，不能满足于容易找到的直肠破损，要注意有无膀胱、尿道、骨盆等其他脏器合并损伤和腹膜外直肠损伤，并应及时作相应处理。

(2) 一般施行乙状结肠或横结肠拖出 2d 后切开，或在术时即作近、远端双筒造瘘术，使粪便完全不流入远端结肠内，以利于控制感染。

(3) 如果合并膀胱破裂时，除作修补术外并应留置导尿管或作耻骨上膀胱造瘘术。

【术后处理】

(1) 回病房持续供氧，心电监护。

(2) 进食流质 2d，然后少渣或无渣半流质，逐步增加饮食。

(3) 静脉补液给予足够热量，滴注抗生素防治感染。

(4) 注意结肠造瘘口的护理，保持引流管通畅，一般于术后 5～6d 无肠漏时即可拔除。

(5) 为保持大便通畅，可口服少量液状石蜡。

(6) 根据病情需要，一般须卧床休息 2 周。

【并发症的预防和治疗】

1. 肠腔狭窄

对于肠壁缺损大者，应施行肠切除吻合为妥；若因当时病情不允许，只能作修补术时，术后可能出现瘢痕性狭窄，先可试行在内镜下进行扩张术；如无效时可考虑放置支架，但以择期作手术切除狭窄段再吻合为好。

2. 术后出血

多为少量出血应用止血药即可，对出血量大者，可先试行肠镜下止血，必要时作再次手术止血。

3. 肠漏

多因术中对肠壁缝合不满意和发生感染引起，常在术后 5d 发现引流液增多并伴有粪臭，此时应积极保持引流通畅或改用低负压持续吸引装置使其局限化后，按肠瘘原则处理。

二、腹腔外直肠损伤手术

【适应证】 腹膜反折以下直肠损伤。

【麻醉】 同腹膜内直肠损伤手术。

【体位】 截石位。

【切口】

(1) 腹部切口同腹膜内直肠损伤手术。

(2) 会阴部切口常按具体情况而定，但在尾骨前方围肛口后半部作弧形切口，作骶前直肠周围间隙引流。

【手术步骤】

(1) 对直肠下段损伤的处理亦应先做剖腹探查，检查腹膜反折上方直肠有否损伤，然后在左下腹另作一小切口，拖出乙状结肠施行双腔造瘘术以转流粪便，再按层关腹。

(2) 若发现直肠损伤部位就在腹膜反折附近，可将反折腹膜切开并游离直肠，用可吸收缝线作全层间断内翻缝合，或再褥式加固缝合肌层(Lambert 缝合)，再将腹膜反折缝合固定于裂口上方的直肠上，使缝合口隔于腹膜外并在缝合口旁放置一根负压球引流管后关腹。

(3) 另在会阴部尾骨前作切口，切开尾骨直肠韧带进入骶骨前间隙，再游离直肠周围的筋膜，清除血块、异物、骨折碎片、粪块等，并用大量生理盐水作冲洗，清洁创面。

(4) 如显露出直肠损伤破口，可用可吸收缝线作全层缝合，创口置以凡士林纱布引流，或置入负压管作开放引流。

(5) 如损伤过于广泛，缝合肠壁困难时，因在腹部已作结肠造瘘转流粪便，只要局部清创完善，放置有效引流即可。

【手术要点】

(1) 对腹膜外直肠损伤破裂时，应重视创面局部的初期清创冲洗术。

(2) 如果伤后就诊较晚，直肠周围已有严重感染时，应作彻底清创并开放引流；此时结肠造瘘术转流粪便，更显得其重要性。

(3) 术中局部清创时，应尽可能地保留组织，以免日后发生变形或狭窄，尽可能修复肛门括约肌，不可将其切除再增加损伤。

【术后处理】

(1) 同腹膜内直肠损伤的术后处理。

(2) 加强重视会阴部伤口局部抗生素溶液的冲洗、换药和引流。

(3) 待会阴部伤口痊愈后，再考虑将结肠造瘘口还纳，恢复肠道通畅。

【并发症的预防和治疗】 同腹腔内直肠损伤手术。

(金志明)

第四十一章　直肠息肉手术

【概述】 直肠息肉是泛指直肠黏膜表面向肠腔突出的隆起性病变。其病变大小、数量不一，形态亦各异。在数量上可分为单个息肉和多发息肉。在形态上又可分为有蒂和广基两种。其病理性质也不一样，一种是肿瘤性息肉，包括：①圆球形腺瘤，表面光滑常带蒂(图 41-1)，比较常见，尤以青、中年为多，一般是属于良性，但当腺瘤长大直径＞1cm 以上时，腺体出现不典型增生，可发生恶变；②绒毛状腺瘤，亦称乳头状腺瘤(图 41-2)，比较少见，基底广而瘤体呈绒毛状，有海绵样感，老人多见，其恶变率很高，是癌前期病变。另一种是炎性息肉，为炎性增生的结果(图 41-3)，基本不恶变。直肠息肉一般可无症状而存在，但也可发生出血、大便次数增多经内镜检查而被发现，作病理报告为肿瘤性者应积极手术摘除，若为炎性者可密切随访观察。一般认为除了炎症性息肉外，直肠息肉均应争取手术摘除，尤其是直径在 0.5cm 以上者更是如此。

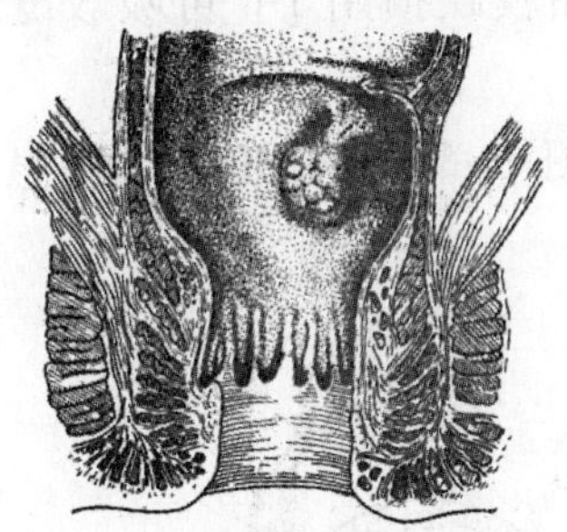

图 41-1　腺瘤性息肉

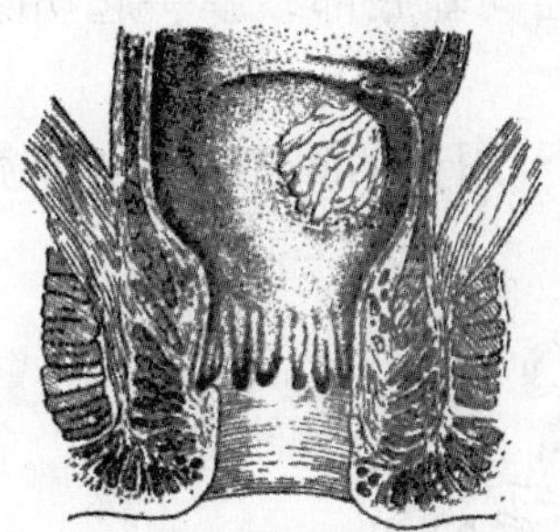

图 41-2　绒毛状腺瘤

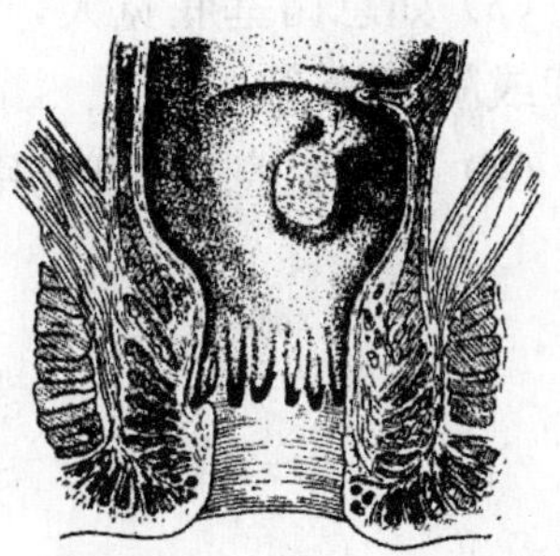

图 41-3　炎症性息肉

一、经肛管摘除术

【适应证】 中、低位直肠息肉均可经肛管摘除。

【术前准备】

(1) 了解全身各器官功能情况以及出、凝血时间的检查。

(2) 肠道清洁准备，手术前 1d 口服轻泻剂以通畅大便，手术前 2h 应温水作清洁灌肠。

(3) 在此要提醒的是，不能用甘露醇作肠道准备，以防产生易燃气体甲烷，在电灼息肉时碰到电火花发生爆炸。

【麻醉】

(1) 距肛口 5cm 以下的低位息肉可采用鞍区麻醉。

(2) 对中、高位息肉，为保证肛门括约肌充分松弛，采用长效鞍区麻醉或硬脊膜外麻醉。

(3) 对于儿童患者，因其不能合作，均应采用全身麻醉。

【体位】 取截石位。

【手术步骤】

(1) 经扩肛后，自肛门口置入直角深拉钩暴露直肠，找到直肠息肉后用海绵钳或 Allis 钳将息肉夹住并将其拖出肛门口。

(2) 对带蒂息肉可用1号丝线缝扎带蒂的基底部(图41-4),然后在缝扎线的远侧将蒂切断去除息肉。

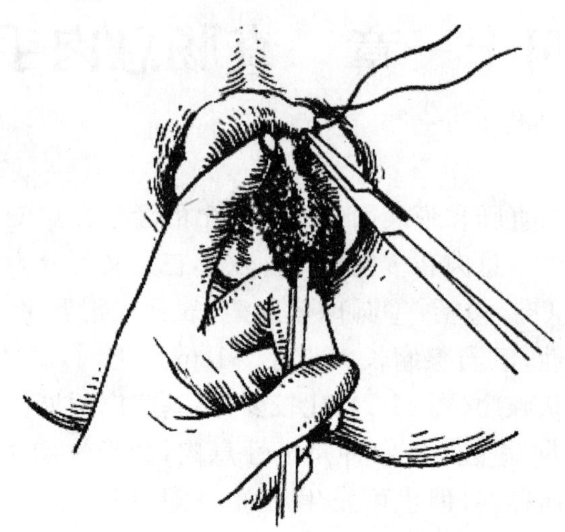

图41-4 经肛直肠息肉摘除术

(3) 如息肉基底宽大,则将息肉连同基底部黏膜一起切除,局部黏膜缺损用1-0可吸收缝线作连续或间断缝合。

(4) 对高位息肉,可选用在内镜下,用长柄圈套器套扎带蒂息肉(图41-5),然后电灼切除息肉。

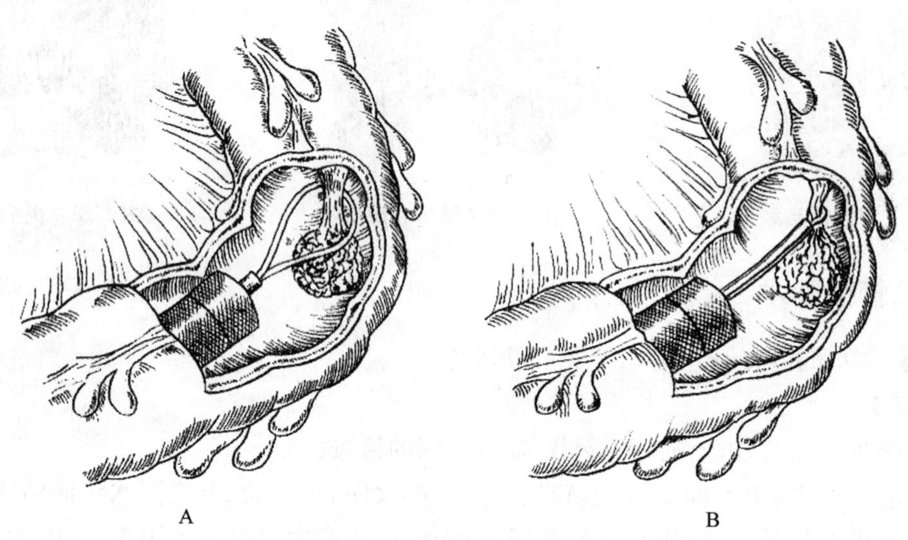

图41-5 内镜下套扎和收紧息肉切除术
A-用1号丝线缝扎带蒂的基底部;B-收紧息肉基底部

【手术要点】

(1) 如息肉蒂细小,易被拉断,应选用钳力较小的肠钳牵拉息肉。

(2) 如蒂被拉断且出血,应缝扎止血,位置高缝扎困难时,可用大块凡士林纱布充填,压迫止血。

(3) 切除黏膜注意不要损伤肠壁肌层组织,尤其是内括约肌。

(4) 对基底宽大的息肉,有恶变可能时,应先行活检,排除恶变后按息肉切除。注意不宜电灼。

(5) 直肠多发性息肉,应尽可能经肛门切除,如经肛门切除或电灼困难,可考虑其他直肠手术,如改良Bacon术等。

【术后处理】

(1) 一般无须特殊处理。留置肛管的患者，术后 24h 取出。

(2) 7d 内进少量饮食。

(3) 便秘的患者，可适当服用液状石蜡或轻泻剂使大便软化。

【并发症的预防和处理】

(1) 电灼的患者，应适当卧床休息，一般 2～3h，以免创面出血。如出血可用凡士林纱布充填止血，必要时再次电灼止血或缝扎止血。

(2) 原本肛门功能不佳的患者可因扩肛或损伤括约肌造成大便失禁，可嘱其做提肛锻炼，有条件的可应用生物反馈锻炼以恢复其肛门功能。

二、经腹腔切除术

【适应证】 高位宽底的直肠息肉，经肛门不能切除者。

【术前准备】 同经肛管直肠息肉摘除术。

【麻醉】

(1) 常用连续硬膜外麻醉。

(2) 也可用气管插管、静脉滴注全身麻醉。

【体位】

(1) 平身仰卧、头低脚高位。

(2) 截石位，以便术中用肠镜再次定位。

【切口】

(1) 下腹正中或绕脐切口。

(2) 左下腹旁正中切口。

(3) 左下腹经腹直肌切口。

【手术步骤与操作】

(1) 进入腹腔探查，如能在肠壁外直接扪及息肉时，则在息肉旁的肠壁上(最好是在结肠带上)悬吊两针，纵行切开肠壁。

(2) 找到息肉，如为带蒂则在其基底缝扎，切除息肉(图 41-6)；如为宽基息肉，则连带基底旁黏膜一起切除，黏膜缺损用 1-0 可吸收缝线缝合。

(3) 如术中不能扪及息肉而寻找困难时，应使用肠镜辅助定位，找到息肉后，按上述步骤操作，对多发性息肉，每次操作相同。

(4) 用 1-0 丝线或可吸收缝线，按全层内翻缝合肠壁，按纵切横缝原则或视肠腔大小亦可作纵切纵缝肠壁开口，再作浆肌层 Lambert 缝合肠壁。

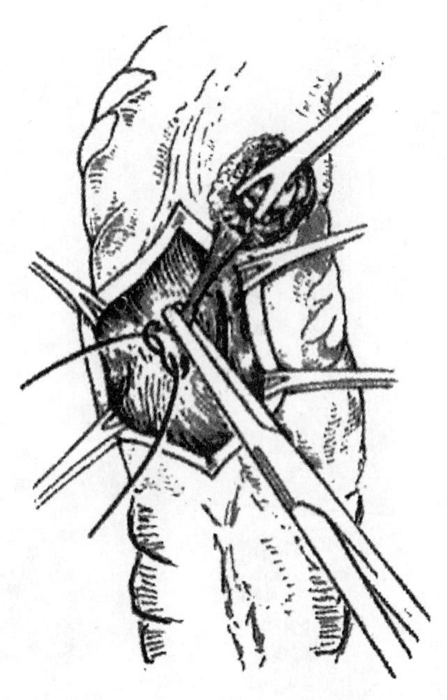

图 41-6　基底部缝扎、切除息肉

【手术要点】

(1) 切开肠壁前用纱布保护好腹腔及切口，以防污染。

(2) 术中疑有恶变，应做冷冻切片病理，根据结果进一步决定手术方式。

【术后处理】

1. 体位

全麻清醒前或硬膜外麻醉后，取仰卧位。生命体征平稳后，取半坐位。

2. 禁食与胃肠减压

术后禁食并胃肠减压直至肛门排气。按常规补液。一般术后 3d 排气后拔出胃管，进 2～3d 流质，然后进 2～3d 半流质，无异常则予正常饮食。

3. 支持及抗感染

严重贫血患者，适量输血。低蛋白血症患者，补充白蛋白。选用广谱抗生素防治感染。

【并发症的预防和治疗】

1. 肠腔狭窄

按纵切横缝原则一般不会出现狭窄，如出现时狭窄可先试行肠管扩张术。

2. 出血

术中切开黏膜时电凝止血要彻底，缝合关闭肠壁时要注意全层缝合。对少量出血用止血药多可有效；若出血量大，先试行肠镜下止血，必要时再次手术止血。

3. 肠漏

术中肠壁缝合不满意再加上感染和引流不畅时可出现肠漏，经加强持续负压引流并保持通畅，可使其局限化，随后按肠瘘原则处理。

（金志明）

第四十二章　直肠脱垂手术

【概述】 直肠脱垂是指肛管、直肠，甚至乙状结肠远端向下移位。按其脱垂的程度可区分为完全性脱垂和不完全性脱垂。前者是指直肠全层脱垂，后者则指曾有黏膜脱垂；如脱垂在肛管直肠内者称为内脱垂或内套叠，若脱垂到肛门口外者称为外脱垂。仅为直肠下端的黏膜脱垂应与环状内痔的脱垂相区别，后者在肛口可见梅花状的痔核，痔核与痔核之间为正常黏膜，作肛门指诊时可感觉到肛门括约肌收缩有力，而直肠黏膜脱垂则松弛无力。直肠内脱垂可引起局部黏膜缺血损伤和孤立性溃疡，诱发排便困感，便秘、排便时紧迫感和排便不净；随着排便困难加重和完全性脱垂的发生，进一步损伤肛门括约肌，引起大便失禁、黏液分泌、直肠出血和肛门瘙痒。部分患者为解除便秘反复使用泻药和灌肠。因慢性扩张和括约肌拉长，直肠脱垂可继发大便失禁。直肠脱垂多见于儿童、老年人和经产妇，常需手术治疗，但在治疗前均应尽量去除慢性咳嗽、腹泻或便秘等产生腹内压增加的脱垂因素，并改善营养状况。

一、直肠脱垂注射疗法

【适应证】

(1) 最适合于儿童直肠黏膜脱垂者。

(2) 年老、体弱不能耐受手术者。

【术前准备】

(1) 术日少渣半流质饮食，并作清洁灌肠。

(2) 常用药物为5%苯酚甘油或4%明矾注射液各20～30ml。

(3) 准备9号腰麻穿刺针头数支和5ml、10ml注射针和针筒各一个。

【麻醉】 一般不需麻醉。

【体位】

(1) 常用取截石位。

(2) 或取膝胸卧位、侧卧位。

【手术步骤与操作】

1. *黏膜下注射法*

(1) 用碘仿棉球消毒肛周和直肠黏膜。

(2) 在肛门镜窥视下，于齿状线上方1cm的前、后、左、右4个点的正常黏膜下层，各注射5%苯酚甘油3～5ml；若用4%明矾则各注5ml；7～10d后再可注射1次，一般需要注射2～4次(图42-1)。

(3) 术者用示指伸入肛门作引导下，也可经肛周皮肤穿刺，分点注射于直肠黏膜下一圈(图42-2)。

2. *直肠周围注射法*

(1) 同上法消毒肛周与直肠黏膜。

(2) 先后在距肛口边缘2cm处的两侧和后侧正中的皮肤上，各用1%利多卡因先作皮丘，然后垂直刺入皮下，边深入边注射3～5ml，5～6cm深。

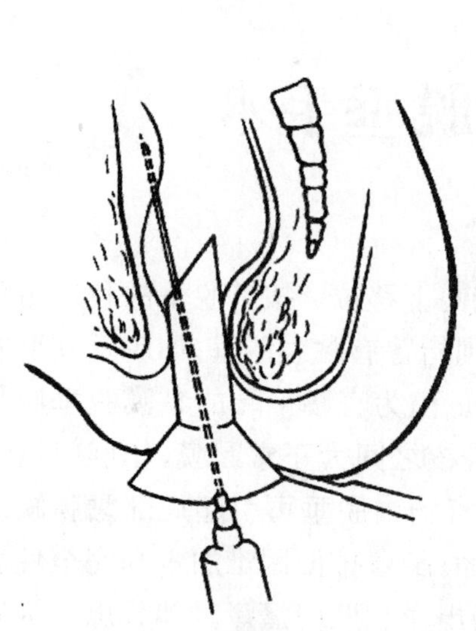
图 42-1 黏膜下注射法

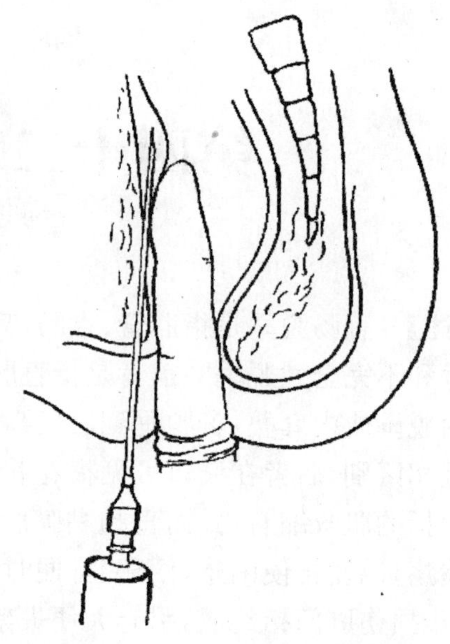
图 42-2 示指引导下经皮注射法

(3) 然后在术者伸入示指引导下，改用腰麻针作垂直穿刺，深入皮肤、皮下，并证实针头是在直肠外后，分别刺入到两侧的骨盆直肠间隙和直肠后间隙中各作扇形注射 5%明矾药液 8～10ml（图 42-3）。

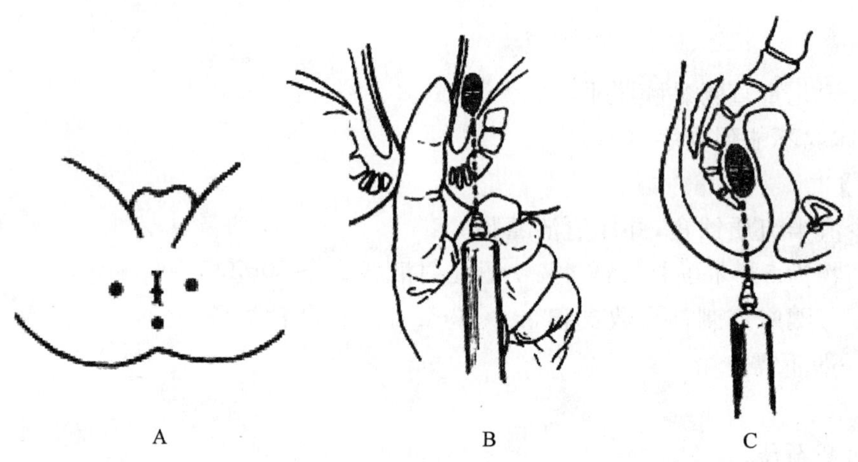

图 42-3 直肠周围注射法

A-穿刺点示意图；B-骨盆两侧直肠间隙内注射；C-直肠后间隙内注射

【手术要点】

(1) 要明确在黏膜下层注射，以免过深导致直肠肌层坏死，过浅引起黏膜坏死和溃疡形成；注射应在黏膜脱垂的最高点开始，以后每次下移到齿状线上方；切勿将药液注射到齿状线以下的肛管，以免引起局部剧痛、水肿、坏死。

(2) 直肠周围注射时，应在脱垂复位的状态下进行治疗；在术者示指引导下，保证针头不刺入直肠壁而准确地注射于直肠周围间隙组织中，使其发生无菌性炎症、纤维化并与周围组织粘连而起到固定作用。

(3) 经皮到直肠周围的穿刺针，要每处更换一支针头以预防感染；穿刺到两侧骨盆直肠间隙的过程中，穿过坐骨直肠间及肛提肌时针头有穿透落空感。

(4) 在肛管直肠内置入裹有凡士林纱布的橡皮管,可起到压迫固定作用。

【术后处理】

(1) 卧床休息 3d。

(2) 进食流质 2d,半流质 3d,以后普食。

(3) 静脉滴注,补充热量和抗生素 3～5d。

(4) 口服液状石蜡或轻泻剂,保持大便顺畅。

【并发症的预防和治疗】

1. *术后疼痛*

正确掌握部位、深浅和剂量可避免疼痛的发生;若因肿痛剧烈,必要时可先作冷敷,24h 后热敷并给止痛药。

2. *术后出血*

避免注射过浅,可发生黏膜坏死、溃疡引起术后便血,经内镜检查确定后,可局部喷洒止血剂治疗。

3. *肛旁或直肠旁脓肿*

操作时局部严密消毒,每一处穿刺更换一支针头以避免污染,若已感染则加强抗生素治疗,若已形成脓肿则须切开引流。

二、经会阴脱垂肠管切除术

【适应证】

(1) 直肠脱出嵌顿,不能回纳者。

(2) 脱出的肠管已坏死或可疑坏死者。

(3) 老年人直肠脱垂者。

【麻醉】

(1) 连续硬脊膜外麻醉。

(2) 气管插管、静脉滴注全身麻醉。

(3) 近代常采用连续硬脊膜外麻醉加气管插管全身麻醉,有充分供氧、松弛腹肌、减轻药量、早期苏醒等优点。

【体位】

取截石位,臀部垫高或头低脚高,以便使下垂进入盆底的小肠回纳到腹腔内。

【切口】

直肠齿状线上方 1.0cm 环形切口。

【手术步骤与操作】

(1) 用海绵钳向下牵拉脱出的肠管,于齿状线上方 1.0cm 电刀环形切开黏膜与肌肉全层,拉下肠段,并切开随之拉下的盆底腹膜囊,拖出直肠与冗长的部分乙状结肠(图 42-4)。

(2) 高位缝合被拉下的盆底腹膜囊,在乙结肠前方缝合肛提肌(图 42-5)。

(3) 环形切断脱垂的肠段,用可吸收细线将其与齿状线上的直肠作间断全层缝合一圈后,置入裹有凡士林纱布的橡皮管一根,外盖敷料,术毕。

【手术要点】

(1) 切开直肠前壁时,切口不宜过大,以免小肠脱出,造成手术困难,增加污染机会。

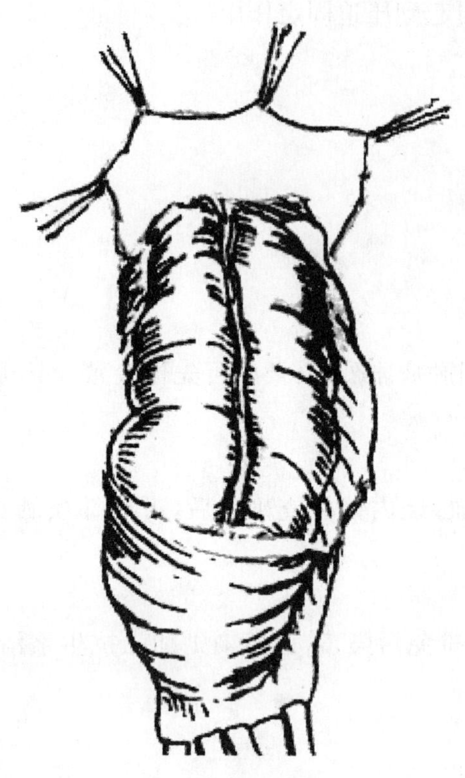

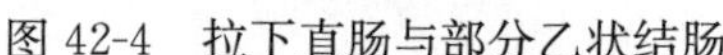

图 42-4　拉下直肠与部分乙状结肠

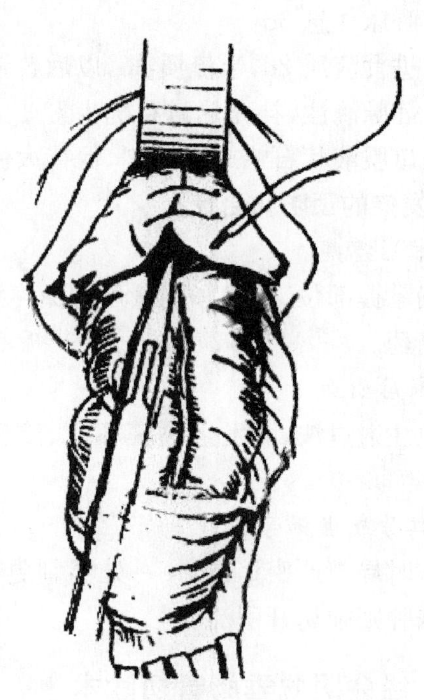

图 42-5　在结肠前方缝合肛提肌

(2) 直肠切断线距齿状线不宜大于 1.5cm,如过远则可能影响远端肠管血运不佳而形成吻合口漏。

【术后处理】

(1) 术后卧床 2 周,进无渣饮食。

(2) 保留包裹凡士林的橡皮管 7d 后拔除。

(3) 术后 4d 后可每日口服液状石蜡,保持大便润滑通畅。

(4) 预防性使用抗生素。

【并发症的预防和处理】

1. 吻合口出血

虽用电切,还应注意肠壁局部止血,必要时作间断“8”字形缝合,可有效止血。

2. 吻合口漏

注意手术要点、全层缝合肠壁、观察肠壁血供并作局部清洗消毒,可避免吻合口漏的发生;若有吻合口漏,一般常在术后 5～7d 发生,如经观察证实为吻合口漏,应立刻剖腹探查,施行横结肠造瘘,将直肠漏口隔外,有利于其愈合后再作横结肠造瘘口回纳。

3. 吻合口狭窄

注意避免大块缝合并预防感染,若有狭窄则经扩肛可治愈。

三、经腹腔肠段切除或前折叠术

【适应证】　成人完全性直肠肛管脱垂。

【麻醉】

(1) 连续硬脊膜外麻醉。

(2) 气管插管全身麻醉。

【体位】 平身仰卧、头低脚高位。

【切口】

(1) 下腹正中或向上绕脐切口。

(2) 左侧下腹旁正中切口。

(3) 左侧下腹经腹直肌切口。

【手术步骤与操作】

(一) 肠段切除术

(1) 进腹后用纱布垫将小肠包裹好，并推到上部腹腔；女性患者同时将子宫牵向耻骨，即可显露出直肠。

(2) 牵起乙状结肠和直肠，在直肠两侧切开其系膜和侧腹膜，并于直肠膀胱凹处会合(图 42-6)。

(3) 游离直肠两侧至侧韧带水平，后壁到达尾骨尖处，前壁至前列腺(女性至子宫颈)下缘。

(4) 将因反复脱垂而松弛的肛提肌与盆底筋膜缝合并收紧固定(图 42-7)；再切除直肠上段和部分冗长的乙状结肠后行端端吻合。

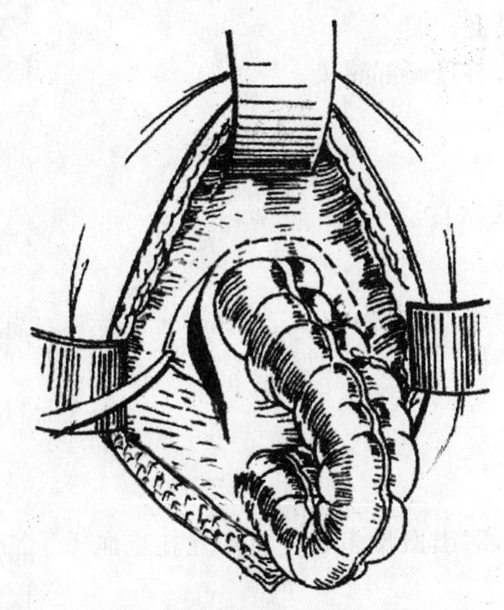

图 42-6　切开直肠两旁侧腹膜和后腹膜

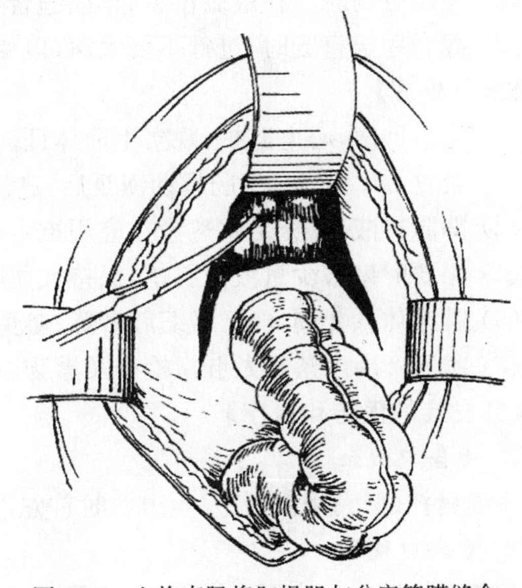

图 42-7　上拖直肠将肛提肌与盆底筋膜缝合

(二) 肠段前折叠术

(1) 起始步骤同肠段切除术 1～3 点。

(2) 将松弛的肛提肌与盆底筋膜缝合。

(3) 对直肠上端和乙状结肠下端的前壁用丝线自上而下或自下而上作 3～5 层横行折叠缝合，每排缝 5～6 针，如此每折叠一层可缩短肠壁 2～3cm，折叠后的肠壁变短、变硬，并将其两侧肠壁与骶前筋膜作丝线缝合固定数针(图 42-8)。

(4) 将直肠、乙结肠缝合固定于骶前筋膜上后，随即放置引流管，缝闭盆腹膜与侧腹膜后关腹。

【手术要点】

(1) 骶前操作中不可强行钝性分离以免出血，应以锐性分离为主，并钳夹、切断直肠后系膜，作

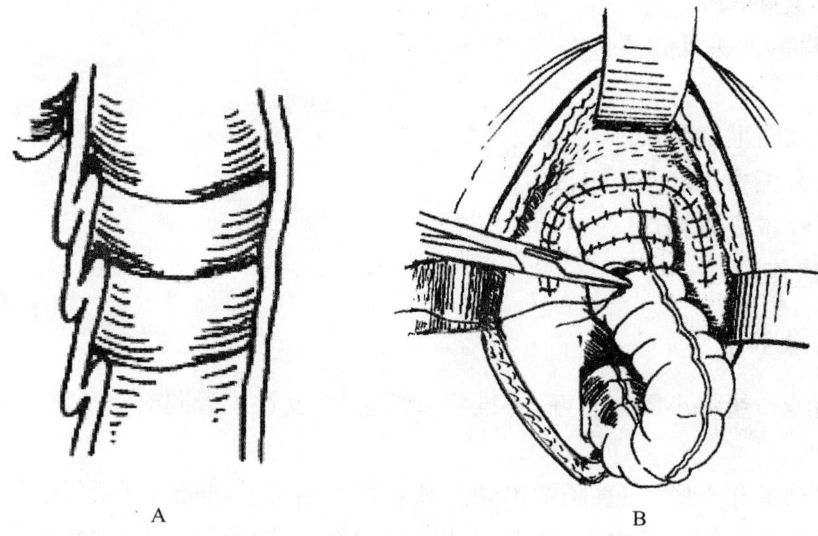

图 42-8 结、直肠前壁作横行折叠缝合
A-侧面观;B-正面观

结扎或缝扎。

(2) 固定直肠时应在最高位置,牢固缝合于骶前筋膜上。

(3) 缝合固定直肠时,进针不要太深,以免穿透肠壁,引起局部感染。

【术后处理】

(1) 术后回房,心电监护,观察生命体征。

(2) 禁食 2d,肛门排气肠蠕动恢复后,进流质、半流质饮食。

(3) 静脉补液,补充足够热量并应用抗生素防治感染。

(4) 必要时口服少量液状石蜡,保持大便顺畅。

(5) 卧床休息 2 周,经常做缩肛锻炼;避免重体力劳动 3 个月。

(6) 术后 2 周内禁止做肛指检查及灌肠。

【并发症的预防和治疗】

1. 吻合口出血

仔细缝扎、彻底止血,若发生出血时首先以压迫止血,对出血量多者应再次缝扎止血。

2. 吻合口狭窄

避免大块缝合并应用广谱抗生素预防局部感染;若出现吻合口狭窄并影响排便时,可定期施行扩张术。

3. 吻合口漏

完善的间断双层(全层、浆肌层)缝合,亦可施行吻合器钉合,使得愈合良好;一般常在术后 5~7d,发现引流液增多并有粪臭,即有吻合口漏,此时必须加强引流通畅,改用低负压持续引流装置,或需作横结肠造瘘术使粪流改道,促进漏口愈合。

4. 术后肠梗阻

常见为粘连性肠梗阻,可先使用中西药治疗;必要时再次开腹探查;如出现腹膜炎表现,有引流管的保持通畅,无引流管的应立刻开腹引流。

(金志明)

第四十三章　直肠癌根治术

【概述】 直肠癌是指位于肛管齿状线到乙状结肠与直肠交界处之间的癌肿，其在整个大肠癌中占60%～70%。临床上对15cm长的直肠，按病变存在部位的高低，将直肠癌分为高位（亦称上段），即距齿状线10cm以上的直肠癌，中位（亦称中段），即距齿状线5～10cm的直肠癌，低位（亦称下段），即在齿状线以上5cm之内的直肠癌，后者的发病率占整个直肠癌的75%左右，若外科医师能对此病提高警惕，施行肛门指诊即可作出诊断。早期明确诊断、早期手术治疗，可显著提高治疗效果。早期直肠癌是指癌灶局限于直肠黏膜层和黏膜下层内，一般无淋巴结转移，但若病变侵及黏膜下层者，5%～10%的局部淋巴结转移率。中、晚期直肠癌是指癌灶浸润已超过黏膜下层，达到肌层外及浆膜层，常伴有局部淋巴结转移。在病理组织类型有腺癌、黏液癌、未分化癌，其恶性程度按顺序增高；还有少见的、起源于APUD细胞系统的肠嗜铬细胞的类癌。癌肿位置的高低与手术方式的选择有密切关系，一般对上段直肠癌（距齿状线10cm以上）采用经腹腔的前切除手术（Dixon手术），下段直肠癌（距齿状线5cm以下）采用经腹、会阴联合切除术（Miles手术），即同时切除肛管及括约肌，结肠造瘘（人工肛门）手术，对中段直肠癌（距齿状线5～10cm）的术式选择是Dixon手术，还是Miles手术则有许多争论，通常又可将中段癌分为中上段癌（即距齿状线8～10cm）和中下段（距齿状线5～7cm），前者仍可考虑施行Dixon手术，现代有吻合器械则可能性更大、效果更好；至于后者则施行Miles手术为妥。由于Miles手术是一种纯粹的破坏性手术，给患者的生活带来很多不便而不愿接受时，还可考虑是否施行结肠经肛管拖出吻合的Bacon手术。采用何种术式找到提高5年生存率和保留肛门、维持患者生活质量之间的平衡点，即要使患者既能达到疾病的根治又能保持其良好的生活质量，是对外科医师工作的挑战。外科医师对选择采用何种术式时，除了考虑病灶的位置高低之外，还有肿瘤的大小和浸润的深度、病理类型和分化程度、直肠外周病变和局部扩散情况、患者年龄和全身情况等多种因素综合分析的基础上作出决定的。直肠癌的预后与肿瘤浸润肠壁的深度、区域淋巴结转移情况以及有否远处转移等3个因素有关，1932～1935年，Dukes提出并完善的分期法，至今还仍然延续使用。Dukes A期：癌肿浸润仅限于直肠壁内，未超越浆肌层，无淋巴结转移；Dukes B期：癌肿超出浆膜肌层、浆膜外或浸润到周围组织，无淋巴结转移；Dukes C期：不论癌肿浸润情况如何，已有淋巴结转移；Dukes D期：癌肿已伴有远处器官转移。据记载接受根治性手术的直肠癌患者的预后，Dukes A期的5年生存率在90%以上，Dukes B期为60%～80%，Dukes C期为20%～50%，Dukes D期则不到5%，而Dukes B期和Dukes C期术后局部复发率为10%～30%。现代对癌肿治疗的理念是以彻底手术为主的综合治疗，包括术后的放疗、化疗、免疫治疗和中医药治疗的辅助治疗，可减少复发率并可显著提高生存率。临床上还建议，尤其是对下段直肠癌采用“三明治”式疗法，即术前放疗＋手术＋术后放疗，可提高手术切除率和5年生存率，值得重视研究。

【术前准备】

1）改善患者的全身情况，控制糖尿病和高血压，必要时须少量多次输血和血浆以纠正贫血和低蛋白血症，使血红蛋白在100g/L以上、血清白蛋白在300g/L以上。

2）对有泌尿系统症状者，应作膀胱镜检查和逆行性尿路造影以了解情况。

3) 对女性患者要妇科会诊做阴道检查，对可能要作阴道后壁切除者，在术前应作阴道冲洗每日一次，共 2d。

4) 对需要作人工肛门者，术前应对患者做好解释工作，并介绍结肠造瘘的护理并可正常生活，以解除患者的顾虑。

5) 肠道准备

(1) 术前 2d 开始半流质饮食，术前 1d 改食流质并适当静脉补液、补钾。

(2) 术前 2d 开始口服泻药，常用番泻叶 5～10g qd，可产生大黄素刺激肠蠕动引起腹泻；近代有术前 1d 用 20%甘露醇 250ml，分 2 次口服作为泻剂，同时每次口服 500ml 生理盐水，利用甘露醇的高渗性使肠道内水分增加、体积增大而刺激肠壁蠕动，使肠内容物迅速进入结、直肠引起排便，但应注意对有部分肠梗阻病例禁用此法，以免发生肠道爆裂，另因甘露醇在肠道内可被细菌酵解而产生大量氢气和甲烷，若在术中遇电刀切除时可引起爆炸危险。

(3) 术前 2d 口服肠道抗生素，通常用甲硝唑 0.4g tid 和卡那霉素 1.0g tid。

(4) 术前 1d 或前晚静脉或肌注广谱长效抗生素以预防感染，近认为在麻醉前 2～3h 开始使用即可保证在污染可能发生之前有足够浓度的抗生素达到有关组织。

6) 术日放置胃管，麻醉后放置 Foley 气囊导尿管。

第一节 经腹、会阴联合切除术

【概述】 1908 年，由 Miles 首先描述了经腹、会阴联合切除直肠癌手术的步骤与操作规程，后被称为 Miles 手术。此术要求将肛门、肛管、直肠病灶以及其周围的肛提肌和脂肪结缔组织与系膜淋巴结作彻底切除，并施行永久性乙状结肠造瘘术使粪便改道。经数十年的使用和修改使该术得到不断完善。

【适应证】

(1) 距齿状线 5cm 和 7cm 以下的下段直肠癌和中下段直肠癌。

(2) 肛管癌与肛周癌。

(3) 经切除、吻合治疗失败，局部复发的直肠癌。

【体位】 平身仰卧、头低脚高的截石位。

【麻醉】

(1) 胸、腰两点连续硬脊膜外麻醉。

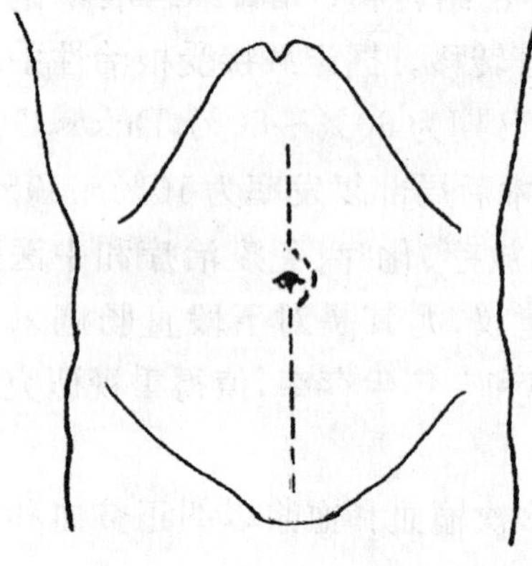

图 43-1 腹壁切口

(2) 气管插管、静脉滴注全身麻醉。

(3) 近代常用上述 2 种方式的联合麻醉，有充分供氧、松弛腹肌、减少用药、麻醉平稳、加快苏醒的优点。

【切口】

1. 腹壁切口

下腹正中绕脐切口，自脐上 4cm 开始切开绕脐后回到正中向下止于耻骨联合上方(图 43-1)。

2. 会阴部切口

用粗丝线作荷包缝闭肛口，按前后方向距肛缘 3cm 的皮肤上做椭圆形切口(图 43-2)。

【手术步骤与操作】

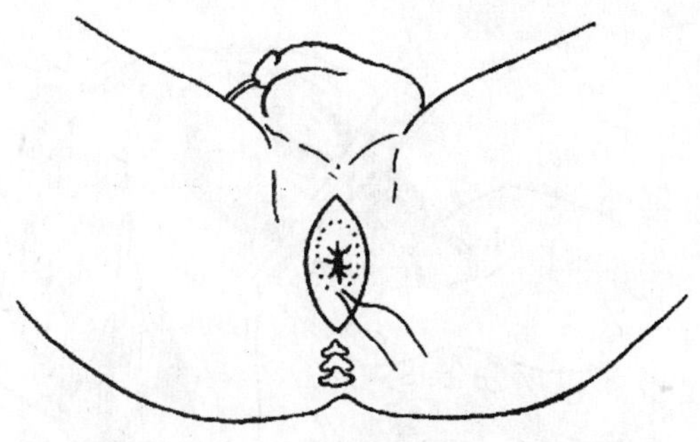

图 43-2　会阴部切口

(1) 进腹后先从远到近地探查肝脏、腹主动脉旁、肠系膜根部、乙状结肠系膜、盆腔等处情况，了解肿瘤浸润范围，然后置入塑料薄膜切口保护圈。

(2) 用大纱布垫将小肠包裹并推向上腹部，提起乙状结肠并在肿瘤近侧用纱带穿过系膜结扎肠腔，向其远侧肠腔内注入 5-FU1g 或替加氟 1000mg(图 43-3)，将乙状结肠牵向右侧，显露出左边侧腹膜。

(3) 纵行切开左侧侧腹膜直至直肠上段左侧的腹膜反折处，钝性分离后腹膜到中线，注意避免损伤性腺血管和左侧输尿管(图 43-4)。

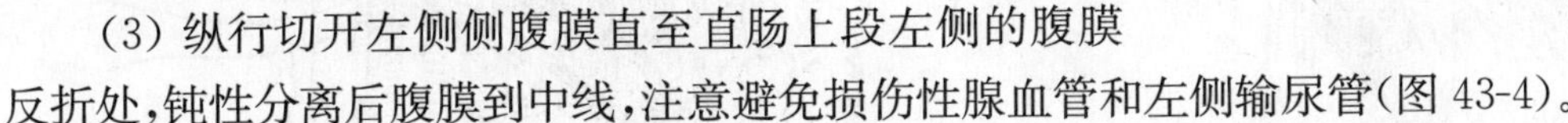

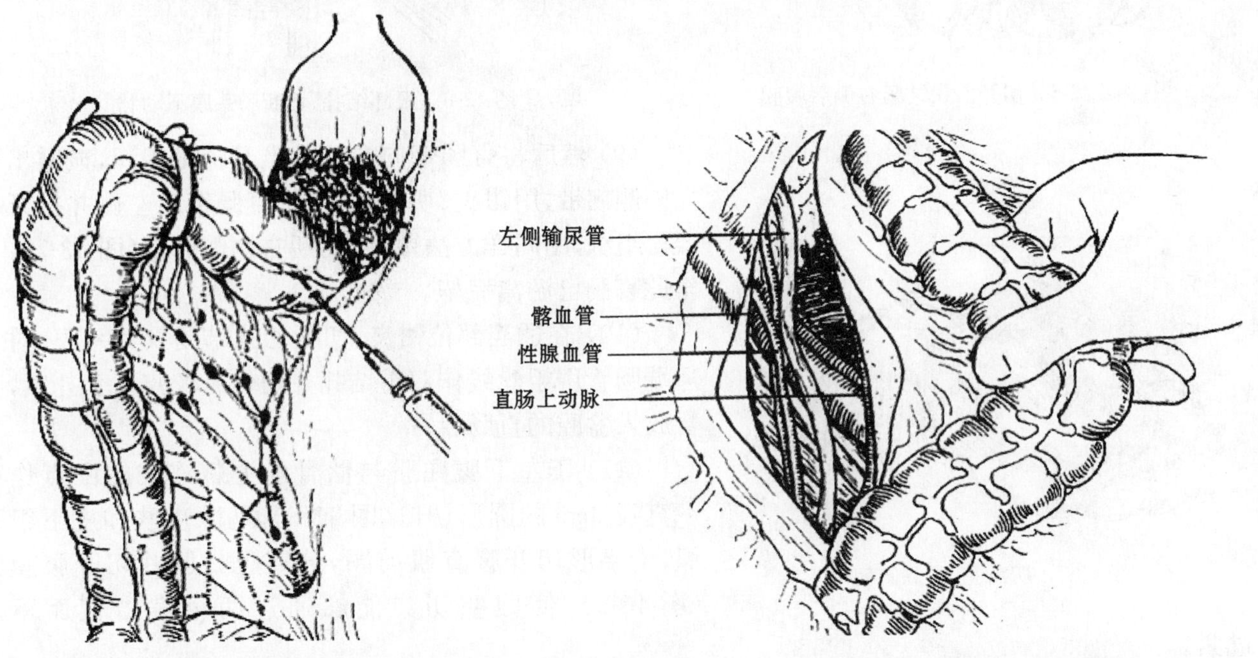

图 43-3　结扎阻断肠腔，注入 5-FU

图 43-4　切开左侧腹膜，游离并显露腹膜后组织

(4) 再将乙状结肠牵向左侧，显露出后腹膜中线，用手指触摸腹主动脉搏动，并在其前方沿正中线向下纵行切开后腹膜，直至直肠上段右侧的腹膜反折处，钝性分离后腹膜并注意避免损伤右侧性腺血管和右侧输尿管(图 43-5)。

(5) 在下段腹主动脉前面纵行分离，距主动脉分叉上方 3～4cm 处可暴露出肠系膜下动脉根部予以结扎、切断，再向系膜方向结扎、切断肠系膜下静脉(图 43-6)。

(6) 在十二指肠水平段(第 4 段)以下分离并清扫腹主动脉旁与后腹膜的疏松结缔组织直至直肠后壁。

(7) 然后垂直提起乙状结肠与其系膜，用长弯血管钳钳夹、切断直肠后壁与骶骨前间隙的直肠系膜到达肿瘤下方尾骨水平。

(8) 横行剪开膀胱直肠窝(子宫直肠窝)处腹膜返折后，用拉钩牵开膀胱或子宫，并向上牵拉直肠，在直肠膀胱或子宫之间剪开 Denonvilliers 筋膜，分离出直肠前壁，可见到精囊顶部。

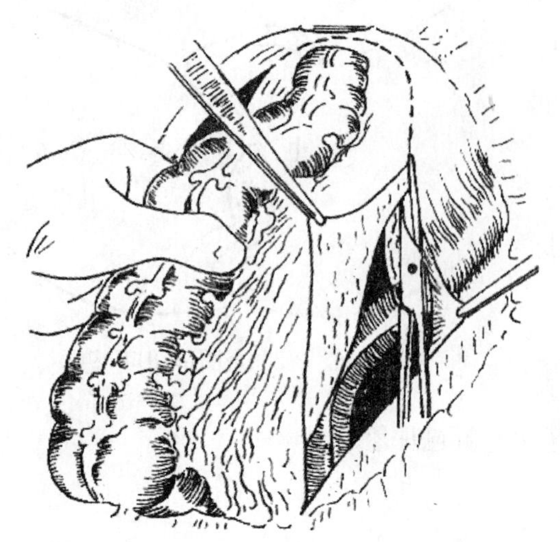

图 43-5 切开乙状结肠右侧后腹膜

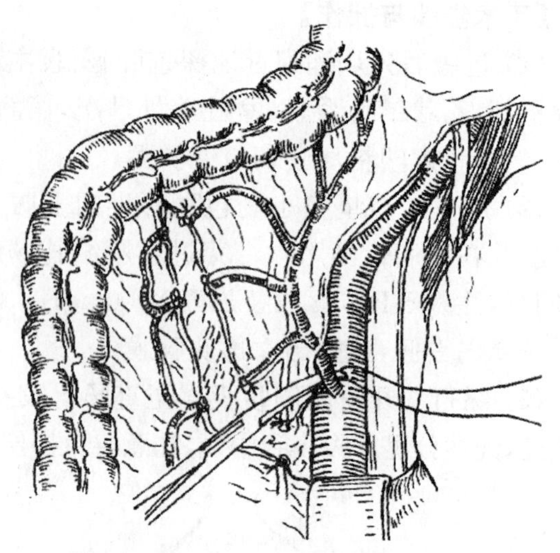

图 43-6 根部结扎、切断肠系膜下动脉

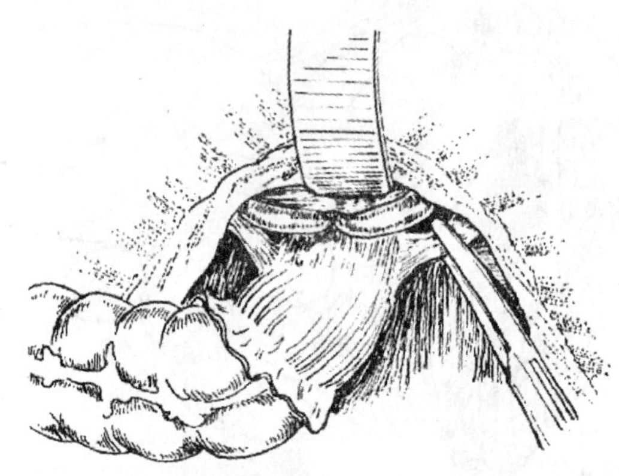

图 43-7 切断左、右侧侧韧带

(9) 然后将直肠牵向右侧并推开疏松组织，显露出左侧侧韧带，用钳夹、切断之；再将直肠牵向左侧并推开疏松组织，用同样方法钳夹、切断右侧侧韧带(图 43-7)，至此直肠已游离完毕。

(10) 在适当部位钳夹、切断乙状结肠及其系膜，对远端肠管用粗丝线作双重结扎并用外裹橡胶手套扎紧，暂放入盆腔的直肠后方。

(11) 于左下腹在脐与髂骨前上棘连线的中点作一直径 3cm 的圆形切口(图 43-8)，切除皮肤和皮下组织，十字形切开腹直肌前鞘，分离腹直肌并切开腹膜(图 43-9)，使腹壁切口能够通过两个横指宽而不过紧。

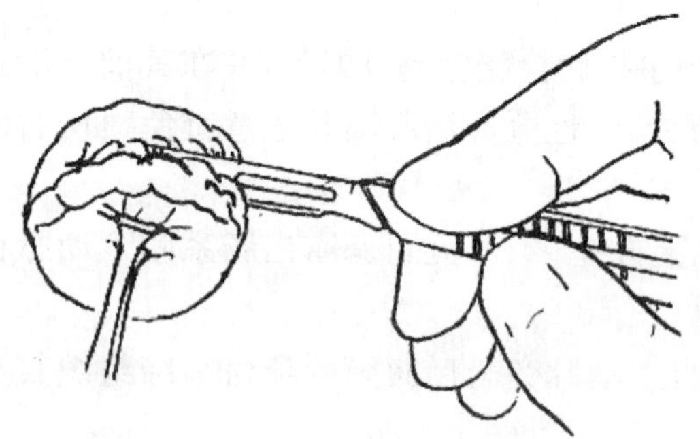

图 43-8 左下腹壁作圆形切口

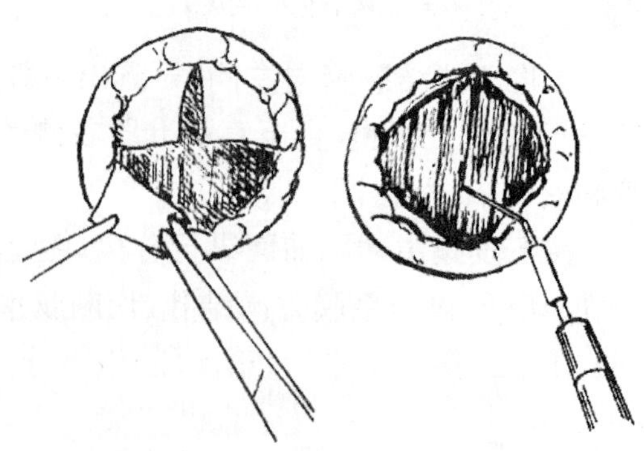

图 43-9 切开腹直肌前鞘、分离腹直肌

(12) 将近端乙状结肠拉出左下腹切口，露出 2～2.5cm 距离(图 43-10)，造瘘的肠管壁分别与腹膜、腹直肌鞘缝合固定，切断钳夹的肠端检查其血供并止血后，将切端与皮肤作间断缝合一周，完成人工肛门(图 43-11)；有术者用 Kocher 钳钳夹肠端暂不松开，待手术 3～5d 后再行开放。

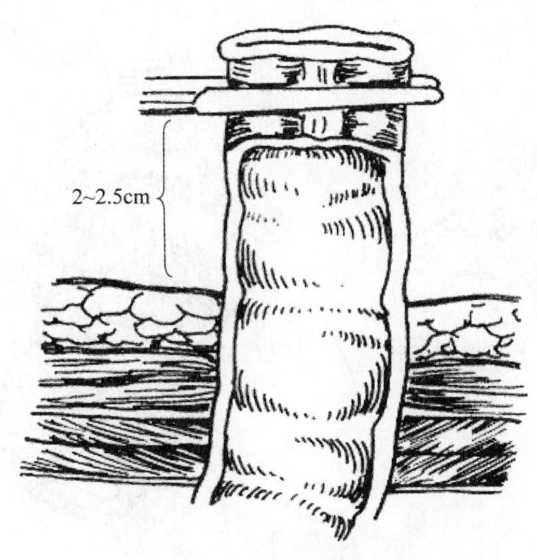

图 43-10 拖出结肠近端造瘘

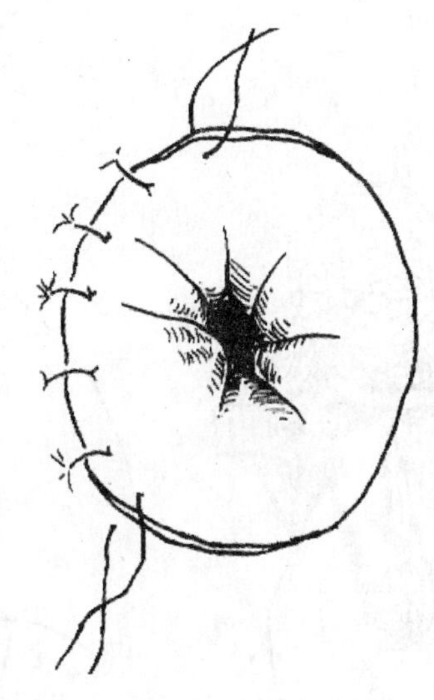
43-11 间断缝合瘘口与皮肤切口

(13) 手术转到会阴部，作切口切开皮肤和皮下组织，用 Allis 钳钳夹肛口皮带并将其向上方牵拉，在尾骨前切断肛尾韧带(图 43-12)直至直肠后间隙，然后用手指或长血管钳伸入，并在腹腔组术者的帮助下使其与盆腔贯穿会师。

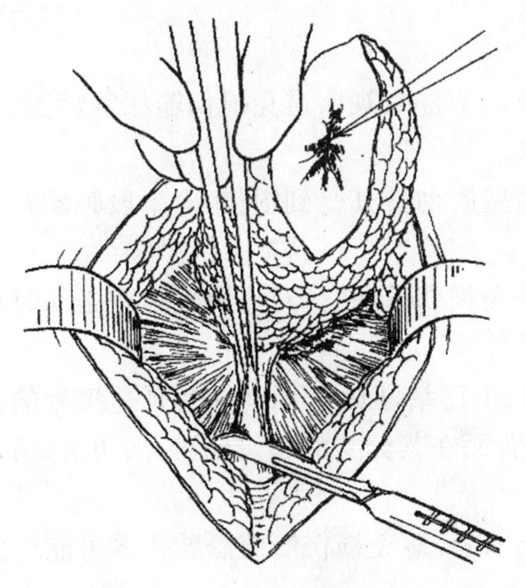
图 43-12 切断肛尾韧带

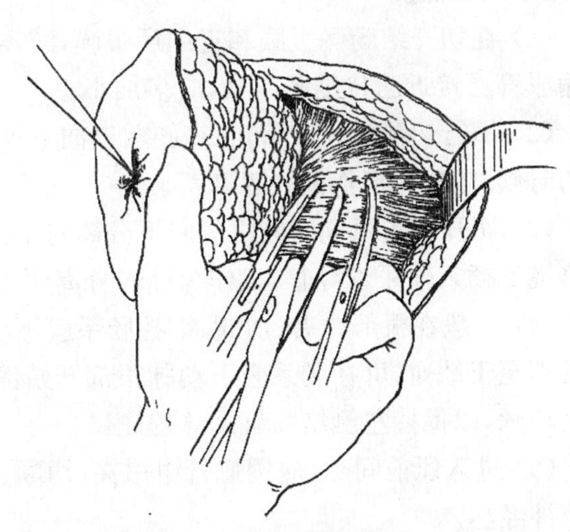
图 43-13 切断肛提肌

(14) 然后向左侧分离，钳夹切断左侧肛提肌，再向右分离，钳夹切断右侧肛提肌(图 43-13)；检查并估计直肠后骶前间隙够宽，能通过切断的结直肠时，由腹腔组术者将包裹的结直肠肠端下送，会阴组术者用卵圆钳钳夹肠端将游离的结直肠自骶前间隙拖出(图 43-14)。

(15) 分别切断左、右侧耻骨尾骨肌和耻骨直肠肌，然后沿前列腺基底部平面直肠尿道肌，即可取除直肠(图 43-15、图 43-16)。

(16) 对盆腔与会阴部作彻底止血后，用大量温蒸馏水自腹腔冲洗盆腔，由会阴部切口流出，腹腔组清理并间断缝闭盆底腹膜后，按层关腹；会阴组于骶前放置橡皮引流管自会阴部切口引出并缝合固定，再分肌肉与皮肤两层缝合会阴部切口；对一期开放的造瘘口(人工肛门)在术毕时即应安装上肛门袋。

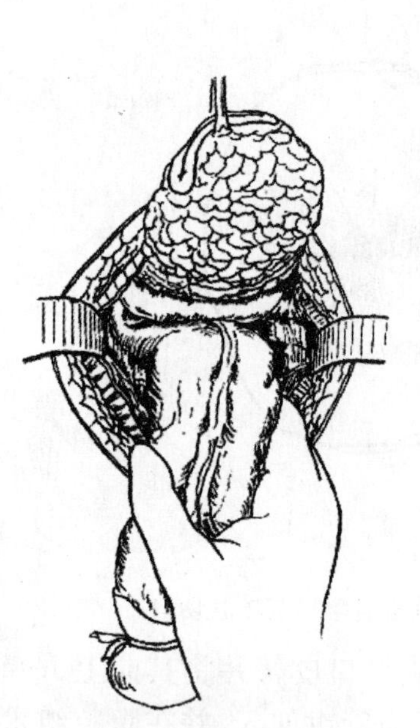

图 43-14　经会阴部切口拖出结直肠

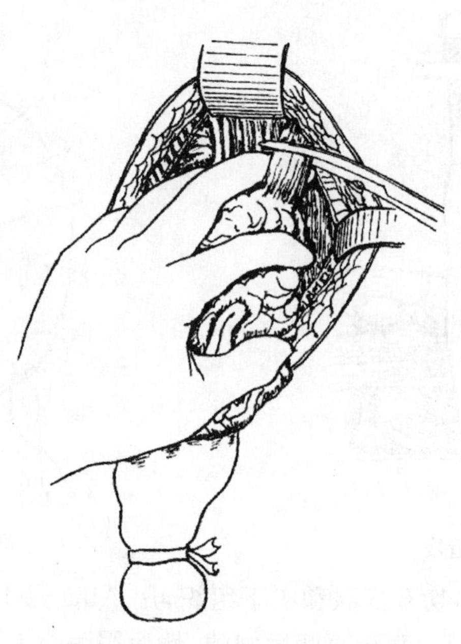

图 43-15　切断耻骨直肠肌、耻骨尾骨肌

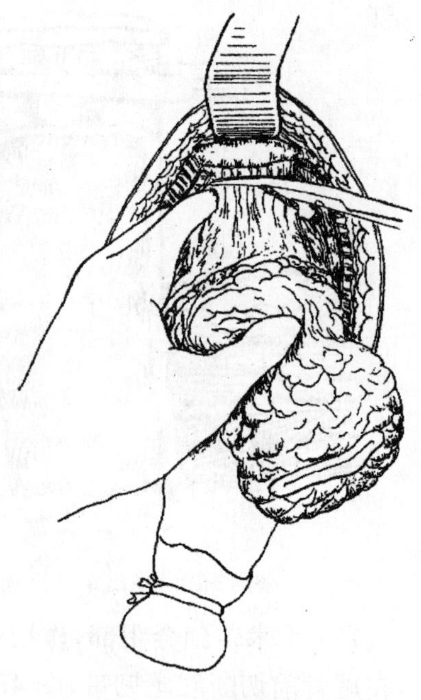

图 43-16　切断直肠尿道肌

【手术要点】

(1) 在切开结肠侧腹膜和正中后腹膜，游离乙状结肠时应注意观察避免损伤输尿管，尤其是左侧输尿管更接近乙状结肠系膜，应多加小心。

(2) 横行切开腹膜反折，在直肠前壁向下推开膀胱后壁时勿使其受到损伤，对中段肿瘤在向下推的时候，应避免损伤前列腺和精囊。

(3) 切开直肠两侧的侧腹膜向下分离时，亦应注意避免损伤输尿管，对癌块较大有必要时可作膀胱镜下插入输尿管导管，以作为标志分离更为安全。

(4) 一般在根部钳夹、切断、结扎肠系膜下动脉并清扫淋巴结，但是近代为了保证造瘘处的乙状结肠不至于缺血，可在肠系膜下动脉根部开始清扫淋巴结，而在其分支的起始处钳夹、切断、结扎直肠上动脉，以保持左侧结肠有足够的血供。

(5) 进入骶前间隙，应用血管钳钳夹、切断、缝扎直肠系膜，避免损伤骶前静脉并尽可能地保留骶前神经丛。

(6) 作肛周会阴切口，切除肛管、直肠过程中，对于男性患者在切除直肠前壁时，应触摸导尿管作为标记，注意避免损伤后尿道；对于女性患者可用手指伸入阴道作为引导，保护其不致受损，但有时对已被肿瘤浸润的阴道壁可作部分切除。

(7) 用生理盐水充分冲洗盆腔，清除血块和可能残留的癌细胞，并作仔细止血后于骶前间隙放置带有多个侧孔的橡皮管作为引流；用可吸收缝线间断缝合肌层和皮肤。

【术后处理】

(1) 回病房充分供氧、心电监护，密切观察生命体征。

(2) 持续胃肠减压，记录 24h 骶前引流液、胃液和尿液排出量。

(3) 静脉滴注止血剂和广谱抗生素预防和治疗渗血和感染。

(4) 禁食期间，每日静脉输入足够液体，补充热量，保持水、电解质平衡，必要时给予输血和营养支持。

(5) 术后 3～5d 肠蠕动恢复，可拔除胃管给予流质饮食，对带钳回房者可松开钳夹，应用粘贴式人工肛门袋。

(6) 骶前引流液由血性转为浆液性，引流量逐日减少至 20ml 以下时可考虑拔除引流管。

(7) 因多数患者在术后均有排尿功能障碍导致尿潴留，故术后对导尿管应多放些时日，使膀保持空虚，恢复膀胱壁肌层张力，一般可在术后 1 周开始定时夹住和开放导尿管，锻炼膀胱肌力，倾听患者排尿感觉或作 B 超测定残余尿在 50ml 以下者，可考虑拔除导尿管。

【并发症的预防和治疗】

1. 出血

术中对腹膜后和骶前组织应仔细钳夹止血，术后应密切观察腹部体征和骶前引流量；若疑有腹内出血可经腹腔穿刺证实并见血压不稳时，应及时剖腹止血；对骶前引流出血量多，可及时拔除引流管先在纤维内镜下寻找止血，否则就要拆开会阴部缝线，敞开切口止血，再不行只能用纱布作填塞止血。

2. 感染

术中应注意无菌、无瘤技术，腹内感染比较少见，多为切口感染，若见切口红肿、波动，则应及时拆线排脓；其次多见于骶前间隙感染，应及时拔除引流管，用加有抗生素的溶液冲洗、换药。

3. 尿潴留

多因广泛清扫盆腔侧壁髂内淋巴结时损伤供应膀胱的神经，导致逼尿肌松弛、膀胱颈收缩、膀胱感觉丧失，膀胱底部神经受损亦可导致逼尿肌无力；直肠切除后膀胱后移与尿道明显成角也会影响尿液排出；应延长导尿管留置时间 2～3 周，并鼓励患者俯卧或站立，并用手按压下腹排尿，逐步过度恢复功能。

4. 肠梗阻

术中间断缝闭盆底腹膜时，间距不能太宽，以免小肠肠段疝出导致肠梗阻，有些术者完全不缝盆腔腹膜则无这种并发症；有些术者强调间断缝闭造瘘肠段与侧腹膜的缝合，以避免此处内疝，同样要间断缝合时间距不能太宽，或干脆就不要缝合。此外，因术中广泛操作，可发生术后粘连性肠梗阻，多为部分性肠梗阻，应早期给予肌注斯的明 0,5mg Q6h，以促进肠蠕动，恢复肠道通畅；或给中药大承气汤或六磨饮（木香、槟榔、枳实、大黄、芒硝、沉香）口服，大多有效；若为完全性肠梗阻而无效时，则应考虑手术治疗。

5. 造瘘口狭窄

手术时作造瘘的皮肤切口不能太小，一般要有 3～3.5cm 直径切除皮肤的圆形切口、十字切开腹直肌鞘、钝性分开肌层、切开腹膜，拖出造瘘肠段 3cm，注意避免污染切口各层、预防因感染造成狭窄；手术后 2～3 周可开始用手指或玻璃棒作定期扩张以预防狭窄（参见第五篇第三十五章第四节造瘘口并发症的预防和治疗）。

第二节　经腹腔前切除吻合术

【概述】 经腹腔前切除吻合术是相对于骶后侧手术方式而言；其中又可分为切除、吻合操作均在腹腔内的高位前切除术，以及切除、吻合操作在盆腔内进行，吻合口位于腹膜外的低位前切除术；一般均称为 Dixon 手术。高位前切除术保留了直肠中下段直肠的感觉和排便反射，手术基本上不影响患者的排便和控便能力；低位前切除者仅保留有 4cm 左右的直肠，术后控便能力减退、排便次数增多，需经半年以上的适应和肛门括约肌操练，多能逐步改善。有些作者鉴于超低位前切除后，仅留有少于 4cm 的直肠作吻合后，至少在一年的时间里，控便能力很差，每日排便可达 10～20 次，严重影响患者的生活质量，而受到回肠"J"襻吻合术的启发，制作结肠"J"襻储粪袋，可使排便次数明显减少，能较早改善控便能力。

【适应证】

(1) 上段直肠癌、乙状结肠癌患者。

(2) 中上段直肠癌患者。

【体位】

(1) 使用手工缝合操作时采取头低脚高平身仰卧位。

(2) 使用器械吻合操作时采取头低脚高截石位。

【麻醉】 同第一节手术。

【切口】

(1) 下腹正中向上绕脐切口。

(2) 左下经腹直肌切口。

【手术步骤与操作】

1) 初始步骤参见第一节经腹、会阴联合切除术 1～9 项。

2) 距肿瘤下缘 2cm 用可弯头钉合器钳夹、切断直肠，再在适当部位钳夹、切断乙状结肠及其系膜，切除肿瘤。

3) 用手工操作施行肠段端端缝合时，先用 1 号丝线作后排的全层间断缝合，再转向前壁作全层间断缝合，然后作前壁浆肌层间断缝合(图 43-17)。

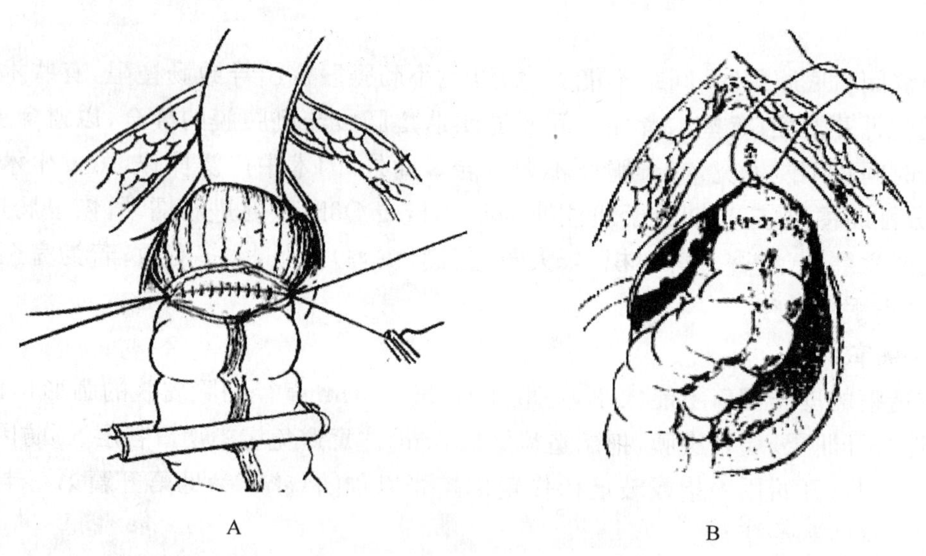

图 43-17 手工操作行肠段端端缝合

A-后壁全层间断缝合；B-前后壁缝合完毕

4) 用器械操作施行肠段端端吻合时，先用可弯头式钳闭器钉合远侧直肠断端或用 4 号丝线作远侧直肠断端的全层间断缝合，再用 4 号丝线作乙状结肠断端荷包缝线或用荷包器完成荷包缝线后置入吻合器的弹头钉座收紧丝线，准备与吻合器主体作钉合(图 43-18)。

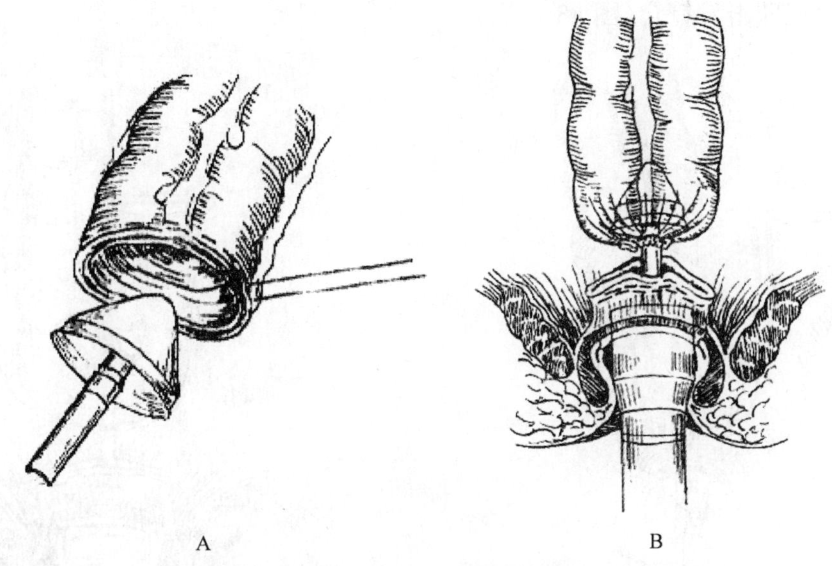

图 43-18　器械操作行肠段端端吻合

A-置入弹头钉座；B-准备与吻合器主体作钉合

5）由助手对患者作扩肛后，置入吻合器主体并逆时针转动螺旋杆自关闭直肠残端的中点伸出中心杆与腹腔内吻合器弹头的中心杆对接，再顺时针转动吻合器主体的螺旋杆，使两侧肠段断端靠拢对合到吻合器主体上适当的标记处击发钉合(图 43-19)。

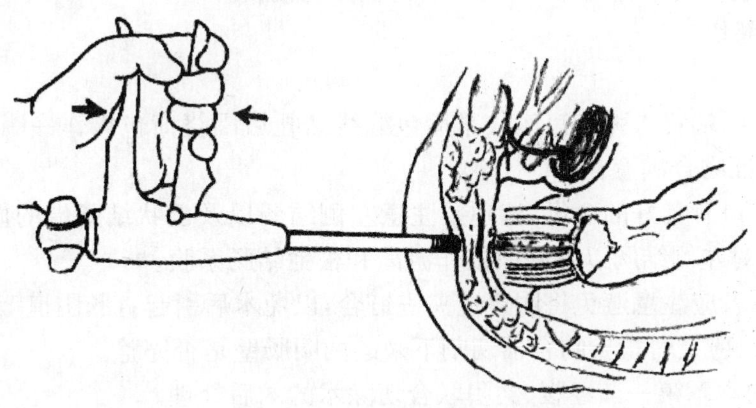

图 43-19　经肛门置入吻合器击发钉合

6）对于直肠超低位切除(仅留有直径＜4cm 的直肠)可制作结肠"J"襻后进行吻合

(1) 即充分游离左结肠侧腹膜直达脾曲，甚至游离脾曲以便有更长的游离结肠。

(2) 将距结肠远端 5～6cm 处的肠管作对折，制作成"J"形的储粪袋，如果预估储袋的顶端能够拖到耻骨联合下 2～3cm，即可在与直肠下段或肛管作吻合时无张力。

(3) 于结肠对折的顶端切开一小口，将直线切割钉合器拆开两半，分别置入两侧肠段后再靠拢锁合，然后推动切割刀同时完成两侧肠段侧侧切开和钉合(图 43-20)。

(4) 退出切割吻合器后，对切开的小口作荷包缝线，置入 32 号(32mm)吻合器的弹头钉座，收紧荷包线；用闭合器钉合远侧反折段的断端或再用 1 号丝线作间断缝合断端。

(5) 手术转向肛门部，由助手自肛门口置入吻合器主体，于直肠或肛管闭合端的中点伸出中心杆与弹头钉座的中央杆接合后，顺时针转动吻合器主体的螺旋杆，使两侧肠段断端靠拢对合到吻合器主体上适当的标记处击发钉合(图 43-21)。

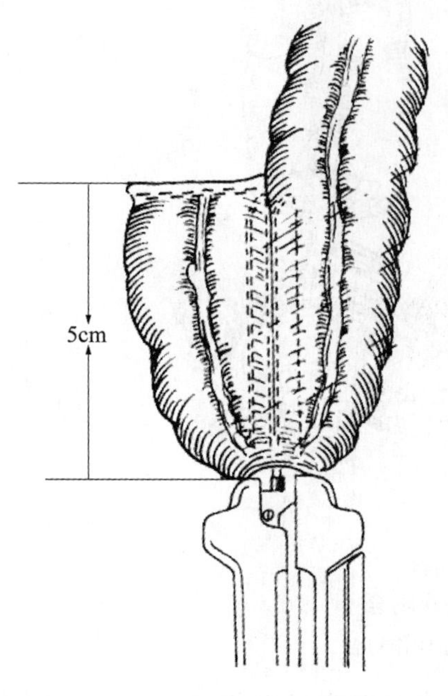

图 43-20 制作"J"结肠袋

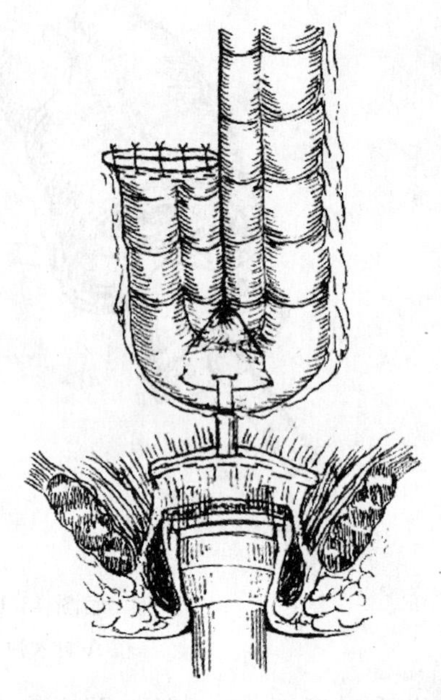

图 43-21 结肠袋与肛管钉合

7) 用温生理盐水清洗盆腔后，于吻合口附近或骶前间隙放置负压球引流管，由腹壁切口旁皮肤另洞引出，再用 4 号丝线间断缝合盆底腹膜、后腹膜和侧腹膜。

8) 按层关闭腹部切口。

【手术要点】

(1) 在乙状结肠断端置入弹头钉座收紧荷包缝线结扎后围绕荷包再作一圈结扎使荷包结扎完整而不留有滑口，保证吻合满意。

(2) 为保证吻合口有良好的血供，特别要注意左侧结肠以及乙状结肠端的血供，并且避免吻合口有张力，必要时可对左侧结肠以及脾曲多作游离和松弛结肠系膜。

(3) 对于女性患者应注意避免将阴道壁夹进钉合，以免术后引起直肠阴道瘘。

(4) 钉合完毕后，应及时检查吻合器切割下来的两圈肠壁是否完整。

【术后处理】 同本章第一节经腹、会阴联合切除术的术后处理。

【并发症的预防和治疗】

1. 吻合口出血

多见于手工操作的病例，有时器械吻合因钉子缺失或钉后脱落亦可引起出血；术中对肠段断端应仔细止血，全层缝合间距适当打结可靠；对吻合器主体钉孔要仔细检查，按吻合器主体上标记适当旋紧螺杆后击发钉合；一般多为少量渗血，经局部使用含有肾上腺素的湿纱布压迫可止血，倘若流出鲜血而且量较多时，可在内镜下窥视止血。

2. 吻合口瘘

在早期作前切除手工操作吻合术后较为多见，近代多用器械吻合术后则较少见；在手术中若感到难度，为预防起见，除在骶前吻合口旁放置引流管预防局部积液、感染和作为术后观察外，还可先作横结肠造瘘，待直肠吻合口愈合后再予以还纳；若出现吻合口漏后，如无腹膜刺激征象，可加强盆腔引流管用含有稀释的抗生素溶液冲洗和引流，并经全身静脉滴注抗生素和营养支持治疗后，多可自行愈合；若伴有腹膜刺激征象者，应立即作剖腹引流，并作横结肠造瘘，一期切开向远端注入生理盐水冲洗清除残余粪便和加强骶前引流管的负压引流。

3. 吻合口狭窄

多见于手工操作缝合术后，尤其是患者本身结肠较细者；近代使用器械吻合，一般成人应用32号(32mm)为宜，结肠较细者亦不能小于29号(29mm)；在骶前吻合口旁应放置引流并保持通畅，避免积液导致感染造成狭窄；对超低位切除吻合的病例，可因肛管括约肌收缩而容易造成狭窄，术后2周应常规做肛门直肠指诊了解情况，若有狭窄趋势则应每日施行指法扩张。

第三节　直肠癌切除、结肠拖出吻合术

【概述】　鉴于早期施行经腹腔的直肠癌前切除吻合术(Dixon手术)均使用手工操作法，有较高的吻合口漏发生率。1945年，Bacon设计了直肠癌切除后，将结肠经肛门口拖出，2周后再切除肛门口外多余的结肠作与肛管的间断缝合术，称为Bacon手术。1972年，Park改进了Bacon的二期缝合手术，将结肠经肛门口拖出后，立即修剪结肠断端，一期施行结肠-肛管缝合术，亦称改良Bacon手术。

【适应证】

(1) 中下段直肠癌切除后，不愿意作乙状结肠造瘘(人工肛门)者。

(2) 肛提肌平面以上的直肠阴道瘘者。

(3) 多发性结肠息肉、腺瘤，较多位于直肠末端者。

(4) 家族性腺瘤样息肉病，施行全结肠、直肠切除后，可作回肠"J"襻-肛管吻合术者。

【体位】　头低脚高截石位。

【麻醉】　同本章第一节经腹、会阴联合切除术的术后处理。

【切口】

(1) 下腹正中向上绕脐切口。

(2) 左下经腹直肌切口。

【手术步骤与操作】

(1) 初始步骤参见第一节经腹、会阴联合切除术(Dixon手术)1～9项。

(2) 在肠系膜下动脉分支直肠上动脉，保证左侧结肠、乙状结肠的血供，距肿瘤上方10cm处切断乙状结肠。

(3) 切开并游离左侧结肠旁侧腹膜直达脾曲，一般游离的肠段能够到达耻骨联合下方2cm处，作经肛拖出与肛管吻合时多已无张力。

(4) 手术转向肛门部，先作扩肛使能伸入4～5只手指，置入肛门自动拉钩，暴露出齿状线和直肠下段黏膜。

(5) 在齿状线上方0.5cm用1∶300 000肾上腺素作直肠黏膜下层注射一圈，随即对齿状线上方作环形切口，在黏膜下向上潜行分离到肛提肌上方1cm处切断直肠，从腹部取除标本(图43-22)。

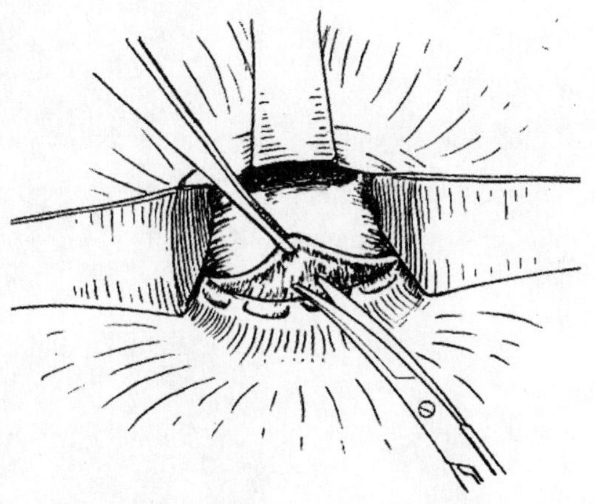

图43-22　齿状线上方作直肠黏膜下分离

(6) 将乙状结肠远侧断端，经肛管拖出肛门外，用

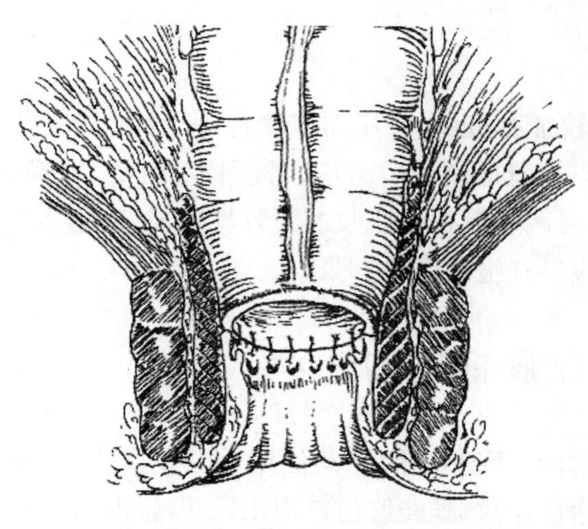

图 43-23 拖出乙状结肠与齿状线上缘做缝合

可吸收缝线作结肠端与齿状线上切缘的间断全层缝合(图 43-23)。

(7) 骶前放置负压球引流,于切口旁另戳洞引出;间断缝闭盆底腹膜、后腹膜与侧腹膜;按层关闭腹腔。

【手术要点】

(1) 清洗盆腔、清除血块和残留癌细胞,并作盆腔和肛管的彻底结扎止血。

(2) 充分游离乙状结肠、降结肠直达脾曲,保证有足够长度以供吻合口无张力。

(3) 注意保护左侧结肠的血供,以免吻合口血运不足影响愈合。

(4) 经肛门拖出结肠时,切勿使肠段扭转。

(5) 充分扩肛,使肛管括约肌松弛,便于手术操作。

【术后处理】 同本章第一节经腹、会阴联合切除术的术后处理。

【并发症的预防和治疗】

除与直肠前切除吻合术相同外,还可发生以下并发症:

1. 拖出结肠末端坏死

主要是游离左侧结肠时,未注意保护乙状结肠的血供和观察肠段断端血色,术中若怀疑肠端有循环障碍,应切除断端并多游离脾曲使有足够长度以供吻合;若见有吻合口上方结肠壁局部坏死,可先予以观察,若坏死组织脱落,溃疡面较小者,在积极局部清洗、换药后多可治愈,但可能造成狭窄,以后可通过人工扩张处理;但若坏死范围较大,则应经腹再切除,重新拖出吻合并作横结肠暂时性横结肠造瘘术;或拆除吻合作永久性乙状结肠造瘘术。

2. 拖出结肠段退缩

主要是游离结肠不够长,拖下作吻合有张力,造成结肠吻合端缺血影响组织愈合而退缩,一般均为短距离退缩创面不大,经积极局部清洗、换药多可治愈,但留下瘢痕狭窄,需施行扩张术或置管支撑术。

(林擎天)

第四十四章　直肠癌局部切除术

【概述】 随着医学的进步，自20世纪后半期开始有了一种新的理念，即认为对于癌肿患者的治疗，不单是只要求远期的效果，还必须考虑到对患者的致残程度以及生活的能力和生活的质量的影响。直肠癌局部切除术具有创伤小、康复快、并发症和死亡率低、又避免做永久性结肠造瘘、保留了膀胱和性功能，可过着与正常人相似的生活，深受患者的欢迎，也引起医师们的重视；但须严格掌握手术指征、选择合适的病例、完整地切除癌肿，才能保证根治，获得与传统手术相似的疗效。

【适应证】

(1) 中、低位直肠癌，肿瘤直径<3cm者。

(2) 指诊肿瘤呈隆起型、基底浅、可推动者。

(3) 腔内超声检查，病变局限于黏膜或黏膜下层（Tis/T_1），无浸及肌层、无血管浸润和淋巴转移者。

(4) 病理类型为高、中分化腺癌、腺瘤恶变者。

(5) 年老体弱，心、肺功能不全者。

【禁忌证】

(1) 低分化腺癌、黏液腺癌或印戒细胞癌。

(2) 肿瘤已明显浸及肌层者。

(3) 有血管浸润及淋巴结转移者。

【术前准备】

(1) 血常规，出、凝血时间全套。

(2) 术前1d改流质饮食。

(3) 术前晚与术日晨各用温生理盐水500ml灌肠一次。

(4) 女性患者在术前2d开始做阴道冲洗。

(5) 术中应用聚维酮碘溶液作直肠清洗后，再用5-FU溶液浸泡，女性患者应行阴道聚维酮碘消毒。

(6) 术日静脉滴注广谱抗生素。

【手术方式】 直肠癌局部切除术的方式有以下几种，具体手术方式与手术途径应根据肿瘤距肛缘的距离以及术者对某种术式的熟练程度进行合理选择，要做到既能保证局部切除的根治性、提高存活率和减少复发率，又能保证正常排便、排尿和性功能，提高生活质量。对于距肛门7cm以上的肿瘤，还是以经腹切除术为好，现将各种局部切除术式分述如下。

（一）经肛门切除术（transanal excision，即Parks手术）

【适应证】 距肛缘5cm以下的肿瘤。

【麻醉】

(1) 气管插管全身麻醉。

（2）骶管麻醉。

【体位】

（1）肿瘤位于直肠前壁者，采取折刀位（juck-knife position）。

（2）肿瘤位于直肠后壁者，采用截石位。

【切口】 肛内。

【手术步骤与操作】

（1）首先要充分扩肛，达到伸入4～6指持续5min，使肛门括约肌完全松弛。

（2）伸入肛管撑开器或直角深拉钩牵开肛管，充分显露出肿瘤。

（3）对肿瘤基底部和肿瘤周围组织，用1∶20万肾上腺素生理盐水作注射，以减少术中出血。

（4）距肿瘤边缘1cm处，用电刀作全层切开黏膜到达肌层并呈盘状切除肿瘤。

（5）用3-0可吸收缝线作全层缝合切口；切除的肿瘤送作冷冻切片检查。

（6）确定肿瘤已彻底切除后，检查伤口无活动性出血后，用裹有凡士林纱布的橡皮管置入肛门可作通气并压迫止血，术毕。

（二）经骶尾部切除术（transoccygeal excision，即Kraske手术）

【适应证】 距肛缘5～7cm的肿瘤。

【麻醉】

（1）气管插管全身麻醉。

（2）硬脊膜外麻醉或骶管麻醉。

【体位】 侧卧折刀位。

【切口】 骶尾部正中切口，上自骶尾关节，下至肛门外括约肌上方。

【手术步骤与操作】

（1）切开皮肤、皮下组织，切断部分臀大肌。

（2）肿瘤靠近腹膜返折者，须切除尾骨；肿瘤靠近肛门者，须切断肛提肌与耻骨直肠肌。

（3）向上、下、左、右充分游离直肠，必要时需向上打开腹膜返折，便于自上而下地游离，随后再重建Douglas腔。

（4）肿瘤位于前壁者则需切开直肠后壁，距肿瘤边缘1cm的正常组织上全层切除肿瘤。

（5）对直肠切口可吸收缝线作全层横行缝合，经肛门内注气试验无漏气后，缝合肛提肌和耻骨直肠肌。

（6）常规放置引流后，缝合皮下组织与皮肤，术毕。

（三）经括约肌切除术（transphincteric excision，即Mason手术）

【适应证】 距肛缘5cm以下的肿瘤。

【麻醉】

（1）气管插管全身麻醉。

（2）骶管麻醉。

【体位】 俯卧位。

【切口】 自骶尾关节上3cm处开始，向下至肛缘的直切口，约达12cm长。

【手术步骤与操作】

(1) 切开皮肤、皮下组织，切断肛尾韧带，打断骶尾关节切除尾骨。

(2) 分组切断肛门外括约肌、肛提肌和耻骨直肠肌，用缝线做好每组标记。

(3) 充分游离直肠，切开直肠后壁，用牵开器撑开切口，显露出肿瘤病变。

(4) 根据肿瘤部位、大小、浸润情况，施行直肠壁全层切除或直肠节段性切除后，作直肠-直肠端端吻合术。

(5) 按缝线标志分层修复肛门外括约肌、肛提肌和耻骨直肠肌，常规放置引流，缝合皮下组织、皮肤，术毕。

(四) 经肛门内镜下切除术(transanal endoscopic microsurgery，即 TEM 手术)

【手术器械】 直径 44mm，长 25cm 的内镜。

【适应证】

(1) 距肛缘 10cm 的直肠前壁肿瘤。

(2) 距肛缘 15cm 的直肠侧壁肿瘤。

(3) 距肛缘 20cm 的直肠后壁肿瘤。

【麻醉】

(1) 气管插管全身麻醉。

(2) 骶管麻醉。

【体位】 侧卧折刀位。

【切口】 肛内。

【手术步骤与操作】 经肛门伸入内镜，在视野放大的情况下，切除肿瘤、缝合切口。

【手术要点】

(1) 重视无瘤技术概念，术中用聚维酮碘溶液消毒后，再用 5-FU 溶液浸泡 5～10min；术后再用 5-FU 浸泡 5～10min，以防止肿瘤细胞种植、转移与复发。

(2) 切除肿瘤前用 1∶20 万肾上腺素生理盐水注射肿瘤基底及周围预防和减少手术出血，术后检查伤口彻底止血。

(3) 应在骶骨筋膜前疏松组织间隙游离直肠，不能损伤骶前静脉造成大出血。

(4) 前壁肿瘤切除时应避免伤及女性阴道后壁造成阴道瘘以及男性精囊腺、前列腺引起出血。

(5) 切除的肿瘤标本应送冰冻病理切片，必要时考虑作补救手术。

【术后处理】

(1) 术后 1d 可给予流质饮食，随后半流质、普食。

(2) 注意检查引流管通畅情况，有否伤口渗血或出血，3～4d 后引流渐少可考虑拔除更换敷料。

(3) 术日与术后 1d 静脉滴注止血剂。

(4) 每天和排便后，用稀释高锰酸钾溶液坐浴，保持局部清洁。

(5) 静脉滴注广谱抗生素 3～5d，预防和治疗局部感染。

(6) 手术后每 3～6 个月随访复查，包括肝脏 B 超、胸片、直肠指诊或直肠镜检。

【并发症的预防和治疗】

1. 伤口渗血或出血

术中注意止血彻底、术后应用止血剂，必要时作压迫止血或作局部缝扎。

2. 伤口感染

术中注意局部消毒、清洗，术后抗生素应用，若有感染、化脓要通畅引流，局部抗生素溶液清洗，勤换药。

3. 肛管直肠狭窄

因手术缝合或局部感染后瘢痕收缩所致，早期检查发现可经扩张术治疗，严重者则需手术治疗。

4. 局部肿瘤复发

术中应冷冻病理切片，证实无癌残留，术后经定期随访，若发现复发应及时再作手术根治。

（林擎天）

参考文献

[1] 韩永坚，刘牧之. 临床解剖学丛书. 腹、盆腔部分册[M]. 北京：人民卫生出版社，1994.

[2] 黄志强，金锡御. 外科手术学[M]. 北京：人民卫生出版社，2005.

[3] 黎介寿，吴孟超，黄志强. 普通外科手术学[M]. 北京：人民军医出版社，2005.

[4] John E. Skandalakis, Panaliortis N. Skandalakis, Lee John Skandalakis. Surgical anatomy and technique[M]. Springer-verlag New York Inc, 1995.

[5] 吴咸中，黄耀权. 腹部外科实践[M]. 北京：中国医药科技出版社，第 2 版，1993.

[6] 吴孟超. 腹部外科学[M]. 上海：上海科学技术文献出版社，1992.

[7] 皮执民. 消化外科学[M]. 北京：人民卫生出版社，2002.

[8] 黄乃健. 中国肛肠病学[M]. 济南：山东科学技术出版社，1996.

[9] 郑树. 结直肠肿瘤—基础研究与临床实践[M]. 北京：人民卫生出版社，2006.

[10] 黎介寿，吴孟超. 普通外科手术学[M]. 北京：人民军医出版社 2005：365-388.

[11] 顾晋. 直肠肛门部恶性肿瘤[M]. 北京：北京大学医学出版社，2006.

[12] 郑树. 直肠癌诊疗进展[J]. 中华外科杂志，2001. 39(1)：19-20.

[13] 郁宝铭. 直肠癌根治性切除术中直肠系膜全切除的意义[J]. 消化外科，2000，2：67-68.

[14] 刘希永，郑树，陈坤，等. 直肠息肉摘除对直肠癌预防的前瞻性评价[J]. 中华流行病学杂志，2000，21：245-348.

[15] 王正康. 保留盆腔植物神经的直肠癌根治术[J]. 消化外科，2000，2：65-66.

[16] 贾新建，张莜骅，潘貽飞. 直肠类癌 15 例的诊断和治疗[J]. 中华胃肠外科杂志，2001. 4(1)：54.

[17] 师英强，莫善兢. 傅红，等. 直肠癌合并肝转移时原发肿瘤的手术选择及其疗效评估[J]. 外科理论与实践，2001. 6(1)：33-34.

[18] 高友福，张明德，姜波健，等. 进展期直肠癌淋巴结转移状况与根治术的关系[J]. 外科理论与实践，2001. 6(1)：35-38.

[19] 韩方海，张肇达，董高宏，等. 直肠癌术中盆腔大出血的预防和处理[J]. 外科理论与实践，2001. 6(1)：43-45.

[20] 顾晋. 全直肠系膜切除治疗直肠癌[J]. 消化外科，2003. 2(4)：293-295.

[21] 常家聪，刘戈，沈立静. 中低位直肠癌保肛手术及相应问题探讨[J]. 中国实用外科杂志，2000，20(8)：484.

[22] 姜洪伟，黄国民，姜瑛. 全直肠系膜切除联合双器械在低位直肠癌保肛术中的应用[J]. 中华现代外科学杂志，2006. 3(6)：485-487.

[23] Lomban C, Formisano V, Iannucci A, et al. Current problems of the surgical treatment of rectal cancer [J]. Chir Ital, 2001，53(4)：543-549.

[24] Ridgway P F, Darzi A W. The role of total mesorectal excision in the management of rectal cancer [J]. Cancer control，2003，10(3)：205-211.

[25] 周志祥,邵永孚,毕建军.局部切除治疗低位直肠癌 32 例报告[J].中国实用外科杂志,1999,19(6):351-352.

[26] 邱辉忠,戚勇,高鹏.Mason 手术在直肠癌局部切除术中的作用[J].中国实用外科杂志,2000,20(9):546-547.

[27] 付涛,刘宝华,张胜本,等.早期直肠癌经骶尾局部切除 12 例分析[J].中国普外基础与临床杂志,2004. 11(3):375-380.

[28] 洪健,唐云强.早期低位直肠癌局部切除 23 例疗效分析[J].癌症,2005. 24(1):79-81.

[29] 王峰,韩方海,马百柱,等.中低位直肠癌保留肛门括约肌手术与经腹会阴切除术的比较分析[J].中国普外基础与临床杂志,2006. 13(2):211-214.

[30] 赵红兵,高纪东,毕建军,等.T1 和 T2 期直肠癌淋巴结转移特点与预后[J].中华肿瘤杂志,2006. 28(3):235-237.

[31] 徐协群,邱辉忠.直肠癌的局部切除[J].中国实用外科杂志,2007. 27(6):495-497.

[32] 李立.结直肠癌外科应用技术的规范与创新(八)[J].中国普外基础与临床杂志,2007. 14(2):216-221.

[33] 林国乐,邱辉忠,肖毅,等.经肛门内镜微创手术治疗直肠上皮内瘤变和早期直肠癌[J].中华胃肠外科杂志,2008,11(1):39-41.

[34] Gopaul D, Belliveau P, Vuong T, et al. Outcome of local excision of rectal carcinoma [J]. Dis Colon Rectum, 2004,47(21):1780-1788.

[35] Folkesson J, Johnsson H, Pahlman L, et al. Population-based study of localsurgery for rectal cancer [J]. Br J Surg, 2007,94(11):1421-1426.

[36] Lezoche E, Baldlarelli M, De Sanctis A, et al. Early rectal cancer: definition and management [J]. Dig Dis, 2007, 25(1):76-79.

[37] Coco C, Manno A, Mattana C, et al. The role of local excision in rectal cancer after complete response to neoadjuvant treatment[J]. Surg Oncol, 2007,16 (suppl 1): S101-104.

[38] Rasheed S, Bowley D M, Aziz O, et al. Can depth of tumour invasion predict lymph node positivity in patients undergoing resection for early rectal cancer? A comparative study between T1 and T2 cancer [J]. Colorectal dis, 2008,10(3):231-238.

[39] Borschitz T, Heintz A, Junginger T. Transanal endoscopic microsurgical excision of pT2 rectal cancer: results and possible indication[J]. Dis colon rectum,2007,50(3):292-301.

[40] Landmann R G, Wong W D, Hoepfl J, et al. Limitations of early rectal cancer nodal staging may explainfailure after local excision[J]. Dis colon rectum,2007,50(10):1520-1525.

[41] Klessen C, Rogalla P, Tanpitz M. Local staging of rectal cancer : The current role of MRI [J]. Eur radiol, 2007, 17(2):379-389.

[42] Lafrate F, Laghi A, Paolantonio P, et al. Preoperative staging of rectal cancer with MR imaging: correlation with surgical and histopathologic findings[J]. Radiographics, 2006,6(3): 701-714.

[43] Stamos M J, Murrell Z,. Management of early rectal T1 and T2 cancer[J]. Clin Cancer Res, 2007,13(22 Pt 2): 6885-6889.

[44] Fenech D S, Takahashi T, Liu M, et al. Function and quality of life after transanal excision of rectal polyps and cancer[J]. Dis colon rectum,2007,50(5):598-603.

[45] Tarantino I, Hetzer F H, Warschkow R, et al. Local excision and endoscopic posterior mesorectal resection versus low anterior resection in T1 rectal cancer[J]. Br J Surg, 2008,95(3):375-380.

[46] Bretagnol F, Merrie A, George B, et al. Local excision of rectal tumours by transanal endoscopic microsurgery[J]. Br J Surg, 2007,94(5):627-633.

[47] 万进,吴泽宇.直肠癌局部切除术的合理选择及评价,中国实用外科杂志,2008,28(9):732-735.

[48] 冯宇,王强.结肠直肠手术部位感染的手术技术因素及其预防[J].外科理论与实践,2006. 11(5):447.

[49] 贾怡维.低位直肠癌手术乙状结肠造口的设计[J].中华现代外科杂志,2009,6(11):667-668.

第八篇

肛管手术

第四十五章　肛管的局部解剖

【肛管的发生与发育】 胚胎发育的第 4～6 周时，在后肠末端形成膨大的穴肛，以后又分成前部的尿囊和后部的泄殖腔。泄殖腔后来演化成直肠，但其尾侧还是个盲端。在此同时，与泄殖腔尾端相对应处的外胚层向泄殖腔尾端方向陷入，此凹陷处即为原始肛。两者之间隔着一层薄膜（泄殖腔膜）而封闭着。胚胎发育到第 5 周后在尿囊与泄殖腔壁之间有由中胚层组织共同组成一层厚的组织隔板，将泄殖腔又分隔成腹、背互不相通的两个腔，腹侧为尿生殖窦，背侧为直肠；泄殖腔膜也被分隔为腹侧的尿生殖窦膜和背侧的肛膜。胚胎发育到第 8 周肛膜破裂，后肠与原始肛打通即形成了肛管与肛门。肛管上段的上皮来源于内胚层，下段的上皮来源于外胚层。

【肛管的位置、形态与毗邻】 通常肛管是指齿状线以下至肛门之间的末段管道，成人的肛管全长仅约 3cm。在排便时扩大成管状，平时则收缩形成前后向纵裂，其前壁比后壁稍短。肛管内壁由外胚层演化而来，虽与人体皮肤同一来源，但因其长期适应排便功能的需要，逐渐分化成缺乏皮毛、皮脂腺和汗腺，而且表面光滑的变异皮肤。以上描述的应称为解剖学肛管。有学者将肛管的上界扩展到齿状线以上 1.5cm，即肛管直肠平面，则称为外科学肛管，长应为 4cm 左右。肛管的上界平面，在男性是与前列腺尖端齐高，女性则与会阴体齐高。肛管的两侧是坐骨直肠窝，前方在男性有尿道膜部和前列腺，女性有会阴体和阴道后壁，后面是尾骨。

肛门是肛管的下口，是消化管的最末端，位于会阴中心腱与尾骨之间的一个前后纵行的裂孔。肛门的周围皮肤可见有许多放射状皱襞，在排大便时肛门扩张而皱襞消失。肛周皮肤富有色素，呈暗褐色，成年男性长有硬毛，并具有毛囊汗腺（肛周腺）和丰富的皮脂腺。如此可使肛周皮肤保持润泽状态，保持肛门不致因排便扩张时造成损伤。但是汗腺和皮脂腺容易发生阻塞、感染化脓造成肛周脓肿。因此，经常保持肛周皮肤清洁卫生十分必要。

【肛管的结构】

1. 解剖结构

1) 肛管表层：其上段为柱状上皮与移行上皮，下段为移行上皮和鳞状上皮。齿状线是由肛瓣及肛柱下端组成，是肛管与直肠的交界线。

2) 肛管肌层（图 45-1）

(1) 肛管内括约肌：是直肠的内环肌的延续而增厚的部分为平滑肌，其厚度 0.54±0.38cm。高年与慢性便秘患者的内括约肌较肥大。

(2) 肛管外括约肌：是包裹在内括约肌外面的横纹肌所形成，被直肠外纵肌和肛提肌穿过，可分为皮下部、浅部和深部等 3 层。

(3) 提肛肌：是直肠周围形成盆底的一层肌肉，由耻骨直肠肌、耻骨尾骨肌及髂骨尾骨肌等 3 部分组成，起自骨盆两侧壁，斜行向下呈漏斗状止于直肠下部的两侧壁，对排便和括约肛管起重要作用。

(4) 联合纵肌：由 3 层肌纤维组成，其内层是直肠纵肌，中层是肛提肌悬带，外层是外括约肌顶环的延长。此 3 层在括约肌下方形成中心腱，由该腱分出很多纤维隔，有固定肛管和协助括约的

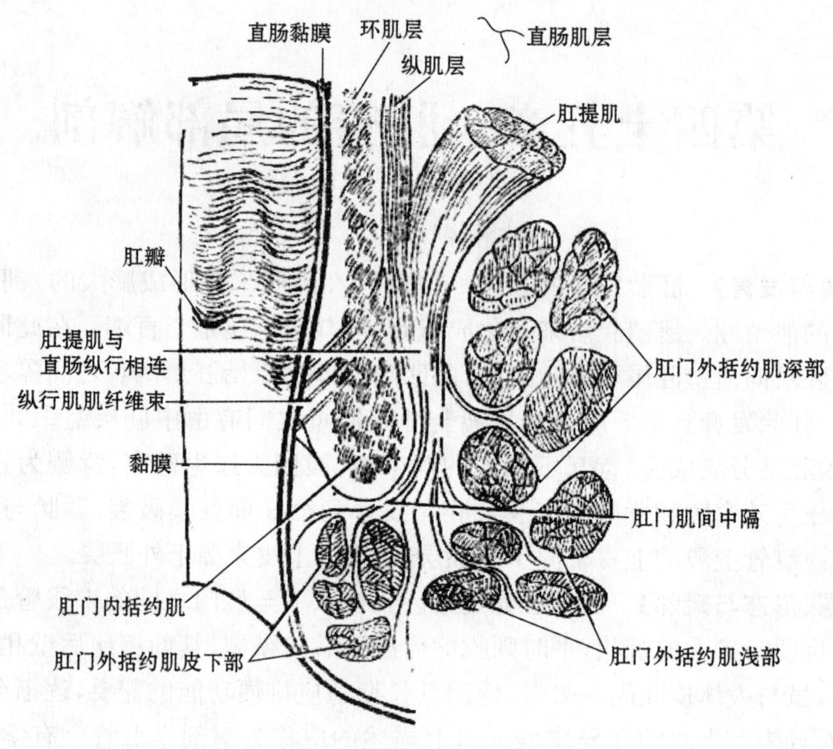

图 45-1 肛管括约肌纵面观

功能。

3）肛管周围结构：在肛管、直肠周围有许多间隙

（1）肛提肌下间隙：有肛门周围间隙和坐骨肛管间隙。前者位于肛周皮肤与坐骨肛管横隔之间，其左右两侧可在浅部肛管后间隙有交通；后者位于坐骨肛管横隔之上和肛提肌之间，其两侧可在深部肛管后间隙相通。

（2）肛提肌上间隙：有骨盆直肠间隙和直肠后间隙。前者位于直肠左右两侧肛提肌之上与盆腔腹膜之间；后者亦位于肛提肌之上，直肠与骶骨之(图 45-2)。

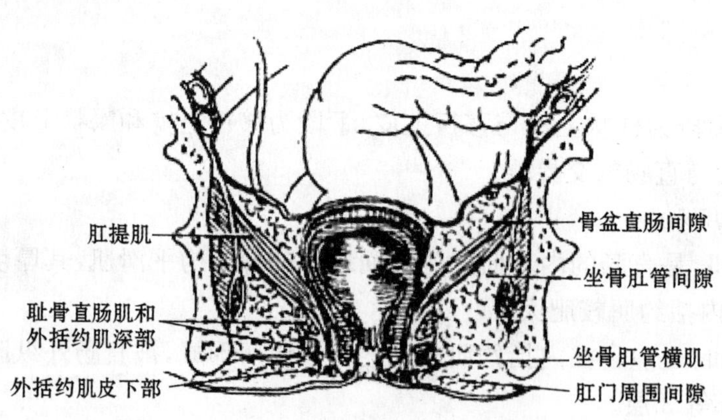

图 45-2 肛管周围结构

4）齿状线上区结构

（1）肛直线：又称 Hermann 线，是距齿状线上方约 1.5cm 处，肛柱（直肠柱）上端的连线，做指诊时可感触到一个环形的沟；此线与内括约肌上缘、联合纵肌上端以及肛管直肠肌环上缘的位置基本

一致。

(2) 肛柱:在齿状线上方的黏膜,由于括约肌的收缩,出现 6~12 个纵行条状长 1~2cm 的皱襞,0.3~0.6cm 粗,称为肛柱或直肠柱;肛柱上皮对触觉和温觉刺激的感受很敏感;在肛柱内含有直肠上动脉终末支和直肠上静脉丛形成的静脉丛,内痔即由这些静脉丛曲张、扩大而成。

(3) 肛瓣:是在肛柱的下端之间,有呈半月形的黏膜皱襞连成。肛瓣撕裂、感染可引起肛裂、肛窦炎、肛乳头炎。

(4) 肛隐窝:在肛瓣与肛柱之间,有由直肠黏膜形成的,呈袋状的小窝,称为肛隐窝或称肛窦,窦口向上而深 3~5mm,其底部为肛腺的开口。肛腺多集中在肛管的后壁,有 7~8 个,其在黏膜下有管状结构,称为肛腺管,形成葡萄状支管,可伸到内括约肌层,少数还可穿过该肌而到达联合纵肌层,极少数可进入外括约肌,甚至到达坐骨直肠间隙。肛腺是感染的入口,也是少数腺癌容易发生的部位。

5) 齿状线下区结构

(1) 肛乳头:是在肛瓣的下方,由纤维结缔组织形成,呈三角形乳头状突起,一般有 7~8 个沿着齿状线排列,高 0.1~0.3cm,表面覆盖皮肤,内有毛细淋巴管;炎症、肥大时可达 1~2cm。

(2) 括约肌间沟:又称肛门白线,亦为 Hilton 线,是指在齿状线以下至肛门的肛管皮肤部分,正对内括约肌下缘与外括约肌皮下部的交界处,此线在肉眼下很难辨认,但作指诊时可感觉到环状沟,故以命名为括约肌间沟较为适合。此区有两种皮肤,即括约肌间沟以上为变异的移行上皮,以下则为普通上皮,两者均为扁平上皮。前者角化少、无毛囊、皮脂腺和汗腺,故不会发生疖肿;而后者则有毛囊、皮脂腺和汗腺较多,易被细菌侵入引起感染化脓发生皮下脓肿和瘘管。

(3) 擀膜:是指齿状线与括约肌间沟之间的肛管上皮。一般描述可将肛管上皮划分为 3 部分,即最远端的皮肤、中间带到近端的黏膜;中间过渡带为移行上皮,皮薄而致密,色白而光滑;从纵切面看肛管,肛柱与齿线的外观酷似一把梳背,所以擀膜亦称梳状区。擀膜宽 0.5~1.5cm,此区还包括皮下的结缔组织纤维与内括约肌紧密附着,并还包括来自联合纵肌纤维参与组成的黏膜下肌、肛腺及其导管以及丰富的淋巴、静脉丛和神经末梢。所以,擀膜区在解剖学上或临床上都具有重要意义,它不仅与肛周感染的发生和发展有密切关系,也是肛裂、低位肛瘘内口和肛管狭窄常见的部位(图 45-3)。

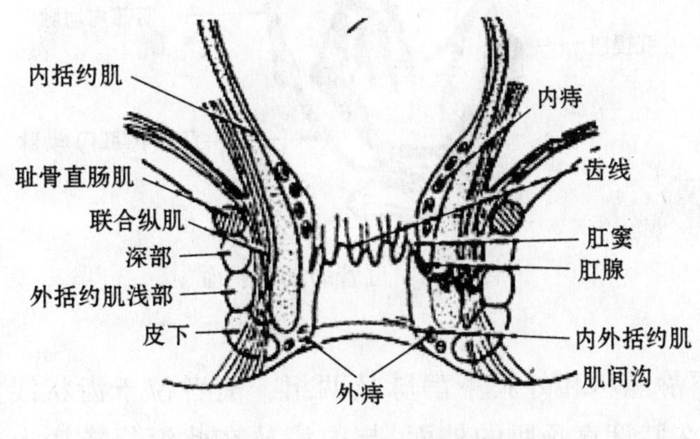

图 45-3 肛管内结构

2. 生理结构

肛管的主要功能是排泄粪便。排粪是一种非常复杂而协调的动作,是由多个系统参与的生理反射功能。其中既有不随意活动,又有随意可控制的活动。良好的排便机制是由感觉、运动和反射共同完成。一般在排便时由骨盆神经丛发出冲动使有便意感，直肠蠕动增强，内、外括约肌放松而排出大便；但在不便去排便时，则由腹下神经和阴部神经传出冲动，抑制直肠蠕动，使肛管外括约肌收缩而制止粪便排出。粪便可由直肠返回到乙状结肠，但若经常抑制便意，可使直肠对粪便的刺激失去敏感性，粪便在大肠停留时间过久，因水分多被吸收而变干燥，引起排便困难，日久形成便秘。

【肛管的血管】

1. 肛管的动脉

主要是由左、右两侧阴部内动脉各发出的 2～3 支肛门动脉（直肠下动脉）供应。阴部内动脉是自髂内动脉发出后，沿梨状肌和骶部神经丛的前方下行，经尾骨肌和梨状肌之间出骨盆至臀部，再经坐骨小孔至会阴部，在坐骨直肠窝内自上而下相继发出上、中、下 3 支肛门动脉供应肛管、肛提肌和肛周皮肤。两侧的肛门动脉在肛管和肛提肌周围有丰富的吻合；肛门动脉的分支到达肛管黏膜下层后与直肠下动脉和直肠上动脉之间均有吻合。所以在坐骨直肠窝脓肿或坐骨直肠窝瘘管手术时损伤了肛门动脉，因其吻合支很丰富而不会出现肛周组织供血障碍（图 45-4）。

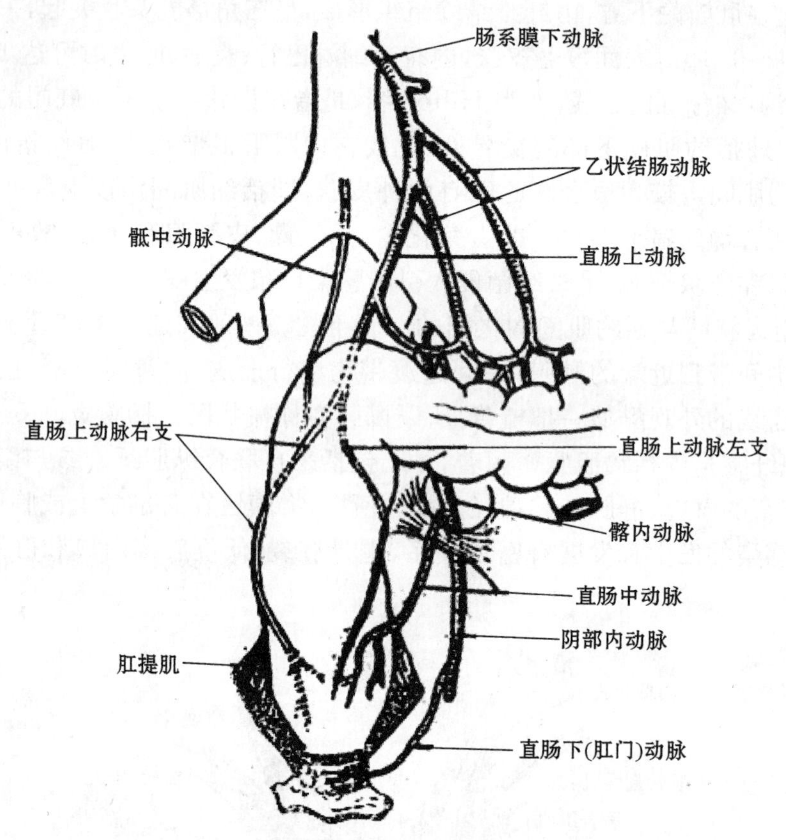

图 45-4 肛管的动脉供血

2. 肛管的静脉

肛管的静脉有黏膜下静脉丛和外膜下静脉丛两组。前者位于齿状线上的又称内痔丛，在齿状线下的又称外痔丛；后者在肛管直肠肌的外面，与内痔丛在此汇集成痔上静脉（直肠上静脉），无瓣膜，经肠系膜下静脉，进入门静脉；外痔丛则分别汇入痔下静脉（直肠下静脉）、痔上静脉和肛门静脉；痔下静脉，有瓣膜，流入髂内静脉，肛门静脉，有瓣膜，注入阴部内静脉。痔上静脉与痔下静脉之间有广泛的交通，外膜下静脉丛有小支与前列腺或阴道静脉丛相连，此交通支称为痔生殖静脉，有瓣膜作用，只允许血液流向生殖系统，而体循环血液不能流向门静脉。若带有细菌的门静脉血液，在一定条件下通过一定的方式可到达尿生殖器官，引起前列腺炎、膀胱尿道炎、阴道炎、子宫颈炎等，在门静脉高压症和腹腔脓肿以及妊娠等均可导致门静脉反流，更易发生上述情况。肛裂、痔核炎症感染，肛旁脓肿等疾病引起肛门直肠充血，亦可引起泌尿生殖器官充血，使其更易罹患来自门静脉的感染（图 45-5）。

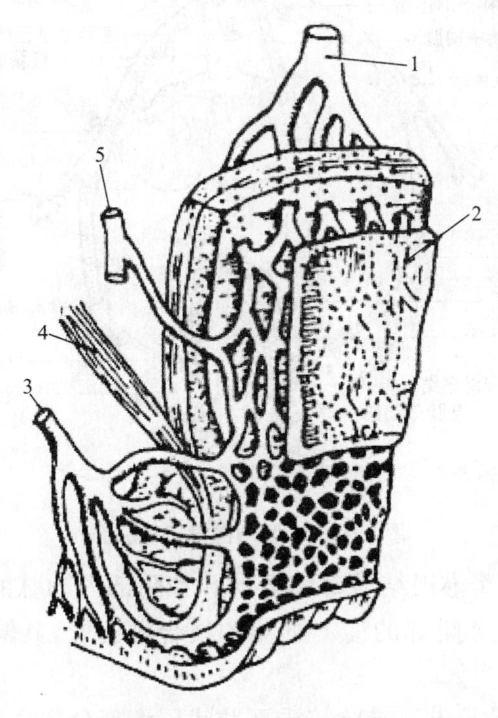

图 45-5　肛管的静脉

1-直肠上静脉；2-内痔丛；3-肛门静脉；4-肛提肌；5-直肠下静脉

【肛管的淋巴】

1. 淋巴液的引流

位于肛管与肛管内、外括约肌和肛门皮下的淋巴网，在肛门皮下形成淋巴丛，集合淋巴管经坐骨直肠窝和会阴皮下注入腹股沟浅淋巴结，其输出淋巴管随着髂外动、静脉到达髂外淋巴结。肛管癌主要经此途径转移。肛管淋巴液与直肠淋巴液的流向不同，后者主要是汇入髂内淋巴结和肠系膜下淋巴结；但是肛管和直肠的淋巴在齿状线上下有着广泛吻合，虽然肿瘤均为顺流转移，但若肿瘤越靠近齿状线时或近端有堵塞时，其转移途径就越复杂，也可发生逆向转移。

2. 淋巴结的分布

在肛管直肠周围能直接接受淋巴管引流的淋巴结有（图 45-6）：

（1）直肠旁淋巴结：亦称肛管直肠淋巴结，位于直肠壶腹部的两侧和后侧，沿直肠上动脉的终末支及左、右分支动脉分布，有 2～5 个，接受来自直肠壶腹部的集合淋巴管，其输出淋巴管沿直肠上动脉注入直肠上淋巴结或直接汇入肠系膜下淋巴结。

（2）直肠上淋巴结：位于直肠系膜内，沿着直肠上动脉排列，接受直肠壶腹部淋巴管、直肠旁淋巴管和乙状结肠下部的淋巴管，其输出淋巴管注入肠系膜下淋巴结和腰淋巴结。

（3）骶前淋巴结：亦称直肠后淋巴结，位于骶前孔的内侧，有 2～4 个淋巴结沿着骶中动脉及骶外侧动脉排列，接受骨盆后壁、肛管直肠和直肠前方脏器的集合淋巴管，其输出淋巴管注入髂总淋巴结及腹主动脉下淋巴结。

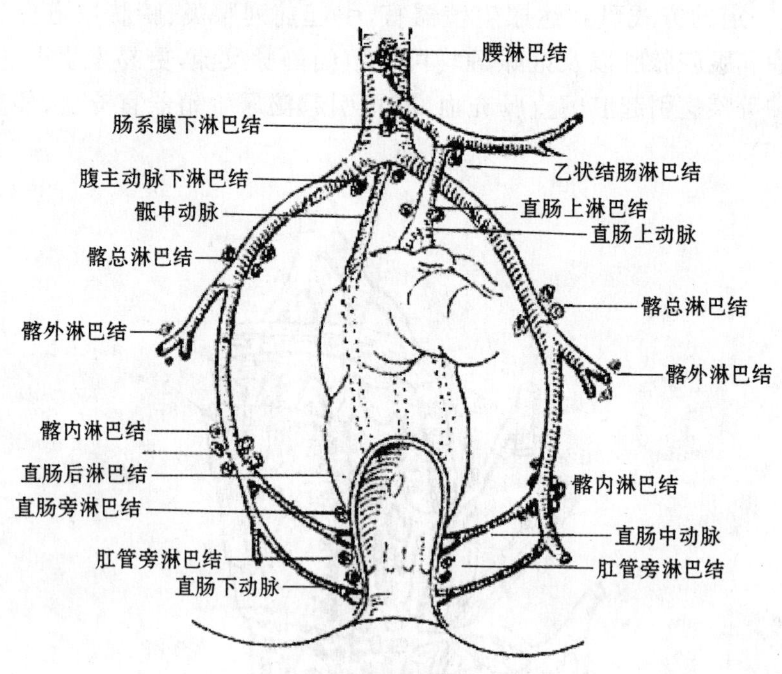

图 45-6 肛肠周围淋巴结分布

(4) 臀下淋巴结:有 1～4 个淋巴结沿着臀下动脉和阴部内动脉的起始处排列,接受股后部、臀部浅层、会阴部、直肠下段及其相毗邻的前方脏器的集合淋巴管,其输出淋巴管注入髂内淋巴结群或直接注入髂总淋巴结。

(5) 腹股沟浅部淋巴结:此群淋巴结除接受下肢浅层大部分集合淋巴管外,也接受肛管、肛门的集合淋巴管,其输出淋巴管腹股沟深部淋巴结或直接注入髂外淋巴结。

【肛管的神经】 肛管与肛门周围组织由躯体感觉神经和内脏活动神经共同支配。

1. 躯体感觉神经

肛管与肛门的神经支配由第 2、3、4 骶神经组成的阴部神经支配。阴部神经起自第 2、3、4 骶神经的前根,由梨状肌下孔穿出盆腔到臀部,跨过坐骨嵴神经,经坐骨小孔到坐骨直肠窝侧壁的阴部管内,与阴部内动、静脉伴行,随后分出 2～3 支肛门神经横过坐骨直肠窝分布到:①经坐骨肛管间隙分布到肛提肌和外括约肌;②绕过肛管白线分布到齿状线以下肛管和肛周皮肤;③分布于会阴前部、阴囊(阴唇)皮肤。肛门神经可与会阴神经的分支及股后皮神经的会阴支相吻合,并与由骶 5 神经的前支及尾神经前支组成的尾丛也有吻合。因齿状线以下肛管神经末梢非常丰富、敏感而且有广泛的吻合,故肛管区的疼痛可波及整个会阴部以及大腿内侧皮肤的疼痛。当肛门受到刺激、炎症、溃疡或手术时会引起外括约肌、肛提肌痉挛而剧痛,并会导致盆膈部的尿道外括约肌痉挛引起尿潴留以及反射性引起尿生殖系统的功能紊乱,这可能是由于肛管、直肠、膀胱的神经均来自骶髓所致。临床上应当注意的是肛管齿状线下区的上皮感觉神经为全身敏感区之一,上皮受损后暴露出神经纤维可引起剧烈疼痛,手术时应给予良好的麻醉。

2. 内脏运动神经

肛管直肠的运动由交感神经和副交感神经支配。

(1) 交感神经:主要来自位于主动脉分叉下方的骶前(腹下)神经丛,在直肠固有膜之外分为左右两支,各自向下走行,分布到直肠黏膜层和肌层,有些交感神经纤维再向下与交感神经链纤维组成骶前神经,再向下在骶骨岬处分成左右两支腹下神经分布到直肠两侧成为盆神经丛。在此与由第 2～4 骶神经分出的骶前副交感神经会合，于直肠侧韧带两旁组成坐骨神经丛，分布到直肠各层及内括约肌。交感神经的功能是抑制肛直肠活动，使内括约肌收缩。

(2) 副交感神经：来自第 2～4 骶前神经根，在直肠两侧壁盆内脏神经与交感神经吻合，分布到膀胱、阴茎(阴蒂)、肛门及内括约肌。其功能是增强直肠蠕动、促进腺体分泌和内括约肌舒张。齿状线以上的肛管直肠段本身痛觉不敏感，故作电灼、内痔注射治疗时不需麻醉。

(林擎天)

第四十六章　先天性肛门闭锁的手术

【概述】 先天性肛门闭锁(congenital imperforate anus)是一种先天性肛门直肠畸形(congenital anorectal malformations,CARM)。先天性肛门直肠畸形发病率在1/1 500～5 000,占小儿消化道畸形的首位,类型众多,直肠盲端和合并瘘管的位置各异,高位畸形在男性约占50%,女性占20%。各种瘘管的发生率在女性为90%,男性为70%。合并其他先天性畸形的发生率有30%～50%,且常为多发性畸形。仅1%有家族史。近年来随着对肛门直肠畸形的肛周肌肉和维持排便功能的神经肌肉支配解剖生理的深入研究,肛门直肠畸形的矫治手术方法越来越完善,重建具有正常排便功能、外观也正常的肛门,同时保持正常的排尿功能及性功能是根治手术的最终目的。

【类型】 目前常将先天性肛门直肠畸形分为4种类型:①肛管或直肠狭窄型:即肛管直肠段有严重狭窄;②肛门闭锁型:即肛管口为一层薄膜所覆盖而无肛门;③肛管-直肠闭锁型:即直肠盲端未下降而无肛管,直肠盲端到肛门皮肤有一定的距离;④直肠末端闭锁型:即肛管已形成,而直肠与肛管之间有一定距离的闭塞。以上4种类型中以第3种类型为最多,第4种类型最少。各种类型的畸形中均可伴有瘘管形成,男性的瘘管多见为:①直肠膀胱瘘:瘘口常见于膀胱三角区;②直肠尿道瘘:瘘口常见于尿道膜部或前列腺部;③直肠会阴瘘:瘘口常见于阴囊后面的中线处;④肛门会阴瘘。女性的瘘管多见于:①直肠阴道瘘:瘘口位于阴道后壁的任何部位,但以下1/3处为多见;②直肠舟状窝瘘:瘘口在阴道处女膜前方后部;③直肠会阴瘘:瘘口在阴唇系带到肛门凹陷之间。先天性肛门直肠畸形,约有50%患者伴有身体其他部位的畸形,如先天性心脏病、食管闭锁、肠闭锁、隐睾、尿道下裂、四肢、脊柱、脊髓畸形。

Wingspread的分类以PC线(骨盆侧位片上耻骨体中点与骶间隙的连线)和I线(通过坐骨嵴与PC线平行的线)为准来进行区分,将直肠盲端位于PC线以上者称为高位肛门直肠畸形;直肠盲端位于PC线和I线之间者称为中位肛门直肠畸形;直肠盲端位于I线以下者称为低位肛门直肠畸形。男性"高位"畸形中有直肠前列腺瘘和直肠膀胱瘘,两者预后完全不同,前者仅需后行矢状入路手术,66%患儿大便能完全控制;而后者需经腹会阴手术,仅15%的患儿大便能控制。

【临床表现】 先天性肛门直肠畸形的临床症状和出现症状的时间不一。绝大部分的肛门直肠畸形患儿,出生后在正常的肛门位置没有肛门,一般通过仔细的检查会阴部可以发现,特别在婴儿出生后的24h不排便,应该进行及时的检查,如果忽视检查约有70%的患儿由于无法排出胎便,在喂奶后出现呕吐,以后腹部逐渐膨胀,一般在1周左右病情恶化甚至死亡;30%患儿由于有不同水平的瘘管存在,瘘管较粗者,在生后的一段时间内可以有排便,不出现肠梗阻的症状,但在数周或数月、数年后出现排便障碍,腹部膨胀,甚至可以扪及巨大的粪块和继发性的巨结肠改变。

【诊断】 先天性直肠肛门畸形的诊断一般在出生后仔细观察并不难,关键在于确定闭锁直肠盲端的高度和有无合并泌尿系的瘘管和畸形以及脊柱的畸形。新生儿期通过简单的会阴检查及尿液分析,80%～90%可作出精确的诊断,10%～15%的新生儿通过X线片决定直肠盲袋的位置。但对伴随畸形及畸形程度的了解多数需进行腹部及脊髓的B超、排泄性膀胱尿道造瘘术(VCUG)、

MRI、尿道镜或阴道镜等检查。

【手术指征】

1. 即时手术

(1) 肛门完全闭锁或肛门完全闭锁伴有内瘘者(直肠膀胱瘘、直肠尿道瘘)。

(2) 肛门闭锁伴有外瘘者(直肠会阴瘘、直肠前庭瘘、直肠阴道瘘),但瘘口很小,有肠梗阻症状者。

2. 择期手术

肛门闭锁伴有外瘘者(直肠会阴瘘、直肠前庭瘘、直肠阴道瘘),瘘管较粗大,不太影响排便者,可在出生 6 个月后考虑手术治疗。

【术前准备】

(1) 倒立位骨盆侧位摄片要在出生后 12h 以上,等待气体到达直肠时摄片,有时需要更长时间。在肛门会阴区皮肤上涂钡剂或粘贴铅字作为标记,将婴儿倒立 2～3min 后摄片,使直肠盲端的胎便与肠管气体互相转换,采取髋关节呈 90°屈曲位,使保持能充分显示 *P* 点(耻骨中心)、*C* 点(骶尾关节)、*I* 点(坐骨最低点)的角度,以股骨大粗隆为中心摄片。通过 *I* 点设一与 *PC* 线相平行的 *I* 线,与 *PC* 线间的距离为肛提肌群,直肠盲端位于 *PC* 线上方者为高位,于两线之间为中间位,超越 *I* 线为低位。

(2) 术前放置导尿管,作为分离直肠时保护尿道的标志。

(3) 术前纠正水、电解质失调。术前 12h 禁食。

(4) 如患儿有肠梗阻症状需放置胃管行胃肠减压。

(5) 术前 1d 静脉滴注广谱抗生素,如头孢霉素 50～100mg/kg。

(6) 有瘘管的患儿术前应通过瘘管作清洁灌肠。

(7) 术前 12h 自瘘管注入 1%新霉素液 3ml/kg。

(8) 术前 1h,肌注苯巴比妥 5mg/kg 和阿托品 0.01～0.02mg/kg。

【麻醉】 视闭锁部位高低、手术难易而定。

(1) 基础加局部浸润麻醉适用于低位肛门直肠闭锁,作经会阴肛门成形术者。

(2) 气管插管全身麻醉适用于作结肠造瘘术、经腹会阴或经骶会阴肛门成形术者。

第一节　常用的几种手术

一、结肠造瘘术

【适应证】

(1) 高位直肠闭锁,应在新生儿期先作结肠造瘘术者。

(2) 疑及肠穿孔、腹膜炎者。

(3) 体重不到 2kg 的未成熟患儿,病情危重者。

(4) 伴有其他先天性畸形,如心脏病、食管闭锁者。

【体位】 平身仰卧位。

【切口】

(1) 左下腹斜切口:乙状结肠造瘘术。

(2) 上腹正中切口：横结肠造瘘术。

【手术步骤与操作】

(1) 进腹后，拖出乙状结肠或横结肠。

(2) 作肠壁浆肌层与腹膜的间断缝合，固定周围肠段。

(3) 对拖出段靠肠壁的系膜上戳洞，伸过玻璃棒以防止肠段回缩。

(4) 缝合皮肤切口。

【手术要点】

(1) 肠管胀气、肠壁菲薄，手术时宜用细针细线，并避免穿透肠壁造成污染。

(2) 对于穿过肠管系膜的玻璃棒，应多放置些时日，以免肠段退缩。

(3) 拖出肠段的腹壁切口要适中，太宽会导致内脏膨出；太小引起造口狭窄，排便受阻。

【术后处理】

(1) 麻醉清醒后即可喂奶。

(2) 术后第 2 天，沿结肠带切开肠壁。

(3) 合理使用抗生素，预防感染。

(4) 保持造瘘口清洁干燥；造口的护理甚为重要，切口周围皮肤注意保护以防糜烂可用外涂氧化锌软膏。

(5) 一般在肛门成形术后 2 个月左右、小儿恢复顺利，扩肛达到一定标准后进行结肠造瘘的关闭。

二、经会阴肛门成形术

【适应证】 直肠盲端距离肛门皮肤 2cm 左右的低位肛门闭锁者。

(1) 低位肛门畸形，无瘘或者瘘孔小不能维持正常排便者，应于出生后立即手术或者新生儿期手术。

(2) 肛门狭窄或者有瘘孔较大，能正常排便者，可于 6 个月后手术。

【体位】 仰卧截石位。

【手术步骤与操作】

1. 膜状闭锁切开术

(1) 作会阴肛门部 1.5～2.0cm 长的“十”字形切口，切开肛门膜状闭锁，即可见有胎粪排出，待其排空后，术者用小指伸入了解情况，证实为直肠诊断无误。

(2) 环形修剪膜状组织后，对直肠黏膜与肛管皮肤做一周间断缝合。

2. 直肠低位闭锁切开成形术

(1) 在正常肛门位置上，自阴囊基底向后(或阴道前庭后 1cm)作一长约 2cm 的中央切口，切开皮肤及皮下组织。

(2) 在切口深处可见纵行的外括约肌纤维，将其向两侧分离后，分开肛提肌，即可见到圆锥形蓝色向外突出的直肠盲端(图 46-1)。

(3) 在直肠盲端作一排 4 针不要穿破全层肠壁的牵引线，或作 3、6、9、12 点处缝置牵引线。

(4) 在牵引下沿盲端周边用钝性和锐性相结合的方法进行游离直肠盲端，于分离过程中要不断触摸尿道内的导尿管以防止损伤尿道(图 46-2)。

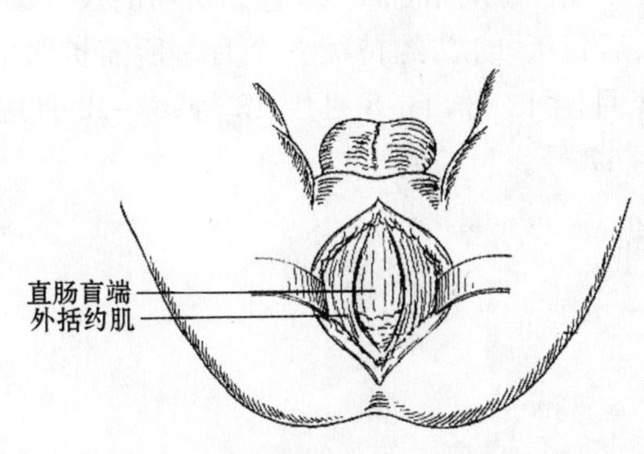

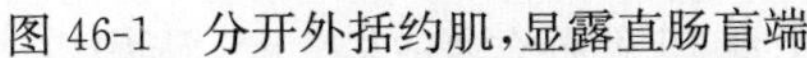
图 46-1　分开外括约肌，显露直肠盲端

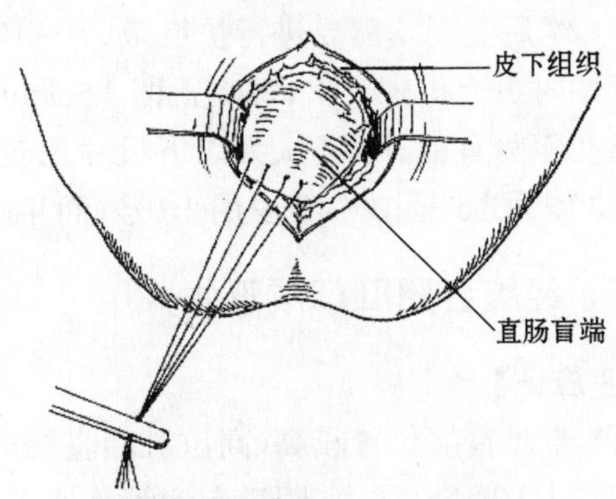

图 46-2　牵引并游离直肠盲端

(5) 要充分游离直肠壁，使其能在无张力的情况下，自外括约肌中间拉出并能被拖至肛门口皮肤外 1～2cm 长。

(6) 用 4-0 可吸收缝线，将直肠外壁与分开的外括约肌以及皮下组织之间作间断缝合固定。

(7) 环形切开直肠盲端并修整其边缘后(图 46-3)，在无张力的情况下，用 4-0 可吸收缝线准确地作直肠全周与皮肤的间断缝合(图 46-4)。

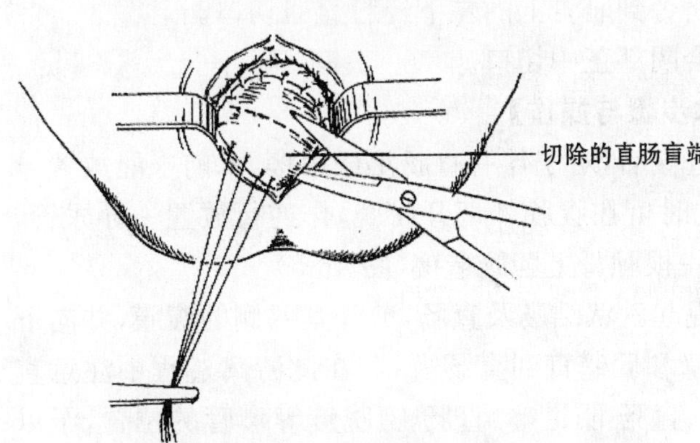

图 46-3　环形切除直肠盲端

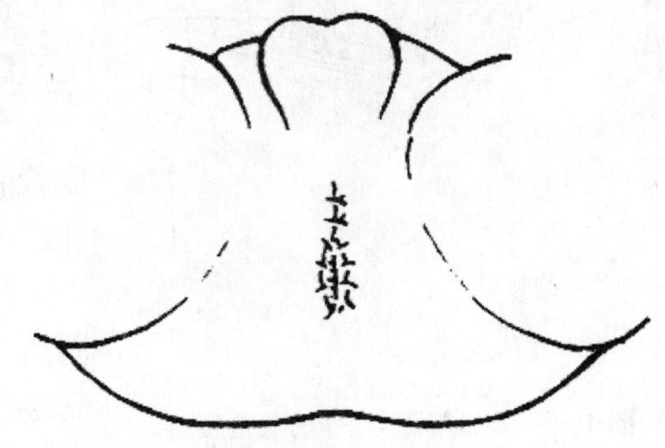
图 46-4　手术完毕

【手术要点】

(1) 解剖直肠盲端时，要不断触摸导尿管，以避免损伤尿道。

(2) 解剖直肠盲端时，不能伤破盲端，要防止胎粪溢出，影响手术视野。

(3) 直肠壁要充分游离，以保证缝合时无张力，避免日后回缩。直肠要从两侧括约肌中间拖出，充分保护和利用括约肌功能。

(4) 剪开直肠盲端时要吸尽胎粪，在吻合时可用棉球堵塞直肠腔，使手术野清晰。

(5) 缝合后的肛门口应能顺利通过 12 号扩肛器或术者的小指。

【术后处理】

(1) 麻醉清醒后可进食。

(2) 静脉输液，维持水、电解质和酸碱平衡。

(3) 合理使用抗生素，预防感染。

(4) 用“大”字形木板固定下半身 10d 左右，减少臀部和双下肢活动，减轻对肛口的摩擦。

(5) 勤换敷料，保持肛门清洁干燥。

(6) 导尿管留置 4～5d，如有泌尿系统感染则应保留 2 周左右。

(7) 术后2周均需要进行扩肛,从9～10号(Hegar)开始,每周增加1号,直到所需的尺寸为止;一般开始时每天扩张2次,每次置留1～2min,1个月以后每天1次,约持续6个月。所需扩张的尺寸与患儿年龄有关,Pena认为以下尺寸比较适合:1～4月用12号;4～8月用13号;8～12月用14号;1～3岁用15号;3～12岁用16号;而年龄>12岁用17号。

三、经腹会阴肛门成形术

【适应证】

(1) 直肠盲端位置较高(高位肛门直肠畸形)者。

(2) 伴与膀胱、尿道、阴道有瘘管相通者。

(3) 由于手术比较复杂,多应分期施行手术,第1期在出生后先作结肠造瘘术,待患儿2岁时施行2期手术和结肠造瘘关闭还纳术。

(4) 近代对于患儿全身情况良好,医师技术条件具备者,亦可施行一期完成手术。

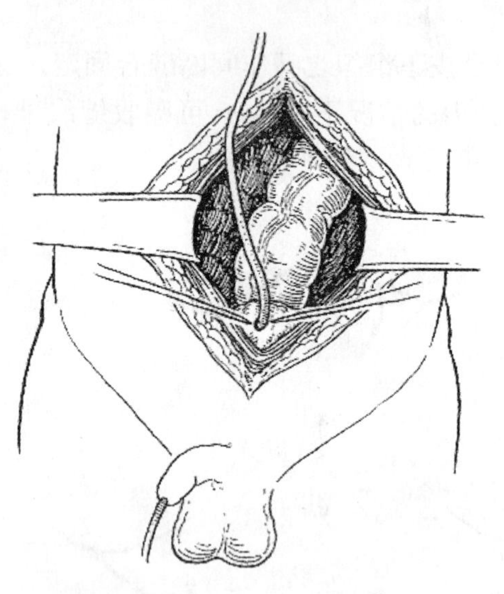

图46-5 安插导尿管、作膀胱造瘘

【体位】 仰卧截石位。

【切口】

(1) 脐旁到耻骨上的左下经腹直肌切口。

(2) 会阴部正中切口。

【手术步骤与操作】

(1) 进腹后,对于伴有直肠泌尿系瘘,术前未能放置导尿管者,此时可在腹膜外切开膀胱,作逆行放置一导尿管,并同时作一根耻骨上膀胱造瘘(图46-5)。

(2) 提起乙状结肠及直肠,剪开其两侧的腹膜,并向下游离其前壁和后壁直到直肠盲端;在此游离过程中注意直肠-尿道瘘、直肠-阴道瘘、直肠-膀胱瘘等瘘管的位置,予以小心分离并作缝扎、切断;对于膀胱瘘口应给予缝合。

(3) 再向上切开侧腹膜,游离降结肠到脾曲,使直肠盲端能拖到肛门作缝合时而无张力,必要时可在直肠上动脉起点处作结扎、切断,可使直肠增长3～4cm而不影响其血液循环。

(4) 手术转向会阴部,在正中线上作一长约2cm的直切口,切开皮肤、皮下组织,向两侧分开外括约肌和肛提肌。

(5) 在两侧括约肌之间,将直肠盲端拖出到会阴部外,用1号丝线或4-0可吸收缝线,做直肠壁肌层与外括约肌的间断缝合(图46-6)。

(6) 环形切断直肠盲端,用可吸收缝线作直肠断端与会阴部皮肤切口的间断缝合,自新成形的肛门内置入凡士林纱布,并保护肛门切口。

(7) 手术回到腹部,用丝线间断缝合盆腔腹,关闭盆底,再按层缝合腹壁切口。

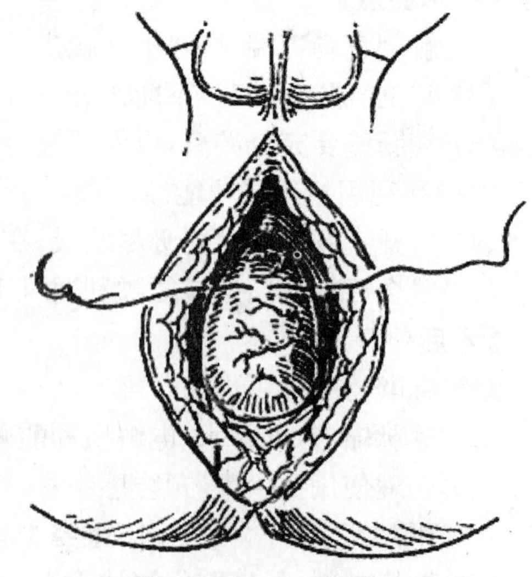

图46-6 拖下直肠盲端与括约肌做缝合

【手术要点】 参见经会阴肛门成形术。

【术后处理】 参见经会阴肛门成形术。

四、经骶会阴肛门成形术

【适应证】

(1) 中、低位直肠肛门闭锁者。

(2) 女性患儿肛门直肠闭锁，伴有直肠舟状窝瘘者。

(3) 男性患儿肛门直肠闭锁，伴或不伴直肠后尿道瘘，在新生儿期已作结肠造瘘，经半年后会阴肛门区已发育较好者，可行此术。

【术前处理】

(1) 安插导尿管。

(2) 女性患儿应冲洗消毒阴部并置入一根细肛管；有直肠舟状窝瘘者，经瘘口置入一根粗导尿管进入直肠，加以妥善固定；如此有利于在术中触膜，判断直肠、阴道、尿道的位置。

【体位】 俯卧位，耻骨处垫高、双下肢分开固定于手术台两侧(图 46-7)。

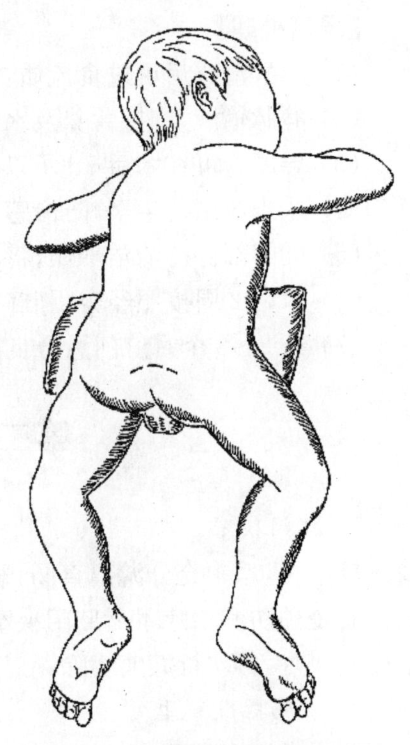

图 46-7　俯卧位、尾骨处作弧形切口

【手术步骤与操作】

(1) 于尾骨顶尖上方 0.5cm 处中点，开始向两侧呈弧形各切开 2cm 长切口，切开皮肤、皮下组织，横断切除尾骨尖端 0.5cm，电灼止血。

(2) 自尾骨向两旁离断肌纤维韧带，再向外侧分开臀大肌纤维，在其深部即可见到附着于直肠的肛提肌纤维。

(3) 在尾骨尖水平处，可分离出膨胀的直肠盲端，将其周围的肛提肌纤维电切离断，再向上游离可到达盆底腹膜反折或更高些。

(4) 在周围游离直肠的过程中，应反复触摸尿道和阴道内的导管辨认其位置，并发现瘘管的存在；如有困难时，亦可在直肠盲端横行切开肠壁，在直视下寻找瘘管开口。

(5) 男性患儿直肠后尿道瘘的瘘管较短，应在无张力的情况下距尿道 0.5cm 处切断直肠，剔除瘘管上的黏膜后，用可吸收线平尿道外缝合瘘口，使尿道内黏膜刚好对合。

(6) 对女性患儿细小的直肠舟状窝瘘口，可不必缝合以作为引流，对较大的瘘口亦用可吸收细线做一层缝合。

(7) 手术转到会阴部，作正中纵向切口长约 2cm，切开皮肤、皮下组织后露出肌层，用针麻仪作电刺激，可准确地判断出括约肌的中心点，在此点用血管钳撑开肌肉，逐渐向上延伸并扩大肌环，直达尾骨处。

(8) 该括约肌隧道应反复扩张，以能通过术者的示指为妥，将已游离的直肠经此隧道顺行拖下而不要旋转，在无张力的情况下，用细丝线或可吸收细线作直肠壁肌层与肛门皮下组织的间断缝合一周(6～8 针)。

(9) 环形切断直肠盲端，再作直肠全层与肛门皮肤的间断缝合，新的肛门口应可伸入术者的小指，电针刺激有括约肌收缩感。

（10）于直肠后侧放置皮片或细负压球管引流，按层缝合骶部切口。

【手术要点】

（1）分离直肠应尽量靠近中线，以避免损伤支配肛提肌的神经。

（2）分离瘘管时要仔细耐心，时时注意触摸导尿管，以免损伤尿道。

（3）直肠尿道瘘切断及缝扎时应平尿道，不要靠近尿道太远或者太近，防止造成憩室或尿道狭窄。

（4）寻找外括约肌及耻骨直肠肌时，务必准确地应用电刺激寻找各肌位置，确认直肠盲端通过肛提肌及括约肌群的中央。

【术后处理】

（1）麻醉清醒后可进食流质。

（2）静脉输液，维持营养及水、电解质酸碱平衡。

（3）导尿管可在术后5d予以拔除。

（4）适当应用抗生素，防治感染。

（5）肛门部保持清洁干燥，将小儿置于俯卧位，以免压迫伤口。

（6）术后2周按照经会阴肛门成形术的术后扩肛方法进行扩肛6个月。

（7）经2～3个月肛门愈合良好，扩肛至13号(Hegar)后，可将结肠造口闭合。

第二节 并发症的预防和治疗

1. 肛门狭窄

较常见，术中充分游离直肠，避免缝合时有张力，术后防止切口感染和直肠的回缩，以及坚持定期扩肛是预防和治疗术后肛门狭窄的有效措施。如果狭窄严重，经扩张仍无好转时，可于第一次手术后6个月，再次行瘢痕切除，肛门成形术。

2. 直肠黏膜脱垂

在手术3个月后，30%～50%的中高位畸形病例，有肛门黏膜脱垂，可能由于过度游离肠段，直肠拖出过长或肛口切开过大所致，脱垂的黏膜常因摩擦糜烂、感染、渗血，笔者在缝合时将直肠黏膜作适当修剪，使其比浆肌层短些，可能减少黏膜脱垂。如有此情况发生，只要经肛门进行手术切除脱垂的黏膜再缝合即可治愈。

3. 肛门失禁

由于手术时损伤和切断肛门括约肌、手术中拖下直肠未能从耻骨直肠肌中间穿过、肛门成型过大使直肠黏膜脱垂外翻等均为肛门失禁的原因，在手术过程中应重视操作的准确性。此外，直肠黏膜对排便感觉迟钝以及盆膈发育不良等也是发生失禁的因素；近代可通过利用臀大肌施行肛门括约肌成形术，取得较好的疗效。

4. 大便秘结

常见在膨大的直肠内积聚着干燥的粪团，主要是直肠的神经发育不良、甚至肠壁的神经节细胞缺如，造成肠壁肌肉收缩无力所致；若经饮食调节（多吃蔬菜、水果和粗纤维食物）、药物处理（口服轻、中泻剂、使用开塞露助便、直肠灌洗）并训练定时大便等措施仍然无效者，则需手术切除扩大的直肠，将正常的乙状结肠拖下与肛门皮肤作吻合术。

5. 尿路感染

由于盆腔神经丛导致逼尿肌无力引起神经性膀胱炎，在长期放置导尿管情况下，常合并尿路感染；此外，手术导致尿道狭窄或尿道瘘管切除时保留过长形成尿道憩室或合并结石，均可为尿路感染的原因；神经性膀胱炎多为暂时性，经处理后多能逐渐恢复，尿道狭窄须定期作扩张术，尿道憩室或伴结石者需作手术处理。

6. 瘘管复发

施行肛门成形术时，对瘘管未作处理或处理不当，或术后局部感染导致瘘管复发；瘘管可向上穿行溃破肠壁到达肠腔或再向上盆腔经腹壁穿出；瘘管亦可向下行，经直肠旁穿出肛门皮肤；须作择期手术，根据瘘管存在位置及走行方向，仅经肛门直肠进路或需腹会阴联合手术，同时施行耻骨上膀胱造瘘，以保证手术成功。

（邹　扬　李　波）

第四十七章　肛旁脓肿切开引流术

【概述】　肛门、直肠周围脓肿(简称肛周脓肿)。是位于肛管直肠周围解剖间隙内发生的急性化脓性感染之后形成的脓肿，以20～40岁为多见，是常见的肛管直肠周围急性炎症性疾病，其起因绝大多数是与位于肛门内、外括约肌之间，开口于肛隐窝的肛腺化脓性感染有关，这些炎症可扩散到肛管直肠周围各间隙引起脓肿，极少数为外伤所致(图47-1)。

肛管直肠周围炎症的病理过程可分为：①肛腺急性感染期；②肛周脓肿期；③慢性肛瘘形成期。早期切开引流是控制感染及减少肛瘘形成的有效办法。

肛管直肠周围脓肿的分类：

(1) 按感染的细菌分类有：①非特异性感染：由大肠杆菌、厌氧菌或混合性感染引起；②特异性感染：主要是结核杆菌感染，较为少见。

(2) 脓肿的部位分类有：①肛提肌下脓肿：为低位脓肿，包括肛周皮下脓肿(占40%～45%)、坐骨直肠间隙(窝)脓肿(占据5%～25%)、低位马蹄形脓肿等；②肛提肌上脓肿：为高位脓肿，包括盆腔直肠间隙(窝)脓肿(占2.5%～9%)、直肠后间隙脓肿、高位马蹄形脓肿等。

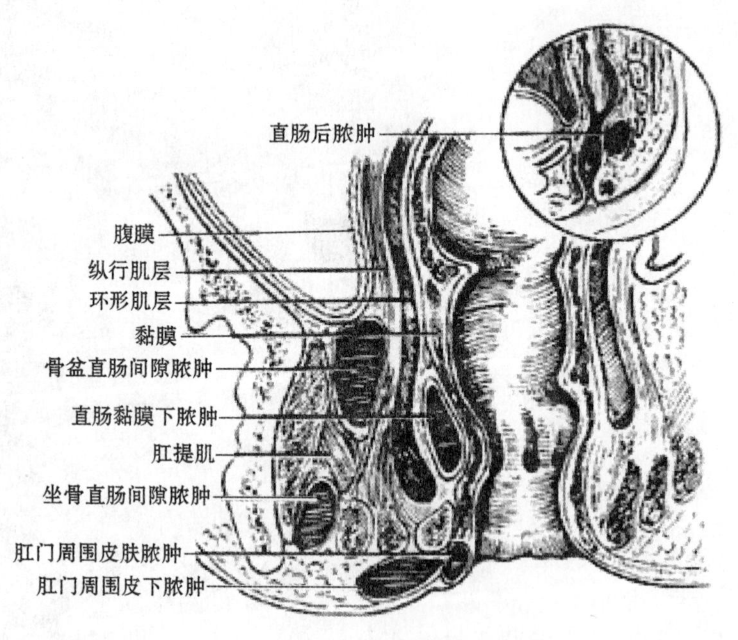

图47-1　肛管直肠各间隙脓肿

【适应证】

(1) 肛提肌以下的肛周皮下脓肿、坐骨直肠窝脓肿、低位马蹄形脓肿已成熟，扪及波动者。

(2) 肛提肌以上的骨盆直肠窝脓肿、直肠后间隙脓肿、高位马蹄形脓肿，因位置深、局部有剧痛而外观表现不明显，或仅见病侧臀部硬结，皮肤微红、水肿；此时通过肛门指诊或直肠镜检查发现炎症肿块，经穿刺抽得脓液者。

【麻醉】

(1) 局部麻醉或鞍麻：适合于低位肛周脓肿者。

(2) 硬脊膜外麻醉：适用于高位肛周脓肿者。

(3) 全身麻醉：对于年龄较小或不合作者的低位脓肿，估计手术费时不长者可作静脉麻醉或加局部麻醉；而对高位脓肿，估计手术费时较长者可考虑气管插管全身麻醉。

【体位】 根据脓肿部位及其深浅作出决定。

(1) 一般采取截石位，或侧卧位。

(2) 有时采用膝胸俯卧位。

【手术步骤与操作】

(一) 肛周皮下脓肿切开引流术

(1) 取截石位或侧卧位，在肛周脓肿处作放射形切口，长度与脓腔大小相当，切开皮肤后，用止血钳钝性分离，进入脓腔，排出脓液(图 47-2)。

(2) 然后用手指伸入脓腔探测大小，并将脓腔中纤维间隔分开，若有肛门外括约肌皮下组织有碍引流时可将其切断，但勿损伤其深层组织。

(3) 按需要扩大切口后，将切口边缘皮肤剪去少许使引流通畅。

(4) 最后清除腔内坏死组织，脓腔内置凡士林纱布引流。

(5) 为了避免日后形成瘘管，切开脓肿后，应寻找发炎的隐窝(即内口)，将其与切口之间的组织切开以通畅引流；如内口在肛管直肠环以上者则不予切开，以分期手术为宜，可先用丝线穿过内口待 2～3 周后瘘管形成时再行切开(图 47-3)。

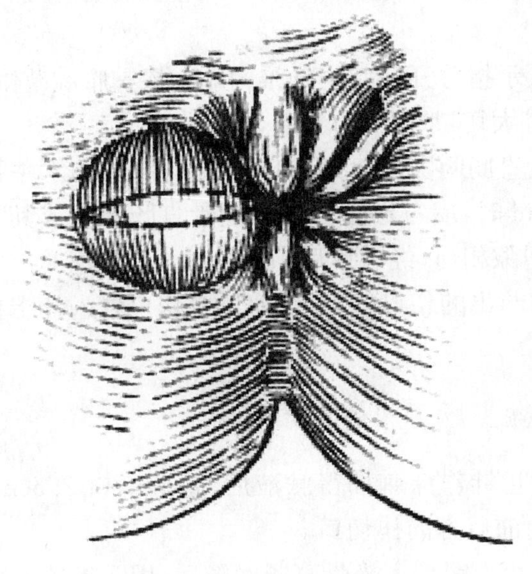

图 47-2　皮下脓肿切开

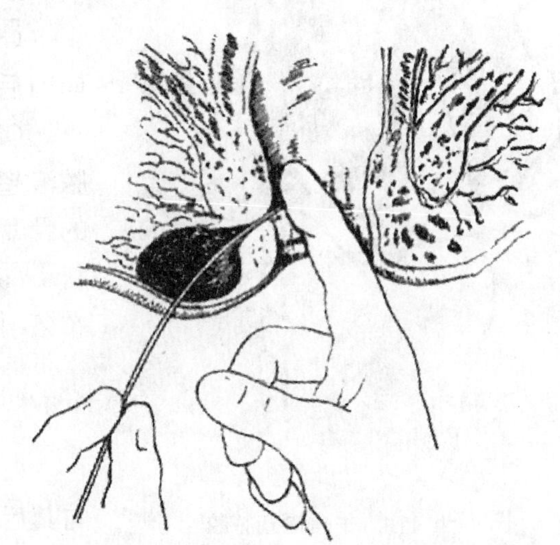

图 47-3　脓肿引流后探查内口

(二) 直肠黏膜下脓肿切开引流术

(1) 脓肿位于直肠上部者，可不必麻醉；脓肿靠近齿线者，因痛觉敏感，宜用局麻或鞍麻。

(2) 伸入拉钩张开肛门发现脓肿后，在脓肿隆起处用尖刃刀刺破黏膜，排尽脓液(图 47-4)。

(3) 再用止血钳纵行钝性扩大切口至与脓腔大小相等，清除坏死组织，可不放引流。

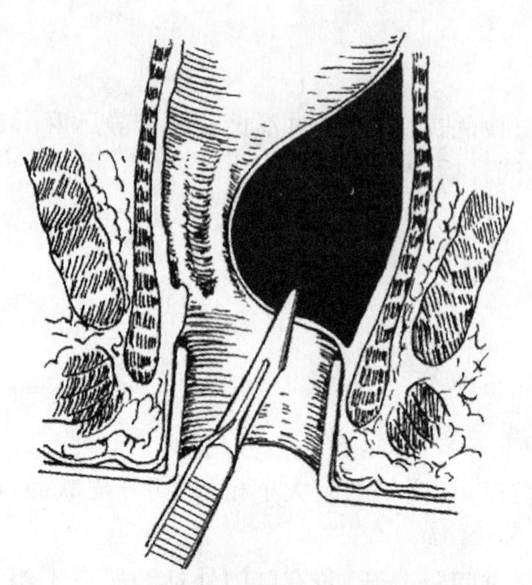
图 47-4 直肠黏膜下脓肿切开

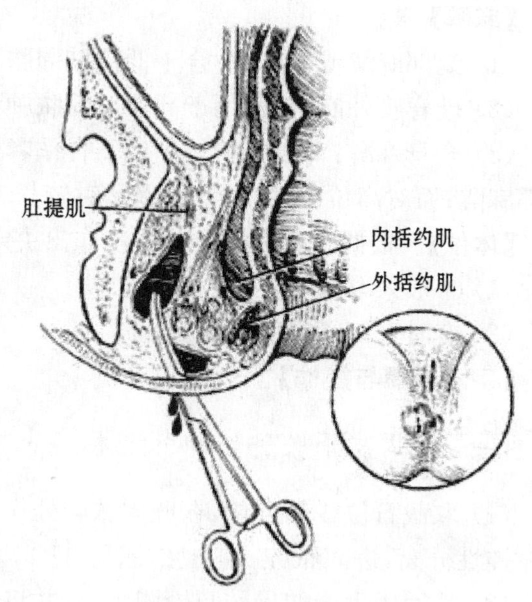

图 47-5 伸入止血钳放出脓液

（三）坐骨直肠窝脓肿切开引流术

(1) 在肛旁扪到对波动最明显的部位，作一前后直切口或略呈弧形切口；切口可尽量靠近肛门，但至少要距离肛门口 2.5cm，以免损伤肛门括约肌。

(2) 切开皮肤后，用止血钳钝性分离进入脓腔排出脓液(图 47-5)。

(3) 伸入示指分开脓腔中纤维间隔并探查脓腔范围，再向前后方向扩大切口(图 47-6)。

(4) 坐骨直肠间隙能容纳 60～90ml 脓液，如术中排出脓液超过 90ml 时，应考虑已与对侧坐骨直肠间隙或其上方的骨盆直肠间隙相通，经确诊后须分别加以引流。

(5) 修剪凸出的伤口边缘，止血后自切口置入凡士林纱布条引流。

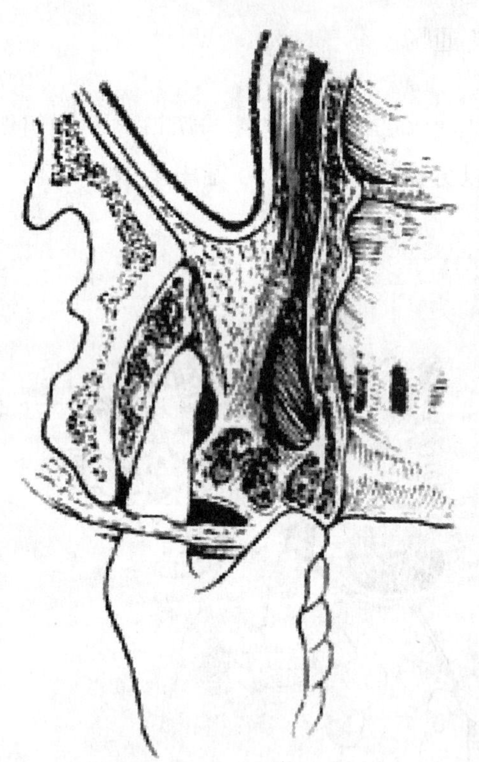
图 47-6 伸入手指探查脓腔

（四）骨盆直肠窝脓肿切开引流术

(1) 先用粗针作穿刺抽得脓液后，距肛门口 2.5cm，偏向其后外侧向前后方向作切口。

(2) 用弯止血钳伸入坐骨直肠间隙后，用示指插入直肠引导止血钳穿过肛提肌向深处探入脓腔(图 47-7)。

(3) 当止血钳抵达肛提肌时可感到肌力，用血管钳尖穿过肛提肌后，继续插进 1cm 左右，即有脓液涌出。

(4) 再张开止血钳，并用手指伸入分开肛提肌纤维扩大开口，待脓液排尽后置入一根烟卷引流于脓腔内(图 47-8)。

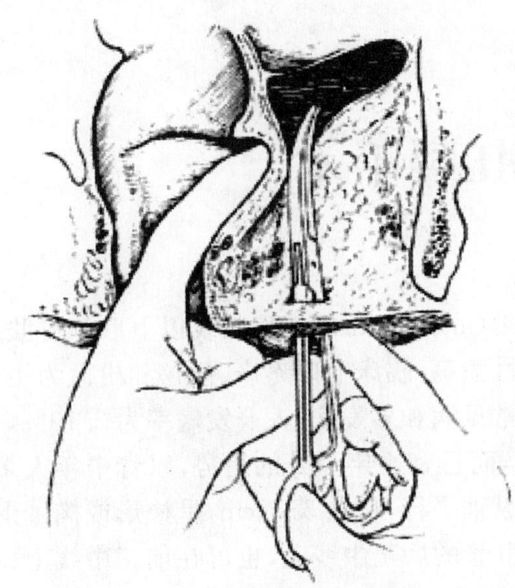

图 47-7　用止血钳插入脓腔

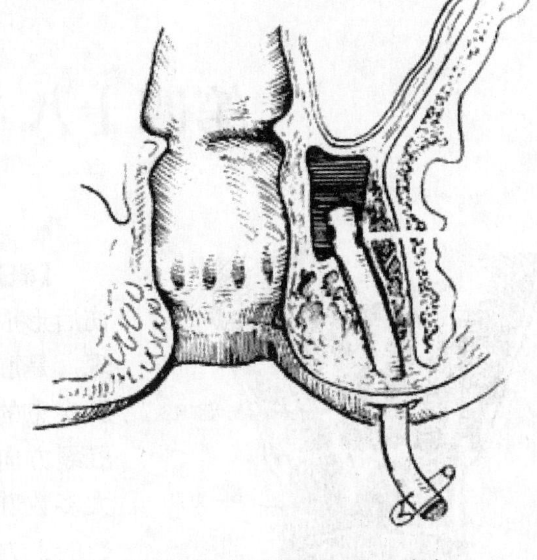

图 47-8　放置烟卷引流于脓腔

（五）直肠后间隙脓肿切开引流术

(1) 距肛门 2cm 在肛口后侧作弧形切口。

(2) 切开皮肤、皮下组织后，在示指伸入肛门直肠做引导下，用血管钳分离组织进入脓腔排出脓液。

(3) 张开血管钳，伸入手指探查脓腔并扩大引流口后，置入烟卷引流(图 47-9)。

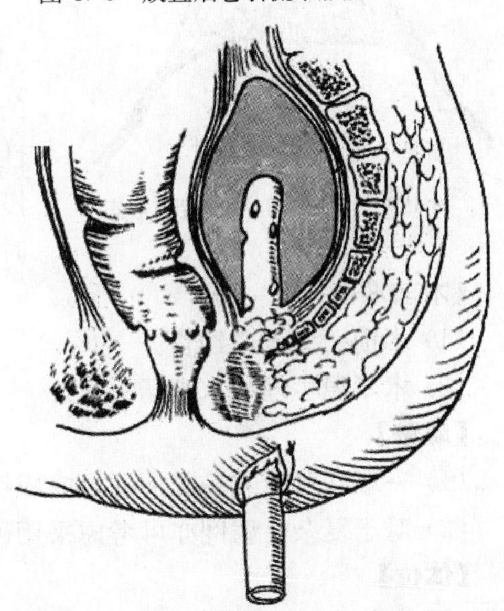

图 47-9　直肠后间隙脓切开引流

【手术要点】

(1) 对波动不明显的深部脓肿，在切开前必须先穿刺抽脓，以便了解脓腔方位和深度使切口定位准确。

(2) 必要时穿刺针可不拔出，直接沿针头刺入部位切开，并用血管钳顺针头方向深部插入脓肿后再作切口。

(3) 手指探查脓腔大小，分开腔内纤维间隔时，不能使用暴力，以免误将神经、血管当作纤维间隔撕断，发生出血，引起感染扩散，甚至发生败血症等并发症。

(4) 低位肛周脓肿切开引流后，应注意检查有否引起感染的瘘口，可用探针通过瘘口并沿着探针方向切开皮肤、皮下组织、黏膜及外括约肌皮下组纤维完全敞开伤口，可防止肛瘘形成。

【术后处理】

(1) 卧床休息，给予止痛药物，并用抗生素消炎。

(2) 进低渣饮食，并服用液状石蜡或其他缓泻药，保持大便通畅。

(3) 保持引流通畅，术后 2d 开始换药，逐步取出引流条。

(4) 脓腔深而大者，引流脓液又多时，放置时间可稍长。通常可于术后 1 周左右完全取出。拔除引流后，用 1∶5 000 高锰酸钾热水坐浴，每日 2～3 次(包括大便后的 1 次)。

(5) 换药时，注意避免桥形愈合，务必使伤口内肉芽从底部向外逐渐填满，以免形成瘘管。

（樊友本）

第四十八章　肛裂手术

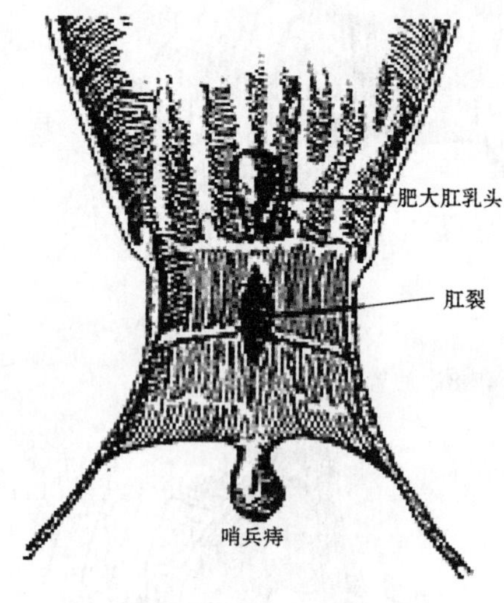

图 48-1　常见的肛裂位置与形态

【概述】 肛裂(anal fissure)是齿状线以下肛管皮肤层裂伤后形成的缺血性溃疡，临床上以疼痛、便秘和出血为主要表现。是肛肠科的常见病和多发病，人群发病率为 2.19%，占肛肠疾患的 4.12%，而且有逐年上升的趋势，以青中年人多见。肛裂方向与肛管纵轴平行，长 0.5～1cm，呈梭形或椭圆形，绝大多数肛裂位于肛管的后正中线上，也可在前正中线上；在肛裂的上方常可见到肥大的肛乳头，在其下方见有哨兵痔(图 48-1)；肛管的侧方极少出现肛裂，若见侧方出现肛裂则应想到炎症性疾病(如结核、溃疡性结肠炎及克罗恩病等)或肿瘤的可能。肛裂治疗的目的是减轻疼痛、促进创面愈合，对于急性肛裂或初发的肛裂采用坐浴和润便的方法多可治愈，对于慢性肛裂者可先用坐浴、润便加以手指扩肛疗法，若治疗无效时应作手术治疗。

【术前准备】

(1) 术前一天流质饮食。

(2) 术日温生理盐水灌肠一次。

【麻醉】

(1) 一般在骶麻或鞍麻下即可完成肛管部手术。

(2) 对于复杂性病例亦可考虑采用硬脊膜外麻醉。

【体位】

(1) 一般常采取膀胱截石位。

(2) 亦可采用侧卧位。

(3) 少数采用膝胸位。

一、肛裂切除术

【适应证】

(1) 经非手术治疗效果不佳的顽固性肛裂者。

(2) 伴有肛乳头肥大、前哨痔或肛瘘者。

【手术步骤与操作】

(1) 先用双侧示指，随后再加中指伸入肛管进行扩肛，使肛门括约肌松弛。

(2) 伸入肛管拉钩，暴露出肛裂病灶，再探查肛隐窝，若发现肛裂与隐窝相沟通或有潜行的黏膜边缘，应予以切开引流(图 48-2)。

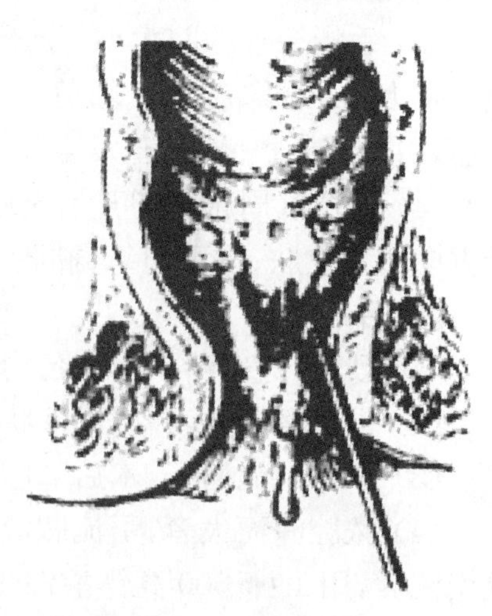

图 48-2　肛管探查

(3) 沿肛裂周围正常皮肤做一梭形切口，将肛裂底部溃疡连同“前哨痔”以及有关的隐窝和乳头一并切除(图 48-3、图 48-4)。

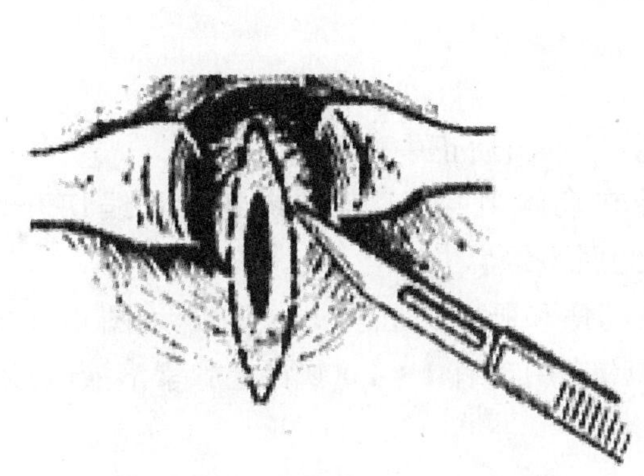

图 48-3　作梭形切口

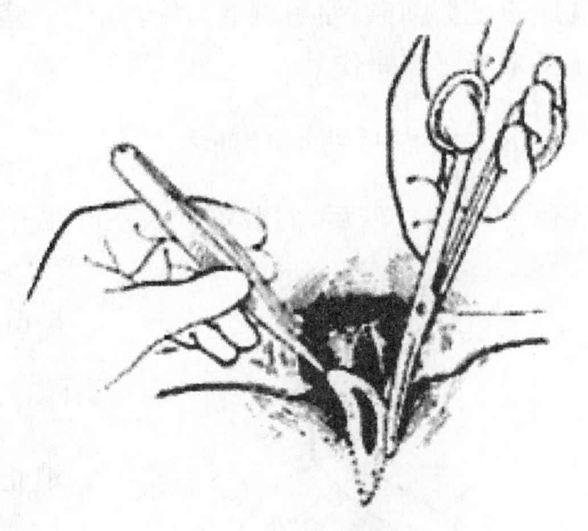

图 48-4　切除肛裂溃疡

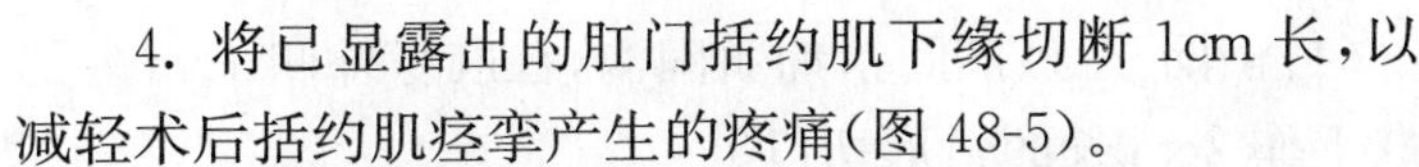

4. 将已显露出的肛门括约肌下缘切断 1cm 长，以减轻术后括约肌痉挛产生的疼痛(图 48-5)。

(5) 用痔疮栓或吲哚美辛栓剂塞入肛管，或置入凡士林纱布卷以压迫肛管止血。

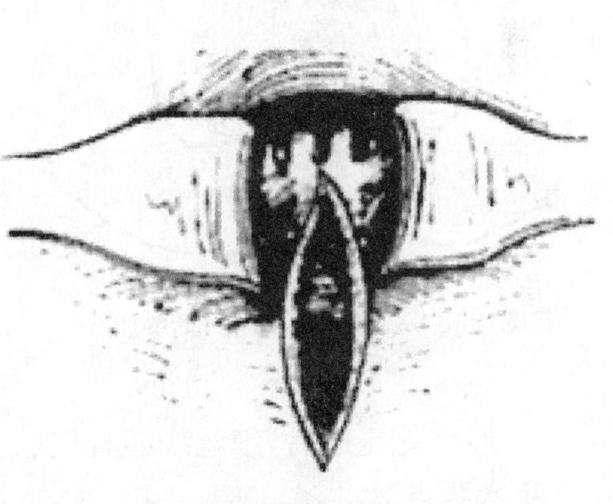

图 48-5　部分切断括约肌纤维

【手术要点】

(1) 切除肛裂时应包括肛裂溃疡的肉芽底面，显露出括约肌纤维为度，不宜缝合切口。

(2) 在切断括约肌时应与肌纤维垂直方向切断，其上端切口不可太深以免损伤肛管直肠环。

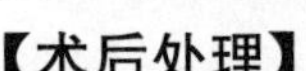

【术后处理】

(1) 术中安置镇痛泵，以防术后疼痛；若无镇痛泵者，可肌注吗啡、哌替啶或口服止痛剂。

(2) 术后排尿困难，除止痛剂外，可在小腹部热敷缓解痉挛，必要时需行导尿。

(3) 术后 2d 开始置入凡士林纱布换药。

(4) 每天一次加便后用 1∶5 000 高锰酸钾、氯己定或肤阴洁溶液温水坐浴。

(5) 口服轻泻药，保持大便通畅。

(6) 注意观察创面愈合情况，从基底部开始生长肉芽，避免表面粘连形成桥状愈合。

【并发症的预防和治疗】

1. 肛门脓肿

由于创面感染导致脓肿形成，此时除口服甲硝唑或抗生素外，应畅通引流、坐浴。

2. 创口延迟愈合

多因局部有慢性感染所致，除积极消炎和更换敷料外，必要时须在局麻下作扩肛术，使其产生新创面有利于愈合。

二、肛管内括约肌切断术

内括约肌痉挛、收缩是造成肛裂疼痛的主要原因，将其切断可用作治疗肛裂，常用的切断方法有2种:①后位内括约肌切断术;②侧位内括约肌切断术,一般作部分内括约肌切断术不会引起大便失禁。

【适应证】 肛裂便后剧痛,伴有括约肌痉挛者。

【手术步骤与操作】

(一)后位内括约肌切断术

(1) 经手法扩肛后,向肛管置入双叶张开式肛门镜,显示出后正中位肛裂。

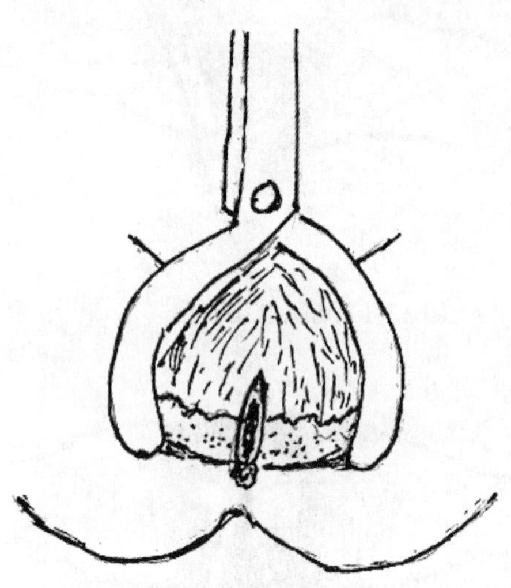

图48-6 暴露肛裂切断内括约肌

(2) 直接在切除肛裂处;自肛缘到齿状线切开切1.5cm长,断括约肌下缘。

(3) 将前哨痔和肥大的肛乳头一并切除(图48-6)。

(4) 用电灼或用含有1∶1000肾上腺素溶液的纱布压迫止血。

(二)侧位内括约肌切断术

(1) 用示指触摸到括约肌间沟,在肛缘外侧1cm处的皮肤上作2cm长的弧形切口。

(2) 用小弯钳自切口下分离到齿状线并暴露出内括约肌。

(3) 在直视下将括约肌切断,有的术者用两把小弯钳夹,将其间的括约肌切除一部分送活检,以证实其为括约肌纤维。

(4) 经结扎止血后,细丝线缝合皮肤。

【手术要点】

(1) 术中应同时将肥大的肛乳头和前哨痔一并切除。

(2) 创面止血要彻底,电灼或肾上腺素纱布压迫止血,效果良好。

(3) 作侧位内括约肌切断术时,要摸准括约肌间沟,并在直视下切断括约肌,有疑问者应送作活检。

【术后处理】 参见肛裂切除术一节。

【并发症的预防和治疗】

1. 创口出血

多见于侧位内括约肌切断术,分离皮下切口后应仔细缝扎止血,倘若局部渗血应及时压迫止血,若已成血肿,则需撑开切口引流或还需纱布填塞止血。

2. 创口感染

术中、术后均要给予广谱抗生素预防和治疗,感染亦可能与创内渗血有关,故术中止血很重要,若形成脓肿则需切开引流和换药。

(樊友本)

第四十九章　肛瘘手术

【概述】 肛瘘(anal fistula)是肛管或直肠与肛周皮肤相通的肉芽肿性管道，由内口、管道、外口3部分组成。绝大多数的内口是在肛隐窝处，其管道可穿过肛门直肠周围组织到达位于肛门周围皮肤上的外口(图49-1)。经常可见到有脓性或脓血性分泌液自外口流出，有时外口由于管内肉芽和皮肤的生长而暂时闭合，但是管内感染性分泌液的积聚使局部产生肿痛，有时还可伴发畏寒、发热等全身症状，并在原外口处或其附近重新破溃流脓，病情可能反复发作，在此过程中可使单纯性肛瘘变成复杂性肛瘘。

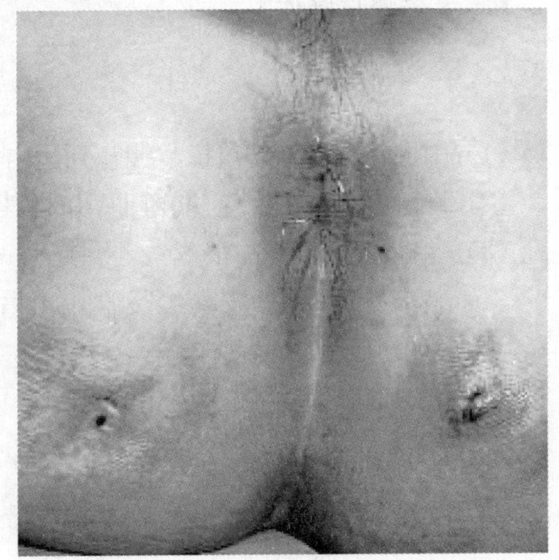

图49-1　肛瘘外观

肛瘘是常见病、多发病，以20～40岁青壮年人为多见，男性比女性多，其比例约5∶1。

肛瘘的分类：

(1) 按瘘管与括约肌的关系可分为：①括约肌间型；②经括约肌型；③括约肌上型；④括约肌外型。

(2) 按瘘管的位置高低与复杂情况可分为：①低位肛瘘：瘘管在外括约肌深面以下，在低位肛瘘中又可分为单纯性低位肛瘘和复杂性低位肛瘘；②高位肛瘘：瘘管在外括约肌深部以上，在高位肛瘘中又可分位单纯性高位肛瘘和复杂性高位肛瘘。

肛瘘的诊断从症状和外观表现来看，一般并不困难；以下几种方法更有助于了解肛瘘的情况：①亚甲蓝注入法：先将一条湿纱布塞入肛管到直肠下端，然后自外口向瘘管注入亚甲蓝1～2ml，再取出纱布观察有无亚甲蓝染色，以明确有无内口及其位置的高低；②探针探查法：检查者先用一根探针自外口伸入瘘管管道，再用示指伸入肛管直肠摸索探针顶端以感觉有无内口及其位置，操作时要轻柔避免人为穿破；③瘘管造影法：自瘘管外口注入60%泛影葡胺造影剂后摄片，可观察瘘管的分布情况，了解其位置高低及复杂性；④MRI检查法：Lunniss报道35例检查结果，认为其对肛瘘的确诊以及其位置高低和复杂性情况均有帮助。

肛瘘的治疗以手术治疗为主，常用的手术方法有挂线疗法、肛瘘切开术及肛瘘切除术。

【适应证】

肛瘘不能自愈，打针、吃药亦无济于事，必要通过手术治疗，应根据其局部具体情况选择适合的术式。

(1) 挂线疗法适用于距肛缘3～5cm内有内外口的低位或高位单纯性肛瘘，有时也可与肛瘘切开术合并使用以治疗复杂性肛瘘。

(2) 肛瘘切开术适用于低位直型或弯型肛瘘。

(3) 肛瘘切除术适用于部位较浅、管壁纤维组织多的肛瘘。

【麻醉】

(1) 挂线疗法一般使用局部麻醉或骶管麻醉。

(2) 肛瘘切开术鞍麻、骶麻或硬脊膜外麻醉。

(3) 肛瘘切除术局麻或鞍麻。

【体位】

(1) 挂线疗法都取侧卧位。

(2) 瘘管切开或切除术则取截石位。

【手术步骤与操作】

(一) 挂线疗法

(1) 用探针由瘘管外口探入瘘管到达内口,术者再用示指伸入直肠或肛管内触摸到探针(图 49-2A)。

(2) 将触摸到的探针前端弯曲,并将其前端拉至肛外(图 49-2B)。

(3) 在探针前端缚一根丝线,再接上一根橡皮筋(图 49-2C)。

(4) 退出探针,把橡皮筋经瘘管拉出后将其收紧,并用丝线结扎(图 49-2D)。

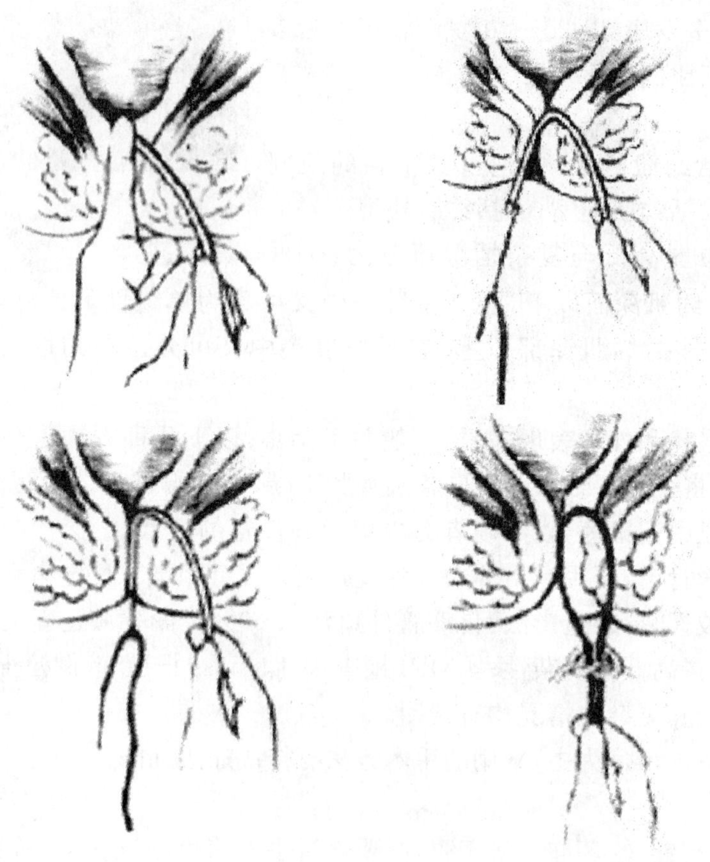

图 49-2 挂线步骤

(二) 肛瘘切开术

(1) 正确探查内口。寻找内口的操作与挂线疗法相同,探得内口后,将探针拉出肛门外,如瘘管弯曲或有分支,探针不能探入内口,则由外口注入 1%亚甲蓝溶液少许,以确定内口部位,再由外口以有槽探针探查，将管道逐步切开，探查，直至探到内口为止。

(2) 切开瘘管并充分切除边缘组织。切开瘘管的全部表浅组织，由外口到内口及相应的肛管括约肌纤维。修剪伤口边缘，使伤口呈底小口大的"V"字形，便于伤口深部先行愈合。

(3) 如探针在肛管直肠环下方进入，可全部切开瘘管及大部外括约肌及相应内括约肌；如探针在肛管直肠环上进入直肠，则不可行瘘管切开术，应做挂线疗法或挂线分期手术。

(4) 瘘管切开后，其后壁肉芽组织可用刮匙刮去，一般不必切除。

(三) 肛瘘切除术

先从瘘管外口注入1%亚甲蓝，然后用探针从外口轻轻插入，经内口穿出。切开瘘管并将瘘管壁全部切除至健康组织，创面不予缝合；若创面较大，可部分缝合部分敞开(图 49-3)，填入油纱布，使创面由底向外生长至愈合。

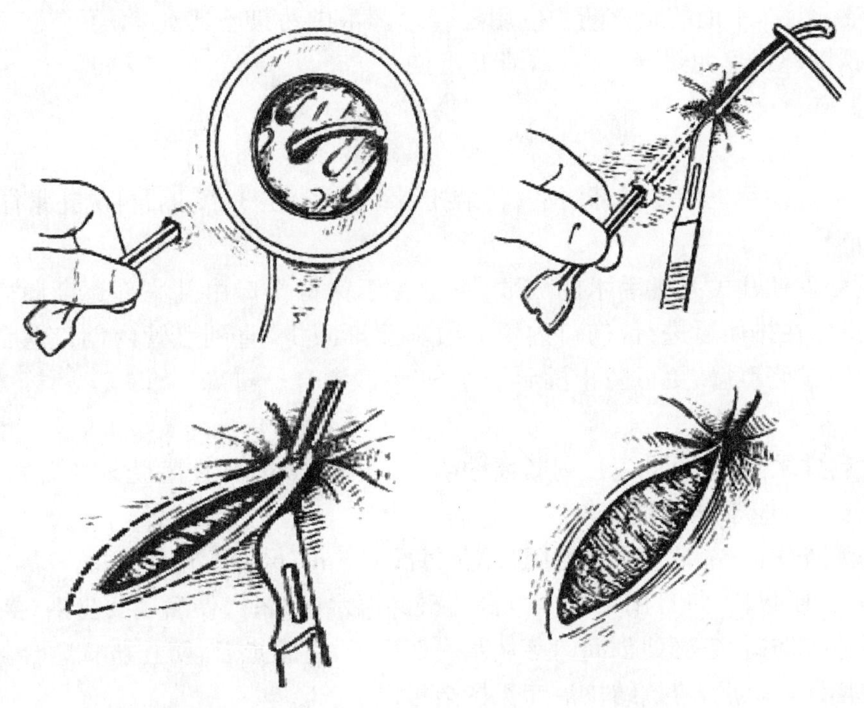

图 49-3　肛瘘切除步骤

【手术要点】

1. 挂线疗法

探针从瘘管外口向管道内轻轻插入，切忌用力过猛，以免形成假道。术后切开瘘管内、外口之间的皮肤(不切黏膜)，可以减少术后切口疼痛、缩短管道裂开的时间。保证挂线疗法成功的要点：①准确找到内口；②伤口必须从基底部开始，防止表面皮肤过早粘连封口。

2. 肛瘘切开术

在探查内口时，如仔细探查仍不能找到内口，可将疑有病变的肛窦作为内口处理。瘘管切开后应检查有无支管，如发现也应切开。瘘管全部切开后即将腐烂肉芽组织搔刮干净，一般不需要将整个瘘管切除，以免创面过大。

3. 肛瘘切除术

(1) 探针探查时不应加用暴力，避免造成假道，误将内口及最深一段瘘管遗留，以致术后复发感染，重新形成瘘管。

(2) 如果找不到内口，可先切开探针已经探及的一段瘘管，然后在创面有亚甲蓝染色的部位，寻找内段瘘管的开口，继续插入探针探查。也可用力挤压瘘管，即可见少许脓液或亚甲蓝从内口溢出。还可用皮钳夹住瘘管外口处及其管壁，向外牵拉与放松，在窥肛器下可见肠壁肛瘘附近形成一下陷区，这多为内口所在部位。

(3) 切开瘘管时，若遇见肛门括约肌，必须使切口方向与肌纤维垂直，不应斜切或同时切断两处，否则将发生大便失禁。

(4) 切开肛门前侧位置较深的瘘管后，不宜作瘘管切除，因前侧肛门括约肌比较薄弱，又无耻骨直肠肌支持，切除后不易对合，容易造成大便失禁。一旦切断，应用 2-0 肠线将切断的肌肉作疏松的 8 字形缝合，以免回缩。

(5) 切除后侧复杂肛瘘时，注意不要损伤尾骨直肠肌，以免肛管向前移位。

(6) 对结核性瘘管，术前抗结核药物应用要合理。术中污染不明显者，可在彻底切除瘘管结核组织后，用细不锈钢丝或尼龙线缝合伤口，消灭死腔。

【术后处理】

1. 挂线疗法

术后每日坐浴及便后坐浴使局部清洁；若结扎组织较多，在 3～5d 后再次扎紧挂线。

2. 肛瘘切开术

术后伤口的处理往往关系到手术的成败，关键在于保持伤口由基底部逐渐向表面愈合。每日更换敷料一次，最好在排便后进行，伤口内填充敷料逐渐减少，直到肛管内创口愈合为止。每隔数日做直肠指检可以扩张肛管，更可防止桥形粘连，避免假愈合。

3. 肛瘘切除术

(1) 术后若有排尿困难，可皮下注射新斯的明 0.5～1.0mg，并在膀胱区放置寒热垫或塞痛乐。术后 12h 不能排尿者，应予导尿。

(2) 术后进无渣饮食，一日 3 次口服阿片酊，每次 0.5ml，保持不排便 2d。

(3) 术后 2d 更换敷料，每日用 1∶5000 高锰酸钾温水坐浴；大便后也要坐浴，换药。

(4) 换药时检查伤口，务必使创面肉芽从基底部生长，直至愈合，防止桥状愈合。

(5) 结核性瘘管切除后，应抗结核治疗保持半年以上。

【并发症的预防和治疗】

1. 出血

肛瘘手术一般创面较大，伤口较深，该局部血管丰富，因而血管损伤较多，经常可发生术后出血。为此，在手术中一定要结扎明显的出血点，对深部不易结扎的血管，要电灼止血，查无出血后，以纱布填充，加压包扎止血。而对仍有出血者，应打开创面，重新止血。

2. 尿潴留

肛瘘术后较少发生尿潴留，若发生尿潴留，应采用热敷、针灸等手段进行治疗，对经各种治疗仍未排尿者，则采用导尿的方法。

（樊友本）

第五十章　痔核手术

【概述】 痔(hemorrhoid)是肛管皮肤下、直肠黏膜下的痔静脉丛扩张、屈曲、瘀血所形成的柔软性静脉团块。根据痔核存在的部位不同可分为 3 种类型:①外痔:位于齿状线下方,表面覆盖着肛管皮肤,由痔外静脉丛形成;②内痔:位于齿状线上方,表面覆盖着直肠黏膜,由痔内静脉丛形成;③混合痔:位于齿状线上下附近,表面覆盖着皮肤黏膜交界组织,由痔内、外静脉丛之间彼此吻合相通的静脉所形成。一般认为无症状的痔核只要注意保持大便软化、通畅,肛周局部清洁,肛内塞入痔疮锭起到收敛作用而不需手术治疗,但若出现有出血频繁、血栓形成或痔核脱垂等情况则要考虑手术治疗。

第一节　外痔手术

【概述】 外痔(external haemorrhoid)为皮下静脉丛的病理性扩张、屈曲、瘀血所形成的,位于齿状线远侧,若仅为静脉曲张称为静脉曲张性外痔;或可引起血栓形成发生局部剧痛,称为血栓性外痔(图 50-1);若为肛门部皮肤皱褶发生炎症、水肿,称为炎性外痔;若仅为结缔组织而无血管则称为结缔组织性外痔(图 50-2)。

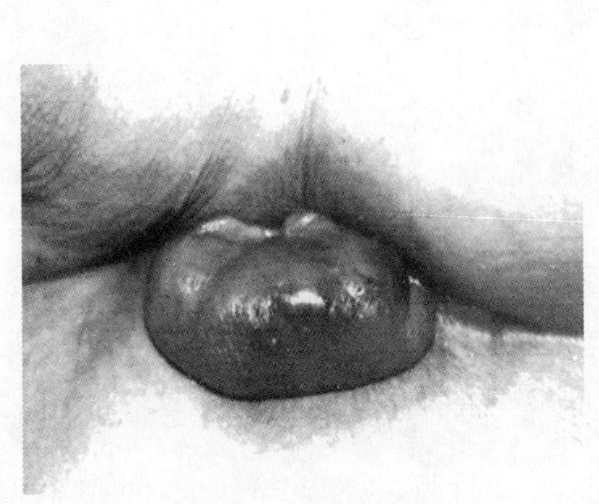

图 50-1　血栓性外痔

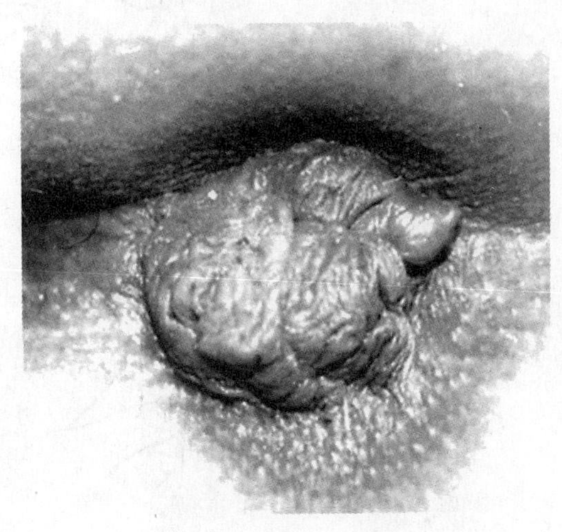

图 50-2　结缔组织外痔

【适应证】

(1) 血栓性外痔局部疼痛难忍,经保守治疗无效,而病程在 3d 内,可考虑手术治疗,效果良好。

(2) 结缔组织性外痔和静脉曲张性外痔,一般只需局部清洁,无症状不须手术;但若外痔较大,肛口污秽不洁带来局部不适者,亦可考虑手术治疗。

(3) 炎性外痔只需局部清洁、热敷、消炎、通便等措施处理,不需手术治疗。

【麻醉】

(1) 一般采用局部浸润麻醉。

(2) 对较大的，结缔组织性外痔亦可考虑作鞍麻。

【体位】

(1) 血栓性外痔多采用左或右侧卧位，使血栓痔块处在肛缘下侧便于操作。

(2) 结缔组织性外痔常采用截石位。

【切口】

(1) 对血栓性外痔常在痔块表面作一放射形的梭状切口。

(2) 结缔组织性外痔或静脉曲张性外痔常作尖端朝外的"V"形切口。

【手术步骤与操作】

（一）血栓性外痔切开取栓术

(1) 作局部麻醉后，在痔块表面作一放射状形的梭状切口。

(2) 切开皮肤后用小弯血管钳，沿皮下与血栓包膜之间作钝性分离，将青紫色血栓完全摘除。

(3) 肛管内伸入凡士林油纱布保护伤口，不缝合创面(图 50-3)。

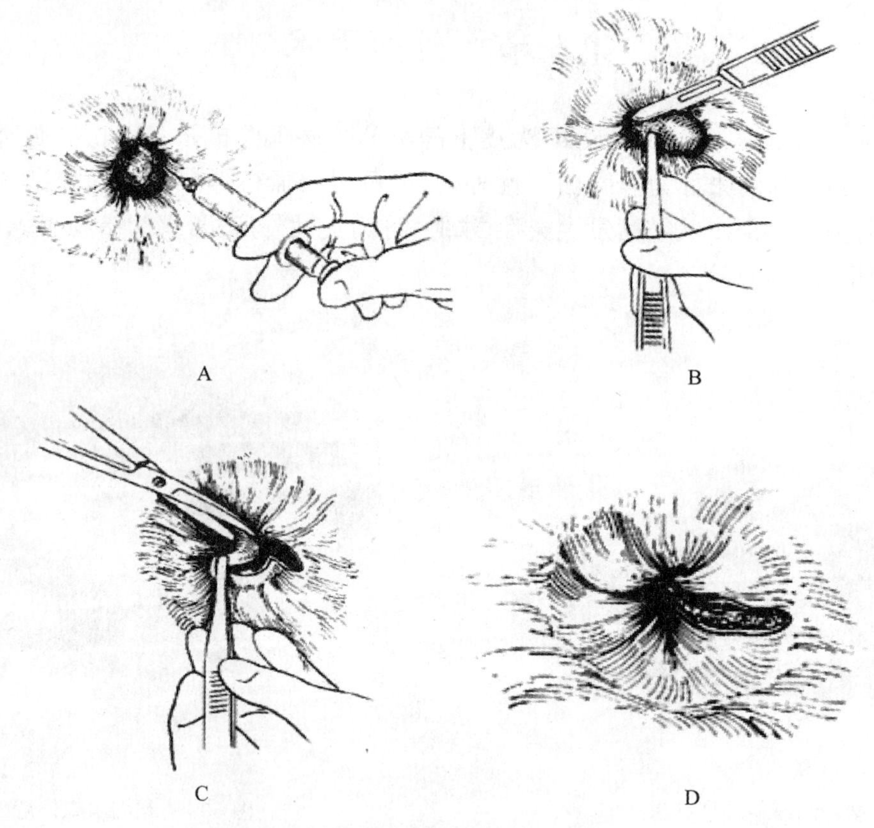

图 50-3 血栓性外痔切开取栓术

A-局部麻醉；B-梭形切开；C-取出血栓；D-完成手术

（二）外痔切除术

(1) 经手法扩肛(图 50-4)后，用 Allies 钳夹提起外痔。

(2) 在痔核两侧皮肤上作"V"切口，深及外括约肌浅面。

(3) 用直血管钳钳夹痔核底部，用可吸收细线或肠线缝合创底，然后切除痔核(图 50-5)。

(4) 向肛管内伸入凡士林纱布保护伤口，敞开引流。

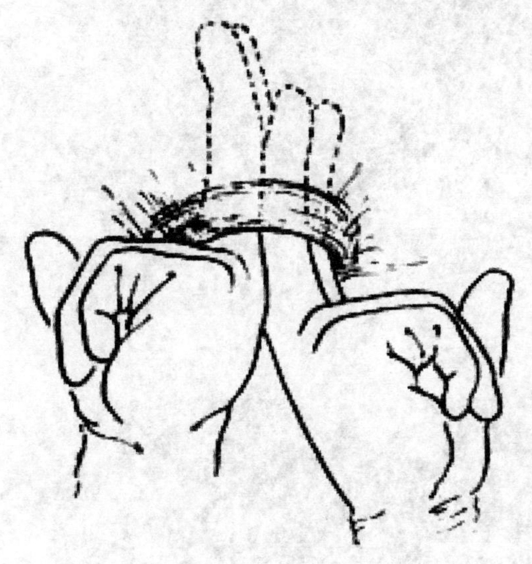

图 50-4　手法扩肛

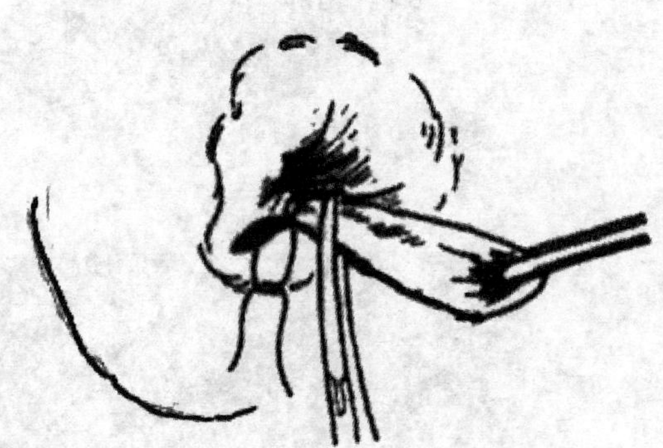

图 50-5　作“V”形切口，切除外痔

【手术要点】

(1) 放射方向梭形切开皮肤；“V”形切口勿伤及括约肌。

(2) 确定取栓完全干净尽，以免术后肛门疼痛不能缓解。

(3) 不要缝闭切口，应敞开引流。

【术后处理】

(1) 术后第 2 天更换敷料。

(2) 保持大便软化。

(3) 每天和便后用温水(1∶5000 高锰酸钾)坐浴。

第二节　内痔手术

【概述】 内痔(internal haemorrhoid)位于齿状线上方，表面为直肠黏膜所覆盖。临床上按内痔的严重程度将其分为 4 期。第 1 期：排便时带鲜血、滴血或喷血，肛镜检查时可见直肠黏膜在原位呈结节状隆起；第 2 期：除排便带鲜血外，还出现痔核脱出至肛口，但在便后痔核可自行复位；第 3 期：排便时、劳累或咳嗽后、甚至步行过久均可导致痔核脱出肛口而不能自行复位，必须卧床休息和用手帮助托回；第 4 期：痔核长期位于肛口外，虽然用手托回，又会立即脱出(图 50-6)。取截石位时可观察到内痔常见的位置在左侧正中、右前侧和右后侧 3 个位置(按时钟计为 3、7、11 点)，称为原发性内痔，亦称母痔。在左侧母痔旁边和右后侧母痔旁边还可见有母痔静脉分支所形成的内痔，称为继发性内痔，亦称子痔。右前母痔静脉多无分支，故常为单个内痔而无子痔。对内痔的治疗以手术为主，手术方法有多种，可根据病情予以选择。

【适应证】

(1) 注射疗法适合于第 1 期和第 2 期的内痔，对伴有出血者效果更佳。

(2) 枯痔钉疗法适合于第 2 期、第 3 期的内痔，或混合痔的内痔部分。

(3) 内痔切除术主要用于第 2 期、第 3 期、第 4 期内痔和混合痔的治疗。

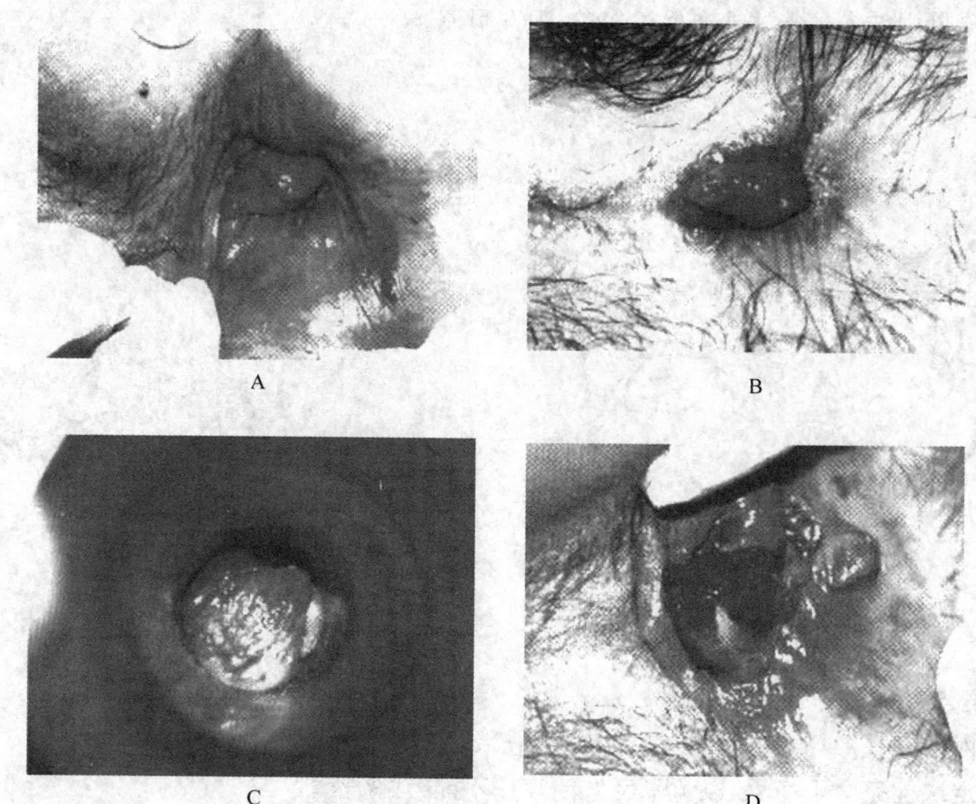

图 50-6 内痔各分期
A-第 1 期内痔;B-第 2 期内痔;C-第 3 期内痔;D-第 4 期内痔

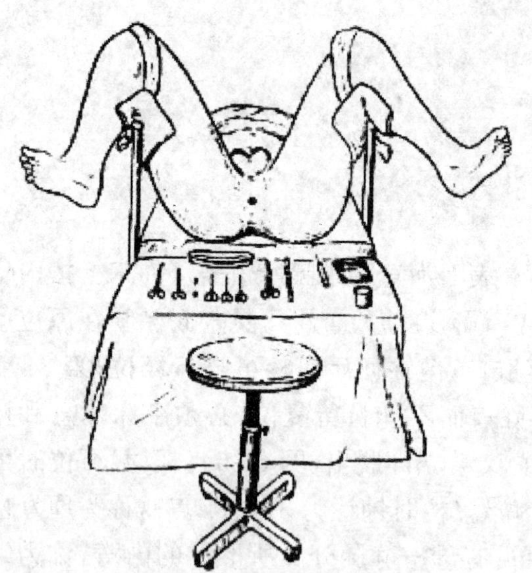

图 50-7 截石位

【麻醉】

(1) 局部麻醉。

(2) 鞍麻或硬脊膜外麻醉。

【体位】

(1) 内痔注射术:侧卧位或膝胸位。

(2) 枯痔钉疗法:侧卧位。

(3) 内痔切除术:多取截石位(图 50-7)或作俯卧位,有时亦可取侧卧位。

【切口】

在痔块基底部两侧皮肤作梭形切口。

【手术步骤与操作】

(一) 内痔注射疗法

将硬化剂注射于内痔,使痔组织产生无菌性炎症反应,痔核内血管闭塞、纤维组织增生以达到止血和防止脱垂。

1. 单纯注射法

(1) 用聚维酮碘棉球消毒肛周和肛管直肠及痔区黏膜。

(2) 用撑开式肛门直肠镜或斜口圆筒形肛管直肠镜伸入肛管直肠,可见到齿状线上方的内痔隆起。

(3) 将带有药液针筒的长针头对准刺入痔核顶部的黏膜下层，作回抽时未见血液确定针尖位置准确于黏膜下。

(4) 确定针尖刺入黏膜下层后，即可注射硬化剂(5%鱼肝油酸钠或5%苯酚植物油)1～1.5ml，见隆起的痔核黏膜变白(图50-8)。

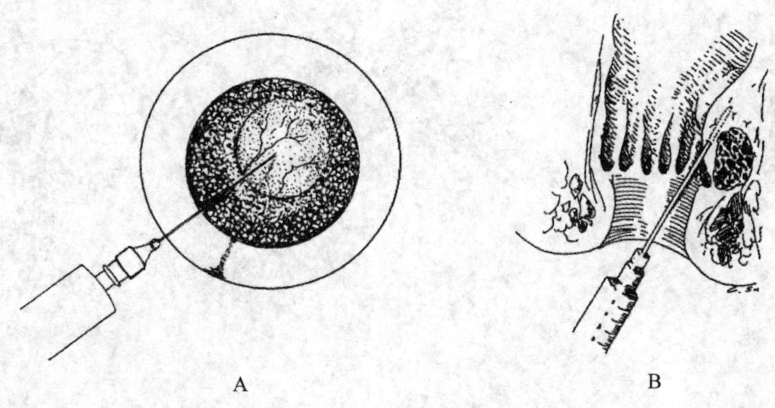

图50-8　单纯注射法

(5) 退出针尖后，若见有出血时可用干棉球压迫片刻即可止血。

2. 4点注射法

(1) 使用消痔灵注射液＋1%利多卡因配制成1∶1溶液作为硬化药液。

(2) 用聚伏酮碘棉球消毒肛周和肛管直肠及痔区黏膜。

(3) 伸入示指作直肠检查，可扪及痔核动脉搏动的部位。

(4) 用撑开式肛门直肠镜或斜口圆筒形肛管直肠镜伸入肛管直肠，可见到齿状线上方的内痔隆起。

(5) 用带药筒的长针头作4点注射。第1点：针对痔核上方搏动处进针到黏膜下层，回抽无血后注入消痔灵稀释液2～4ml，退出针尖；第2点：在痔核中部斜向进针伸入抵达黏膜下肌层，然后作边注射边退针，注药5～10ml，使痔核呈弥漫性肿胀；第3点：上述缓慢退针到黏膜固有层时，再注液1～2ml使黏膜发白后完全退针；第4点：于痔核的下方、齿状线的稍上方处再进针，对静脉丛部位注药2～3ml(图50-9)。

(二) 枯痔钉疗法

本法系将枯痔钉插入痔内，使其无菌性坏死液化，再纤维化而达到治疗目的。

(1) 扩肛后，将内痔翻出肛外。

(2) 术者用左手拇、示两指将痔核固定。

(3) 右手持枯痔钉与肠壁成45°刺入痔内。

(4) 用剪刀将留在痔外的枯痔钉在距黏膜约2mm处剪断，以防出血。

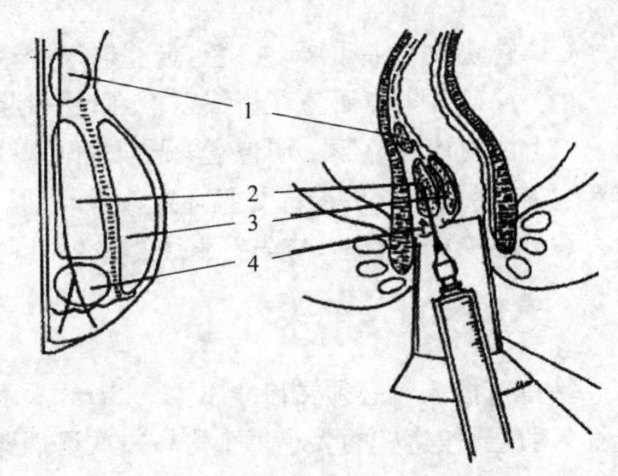

图50-9　4点注射法

1-痔上动脉区；2-黏膜下层；3-黏膜固有层；4-静脉丛区

(三) 内痔切除术

(1) 扩肛后，显露出痔核。

(2) 在痔核基底部的两侧黏膜上作梭形切口，分离痔块，直至显露肛管外括约肌。

(3) 用血管钳钳夹于痔核的基底部，用可吸收细线或肠线对痔核基底部作连续贯穿缝合，切除痔核后收紧缝线结扎。

(4) 单纯内痔切除术，最多只能切除 3 个痔核，以免术后肛门狭窄(图 50-10)。

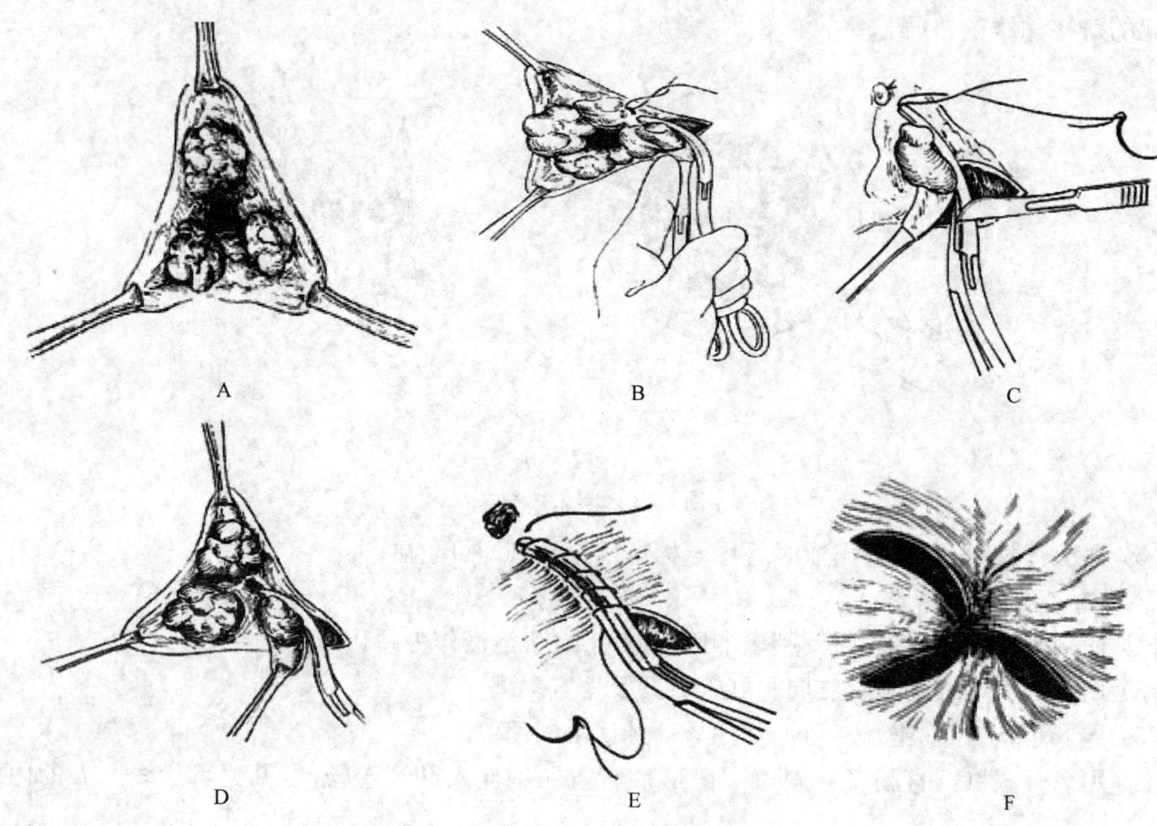

图 50-10　内痔切除术步骤

A-显露痔核；B-"V"形切口，夹紧痔核基部；C-缝扎痔核上端血管缝合；D-切除痔核；E-连续贯穿缝线；F-手术完成

【手术要点】

(一) 注射疗法

(1) 首次注射最重要，一次足量注射较少量多次注射效果更佳。

(2) 穿刺注射点不应在齿线以下，以免引起疼痛。

(3) 注射应在黏膜下层位置，见到黏膜开始变白即应立即停止注射；不宜过深、亦不可过浅，并避免过量，否则可导致局部黏膜坏死、疼痛和脓肿形成。

(4) 第二次注射前，应先行直肠指诊，如痔块已硬化，则无需再次注射。

(二) 枯痔钉疗法

枯痔钉插入时必须在齿线以上 0.2cm，深度依据痔核的大小来决定，一般不超过 1.5cm，千万不能插入肌层；按痔核的大小每个痔核一次可插药 1～4 条，一次最多不超过 10 条。

(三) 内痔切除术

作梭形切口时，注意不要切破痔静脉丛；一般在切除的两个痔块之间，必须保留一条宽约 1cm

的正常黏膜，并且每次手术切除不要多于3处，以防发生肛门狭窄。

【术后处理】

（一）注射疗法

(1) 注射后应卧床休息片刻，以防虚脱等反应。

(2) 注射后24h内禁止大便，以防痔块脱垂；如有脱垂应立即回纳，以免发生痔静脉栓塞。

(3) 一般注射5～10d后痔核便缩小；若有感染发热时，应给予抗生素治疗。

（二）枯痔钉疗法

术后24h内禁止排便，以防药钉脱落出血和内痔脱出。

（三）内痔切除术

(1) 术后应保持大便通畅，如便秘可予液状石蜡帮助通便。

(2) 术后每天及便后用温热水坐浴10min。

(3) 手术当日进低渣饮食，次日即可改为普通饮食。

(4) 如有疼痛，可服用或注射止痛药物。术后常有排尿困难，多系局部刺激或肛门括约肌反射所致，可皮下注射新斯的明0.5～1.0mg，并在膀胱区放热水袋。

(5) 如术后12h仍不能排出，应予导尿。

(6) 经12～14d创面即可愈合，如出现肛门狭窄，应早期作扩肛，每周1次，一般需3～4次。

【并发症的预防和治疗】

（一）注射疗法

一般来说，注射疗法是安全的，但近几年有相关文献报道注射疗法引起直肠穿孔致后腹膜脓肿1例、前列腺脓肿竭1例、阳痿3例、血尿1例和肛周皮下坏死导致败血症和肾衰竭1例等严重并发症，因此注意注射技术尤为重要。

（二）枯痔钉疗法

可引起出血，轻度出血可服槐角丸。

（三）内痔切除术

1. 出血

内痔术后出血的原因有早期及晚期两种。前者由于线结松弛、滑脱所致；后者发生在术后7～10d，可能是由于结扎处感染所致。通常可采用气囊压迫止血、凡士林纱布压迫止血、重新缝扎止血和全身应用止血药等措施。

2. 肛管狭窄

细致的手术操作及早期肛管扩张可预防肛管狭窄。

3. 尿潴留

尿潴留是痔或其他肛管手术后最常见的并发症，有人认为术前12h限制饮水可有效预防尿潴留，其他还可减少术中使用镇静剂、尽量采用局部麻醉以及鼓励早期起床活动来预防尿潴留的发生。

第三节 混合痔手术

【概述】 混合痔(mixed haemorrhoid)是内痔通过丰富的静脉丛吻合支和相应部位的外痔相互融合,即由痔内、外静脉丛之间彼此吻合相通的静脉所形成。位于齿状线上下附近,表面为直肠黏膜和肛管皮肤覆盖。内痔发展到Ⅱ度以上时大多形成混合痔。

【适应证】

(1) 混合痔单切术:单个或多个混合痔者。

(2) 混合痔环切术:2、3、4 期花圈状内痔或超过 4 个以上的环状内痔和混合痔以及内痔伴有直肠脱垂者。

(3) 吻合器痔上黏膜环切术:花圈状 3、4 期内痔和混合痔。

【麻醉】

(1) 鞍麻。

(2) 硬脊膜外麻醉。

【体位】

一般均采用截石位。

【切口】

见各自手术步骤与操作。

【手术步骤与操作】

(一) 混合痔单切术

最多只能单切 3 个混合痔,以免造成肛管狭窄。

(1) 在外痔部分将皮肤作 V 形切开,用止血钳或剪刀分离外痔静脉丛至齿线稍上方。

(2) 在内痔两侧变缘作尖端朝向内痔上端的八形切口,继续分离内痔静脉丛直至切口上端。

(3) 以痔核钳或弯止血钳夹住内痔上端的直肠黏膜和结缔组织,用 7 号丝线结扎加缝扎,剪去内痔静脉丛(图 50-11)。

(二) 混合痔环切术

亦称 Whitehead 改良术,或称 Kloss 手术。Whitehead 原法是徒手在齿状线上作环切时,切口忽高忽低,极不整齐,而且出血多,视野模糊;随后 Kloss 采用软木塞法,解决了上述缺点,使手术能顺利进行。

(1) 扩肛后将已加油滑润的特制软木塞置入肛管直肠约 6cm,再将软木塞轻轻旋转并向外拉出 2cm,使混合痔与脱垂的黏膜全部随着软木塞脱出。

(2) 用大头针将一圈的痔核,每隔 1cm 钉一针,使整圈痔核与脱垂的黏膜全部钉在软木塞上。

(3) 距齿状线下 1mm 处作环形切开黏膜,用剪刀或刀片将痔静脉丛推向肛口侧,剥离有 2~3cm 宽处,再用大头针每隔 1cm 钉上一针,使整圈钉住黏膜;同时在黏膜面向上推移时,可见白色的内括约肌纤维,应避免损伤。

(4) 然后紧靠在第 2 排大头针的上方,边切断直肠黏膜缝扎止血,边用可吸收细线间断“8”字形

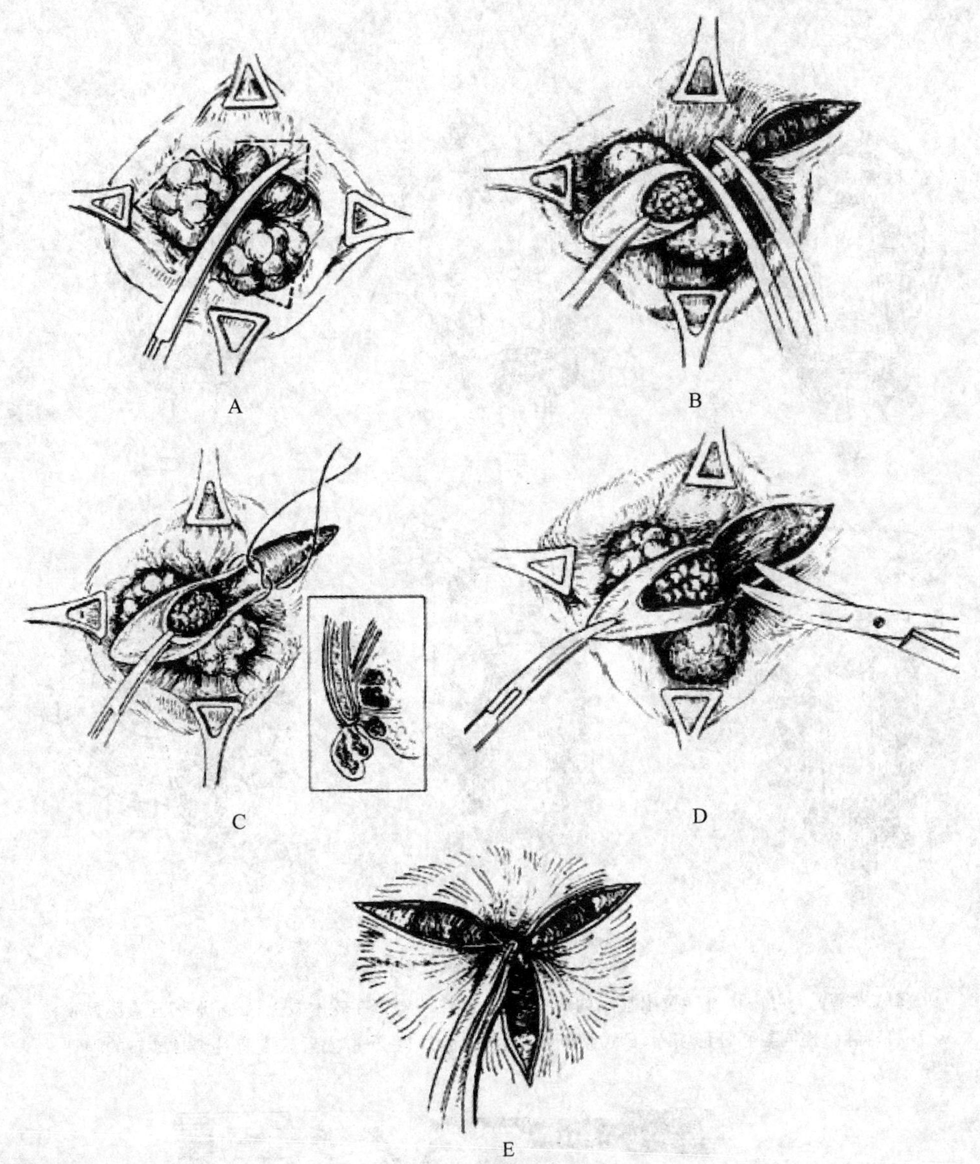

图 50-11　混合痔单个切除术

A-提起痔核，切开皮肤；B-分离外痔；C-分离内痔后缝扎上端；D-切断后加做缝扎；E-手术完成

缝线，并边拔去第 2 排大头针，完成整圈上下端切口的缝合。

(5) 取出软木塞与其上的整圈痔核和脱垂黏膜，于肛内置入裹有凡士林纱布胶管，术毕(图 50-12)。

(三) 吻合器痔上黏膜环切术

为 3、4 期内痔、混合痔和重度脱垂性痔所设计的一种吻合器手术(procedure for prolapsed hemorrhoid, PPH)；吻合器设备见图 50-13。

(1) 用手法扩肛后，使痔核完全脱出，用 3 把 Allis 钳分别夹住痔核使其与黏膜外翻。

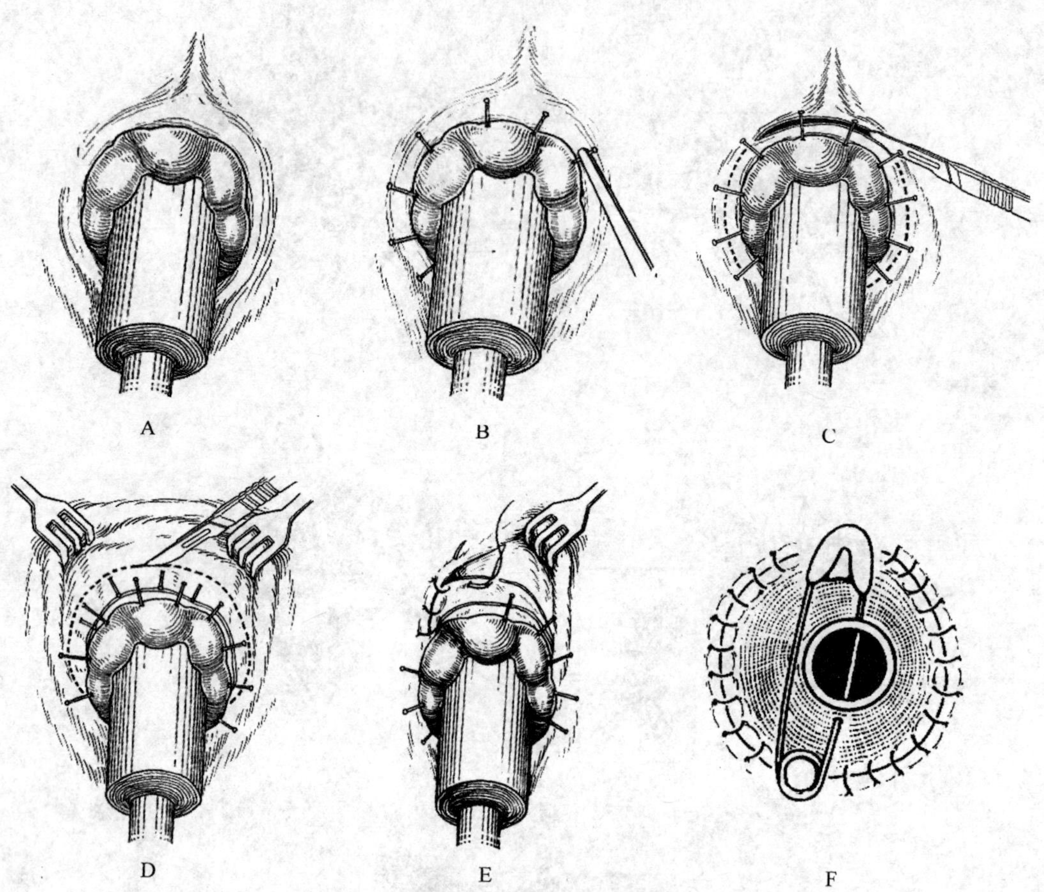

图 50-12 混合痔环切步骤

A-将软木塞置入肛内再旋转拉出显示内痔；B-大头针将环痔钉在软木塞上；C-环形切开直肠黏膜；D-将痔静脉连同黏膜环形切除；E-边切断止血、边缝合切口；F-肛内置入裹有凡士林纱布的胶管

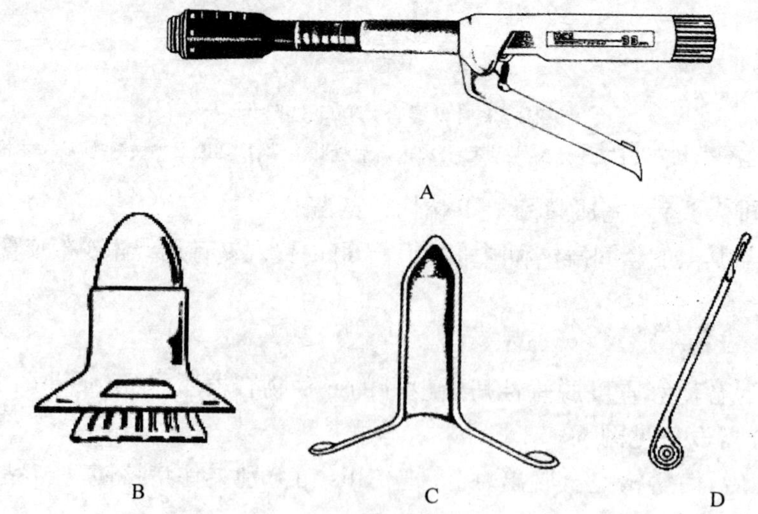

图 50-13 吻合器设备

A-吻合器主体；B-肛管扩张器；C-肛管缝扎器；D-引线钩

(2) 置入肛管扩张器，用7号丝线在肛周前后左右各缝合一针以固定肛管扩张器(图50-14)；取出其内塞，再置入一边开窗的肛管缝扎器。

(3) 通过肛管缝扎器，转动一边开窗的肛管缝扎器，用7号丝线在齿线上方3～4cm处作一圈直肠黏膜下层的荷包缝线(图50-15)。

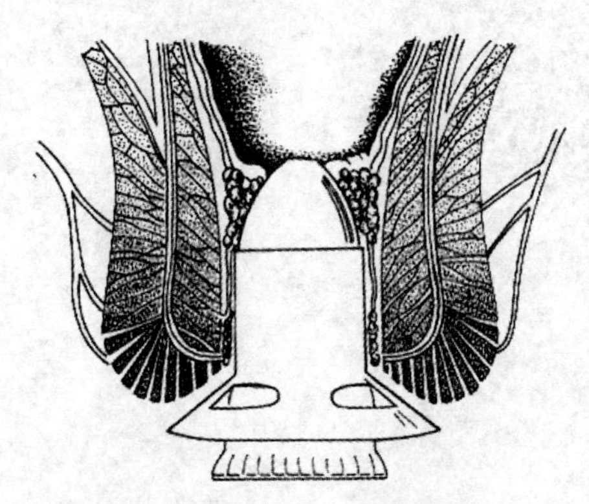

图50-14　置入肛管扩张器

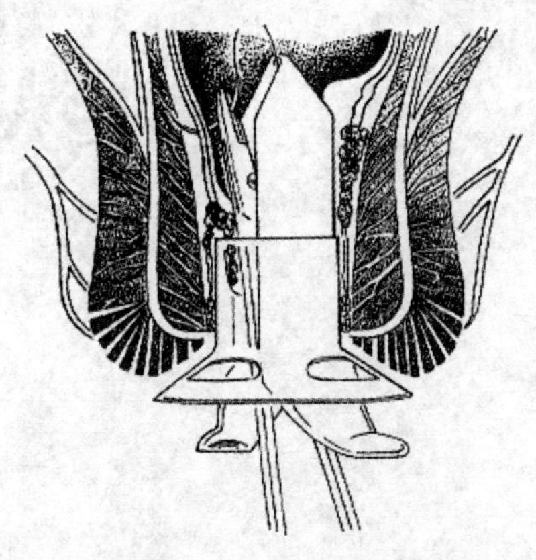

图50-15　转动缝扎器作荷包缝线

(4) 取出肛管缝扎器，将吻合器主体旋开到最大位置后，经肛管扩张器置入到直肠腔内，使圆锥形弹头钉座伸过荷包缝线然后将其收紧，在引线钩的牵引下将线尾分别经吻合器两旁的侧孔引出并打结(图50-16)。

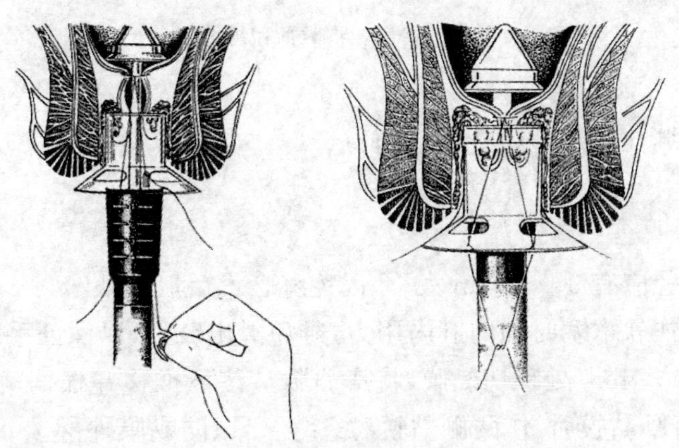

图50-16　引线钩牵下荷包线并打结

(5) 向外牵拉收紧荷包缝线(图50-17)，同时转动吻合器主体上的旋钮，使主体与弹头钉座合拢，当指针进入吻合器指示窗中段处，打开吻合器的保险栓，击发切割与钉合，等待30s再旋开吻合器，直至圆锥形弹头完全松开，然后缓慢退出肛门外。

(6) 再置入肛管缝扎器，检查吻合口有无出血。如有出血，予以缝扎止血；一般吻合口常在齿状线上2～3cm，指诊检查可摸到吻合口整齐、光滑。

(7) 最后在肛管内置入裹有凡士林纱布的胶管，术毕。

【手术要点】

(一) 混合痔单切术

(1) 在外痔部分作"V"形皮肤切口不必缝合，以畅引流。

(2) 到内痔部分在其两旁作黏膜切口，稍作剥离后钳夹、切除和缝合，如此可避免肛口皮赘的

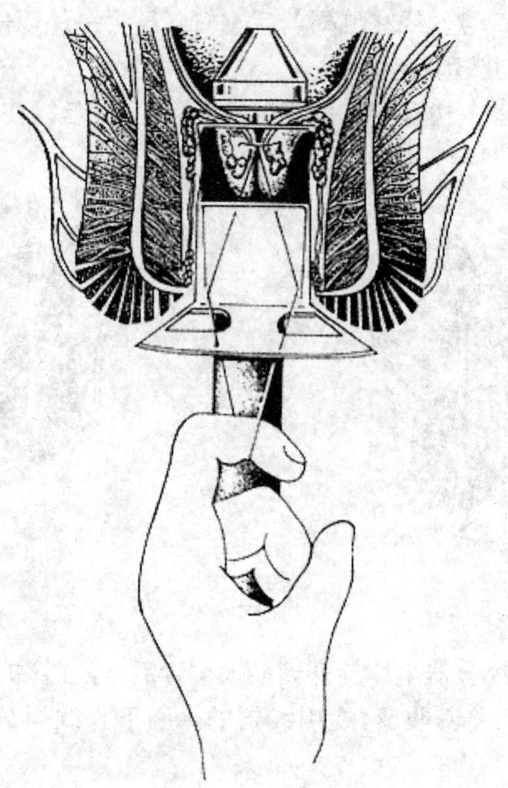

图 50-17 收紧荷包缝线

发生。

(3) 对内痔静脉要缝扎牢靠，以防术后出血。

（二）混合痔环切术

(1) 选用软木塞直径应有 3～3.5cm 大小，以免缝合术后肛管狭窄。

(2) 术中嘱助手握住软木塞时稍向肛内用力，避免滑出肛外，以保证手术顺利进行。

(3) 应在齿状线上方 1mm 处环切黏膜，将痔静脉丛往下推移并根据痔核和黏膜脱垂情况要环行切除 2cm 以上宽的直肠黏膜后，作两侧黏膜对边缝合，以防黏膜外翻。

(4) 作两侧黏膜对边缝合时，不要缝及括约肌以免术后因此而疼痛。

(5) 术中应彻底缝扎止血，见到肛口有多余皮赘，可同时作“V”形切口予以切除。

（三）PPH 手术

(1) 荷包缝线的位置一般应在齿状线以上 3～4cm 处为宜，荷包缝线位置过低会使肛垫切除过多，术中和术后吻合口处容易出血，术后早期肛管感觉障碍，出现感觉性大便失禁；而荷包缝合线位置过高，对肛垫向上的牵拉和悬吊作用减弱，痔核回缩不明显。

(2) 荷包缝合的深度应在黏膜下层，缝合过浅在牵拉时容易引起黏膜的撕裂；缝合过深则容易损伤肛门内括约肌引起术后肛门失禁。

(3) 缝合结扎不宜过紧，否则肠壁被紧紧的捆绑于吻合圈中心杆上影响向下牵拉。

(4) 女性患者牵拉线应避免位于直肠前壁，同时在击发吻合器前应检查阴道后壁是否被牵拉至吻合器内，防止损伤阴道后壁，引起直肠阴道瘘。

【术后处理】

(1) 手术当日进流质饮食,次日可改为半流质饮食。

(2) 术中安置镇痛泵,防止术后疼痛;如有剧痛,可服用或注射止痛药物。

(3) 术后常有排尿困难,多系局部刺激或肛门括约肌反射所致,可皮下注射新斯的明 0.5～1.0mg,并在膀胱区放热水袋;如术后 12h 仍不能排出,应予导尿。

(4) 口服甲硝唑片 0.4 tid,3～5d,或其他抗生素以局部消炎;口服液状石蜡使大便变软,可减轻排便疼痛。

(5) 每日 1 次用 1∶5 000 高锰酸钾或氯己定或肤阴洁温水坐浴,凡士林纱布换药,大便后再加 1 次。

(6) 一般在两周后创面即可愈合;若有造成狭窄的可能时,应每周扩肛 1 次,3～4 次即可。

【并发症的预防和治疗】

1. 尿潴留

多因肛管手术后疼痛,反射性地引起括约肌痉挛所致,术后常安置镇痛泵使术后疼痛明显减轻,但如必要时可给予导尿或留置。

2. 创面出血

术中缝扎不彻底或结扎线脱落所致,一般多为创面渗血可自行停止;倘若出血量较多,可置入气囊或裹有凡士林纱布的胶管作压迫止血;倘若无效则须在麻醉下手术止血。

3. 肛口皮赘

多为混合痔切除时留下的多余皮肤皱襞,对此应作皮肤"V"形切口可消除皮赘发生,术中见有皮赘者应及时切除处理。

4. 黏膜外翻

常见于混合痔环切术,由于对脱垂黏膜切除过少或对肛管皮肤切除过多所致,故在术中应注意只能在齿状线上下 1mm 处作黏膜环切,并且环状切除黏膜要够多;倘若发生黏膜外翻造成"潮湿肛门",而且症状严重(黏膜糜烂、渗血、分泌物多)者,则需手术整修。

5. 肛门狭窄

对于混合痔单切手术,最多只能切除 3 个,而且在两个之间应留有皮桥,所以手术应在截石位下作 3、7、11 点母痔切除;此并发症亦常见于混合痔环切术,因皮肤切除过多或创面感染造成瘢痕挛缩所致,于术后 2 周可先行手法扩张,倘若无效时应作手术整形。

6. 直肠阴道瘘

是 PPH 手术的严重并发症,对女性患者作黏膜缝线时,避免对直肠前壁黏膜缝合过深,收紧荷包缝线时,应检查阴道后壁,避免被牵拉进入吻合器内切割损伤;对此并发症应充分准备后作择期手术。

(樊友本)

第四节　痔动脉结扎术

【概述】 1975 年,Thomson 提出肛垫下移理论后,随着时间的推移对痔发生的认识有了很大提高,并逐步趋于一致,亦即认为痔是由于肛垫病理性肥大、下移伴局部静脉血流淤滞所致的团块。肛垫(anal eushions)是位于肛管直肠处的人体正常的含有血管的组织垫,呈三叶状排列,协助括约肌保证肛门的正常闭合。在便秘和排便用力屏气时，随着肛管内压增高，肛垫承受压力亦增高并下移，其内静脉血流淤滞、曲张等情况，经时日久形成团块，即为痔块。由于近代对痔的理论认识的提高，对痔的外科治疗观念也有不同，对痔核治疗应抓住内痔引起的出血和脱垂两大症状为目的，而不是将扛垫切除，对无症状的内痔则无须治疗。1995 年，日本学者 Morinaga K 等鉴于这个理念，采用带有多普勒超声波探头引导下的肛门镜进行痔动脉支结扎术（doppler-guided hemorrhoid artery ligation，DG-HAL）。其作用机制应该是：①通过结扎痔动脉后，阻断了进入内痔的血液，降低肛垫压力而不影响其静脉回流，可使痔核萎缩；②肛垫内张力降低和痔核萎瘪后使局部结缔组织增生；③痔动脉支缝扎处可发生慢性炎反应，使局部黏膜与黏膜下层组织纤维化起到固定作用，阻止肛垫下移；减轻痔核脱垂。该手术的优点是简易、安全、有效、术后反应轻、住院时间短，符合微创和低侵袭性的要求，适合于作为日间手术（day surgery）开展。欧美、俄罗斯、澳大利亚等国家均已普遍开展，我国近数年来亦在各医院开展并有报道。

【适应证】

(1) Ⅰ、Ⅱ、Ⅲ、Ⅳ度内痔或混合痔。

(2) 内痔伴出血者。

(3) 高龄或体弱者。

【麻醉】

(1) 鞍麻。

(2) 局部麻醉。

(3) 无须麻醉。

【体位】

(1) 一般多采取截石位。

(2) 对年迈、体弱或女性患者可采用左侧卧位或折刀位。

【仪器】 奥地利 AMI 公司生产的痔动脉超声多普勒治疗仪（DG-HAL），通过内置的扬声器可监听信号，还可看到超声波型；可显示痔动脉支深度及动脉血流速度，快速、准确地对痔动脉定位，作精确的缝扎，达到微创、微痛、风险小、住院时间短、复发率低、保证手术效果（图 50-18，图 50-19）。

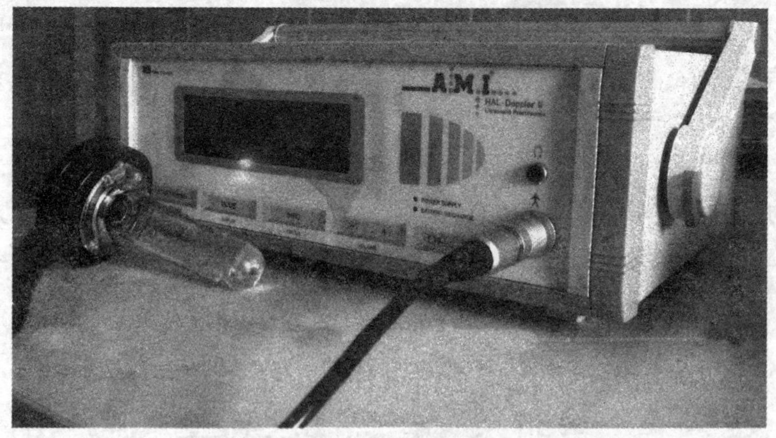

图 50-18 多普勒超声痔动脉治疗仪

【术前准备】

(1) 血、尿常规、凝血情况、肝肾功能、心肺功能。

(2) 术日晨清洁灌肠。

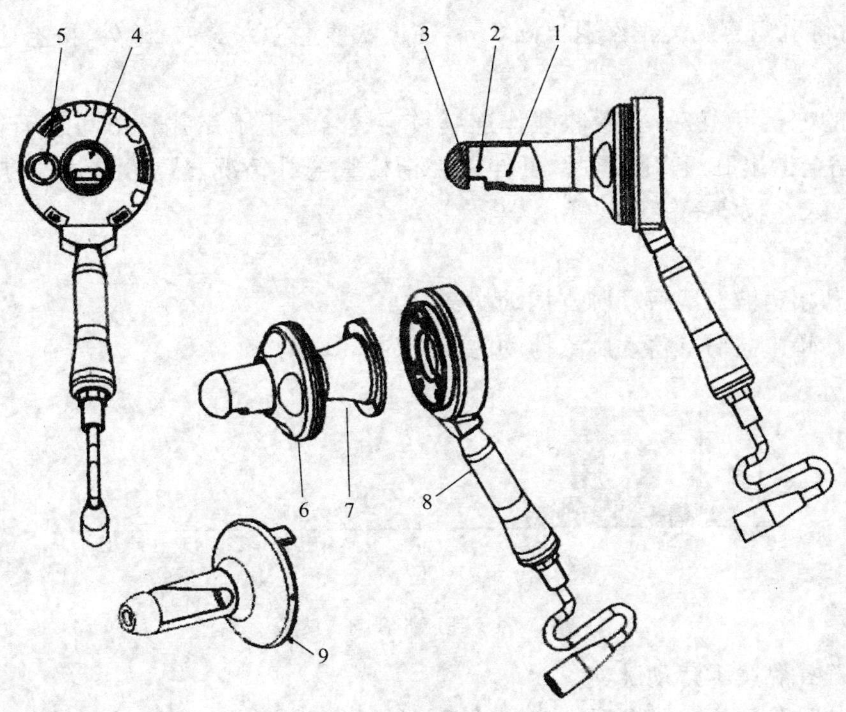

图 50-19 特制的肛门直肠镜零件图

1-超声传感器;2-缝扎窗口;3-持针器导入口;4-直肠镜发光探头;
5-音箱开关;6-探头固定螺母;7-探头;8-手柄;9-套管

【手术操作】

(1) 0.5%聚维酮碘溶液消毒会阴部皮肤、铺消毒巾。

(2) 用手指伸入稍作扩肛,亦可不作扩肛。

(3) 在带有超声探头的特制肛门直肠镜外,涂抹超声波导声膏后置入肛管直肠内,使多普勒超声探头位于齿状线上方 2～3cm 处,接上痔动脉超声多普勒治疗仪(图 50-20)。

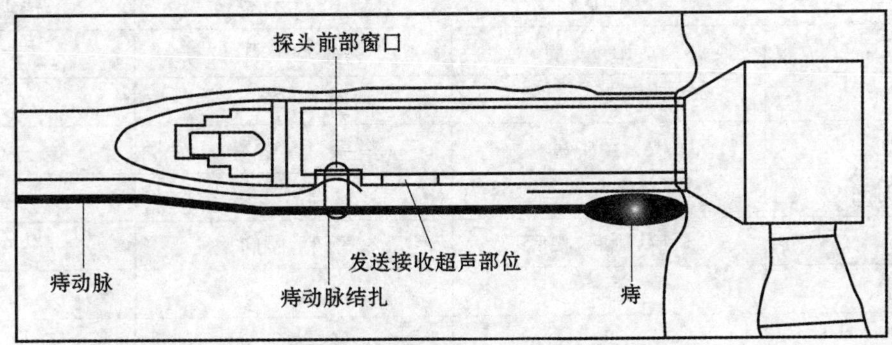

图 50-20 特制肛门直肠镜示意图

(4) 沿肛门、直肠纵轴作顺时针或逆时针旋转肛门镜,在多普勒超声引导下找到痔动脉信号(动脉搏动音响与动脉搏动波型)。

(5) 在该处局部再用 0.5%聚伏酮碘棉球消毒,然后通过手术操作窗,用特制的长持针器钳夹带有 2-0 可吸收缝线的 1/2 弯针对准痔动脉作黏膜下 8 字缝合,并在推线器的帮助下结扎血管,一般应打 4～6 结,以免线结松脱。

(6) 如此沿纵轴旋转肛门镜一周,寻找痔动脉支分别予以缝扎 6～8 或 10 支(约在截石位 3、7、

9、11 点处)；随后将肛门直肠镜稍许退出 0.5cm，在齿状线上方 0.5～1cm 处，按上述同样操作，再作痔动脉支缝扎一圈。

(7) 对脱垂的内痔可用 3-0 可吸收线作连续贯穿缝合后上下结扎悬吊固定于黏膜下使痔退缩并促其纤维化；完全退出肛门直肠镜后，可伸入手指检查缝扎情况，然后用一支马应龙麝香痔疮膏挤入肛管内，或置入 2 枚痔疮锭于肛管，术毕。

【手术要点】

(1) 听多普勒超声波对准痔动脉支搏动的音响。

(2) 看多普勒超声波对准痔动脉支搏动的波型(图 50-21)。

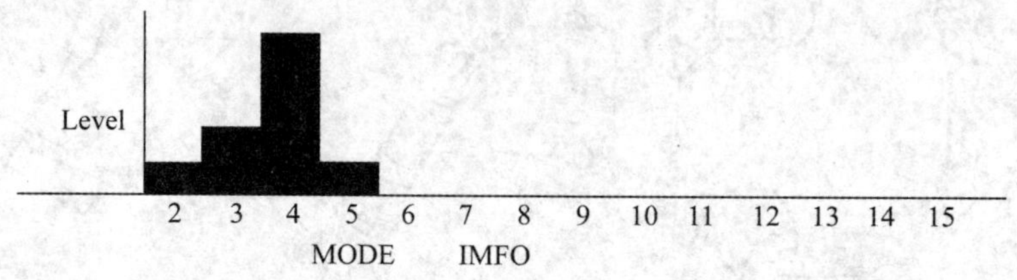

图 50-21 超声波音响与波型

(3) 准确地缝扎黏膜下痔动脉支。

(4) 全周缝扎黏膜下痔动脉支退出肛门镜后，伸入手指做肛门指诊，检查缝扎下方还有否明显动脉搏动，必要时再作追加缝扎。

【术后处理】

(1) 术后 8h 可开始进食半流质，第 2d 给予普食。

(2) 使用抗生素 3～5d 以防感染。

(3) 24h 后可能有排便，便后应使用高锰酸钾温水坐浴(PP 坐浴)或碘仿稀释液坐浴，可再向肛管内注入 1 支马应龙麝香痔疮膏。

【手术对比】

对比项目	传统手术	PPH 手术	痔动脉结术
住院时间	平均 1～2 周	平均 1 周	平均 1～2d
手术时间	1～3h	1～2h	20～30min
术中出血	微量至中量	微量至中量	微量
伤口愈合时间	较慢	较慢	快
麻醉方式	局麻，骶麻，腰麻	骶麻，腰麻	鞍麻或无麻
术后疼痛度	轻度	疼痛	几乎无痛
治疗费用	低	高	低

(王 维)

参 考 文 献

[1] 韩永坚，刘牧之.临床解剖学丛书，腹、盆腔部分册[M].北京：人民卫生出版社，1994.

[2] 黄志强，金锡御.外科手术学[M].北京：人民卫生出版社，2005.

[3] 黎介寿,吴孟超,黄志强. 普通外科手术学[M]. 北京:人民军医出版社,2005.

[4] John E. Skandalakis, Panaliortis N. Skandalakis, Lee John Skandalakis. Surgical anatomy and technique[M]. Springer-verlag New York Inc, 1995.

[5] 吴咸中,黄耀权. 腹部外科实践[M]. 2版. 北京:中国医药科技出版社,1993.

[6] 吴孟超. 腹部外科学[M]. 上海:上海科学技术文献出版社,1992.

[7] 皮执民. 消化外科学[M]. 北京:人民卫生出版社,2002.

[8] 黄乃健. 中国肛肠病学[M]. 济南:山东科学技术出版社,1996.

[9] 郑树. 结直肠肿瘤—基础研究与临床实践[M]. 北京:人民卫生出版社,2006.

[10] 黎介寿,吴孟超. 普通外科手术学[M]. 北京:人民军医出版社 2005:365-388.

[11] 韩少良,花亚伟,姬社青,等. 直肠癌局部切除术54例疗效分析[J]. 中华普通外科杂志,2002. 17(7):395-397.

[12] 韩少良,王海鹏,花亚伟,等. 低位直肠肿瘤局部外科治疗[J]. 肿瘤,2003. 23(3):248-249.

[13] 姚礼庆,唐竟,徐美乐,等. 吻合器环切术治疗重度痔的临床价值[J]. 中国肛肠病杂志,2002. 22:7.

[14] Pernise L M, Bartelucci B, Bencini L, et al. Early and late(ten years)experience with circular stapler hemorrhoidectomy[J]. Dis Colon Rectum, 2001, 44:836.

[15] Roos P. Haemorrhoid surgery revised[J]. Lancet, 2000, 355:1648.

[16] Rowsell M, Bello M, Heming way D M. Circumferential mucosectomy (stapled haemorrhoidetomy) versus conventional haemorrhoidectomy: Randomized controlled trial[J]. Lancet, 2000, 355-799.

[17] Attils B, Krisxtins M, Peter K. et al. Comparison of early and 1-year follow-up results of conventional hemorrhoidectomy and hemorrhoid artery ligations: a randomixed study[J]. International Journal of Colorectal disease, 2004, 3(19):176-180.

[18] Tagariello C, Dal Monte P P, Sarago M. Doppler-guided transanal hemorrhoidal dearteriolisation[J]. Chir Ital, 2004, 56(5):693-697.

[19] Seheyer M, antonietti E, Rollinger G, et al. Doppler-guided hemorrhoidal artery ligation [J]. Am J Surg, 2006. 191(1):89-93.

[20] 秦澎湃,李英茹,卢卫星. 多普勒引导下结扎痔动脉治疗内痔疮31例[J]. 中国普通外科杂志,2007. 16(9):932-933.

[21] 翁立平,李利红. 超声多普勒引导下痔动脉结扎术治疗内痔的临床观察(附30例报告)[J]. 结直肠肛门外科,2009,15(5):300-302.

[22] 孙志勇,孙巍,李敏. 多普勒超声引导下痔动脉结扎术治疗痔的临床观察(附11例报告)[J]. 结直肠肛门外科,2009,15(5):338-339.

[23] 钟智佳,曾轶晖. 多普勒超声引导痔动脉结扎术治疗痔的临床疗效观察[J]. 中国医药指南,2010,8(5):8-10.